健診センター
人間ドック
スポーツ施設

GUIDE 2011-12

［編集］
一般社団法人
健康評価施設査定機構

インターメディカ

序文

一般社団法人　健康評価施設査定機構
理事長　**井形昭弘**

　この度、全国的健康づくり関連施設（健診センター、人間ドック、スポーツ施設）を紹介する『健診センター・人間ドック・スポーツ施設ガイド2011-12』が新たに出版されることになった。

　わが国には以前から、貝原益軒の養生訓など健康づくりのノウハウを持っていたが、明治維新で麻酔や外科医手術の絢爛たる成果から西洋医学を導入し、従来の東洋医学や日本古来の医学を捨てた。当時の西洋医学では脚気や梅毒には対応できず、抗生物質もなかったのであるから、従来の伝統的医学のノウハウのすべてを捨てたのは、やり過ぎと評価されても仕方あるまい。しかも、取り入れたのは治療医学であり、どんな病気も治せる医師を準備すれば、対処可能と考えていた。

　その結果、わが国では、医師は患者を病院で待つというイメージが確立していた。治療は医学の一部でしかなく、本来発病を予防する予防医学が主流であるべきであることはいうまでもなく、最近になって予防医学がおおいに発展した。

　また、長寿時代の創造は人類が初めて経験するもので、長寿世界一を達成したわが国は、自らの手で未来を創造してゆく責務を担ったというべきであろう。そこには、われわれの手による健康づくりの手法が提案されねばなるまい。

　この事情を背景に、わが国に健康づくりの大きなうねりが生まれ、大きな成果を上げ始めた。

さらに、介護保険にも介護予防システムが導入され、これも要支援、要介護に対しての健康づくりということができる。

　国は、健康づくりに関して壮大な10年計画「健康日本21」を樹立して努力してきたが、その目的達成はなお容易ではない。

　わが国の健康づくり運動は先進的であり、法的にも整備され、第三者評価も行われ、世界に誇るシステムとなりつつあるが、これが実効を上げるには、しっかり全国に定着する必要があろう。

　そのためには、関連各施設が広く周知徹底される必要がある。つまり、健康づくりに関与する健診センター、人間ドック、スポーツ施設がすべての国民に理解されて初めて、健康づくりが大々的に推進されるはずである。

　本書ではわが国の関連施設が紹介されており、その意味ではわが国における施設の面から見た健康づくりの現状が概観できるようになっている。本書が広く読まれて、わが国の健康づくりに多少とも役に立つことを期待している。

　本書を100歳のお誕生日を迎えられた日野原重明先生に捧げます。

健診センター
人間ドック
スポーツ施設
GUIDE 2011-12

CONTENTS

序文　　　　　　　　　　　　　井形昭弘 ——— 2
よい健診センターの選び方、結果の生かし方
　　　　　　　　　　　　　　　日野原重明 ——— 10
健診前に注意すること　　　　　菅野剛史 ——— 15
よい運動施設の選び方　　　　　増田和茂／石井荘一 ——— 20
本ガイドの特徴 ——— 30

施設案内
健診センター・人間ドック ——— 32

- 札幌フジクリニック ——— 34
- JA北海道厚生連 札幌厚生病院 ——— 35
- 財団法人 パブリックヘルスリサーチセンター
  北海道支部 札幌商工診療所 ——— 36
- 医療法人新産健会
  月寒東内科クリニック ——— 37
- KKR札幌医療センター
  健康管理センター ——— 38
- 医療法人社団慶友会 吉田病院 ——— 39
- 津軽保健生活協同組合 健生病院 ——— 40
- 財団法人岩手県予防医学協会 ——— 41
- 財団法人宮城県予防医学協会附属
  勾当台診療所 ——— 42
- 医療法人財団明理会
  イムス仙台クリニック ——— 43
- 医療法人社団進興会
  せんだい総合健診クリニック ——— 44
- 財団法人宮城県成人病予防協会
  中央診療所 ——— 45
- 財団法人福島県保健衛生協会
  総合健診センター ——— 46
- 財団法人霞ヶ浦成人病研究事業団
  健診センター ——— 47
- 医療法人社団筑波記念会 筑波記念病院
  つくばトータルヘルスプラザ ——— 48
- 公益財団法人日立メディカルセンター ——— 49
- 自治医科大学健診センター ——— 50
- 医療法人社団千栄会 昭和病院 ——— 51
- 医療法人 関越中央病院 ——— 52

- 一般財団法人 東日本労働衛生センター
  北関東支部 総合健診センター —— 53
- 医療法人 川久保病院 健診センター —— 54
- 医療法人 大宮シティクリニック —— 55
- 恩賜財団
  埼玉県済生会 川口健診センター —— 56
- 埼玉医科大学病院 健康管理センター —— 57
- 社団法人
  東松山医師会病院 健診センター —— 58
- 所沢市市民医療センター —— 59
- 医療法人藤和会
  藤間病院総合健診システム —— 60
- 社団法人深谷市・大里郡医師会 メヂカルセンター
  深谷市総合健診センター —— 61
- 医療法人社団扇心会
  幕張マリブクリニック —— 62
- 医療法人鉄蕉会
  亀田総合病院附属幕張クリニック —— 63
- 医療法人社団有相会
  最成病院ヘルスケアセンター —— 64
- 社会医療法人社団木下会
  千葉西総合病院 健康管理センター —— 65
- 医療法人成春会 花輪クリニック —— 66
- 近藤クリニック —— 67
- 医療法人社団 ディーオーアイ
  土居内科医院 —— 68
- 医療法人社団千葉秀心会
  東船橋病院 健康管理センター —— 69
- 医療法人社団新虎の門会
  新浦安虎の門クリニック —— 70
- 社会医療法人社団さつき会
  袖ケ浦さつき台病院 —— 71
- 財団法人 君津健康センター —— 72
- 医療法人社団 丸の内クリニック —— 73
- 医療法人社団榊原厚生会
  榊原サピアタワークリニック —— 74
- 医療法人社団六医会 内幸町診療所 —— 75
- 医療法人社団裕健会
  神田クリニック 健康管理センター —— 76
- 医療法人財団小畑会
  浜田病院付属クリニック —— 77
- 財団法人日本健康開発財団
  東京・八重洲総合健診センター —— 78
- 聖路加国際病院附属クリニック・
  予防医療センター —— 79
- 医療法人社団進興会
  セラヴィ新橋クリニック —— 80
- 医療法人社団潤康会 芝パーククリニック —— 81
- 医療法人社団天宣会 汐留健診クリニック —— 82
- アジュール竹芝総合健診センター —— 83
- 東京慈恵会医科大学附属病院
  新橋健診センター —— 84
- 東健メディカルクリニック —— 85
- 鈴木胃腸消化器クリニック 健診センター —— 86
- 一般財団法人
  ライフ・プランニング・センター —— 87
- 国際医療福祉大学三田病院
  予防医学センター —— 88
- 医療法人社団康裕会 浅草クリニック —— 89
- 医療法人社団同友会
  春日クリニック第二 —— 90
- 日本私立学校振興・共済事業団
  東京臨海病院 健康医学センター —— 91
- 財団法人日本予防医学協会附属診療所
  ウェルビーイング毛利 —— 92
- 財団法人河野臨牀医学研究所
  附属北品川クリニック —— 93
- 株式会社 東芝
  東芝病院総合健診センター —— 94

- 医療法人社団進興会　進興クリニック ─── 95
- 医療法人社団松和会
  池上総合病院健診センター ─── 96
- 医療法人　宝生会　PL病院東京診療所
  （PL東京健康管理センター） ─── 97
- 医療法人社団鶴亀会　新宿海上ビル診療所 ─── 98
- 東海大学医学部付属東京病院 ─── 99
- 医療法人財団明理会
  新宿ロイヤル診療所 ─── 100
- 医療法人社団アルコ会
  アルコクリニック総合健診センター ─── 101
- 一般財団法人　東日本労働衛生センター
  新宿健診センター ─── 102
- 公益財団法人三越厚生事業団
  三越総合健診センター ─── 103
- 財団法人明治安田厚生事業団
  新宿健診センター ─── 104
- 医療法人社団菱秀会
  金内メディカルクリニック ─── 105
- 医療法人社団新友会
  プラザ30階クリニック ─── 106
- 社会福祉法人聖母会　聖母病院 ─── 107
- 医療法人社団成山会
  楠樹記念クリニック ─── 108
- 公益財団法人日本心臓血圧研究振興会
  榊原記念クリニック分院　検診センター ─── 109
- 東京医科大学病院
  健診予防医学センター ─── 110
- 医療法人社団燦壽会
  サン虎の門クリニック ─── 111
- 医療法人社団卓秀会　平塚胃腸クリニック ─── 112
- 武蔵野赤十字病院健診センター ─── 113
- 医療法人財団慈生会
  野村病院　予防医学センター ─── 114
- 医療法人財団暁　あきる台病院 ─── 115

- 社会医療法人財団石心会
  アルファメディック・クリニック ─── 116
- 医療法人社団黎明会
  新百合健康管理センター ─── 117
- 横浜東口クリニック ─── 118
- 医療法人財団　コンフォート
  コンフォート病院 ─── 119
- 医療法人城見会
  アムスランドマーククリニック ─── 120
- 医療法人社団相和会
  横浜総合健診センター ─── 121
- 財団法人結核予防会神奈川県支部
  かながわクリニック ─── 122
- 医療法人回生会　ふれあい横浜ホスピタル
  健康管理センター ─── 123
- 京浜健診クリニック ─── 124
- 神奈川県厚生農業協同組合連合会
  保健福祉センター
  JA健康管理センターあつぎ ─── 125
- 社会医療法人社団三思会
  東名厚木メディカルサテライトクリニック ─── 126
- 社会医療法人財団互恵会
  大船中央病院健康管理センター ─── 127
- 医療法人社団藤順会
  藤沢総合健診センター ─── 128
- 公益財団法人藤沢市保健医療財団
  藤沢市保健医療センター ─── 129
- 社会保険　相模野病院　健康管理センター ─── 130
- 医療法人社団相和会
  相模原総合健診センター ─── 131
- 医療法人社団徳寿会　相模原中央病院 ─── 132
- 東芝林間病院　健康管理センター ─── 133
- 医療法人社団康心会
  湘南健康管理センター ─── 134
- 新潟医療生活協同組合
  木戸病院健診センター ─── 135

- 一般財団法人　健康医学予防協会 ——— 136
- 社会福祉法人恩賜財団済生会支部新潟県済生会
  済生会新潟第二病院 ——— 137
- 社団法人新潟県労働衛生医学協会
  新潟健康増進センター ——— 138
- 財団法人北陸予防医学協会
  健康管理センター ——— 139
- 公益財団法人　友愛健康医学センター ——— 140
- 財団法人富山県健康スポーツ財団
  富山県健康増進センター ——— 141
- 財団法人　福井県労働衛生センター
  附属診療所　ふくい総合健康プラザ ——— 142
- 山梨県厚生連健康管理センター ——— 143
- 医療法人藤森医療財団　藤森病院 ——— 144
- 医療法人輝山会　総合健診センター ——— 145
- 社団医療法人かなめ会
  山内ホスピタル人間ドック・健診センター
  ——— 146
- 東部メディカル健康管理センター ——— 147
- NTT東日本伊豆病院 ——— 148
- 社団法人　静岡市静岡医師会健診センター ——— 149
- 志太医師会検診センター ——— 150
- 財団法人静岡県予防医学協会
  総合健診センター ——— 151
- 市立島田市民病院 ——— 152
- 財団法人静岡県予防医学協会
  西部検査所 ——— 153
- 医療法人鉄友会　宇野病院 ——— 154
- 三河安城クリニック ——— 155
- 医療法人社団同仁会
  一里山・今井クリニック ——— 156
- 医療法人松柏会
  国際セントラルクリニック ——— 157

- 財団法人毎日成人病研究会　毎日ドクター ——— 158
- 医療法人名翔会
  名古屋セントラルクリニック ——— 159
- 医療法人財団健和会　マリンクリニック ——— 160
- 中日新聞社健康保険組合
  中日病院健診センター ——— 161
- 医療法人鹿志会　エルズメディケア名古屋 ——— 162
- 財団法人　近畿健康管理センター
  ウエルネス名古屋健診クリニック ——— 163
- 日本郵政株式会社
  名古屋逓信病院　健診センター ——— 164
- 財団法人　愛知健康増進財団 ——— 165
- 医療法人　オリエンタルクリニック ——— 166
- 医療法人瑞心会　渡辺病院健診センター ——— 167
- 医療法人社団以心会　中野胃腸病院 ——— 168
- 医療法人香風会　こだま内科クリニック ——— 169
- 医療法人　富田浜病院
  健康増進センター ——— 170
- 財団法人　滋賀保健研究センター ——— 171
- 医療法人健康会　総合病院
  京都南病院　健康管理センター ——— 172
- 社団法人全国社会保険協会連合会
  社会保険京都病院　健康管理センター ——— 173
- 医療法人和松会　大和健診センター ——— 174
- 財団法人京都工場保健会
  総合健診センター ——— 175
- 医療法人社団洛和会
  洛和会音羽病院健診センター ——— 176
- 医療法人社団石鎚会　田辺中央病院 ——— 177
- 三菱京都病院 ——— 178
- 健康保険組合連合会　大阪中央病院 ——— 179
- 財団法人　住友病院
  健康管理センター ——— 180

- 社会医療法人大道会
  帝国ホテルクリニック —— 181
- 財団法人日本予防医学協会附属診療所
  ウェルビーイング南森町 —— 182
- 医療法人メディカル春日会
  革嶋クリニック —— 183
- 医療法人起生会 新大阪健診クリニック —— 184
- 財団法人 住友生命社会福祉事業団
  住友生命総合健診システム —— 185
- 医療法人健昌会 淀川健康管理センター —— 186
- 財団医療法人 OMMメディカルセンター —— 187
- 医療法人城見会
  アムスニューオータニクリニック —— 188
- 医療法人政明会 春次医院 —— 189
- 医療法人翔永会 飯島クリニック —— 190
- 医療法人福慈会 福慈クリニック —— 191
- 医療法人 聖授会 総合健診センター —— 192
- 社会医療法人きつこう会 多根クリニック —— 193
- 医療法人知音会 中之島クリニック —— 194
- 医療法人健昌会 福島健康管理センター —— 195
- 医療法人 聖授会 OCAT予防医療センター —— 196
- 箕面市立医療保健センター —— 197
- 医療法人蒼龍会 井上病院附属診療所 —— 198
- 高槻赤十字病院 —— 199
- 社会医療法人愛仁会
  愛仁会総合健康センター —— 200
- 医療法人愛成会 愛成クリニック —— 201
- 社会医療法人 生長会 ベルクリニック —— 202
- 社会医療法人ペガサス 馬場記念病院 —— 203
- 医療法人盈進会
  岸和田盈進会病院 健康管理センター —— 204
- 財団法人兵庫県予防医学協会
  健康ライフプラザ —— 205
- 丸山病院 健診部 —— 206
- 財団法人兵庫県予防医学協会
  健診センター —— 207
- 財団法人尼崎健康・医療事業財団
  市民健康開発センターハーティ21 —— 208
- 尼崎医療生活協同組合
  尼崎医療生協病院 —— 209
- 医療法人社団みどり会 にしき記念病院 —— 210
- 社団法人 日本健康倶楽部和田山診療所 —— 211
- 松江保健生活協同組合
  ふれあい診療所 健診センター —— 212
- 岡山済生会昭和町健康管理センター —— 213
- 岡山中央診療所 健康管理センター —— 214
- 財団法人 淳風会 健康管理センター —— 215
- 岡山済生会総合病院健診センター —— 216
- 財団法人淳風会
  倉敷第一病院健康管理センター —— 217
- 医療法人健康倶楽部
  健康倶楽部健診クリニック —— 218
- 中国電力株式会社中電病院 —— 219
- 社団法人 広島市医師会臨床検査センター —— 220
- 社会福祉法人 恩賜財団広島県済生会
  済生会広島病院健康管理センター —— 221
- 財団法人 広島県地域保健医療推進機構 —— 222
- 社団法人 山口総合健診センター —— 223
- 医療法人三輝会 徳島検診クリニック —— 224
- 財団法人 徳島県総合健診センター —— 225
- 医療法人なぎさ会
  沖の洲病院併設健診センター —— 226
- NTT西日本高松診療所予防医療センタ —— 227

- 財団法人 香川成人医学研究所
  ウェルチェックセンター —— 228
- 財団法人 愛媛県総合保健協会 —— 229
- 医療法人順風会 健診センター —— 230
- 医療法人健会 高知検診クリニック —— 231
- 社団法人北九州市小倉医師会
  小倉医師会健診センター —— 232
- 財団法人 九州健康総合センター —— 233
- 財団法人 福岡県すこやか健康事業団
  福岡国際総合健診センター —— 234
- 医療法人親愛
  天神クリニック・ディア天神 —— 235
- 社会医療法人雪の聖母会
  聖マリア福岡健診センター —— 236
- 社会医療法人財団池友会
  福岡和白総合健診クリニック —— 237
- 財団法人 日本予防医学協会 附属診療所
  ウェルビーイング博多 —— 238
- 医療法人親愛 ステーションクリニック —— 239
- 糸島医師会病院 —— 240
- 社会医療法人雪の聖母会 聖マリア病院 —— 241
- 社会保険大牟田天領病院 健診センター —— 242
- 社会医療法人財団白十字会
  佐世保中央病院 健康増進センター —— 243
- 財団法人 沖縄県総合保健協会 —— 244
- 社会医療法人敬愛会
  ちばなクリニック 健康管理センター —— 245

スポーツ施設 —— 246

- 財団法人岩手県予防医学協会 —— 248
- 医療法人社団筑波記念会 筑波記念病院
  つくばトータルヘルスプラザ フェニックス —— 249
- スポーツクラブ＆スパ ルネサンス 曳舟 —— 250
- スポーツクラブ＆スパ ルネサンス 亀戸 —— 251
- スポーツクラブ＆スパ ルネサンス 経堂 —— 252
- スポーツクラブ ルネサンス 富士見台 —— 253
- スポーツクラブ＆スパ ルネサンス 国立 —— 254
- 公益財団法人藤沢市保健医療財団
  藤沢市保健医療センター —— 255
- 富山県国際健康プラザ
  （愛称：とやま健康パーク）—— 256
- 財団法人北陸体力科学研究所
  スポーツコミュニティ ダイナミック —— 257
- 財団法人 福井県労働衛生センター附属診療所
  ふくい総合健康プラザ —— 258
- あいち健康の森健康科学総合センター —— 259
- 社会医療法人愛仁会
  愛仁会総合健康センター —— 260
- 南大阪スポーツメディカル＆
  ヘルスケアセンター —— 261
- 財団法人尼崎健康・医療事業財団
  市民健康開発センターハーティ21 —— 262
- 財団法人 香川成人医学研究所
  メディカルフィットネス ウェルフィットネス —— 263

全国 健診・スポーツ施設一覧 —— 264

よい健診センターの選び方、結果の生かし方

日野原重明 聖路加国際病院理事長

健診センターの選び方

はじめに

　健診センターには、健診を専門に行うセンターと総合病院付属の健診センターがあります。普通の健診センターは「1日外来ドック」ともいわれ、決められた予約時間に健診センターに入り、それが3時間、または半日でなされる設定となっています。

　どの施設が最適かは、受診者の勤務先、または住所により、交通にもっとも便利な施設を優先して考えるべきですが、その健診センターが所属の日本総合健診医学会または人間ドック学会から「優良」という資格認定を受けているか否かを確認することが、第一に大切です。これは、各施設の入り口に「優良資格認定」を証明するマークが飾られてあるので、すぐわかります。

　優良施設の判定は、所属の学会が書類上でのスタッフの資格や必要な従業医の数を満たしているか、その職員それぞれが検定を受けているかを報告書類で審査し、必要であれば学会の中の誰かが現地を見て審査することになっています。

　検査材料の判定が正しいか否かを確かめるには、学会が資料を各施設に内容を秘にして送り、検査結果を報告する手続きが要請されています。

　この資料の検定が、非常に重要な意義を持ちます。また、医師、看護師、臨床検査技師、リハビリのPT・OTの資格が認定されている報告書を健診センター所長は学会に提出の義務があり、これが果たされているのか否かが重要なことです。

　次に健診センターは、身体各系統の検査に必要な検査機器を備えていること、その主なものは、自動身長計、体重計、X線装置、超音波機器、内視鏡、視力や聴力検査機器、眼底撮影装置、心電計などです。資格のある検査技師や医師が一定数常勤しているか、また検査件数が

多ければ、パートの職員の補足がされているかが調べられます。X線、超音波機器の診断のための医師または技師の常勤、パートの医師または技師の数も報告されるべきです。

消化器検査について、食道と胃のX線撮影のほか、希望によっては内視鏡検査の選択ができればもっともよいでしょう。大腸についてのX線または内視鏡検査は、後日予約します。

婦人の場合は、子宮内診と子宮頸部、体部の塗抹標本でのがん診断、骨については超音波またはX線での骨粗しょう症検査が行われます。

検査報告と生活指導

健診が終わり次第、内科医により結果成績が説明され、受診者によりあらかじめ送られた食事内容やカロリー摂取について判定がなされ、病的所見があれば、食事のほかに運動量を顧慮されての指導が行われます。

検査結果からがんなどの診断につき精診を要するものは、どこかの専門施設に紹介して受診を勧めます。同じ経営の病院があれば、その病院での精密検査の予約をとってもらいます。

定期健診の必要な頻度は、受診者の年齢別に指示されます。

以上が健診センターの上手な選び方と異常なデータが出た場合の精診の受け方の指導です。

診察および検査成績の判定

診察所見や検査成績の異常については健診終了後、内科医によって受診者に、できれば画像や検査データのリストをパソコンのディスプレイに見せながら説明されるのが当然ですが、できれば医師が手書きのスケッチで胸部や腹部のX線検査の所見を図示することが望ましいでしょう。胸腹部X線所見のほか、胆嚢や腎・尿管に結石などがあれば、それに対する処置が説明されるのです。

腎機能や肝機能については、異常があれば、正常値と比べて説明されるべきです。

尿の沈渣検査で赤血球や白血球の数の多いものは再検の上、原因を確かめ、必要時は服薬指導がされます。

血圧値の判定について

受診者の血圧値の診察前、5分間は安静にして測るべきですが、もし140/80以上であれば、診察の終わりに再検すべきです。それでも高い時は、すべての検査が終わり、講評する時に再度測定すべきでしょう。

65歳以上の老人であれば、血圧は午前6～8時に検査して、その値が高ければ、その値は早朝高血圧によることも少なくありません。

検査時の1～2回の血圧測定で140/80以上だということで、すぐ降圧剤の処方をするのは正しくありません。

　高齢者の早朝高血圧は、午前6～8時の間に血圧が上昇し、午前10時～午後や夜間は正常値のものがあります。午後に健診を受けた老人は、血圧は正常でも、翌朝早く血圧が上昇することを確かめます。その場合、午前6～8時に血圧が高ければ、降圧剤を飲めば、その後1日中は服用は必要はないものが少なくありません。

　もし、健診を受けた者の血圧が140/80以上あったとしても、自宅で自動血圧計で1日数回測らせて、それでも血圧が高いかどうかをチェックさせるべきです。

　人によっては、医師が測ると被検者は緊張するという「白衣高血圧症」であるかもしれず、そのような人には降圧剤服用は不要です。

受診者に主治医のある場合の指導

　受診者の中には、かかりつけ医または開業医やどこかの病院の医師を主治医としているものが少なくありません。その場合は、診察・検査の評価を行ったものを主治医に持って行かせ、それを読んだ主治医の指導を受ければよいでしょう。

　主治医は健診医の指導をそのまま受ければよいのですが、そうでない場合もあり、主治医が治療計画を立てることがあります。健診医の指導とかかりつけ医の指導が異なる場合は複雑です。もし、健診センターから病院に付属していれば、かかりつけ医の承認を得て、そこで精診すべきです。

健診結果の生かし方

はじめに

　生活指導には運動、睡眠と休養、安静の意義などが含まれます（食事療法は別記）。
　運動量は仕事上の肉体労働、通勤状況とそれ以外の運動をよく聞いた上で、適正な指導とすべきです。
　仕事内容として、労働者、室内勤務者の仕事内容を問診します。労働者といっても、自動車の運転台に座り、ギアをコントロールして機械により重量なものを動かすような仕事は、事実上肉体労働でないので、いかに体を動かしているかという仕事のプロフィールを聞くべきです。エレベーターのない3階住まいのアパートに住んでいれば、そのことで運動量を判断してもらうべきでしょう。また、通勤に何歩くらい歩くかを問診し、現在の体重が肥満であれば、メタボリック症候群にならないように忠告すべきです。
　ジムで定期的に運動をしていれば、その内容を話して、現在の運動量が適正か否かのアドバイスを受けるべきです。
　一般の家庭の専業主婦であれば、1日の歩数は2,000歩程度で、少なくとも5,000歩を歩くことが勧められます。通勤者は1日1万歩を適正量とし、その人の体重と腹囲が男子では85〜90cm、女子では90〜95cm内外にコントロールすることが勧められます。
　睡眠時間は、一般に夜は午後11時の就眠と、午前6〜7時の起床により7〜8時間の就眠が適正です。
　老人は寝つきが悪く、早朝に目覚める上、夜間頻尿がある故、正味の睡眠が少ない人が多いのです。原則として午後11時就眠、午前7時起床が勧められます。就眠に時間を要するものには、腹臥位または側臥位睡眠が勧められます。普通の固い日本式枕は不適で、薄く、羽が入った枕か、タオルを2〜3折りして、それを右か左の側頭部や耳殻に当てるようにして寝ればよいでしょう。これにより就眠が早くなり、肩こりや、腰痛がなくなり、またいびきをかかなくて済みます。
　午睡は夏期には30分から1時間以内とします。一般に睡眠時間や午睡が長いと、日中筋肉や骨を動かす時間が減り、それで骨粗しょう症は進行して骨折を起こしやすくなります。

栄養指導

　健診終了後は栄養士による指導が望ましく、カロリー総量以外に蛋白質、脂肪、糖質の適量をとる指導を受けるべきです。
　指導は総カロリー以外に蛋白質、脂肪、糖質のバランスについての指導が必要です。
　高脂血の人には、動物性脂肪量を特に控えさせます。

食事療法

　食事の量は、若年、中年に比し60歳以上は運動に消費するカロリーが減じるので、男子は1,800kcal、女子は1,600kcalに留めるのが適量で、75歳以上は、男子は1,400kcal、女子は30歳の時の体重と腹囲、1,300kcalが適量であるべきです。高脂血症の人の中には家族性のもののほか、甲状腺機能低下症があると、食事中の脂肪を制限しても、高中性脂肪症やLDL-コレステロールが高いのです。それ故、甲状腺ホルモンの検査は必須です。

　食品摂取については、高尿酸値症は痛風を起こしやすいので、血中尿酸値を下げる痛風薬を内服させ、豆類や肉の脂肪も制限させるべきです。

　次に、食品中のビタミンA・B・C・Dの配分が適切であるように、栄養士により指導されるべきですが、野菜のとり方については、緑の野菜、キャベツ、レタス、そしてビタミンB中の葉酸を多く含むブロッコリーを十分とり、にんじんなどもとるべきです。このような野菜のカロリー量は非常に少ない故、大皿一杯にオリーブ油または、その他の植物種のドレッシングを十分とれば、他のビタミン保険薬をとる必要はありません。

水分摂取について

　適切な水分の摂取量は普通1日1.5リットル、夏に発汗が多ければ、さらに1リットル増やします。低湿高温の外国では、より1リットル余分に水をとることをお勧めしたいです。

呼吸法

　呼吸法も健康とおおいにかかわるので、呼息時間を3〜5とすれば吸息は1〜2と短くし、座禅式呼息、丹田式呼吸、ヨガ式呼吸法が望ましいでしょう。

健診前に注意すること
正しい検査データを得るために、健診前精度管理

菅野剛史 浜松医科大学・名誉教授

食事・運動と関連する検査値

　食事をすれば「血糖」の値が上昇することは、健診の受診者はだれでも知っている事実であると思われます。これは、パン食であっても、スパゲッティなどの麺類の食事であっても、「本日は検査があるので朝食はとらないでください」の一言で、だれもがこの注意事項を厳守することになるようです。

　それでは、血糖以外にも食事と関連のある検査値はあるのでしょうか？　全体的に、脂質に関連する検査の値は、血糖と同じように影響を受けると考えて結構です。特に、遊離脂肪酸（FFA）は、血清中ではアルブミンと結合していますが、有意に高い値を示しますし、中性脂肪の値などは、食事で高値に変動します。コレステロールなどは上昇は著しくありませんが、変動する項目に加えられます。ただし、これらの脂質関連の検査は、HDL-コレステロール、LDL-コレステロール以外は、幸いというか、不幸というか、健診関連の検査に含まれていませんので、健診では具体的には問題にされていません。現状では、コレステロールは、いわゆる悪玉コレステロール；LDL-コレステロールと善玉コレステロール；HDL-コレステロールの2種類のコレステロールから構成され、総コレステロール＝HDL-C＋LDL-Cで考えられますが、試薬によりこれらの測定値にばらつきのある点が問題とされています。

　また、運動などでも影響のある検査項目があるとしたら、例えばCK（クレアチニンキナーゼのアイソザイムMM：骨格筋由来）と過度の運動などが想定されますが、検査前には、過度の運動などを差し控えるのは、健診の受診者として当然のことと思われます。検査をする側でもされる側であっても「過度の運動がなされていたとか、食事がなされたという情報」を共有しておく必要があると考えられます。そうすれば、この健診のデータは当然の結果として医師はみてくれるでしょう。このように、食事・運動に限らず、検査値は普段の生活で影響を

受けるものがありますので、お酒なども注意深い飲酒が要求されます。

それらの行為と影響を受ける検査値を表としてまとめましたので、参考にしていただきたいと思います。

まず、空腹時血糖は、食事の有無で、糖以外に脂質関連のデータが変動します。

脂質関連の変動は個人によって異なりますので、ここではまとめて示してあります。

糖尿病と脂質代謝異常の関係

基本的に糖尿病は脂質代謝異常を合併することが多いので、いわゆるリポ蛋白代謝の異常（血液中の脂質はリポ蛋白として存在する）を

検査前に注意すべきこと（健診前精度管理）		
食事に関すること		
普通の食事から高血糖 　Ⅰ型高脂血症（ミルク状で静置してフロートとして上部に分離） 　Ⅱb型高脂血症 　Ⅲ型高脂血症（電気泳動でLDL、VKDL分離せず） 　Ⅳ型高脂血症 　Ⅴ型高脂血症	一般的な食事 　お酒を伴うもの 　お酒はごくわずか 　お酒を伴わない	いずれにしても、食後に14時間以上の空腹時が必要
運動など		
筋痛を伴う場合	草野球、マラソン、ゴルフなど 　筋痛を伴えば、必ずCK-MMの著しい増加あり	たかがゴルフ、草野球とばかにしない。普段からのトレーニングが重要
筋痛はないが重苦しい	大部分の人でCK-MMの1,000単位程度の上昇あり	普段からのトレーニングで上昇の程度は少なくなる
普通である 　訓練をしている人	何でもない人でもCKは200IU/ml程度の上昇あり	
脱水		
運動での脱水が多い 酸の排泄障害	呼吸性アシドーシス 　異常な酸の発生（ケトアシドーシス） 中毒 　腎不全、体内塩基の喪失 　近位尿細管アシドーシス 　前立腺肥大	健診がきっかけで見つかる場合あり
薬物の投与		
	薬物の服用、点滴など（通常は健診外） 抗生物質など、スピロノラクトン	
高カリウム血症		
急性腎不全 透析患者 糖尿病	高カリウム血症性周期性四肢麻痺	健診がきっかけで見つかる場合あり
糖尿病合併症		
サイレントタイプの脳梗塞 微量アルブミン尿症	脳のCT・MRI 尿の高感度アルブミン定量	健診でなければ見出せないもの

呈する例が多いことになります。

　糖尿病におけるリポ蛋白代謝は、高血糖時のインスリン作用不足の状態では脂肪組織でのホルモン感受性リパーゼの作用は抑制されず、脂肪組織からの遊離脂肪酸（FFA；Free Fatty Acid）の放出は促進されています。その結果、肝臓に流れ込むFFAは増加し、かつ、インスリン抵抗性の状態では肝臓での中性脂肪の合成は促進することになります。すなわち、肝臓から分泌される超低比重リポ蛋白（VLDL）は、TG含量の多い大型のVLDLが出現することになります。つまり、リポ蛋白ではⅡb型高脂血症として、中性脂肪の増加が観察されることになります。

　また、インスリン不足の状態ではリポ蛋白リパーゼの活性は低下しており、カイロミクロン、VLDL、また、それらのレムナント（リポ蛋白の分解の残渣）の代謝も遅延し、TG-richリポ蛋白の血中濃度が増加することになります。いわゆるⅡb型リポ蛋白の電気泳動像を呈します。

　一方、LPLによる水解が低下すると、水解時に産生されるpre-β HDLが低下し、その結果HDLの低下がもたらされることになります。

　さらに、TG含量がより多くなった大型のリポ蛋白が代謝されると、小型のsmall dense LDLの出現を誘発すると考えられますので、血管内で動脈内皮下へ進入して泡沫細胞を形成しやすくなり、動脈硬化をもたらしやすいリポ蛋白が形成されることになります。

　このように、糖尿病状態は脂質代謝異常と深い関係がありますので、糖尿病状態の管理（脂質の変動を含めて）は最重要課題と考えられます。しかし、評価が一定でないことから、健診では、残念ながら脂質関連のデータは評価の対象に加えられていません。

カリウムが上昇したら

　次に、話題となるのは、運動の件です。前述したように健診の項目にCKが入っていたら、この問題は必須です。特に、健診時に筋痛が残っていたら、筋肉内のCK-MMの上昇は必ず観察されます。特に、日曜日にスポーツをたしなんだ月曜日の健診受診者にとって、CKの上昇は訓練により上昇程度が異なりますので深刻です。普段、運動をしていない人では、わずかな運動でも筋肉由来のCK-MMの上昇が観察されます。特にお子さんの運動会で綱引きや地区対抗のリレーなどでがんばりすぎると、CK-MMは必ず上昇しています。あらかじめ健診の日程がわかっていればなおさら注意することが大事ですので、健診の日程は変更すべきでしょう。

　そのほかに、運動に伴うものとしては、軽い運動と考えられるゴルフ、スポーツクラブなどと多いのですが、普段の月曜日の仕事で何ともないことから、影響はないと考えてしまうこともありますので、気をつけるようにしましょう。

　また、脱水による呼吸性アチドーシスなどは、カリウム（K）の増

加などをきたしますので、Kの上昇があっても、考えれば理解できますが、気がつかないで健診の医師が悩むことも多くあるようです。健診で異常になったデータを共有する姿勢で悩まないで、医師に「昨日は子どもの運動会があったのですが」などと直接うかがってみることをお勧めします。

　このように、血清Kの上昇も、運動後の変化として比較的多く観察されます。

　特に、腎性で、糸球体濾過率が低下した場合にはKの増加が観察されますし、尿細管機能障害、アルドステロン欠乏などでもKの上昇が観察されます。

　さらに、採血時の問題で溶血があり、血清Kの上昇があった場合は、ヘパリン採血で溶血が回避できますので、また針を刺されることになりますが、正しい健診のデータを時系列的に観察するためにも、採血法を変えていただくのがよいでしょう。

　腎性にしても、腎外性にしても、このような病態が健診で見つかるのは十分考えられることです。また、薬物での高K血症もありますので、ご自分で服薬中の薬剤は、健診前に点検してリストを作成することもお勧めします。このごろは、薬局で薬での変化などをプリントして配ってくれますので、実際は健診の前に利用することと、コピーなどをお持ちになって医師と相談されることをお勧めします。とりあえず、スピロノラクトン、トリアムテレン、サクシニルコリン、アルギニン、非ステロイド性消炎鎮痛剤などは、薬物の影響として注意を要するでしょうし、健診の医師は服薬には十分気を配るはずです。

　さらに、抗生物質は種類によりますが、副作用の欄に注意しておいてください。また、消化管出血でも高K血症を呈しますので、腹痛があったり、下痢があったりしたら、その旨は健診の医師に必ずお伝えください。

糖尿病症の血管合併症

　これからお話しするのはすべて糖尿病性の血管合併症であり、macroangiopathy とmicroangiopathy に分けることができます。実際約2,000例近くの糖尿病の合併症で、macroangiopathyではcerebral infarction（CI）が糖尿病患者の32.0%、その中でsilentのものが22%、症状のあるものが9.2%、atherothromboticが5.3%、ischemic heart disaseが30.7%、myocardial infarctionが9.8%であり、いずれもCTまたはMRIで診断可能であるので、健診の医師からCTまたはMRIの撮影を勧められたならば、受診すべきでしょう。

　そして、microangiopathyではdiabetic retinopathyが36%と多く、続いて、nephropathyが31%であり、大部分はmicroalbuminuriaを伴うものですので、日常の生活では気がつかず、健診が威力を発揮する場でもあります。

健診でなければ見出せない血管合併症は、脳梗塞のsilentのものと、微量アルブミン尿症であり、定期的な健診が非常に重要であることを示しています。そのためにも、信頼される健診機関での受診が重要であることを示しているようです。

健診で疾病が疑われたら

最後に、健診で疾病が疑われたら、健診の担当医に相談して専門領域の医師を紹介していただくことが重要です。もし、病気であった場合、健診の医師も含めて健診後の専門の医師の選択が、最重要の課題と考えられるからです。

一般に、腎外性であれ、腎性であれ、K濃度の調節機構の破綻が背景にあることは事実のようです。K濃度の調節は腎臓を中心に微妙に行われており、腎臓の専門家に相談する必要がある場合がありますので、専門の医師への相談が必要であれば躊躇せず、紹介された専門医で、近所の医師を尋ねてください。

細胞外から細胞内へのKの移行を増大させる因子として、アルカローシスのほかに、重炭酸イオン、インスリン、カテコールアミンなどの薬物がありますので注意が必要ですし、低K血症性周期性四肢麻痺は、細胞内へのKの移行の異常が原因と考えられています。

血清K濃度が5.0mEq以上を高K血症と呼びますが、偽性高K血症などのほかにK付加量の増大、また、腎からの排泄障害での体内でのK量の増加、細胞内から細胞外への移行の増大などが問題とされます。この例の場合などは、明らかにK代謝の異常ですので、専門家を紹介していただくのがベストです。

体内K量の増加で、Kの過剰摂取、保存血の大量輸液、Kを含む薬剤の輸液などがあります。原因はわかっているので、健診では問題にはなりません。

また、腎からの排泄の低下には、慢性の腎不全、副腎皮質機能不全、低レニン性低アルドステロン症などがありますが、それぞれ特徴のある検査結果を示しますし、健診で見つかるのは稀な症例と考えられます。

偽性高K血症と考えられる症例には、溶血のほかに血小板、白血病など、血液が凝固する際に血球成分からKが遊出することでK濃度が上昇する例もあるので、注意する必要があります。

薬物のサクシニルコリン、ベータブロッカー、ジギタリスなども、細胞内からの細胞外のKの移行を増大させ、高K血症の原因となるので、注意が必要です。

高K血症周期性四肢麻痺では、発作時に細胞内から細胞外へKが遊出し、血清K濃度は上昇します。

最後に、繰り返しになりますが、健診の目的は、生体内での変化を確実に捉えるためにも、健診機関は信頼されている機関での受診をお勧めします。

よい運動施設の選び方
「運動が必要」といわれた場合に

増田和茂　(財)健康・体力づくり事業財団
石井荘一

はじめに

　健康診査（健診）あるいは医療機関を受診した後、医師から「運動しなさい」といわれた経験のある人は多いことでしょう。しかし、「どのような種類の運動を」、あるいは「どの程度の強度の運動を」、「1回当たり何時間程度実施」して、「1週間で何回やればよいのか」などについて、何ら具体的な指示もなく、ただ単に、「運動しなさい」といわれても困ってしまいます。たとえば、(社)日本医師会が認定している健康スポーツ医の資格を取得されている医師ならば、受診者の健診結果やメディカルチェックの結果から、各人の身体状況（年齢、疾病保有状態、体力など）を十分に把握した後に具体的な運動プログラムを作成（運動処方という）し、適切な運動施設を紹介していただけるでしょう。

　しかし、健康づくりのための運動に精通している健康スポーツ医ではない医師から、「運動しなさい」とだけいわれた場合はどうすればよいでしょう？　適切な運動施設にどのようにすればたどり着けるのでしょうか？　医師に運動が必要と判断された人は、肥満、高血圧、高血糖、高脂血症などの何らかの危険因子を持っているいわゆるハイリスクグループの人だといえます。今までほとんど運動をしたこともなく、運動に関してまったく知識のない人が、自己判断で、不適切な運動を実施した場合、健康度の向上にならないばかりか、時として致命的な事故にもつながりかねないものです。運動が必要だといわれた場合には、やはり健康づくりの運動に精通した医師や運動指導者に相談した上で、メディカルチェックを受け、適切な運動プログラムを作成してもらった後に運動を開始すべきでしょう。

健康づくりのための運動

　運動による健康づくりの主たる目的は、生活習慣病を予防し、健康

寿命（日常的に介護や支援を必要としないで、自立した生活ができる生存期間）の延伸を図ることにあります。運動が生活習慣病予防の「重要な要素の1つ」であることは、「メタボ（メタボリックシンドローム）」という言葉を知っている人はご存知でしょう。

運動と病気の関係について最初に記された出版物は、1961年にアメリカで、医師Hans KrausとWilhelm Raabにより書かれた『Hypokinetic Disease（仮訳：低運動に起因する病気）』といわれています[1]。ちなみに、副題にはまさしく「diseases produced by lack of exercise（運動不足に起因する病気）」と記されています。

わが国で運動が栄養、休養とともに健康づくりの3要素の1つとして取り上げられたのは、昭和53年度からスタートした第1次国民健康づくり対策からでした。さらにその10年後の昭和63年度から始まった第2次国民健康づくり対策で厚生省（当時、現厚生労働省、以下厚労省という）はあらためて「健康と運動」の重要性を強調し、「健康づくりには、栄養、運動、休養の3要素を欠かすことはできない。なかでも運動は、積極的健康づくり―健康増進―を図っていくうえで特に重要なものである」として、安全かつ効果的な運動指導が実施できる健康運動指導士・健康運動実践指導者の養成[2]と、運動を通じて国民の健康づくりを行う施設である健康増進施設の認定を開始しました[3]。

近年、日常生活活動までを含めた運動と生活習慣病との関係に関する研究が進み、糖尿病など生活習慣病に対する運動の予防効果が、科学的に明らかになってきました。平成18年7月に策定されたエクササイズガイド2006『健康づくりのための運動指針2006〜生活習慣病予防のために〜』では、買い物や通勤のための歩行や床掃除あるいは子どもとの遊びなどの通常の「生活活動」と、体力の維持・向上を目的として計画的・意図的に実施する「運動」を合わせて、「身体活動」（図1）と定義しています。安静にしている状態より多くのエネルギーを消費するすべての動き、「身体活動」を増やすには、まず、無理をせずに日常生活の中での活動量（生活活動量）を増やすことから始めることを推奨しています[4]。

[1] Hans Kraus and Wilhelm Raab；Hypokinetic Disease, Thomas, Springfield, 1961

[2] 厚生省（当時）公衆衛生審議会；健康づくりのための運動指導者の養成について（意見具申）.1987

[3] 厚生省（当時）公衆衛生審議会；運動を通じて健康づくりを行う施設（健康増進施設）の在り方について（意見具申）.1988

[4] 厚生労働省「運動所要量・運動指針の策定検討会」；健康づくりのための運動指針2006〜生活習慣病予防のために〜（エクササイズガイド2006）.2006

図1　身体活動・運動・生活活動

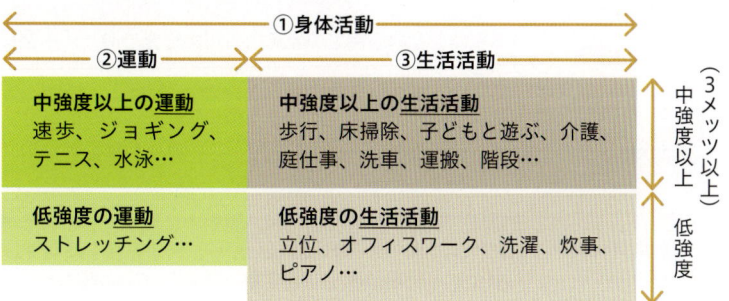

運動の前に、まずメディカルチェック

健康づくりを目的として行われる運動は、何よりも安全にかつ効果的に実施されなければなりません。アメリカスポーツ医学会（ACSM）の運動処方の指針には、重大な事故を避けるために、以下の人たちを識別するため、前もってメディカルチェックで、医学的に身体の状態を確認する必要性を指摘しています[5]。

① 医学的に運動が禁忌である者を識別し、除外すること
② 年齢、症状あるいは保有する危険因子などから、疾患のリスクが高いと考えられ、運動プログラム開始前に医学的評価と運動負荷試験を受けるべき者を識別すること
③ 臨床上明らかな疾患を有し医学的監視下の運動プログラムに参加すべき者を識別すること
④ その他、特別の配慮を有する者を識別すること

メディカルチェック項目は**表1**のとおりです。個々の項目について詳細を説明することは、本編の目的ではないので省略します。

[5] ACSM's Guidelines for Exercise Testing and Prescription 7th edition, Lippincott Williams & Wilkins, Baltimore, 2005

健康づくりのための運動と人材・施設

健康づくりのための運動には、運動指導者として優秀な人材がいるかどうかがもっとも優先され、必要不可欠といっても過言ではありません。実際の運動現場では、健康スポーツ医が直接運動指導することはむしろ少なく、運動指導を実践する健康運動指導士などの運動指導者と連携をとって行うことが通例です。厚労省は「標準的な健診・保健指導プログラム（確定版）」の中で、運動に関する保健指導を自ら提

表1　メディカルチェックの項目

1	問診	現病歴、既往歴、自覚症状、生活習慣、特に心臓・血管関係の疾患（疑われる症状）について問診でチェックする。 ＊メディカルチェックで最低限行なうべき項目である。
2	血圧	最大血圧180mmHg以上もしくは最低血圧100mmHg以上の場合は、まず、血圧の治療を行ってから運動を開始すべきである。 ＊血圧測定は、日々の運動実施前にも毎回行うことが望ましい。
3	血液検査	肝機能・腎機能・脂質異常症、糖尿病、高尿酸血症などの有無を確認することが重要である。
4	安静時心電図	心筋梗塞などの心疾患の発見に有用な検査であり、不整脈の有無やその種類についてチェックする。
5	胸部X線	肺や心臓の陰影についてチェックし、異常を検査する。
6	運動負荷試験	安静時心電図に異常がないが、運動中に発現が見られる場合があるので、トレッドミルや自転車エルゴメーターで運動しながら、負荷を徐々に増やし、運動中の心電図を検査する。 ＊運動プログラム作成のための情報確保が目的で、医師の監視の下、設備の整った医療施設で実施する。

供する場合には運動に関する専門的知識および技術を有する者を必要数雇用していることが望ましいと述べています[6]。

最近の疫学的研究からは、普通歩行などの中等度の身体活動を積み重ねていくことにより、生活習慣病が予防されることが明らかになってきました[7]。健康づくりのための運動は、ウォーキングなど有酸素運動を主体とし、特別な運動器具などがなくてもできる簡単な運動で十分に目的を達成することができるといっても過言ではありません。

運動施設に関していえば、見た目にもハイカラな建物で最新の運動機器が完備されていることがよい運動施設の絶対条件ではありません。最近の健康づくりのための運動指導の現場では、特に運動器具などは用いないで指導がなされていることが少なくありません。

優れた健康づくりのための運動施設とは、充実した設備ではなく、実際に運動に関して十分な知識と指導技術を持ち合わせた優秀な運動指導者を多く抱え、法令を順守し、利用者から信頼される運営ができている施設（あるいは教室）であるといえるでしょう。

(1) 人材

●健康スポーツ医など

運動やスポーツに関連する医師を対象とした資格には（財）日本体育協会認定スポーツドクター、日本整形外科学会認定スポーツ医、（社）日本医師会認定健康スポーツ医という3つの認定制度があり、それぞれの団体が別々に研修を行い認定しています。もともと（財）日本体育協会認定スポーツ医はどちらかというとスポーツ競技者やアスリートの健康管理や、スポーツ傷害に対する予防・治療などを対象にしているのに対して、日本整形外科学会認定スポーツ医や、特に（社）日本医師会認定健康スポーツ医は、健康増進のための運動処方や、実際に指導を行う各種運動指導者に対して助言・指導が行えるように研修を受けています。

（社）日本医師会は平成3年4月、「運動を行う人に対して医学的診療のみならず、メディカルチェック、運動処方を行い、さらに各種運動指導者等に指導助言を行いうる医師の養成とその資質の向上」を目的に、認定健康スポーツ医制度を発足させました。平成22年11月30日現在、20,697人の健康スポーツ医が認定登録されています。

生活習慣病予防の徹底を図るために導入された特定健診・保健指導の「標準的な健診・保健指導プログラム（確定版）」には、「保健指導として運動を提供する施設については、日本医師会認定健康スポーツ医を配置、あるいは勤務する医療機関と連携するなど、安全の確保に努める」と記されており、厚労省は（社）日本医師会認定健康スポーツ医と健康増進施設や各種運動指導者などとの連携を重視しています。

運動指導者への指導・助言の際には、運動療法の意義、安全で効果的な運動の方法（運動処方）、運動時のリスク管理などを医学的見地から総括的に指導・助言できる医師が必要であり、特定保健指導におい

---

[6] 厚生労働省健康局；標準的な健診・保健指導プログラム（確定版）．2007

[7] （財）健康・体力づくり事業財団；健康運動指導者養成用テキスト, p85, 南江堂, 2010

ては、健康スポーツ医がこの役割を果たすことが期待されています。

● 健康運動指導士

健康づくりのための運動の指導者として、最も認知されているのが、「健康運動指導士」という資格を有した人たちです。健康運動指導士は、個々人の心身の状態に応じて、安全で効果的な運動を実施するための運動プログラムの作成および指導を行う者と定義されており、昭和63年から厚生大臣（当時）の認定事業として、生涯を通じた国民の健康づくりに寄与する目的で創設されました。

もともと国が養成を開始した健康運動指導士には、生活習慣病を予防し、健康水準を保持・増進する観点から大きく社会に貢献することが期待されています。（財）健康・体力づくり事業財団は健康運動指導士養成の唯一の団体として国から認定され、養成してまいりましたが、政府あげての規制緩和の流れの中、平成18年度からは大臣の認定事業ではなくなりました。しかし、健康運動指導士に対する社会の期待は、高齢社会が進展する中、生活習慣病対策、高齢者の寝たきりや転倒・骨折予防などの介護予防事業において、より高い専門性を持った人材として、ますます活躍が期待されているところです。

40～74歳までのすべての国民を対象として平成20年度からスタートした特定健診・特定保健指導でも、運動指導に関する専門的知識および技術を有すると認められる者として、（財）健康・体力づくり事業財団が認定する健康運動指導士があげられています。また、厚労省は、平成18年の「健診・保健指導の研修ガイドライン」の中で、身体活動・運動に関する指導技術として、以下の3つを挙げています[8]。

① 運動生理学、体力測定・評価等に関する基礎知識を理解する
② 身体活動・運動と生活習慣病の関連が説明できる
③ 身体活動・運動の量についてアセスメントし、対象者に合った支援ができる

このような身体活動・運動に関する指導技術を有しているのが、まさしく（財）健康・体力づくり事業財団が養成・認定している健康運動指導士なのです。

さらには、今までほとんど運動をしたこともなく、運動に関してまったく知識のない人に、楽しく、安全で効果のある運動指導を実施できる人材として育成されています。

前にも述べたように、実際の運動現場では健康スポーツ医ではなく、健康運動指導士などの運動指導者が行うことが通例です。健康づくりのための運動指導者は、少なくとも安全かつ効果的な運動指導を実施できる能力を有していなければなりません。誤った運動は、健康度の向上にならないばかりでなく、時として致命的な事故にもつながりかねないからです。

標準的な健診・保健指導プログラム（確定版）には「生活習慣病

8) 厚生労働省；健診・保健指導の研修ガイドライン. 2006

の予備群に対する保健指導とは、対象者の生活を基盤とし、対象者が自らの生活習慣における課題に気づき、健康的な行動変容の方向性を自らが導き出せるように支援することである。保健指導の重要な点は、対象者に必要な行動変容に関する情報を提示し、自己決定できるように支援することであり、そのことによって、対象者が健康的な生活を維持できるよう支援することである。さらには生活習慣病予防のためには、生涯にわたる運動習慣を身につけてもらうことが重要である」とあります。指導を受けた人が、健診結果から自身の身体状況を理解し、生活習慣改善の必要性を認識し、実行可能な行動目標を自ら設定し、健康的な生活習慣を指導後も継続できなければなりません。このような個人の行動（生活習慣）を変容させる指導技術を持った運動指導者でなければなりません。

　（財）健康・体力づくり事業財団では、特定健診・特定保健指導の導入に先立ち、平成19年度に健康運動指導士の養成カリキュラム、資格取得方法などに至るまで大幅な見直しを行い、カリキュラムを充実・強化し、ハイリスク者も対象にした安全で効果的な運動指導を行うことのできる質の高い人材の養成、確保を積極的に図っています。健康運動指導士の養成講習会の単位（時間）数を、96単位（144時間）から120単位（180時間）に拡充し、特に生活習慣病予防・介護予防に関する医学的基礎知識の強化、行動変容技法、健診結果に基づく運動指導などを充実・強化しました。平成23年9月1日現在、15,114人の健康運動指導士が（財）健康・体力づくり事業財団に登録され、図2に示すようにいろいろな分野で活躍しています。

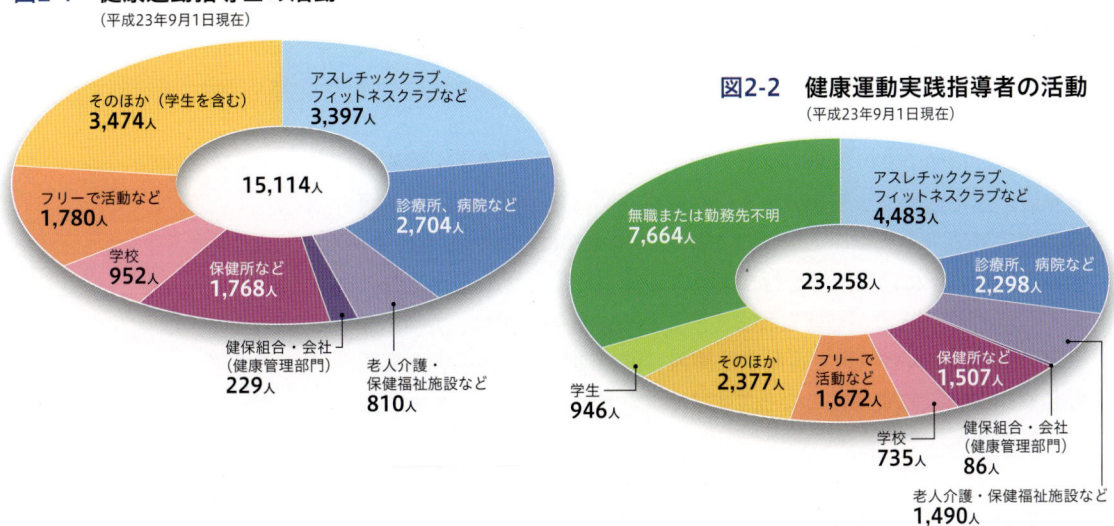

図2-1　健康運動指導士の活動
（平成23年9月1日現在）

図2-2　健康運動実践指導者の活動
（平成23年9月1日現在）

（2）運動施設
　一般の方が健康づくりのための運動施設を探すのにはどうすればよいのでしょうか。街でよく見かけるのは「・・・スポーツクラブ」あ

るいは「・・・アスレチッククラブ」というクラブ名で営業している運動施設です。後ほど説明する健康増進施設の認定を受けているフィットネスクラブでも、施設名などに「健康」あるいは「健康づくり」を前面に出しているところは必ずしも多くはありません。

　一般に運動施設というと、全国の都道府県や市町村などが、間接あるいは直接に運営している野球場やサッカー場をはじめとする公共体育スポーツ施設を連想されるかもしれません。確かに、公共体育スポーツ施設は絶対数でみても施設数がいちばん多く、文部科学省の平成20年度体育スポーツ施設現況調査では、民間スポーツ施設数約17,000か所の3倍以上、全国で約54,000か所となっています[9]。そのほか、全国の市町村のほとんどは、学校体育・スポーツ施設を開放しています。特に小・中学校では野外運動場や体育館のほぼ8割以上が開放されています。後述する総合型地域スポーツクラブは自前の施設を持たずに、公立の学校の体育館などを利用して活動しています。比較的健康な人が運動・スポーツを行うには施設数から不便ではないかもしれません。しかし、健康づくりの運動指導者を配置しているのは数えるほどしかないのが現状でしょう。

　では、健康づくりのための運動を提供している施設にはどんなところがあるのでしょうか。運動施設というと、一定の運動器具が整備されている施設を連想しがちですが、健康づくりのための運動には特別な運動器具などが必要ではなく、いわゆる「健康教室」のような、公民館やビルの一室で、定期的にあるいは不定期に開催されるものまで種々の形態があります。

　医師に「運動しなさい」といわれた場合、まず、医師に適切な運動施設を紹介してくれるように依頼するのが第一歩でしょう。医師が認定健康スポーツ医でない場合でも、地域医師会ネットワークの中で認定健康スポーツ医あるいは適切な運動施設を紹介してもらうのがもっともよい方法だと思われます。

　通常、健康づくりのための運動を行える運動施設というと、健康増進施設、指定運動療法施設のように、医療機関あるいは（社）日本医師会認定健康スポーツ医との連携を施設認定条件にしているものや、医療の監視の下に運動指導を行うように法律（医療法）に規定されている医療法42条施設が挙げられます。これらの運動施設は、すべて健康運動指導士の配置（指定運動療法施設は健康運動実践指導者の配置も必要）が施設認定条件となっており、「メディカルフィットネス施設」と総称されています。

●厚生労働大臣認定健康増進施設・指定運動療法施設

　厚労省により平成元年から認定が開始され、健康運動指導士の配置が義務となっている施設には、健康増進の運動を安全かつ適切に実施できる健康増進運動施設と、温泉を利用した運動型健康増進施設（温泉利用型健康増進施設）の2種類があります。運動型健康増進施設の

9) 文部科学省；平成20年度体育スポーツ施設現況調査.

認定基準は、以下のとおりです。

> **運動型健康増進施設認定基準**
> ① 有酸素運動及び筋力強化運動等の補強運動が安全に行える設備の配置（トレーニングジム、運動フロア、プールの全部又は一部と付帯設備）
> ② 体力測定、運動プログラム提供及び応急処置のための設備の配置
> ③ 生活指導を行うための設備を備えていること
> ④ 健康運動指導士及びその他運動指導者等の配置
> ⑤ 医療機関と適切な提携関係を有していること
> ⑥ 継続的利用者に対する指導を適切に行っていること（健康状態の把握・体力測定運動プログラム）

運動型健康増進施設および温泉利用型健康増進施設のうち、さらに一定の条件を満たす施設は指定運動療法施設として認定され、医師の指示に基づく運動療法を個人が受けた場合、支払った利用料金は、所得税法第73条に規定する医療費控除の対象とすることができることとなっています。

運動型健康増進施設は、平成22年2月7日現在、全国で338施設、指定運動療法施設は195施設（温泉型3施設を含む）認定されています。

> **指定運動療法施設認定基準**
> ① 厚生労働大臣認定健康増進施設であること
> ② 提携医療機関担当医が日本医師会認定健康スポーツ医であること
> ③ 健康運動実践指導者＊の配置
> ④ 運動療法の実施にかかる料金体系を設定してあること
> 　（1回当たり5,000円以内）

自宅や職場の近くに当該施設があるのか、お知りになりたい方はインターネットで（財）健康スポーツ連盟のホームページ（http://www.kenspo.or.jp/search/）をご覧ください。

●医療法42条施設

厚生労働大臣認定健康増進施設が民間フィットネスクラブ主導で始まったことに対して、厚労省では医療機関においても、運動を取り入れた疾病予防活動に積極的に取り組んでもらうことを目的として、平成4年、健康運動指導士あるいはこれに準ずる一定の能力を有する職員の配置ならびに施設基準の一定要件を医療法に規定しました。これが、医療法第42条第一項の4および5に規定される疾病予防のために有酸素運動をさせる（温泉を利用させる）施設「医療法42条施設」です。

＊健康運動指導士と同様、（財）健康・体力づくり事業財団が養成するもので、運動による健康づくりのさらなる国民運動化（ポピュレーションアプローチ）を担う人材です。エアロビックダンスをはじめとした有酸素運動、およびレジスタンスエクササイズなどを、集団指導を中心に実践指導を行います。

現在の施設数は150程度といわれていますが、正確な統計がないのが現状です。
　医療機関が運営する健康増進施設、指定運動療法施設および医療法42条施設が中心となり、日本運動療法推進機構という組織を平成12年に設立し活動をしていますが、日本運動療法推進機構のホームページでは平成23年1月末現在、全国で51施設が登録されているだけです。

●フィットネスクラブ

　健康増進施設、指定運動療法施設および医療法42条施設を合わせた、いわゆるメディカルフィットネス施設は、全国でも400～500施設程度しか把握できないのが現状であるのに対し、後述のFIA会員である民間のフィットネスクラブは全国で1,350か所が営業しています。
　民間フィットネスクラブでも健康増進施設や指定運動療法施設の認定を受けている施設もあり、認定を受けていない運動施設でも、最近では特定健診・特定保健指導の導入に伴い、健康運動指導士・健康運動実践指導者を雇用・配置している施設が増えてきています。

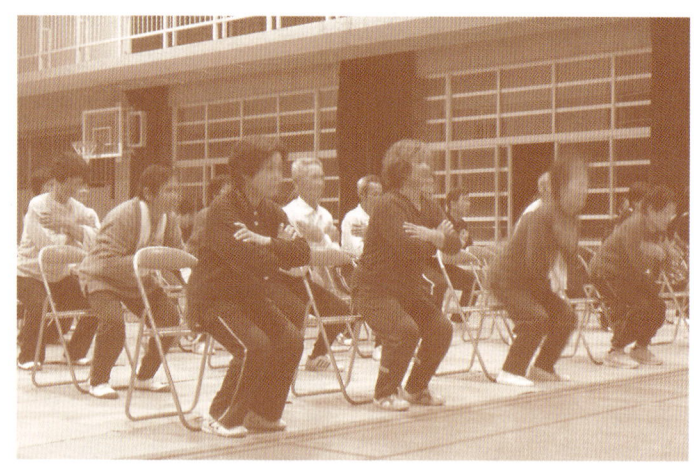

　経済産業省の特定サービス産業実態調査におけるフィットネスクラブの定義は、「室内プール、トレーニングジム、スタジオなど室内の運動施設を有し、インストラクター、トレーナーなどの指導員を配置し、会員にスポーツ、体力向上などのトレーニング方法などを教授する事業所」とされ、「室内プールの他に室内運動施設を有しない事業所は除外する」とされています。また、サービス分野人材育成プロジェクト業務報告書（平成17年度 厚労省）には「フィットネスクラブとは、トレーニングジムやスタジオ、プールなどの施設を持ち、ストレス発散や健康維持を目的として、利用客に運動する場所と機会を提供する業種です。マシンエクササイズやジョギング、ヨガ、エアロビクス、スイミングなど多種多様なプログラムがあり、その中で、インストラクターが複数の利用客を指導するグループエクササイズや1対1で行うパーソナルエクササイズがあります」と記されています。
　通常、ほとんどの民間フィットネスクラブなどでは、テニスや水泳、ゴルフなどのスポーツスクールサービスと健康づくりのためのプログラムの両方を提供しています。もし、近くにスポーツクラブやフィットネスクラブがあれば、健康運動指導士などの運動指導者がいるのか確認することが大切です。
　民間フィットネスクラブは、昭和62年に「フィットネス産業に関す

る調査・研究、情報の収集及び提供を行うことにより、フィットネス産業の健全な発展を図り、もって我が国経済の発展に寄与すると共に国民生活の向上に資することを目的」として、(社)日本フィットネス産業協会（FIA）（http://www.fia.or.jp/）を設立し活動しています。

　平成23年1月1日現在、会員企業数100社、傘下クラブ数は1,350か所あり、全国で310万人の国民が会員としてクラブを利用していますが、フィットネス先進国米国では国民の14％がクラブを利用しているのに比べて、日本では国民の3％とまだまだ非常に少ない利用率になっています。

●そのほかの運動施設

　文部科学省では、人々が身近な地域でスポーツを楽しむことのできる総合型地域スポーツクラブの育成に力を入れてきました。総合型地域スポーツクラブとは、地域住民が主体となる非営利的な組織で、障害者を含み子どもからお年寄りまで、また、初心者からそれぞれが年齢、興味・関心、体力、技術・技能レベルなどに応じて活動できるクラブです。

　一般的に地域にある小学校の体育館や校庭などを拠点とし、地域住民が気軽に集えて定期的・継続的なスポーツ活動を行うことができます。

　文部科学省の平成22年度総合型地域スポーツクラブ育成状況調査によると、平成22年7月1日現在準備中のクラブを含めると3,000以上のクラブが活動中あるいは準備中で、将来、健康づくり運動の場として期待されています。過去に（財）健康・体力づくり事業財団では総合型地域スポーツクラブにおいて、これまで運動習慣のなかった中高年者の健康・体力づくり運動の推進を図るため、定期的に手軽なウォーキング、ニュースポーツなどの運動に親しんでもらう事業「シニア体力アップステーション事業」を実施しました。平成16年〜平成21年度までの6年間で、総合型地域スポーツクラブに地域の高齢者の健康づくりのための教室の運営ノウハウを蓄積してもらいました。

　平成22年度から、（財）健康・体力づくり事業財団では、総合型地域スポーツステーションと連携し、高齢者が継続的に実施できる簡単な運動の1つとして、鹿屋体育大学現学長の福永哲夫氏の提唱する「貯筋運動」の指導者養成（既得資格は健康運動指導士）と、運動指導の拠点となる「貯筋ステーション」を設置する事業を推進しています。

　民間フィットネスクラブは人口20万人、最低でも10万人の都市でないと、出店しても経営が難しいといわれていますので、将来、総合型地域スポーツクラブは、人口の少ない地域における、健康づくりのための運動拠点となることが期待されています。総合型地域スポーツクラブに関しては、地元の区・市町村のスポーツ振興担当課に問い合わせることをお勧めします。

本ガイドの特徴

❷ 健診センター・人間ドック 施設用マーク

 車椅子へのバリアフリー対応
 駐車場あり
 婦人科あり
 婦人科検診は女医である
 乳房検査は女性技師である
 脳ドック実施
 肺CT実施
 PET実施
 消化管内視鏡実施
 子宮体がん・卵巣がん検診実施
 健診時の昼食あり
 栄養士による栄養指導あり
 保健師による保健指導あり
 健康運動士による運動指導あり
 健診施設が診療施設から分離
 英語を話せるスタッフがいる
 中国語を話せるスタッフがいる
 韓国語を話せるスタッフがいる

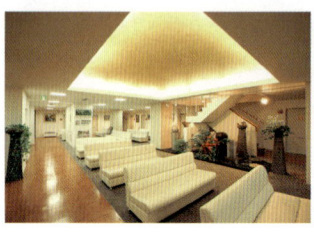
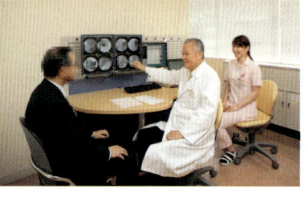

❶ 星の色について

 金　　　実地審査施設

 プラチナ　書面審査施設
　　　　　（健康評価施設査定機構の登録施設）

 白　　　上記以外の施設

❸ スポーツ施設用マーク

あいち健康の森健康科学総合センター

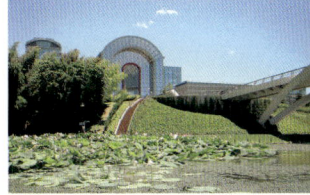 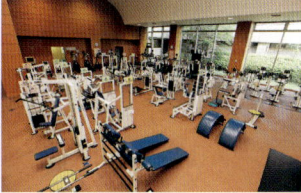

所在地
〒470-2101　愛知県知多郡東浦町大字森岡字源吾山1-1
電話：0562-82-0211
FAX：0562-82-0239
ホームページ：http://www.ahv.pref.aichi.jp/
連絡先 E-mail：ahvadmin@ahv.pref.aichi.jp

交通
JR東海道本線大府駅よりバスで10分、徒歩25分
団体利用には送迎バス（予約制）あり

申込方法
随時受付：健康度評価簡易コース・運動施設
予約受付：健康度評価Ａ・Ｂ・総合コース

トレーニングプログラム
・健康度評価Ａ・Ｂ・総合コース：生活習慣などの問診、診察、身体計測、血液検査、安静・負荷心電図などの医学的検査と体力測定を実施し、対象者の医学的所見、体力、身体状況を踏まえて運動処方しています。
・健康度評価簡易コース：生活習慣などの問診と身長、体重、BMI、腹囲、血圧および体力測定を実施し、対象者の健康状態や体力、身体状況を踏まえて運動メニューを提供しています。

利用料
・健康度評価Ａコース：6,200円
　　　　　　Ｂコース：10,900円
　　　　　　総合コース：14,700円
　　　　　　簡易コース：400円
・トレーニング施設券：1回券（600円）　回数券（6,000円）
　　　　　　　　　　　1か月定期券（3,000円）
・温水プール券　　　：1回券（500円）　回数券（5,000円）
・運動施設共通券　　：1回券（700円）

施設
アスレチックジム/25mプール/フィットネスプール（可動床）/180mウォーキングコース/体育館/スタジオ

特色
医師、保健師、管理栄養士、健康運動指導士が常駐しており、有疾患者や高齢者も安全に運動できます。1日型、1泊2日型、通所型（3か月）の健康づくり教室を開催しています。
また、運動施設だけではなく、健康科学館（常設展示）、宿泊施設（ホール、会議室、和室、レストラン、天然温泉）、リラクセーションルーム、情報ライブラリー（健康に関する書籍などの閲覧）、売店をもつ複合大型施設です。
広大な敷地のあいち健康の森公園内にあります。

 駐車場あり

 レンタルサービスあり

 体力年齢チェックあり

 食生活・メンタルチェックあり

 キッズ（子供）スケジュールあり

 介護予防スケジュールあり

 ボディケア・エステあり

 個人パーソナルトレーニングあり

 ダイエットコースあり

 サウナ・シャワーあり

 レストランあり

GUIDE
2011-12
施設案内

健診センター
人間ドック

札幌フジクリニック

健診センター・人間ドック

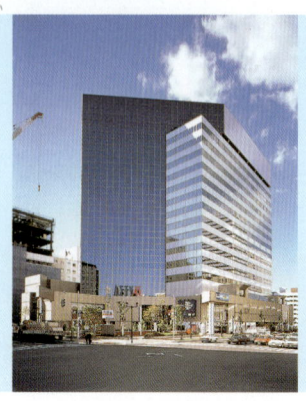
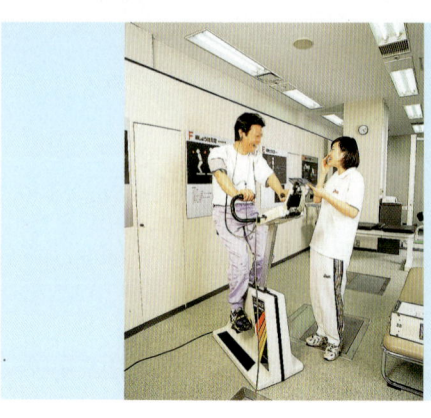

所在地
〒060-0004　北海道札幌市中央区北4条西5-1
　　　　　　アスティ45ビル5階
電話：011-281-4355
FAX：011-261-6844
ホームページ：http://www.sfc-dock.com/
連絡先 E-mail：s.sawada@sfc-dock.com

交通
JR・地下鉄・バスターミナル札幌駅　徒歩4分
地下コンコース直結

健診実施日
月～土曜日

受診待機期間
約2～4週間程度

申込方法
電話・E-mail・FAXなどをご利用ください。なお、事業所単位でお申込の場合は、弊社渉外職員が訪問します。

健診項目
人間ドック1日コース（総合健診）/生活習慣病健診/配偶者健診/一般定期健康診断/入社時健診/特定健康診査/特定保健指導/婦人科検診（子宮がん）/乳腺検診（触診・エコー・マンモグラフィ）/骨粗しょう症検査/脳ドック検診（MRI・MRA・ECHO）/肺がん検診（CT）/胃・大腸ファイバースコープ検査　ほか

結果報告
当日に医師との問診および結果説明がありますが、最終の検査結果報告書は、約14日後に郵送します。

公的認証
日本人間ドック学会「人間ドック・健診施設機能評価」認定施設

特色
1985年に創設し、当初から総合医学健診＋生活栄養指導＋体力測定診断をセットとして提供しています。
また、専属保健師による保健指導も無料で実施しています。特に、体力測定診断は独自開発のシステムです。測定機器は、キスラー社のフォースプレートを使用した本格的なもので、ソフトは某有名大学体育学部との協力により作成しました。現在も総合健診受診者の希望者には無料で実施しており、大好評です。

JA北海道厚生連　札幌厚生病院

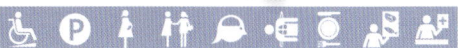

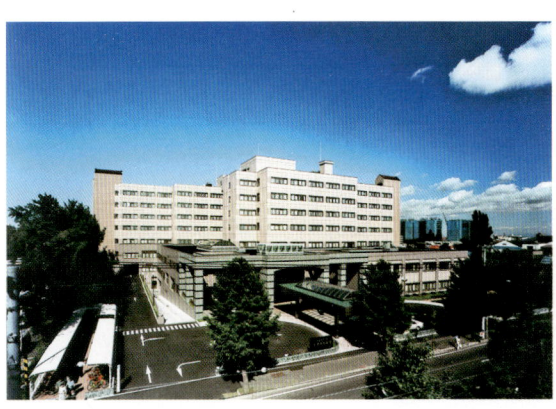

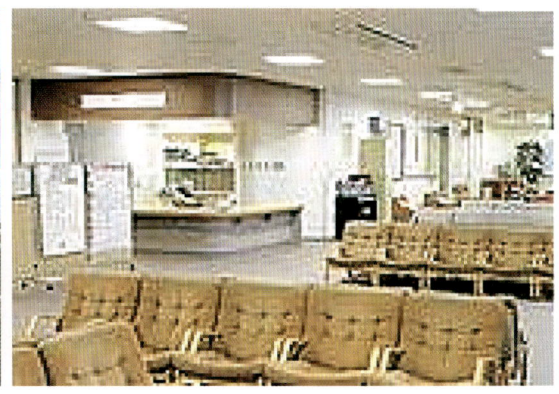

健診センター・人間ドック

所在地
〒060-0033　北海道札幌市中央区北3条東8-5
電話：011-261-5331
FAX：011-261-7702
ホームページ：http://www.ja-hokkaidoukouseiren.or.jp/byouin/sapporo/index.html

交通
JR苗穂駅　徒歩8分
地下鉄東西線バスセンター前駅　徒歩約13分

健診実施日
火・水・金曜日：男性日　月・木曜日：女性日

受診待機期間
2週間

申込方法
健診日については、あらかじめ電話（人間ドック予約係：011-251-5713）などでの予約が必要です。

健診項目
標準検査：身体測定／血圧測定／視力検査／聴力検査／眼底検査／血液検査（血液学的検査・生化学的検査・血清学的検査）／尿検査／便潜血検査／胸部X線検査／上部消化管X線検査／腹部超音波検査／心電図検査／医師の診察／健康相談・栄養相談
希望検査：前立腺検査／骨粗しょう症検診／ペプシノゲン検査／子宮がん検診／乳がん検診／頸部エコー検査／BNP検査

結果報告
受診当日に結果説明を行います。

特色
当健診センターでは、生活習慣病の早期発見のために、総合健康診断（人間ドック）を行います。
午前中に諸検査が終了し、午後からはシステムにより打ち出された「総合健診成績表」に基づいて医師が診察を行い、総合判定をします。
判定の結果により保健師・栄養士が生活相談を行い、精密検査の予約や紹介を行います。

財団法人　パブリックヘルスリサーチセンター北海道支部　札幌商工診療所

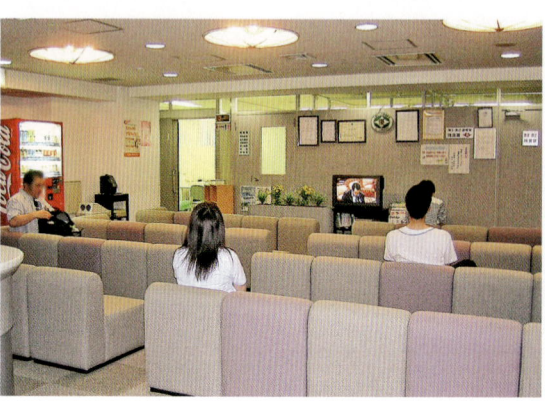

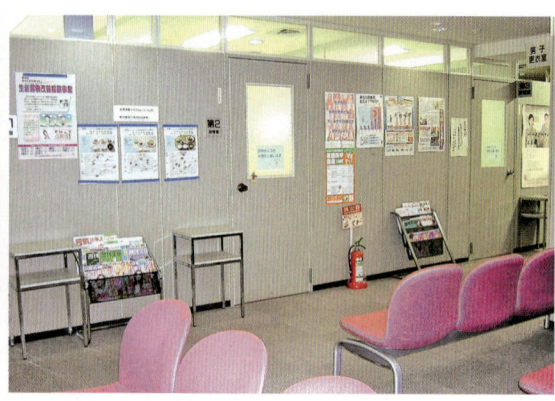

健診センター・人間ドック

所在地
〒060-0061　北海道札幌市中央区南1条西6-11
　　　　　　札幌北辰ビル2階
電話：011-551-8801
FAX：011-551-8780
ホームページ：http://www.phrf.jp/health/

交通
市営地下鉄大通駅1番出口（昭和ビル）　徒歩1分
市電西4丁目　徒歩3分

健診実施日
月～金曜日：午前・午後、土曜日：午前

受診待機期間
最短で1週間（予約が空いている場合）

申込方法
電話・FAXにて予約。日程調整・確定後に受診票・資料一式を送付します。

健診項目
日本総合健診医学会の基準項目に加えて、電解質、血清アミラーゼ、血液像、HCV抗体、腫瘍マーカー（CEA-S・α-フェトプロテイン）、ストレスチェック（問診セラヴィ）を実施しています。
また、希望により、子宮がん検診（頸部細胞診）、乳がん検診（視触診・マンモグラフィ、または超音波検査）、前立腺がん検査（PSA検査：男性）、骨密度検査（超音波）をオプションとして行っています。

結果報告
当日、受診者に医師が面接して結果を説明します（原則、全員対象）。結果報告書は、後日宅配便にて送付します。

公的認証
日本総合健診医学会/ISO14001/プライバシーマーク

特色
当財団は、創立以来ストレス科学に関する研究を推進してきています。
北海道支部札幌商工診療所では、財団の事業目的に沿って、従来からストレスに起因するメンタル不全の予防や早期発見にも力を入れて取り組んでおり、総合健診の検査項目にストレスチェックを取り入れています。
生活習慣病とストレスの関わりも深く、それを視野に入れた健診や保健指導・事後フォロー（診療内科医の相談・カウンセリングなど）を行っています。

医療法人新産健会　月寒東内科クリニック

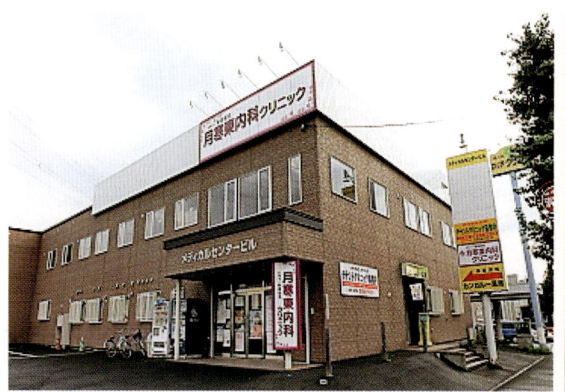

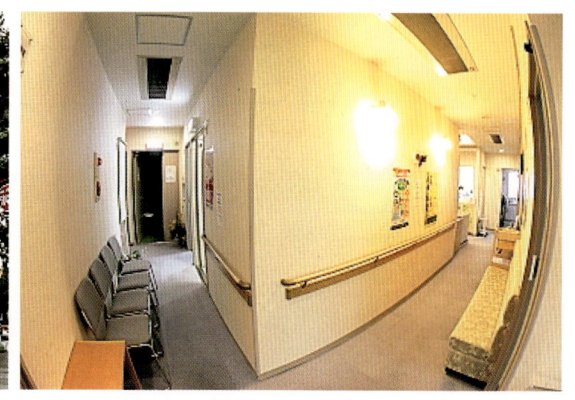

健診センター・人間ドック

所在地
〒062-0053　北海道札幌市豊平区月寒東3条16-3-10
電話：011-854-8508
FAX：011-854-8486
ホームページ：http://www.tsukisamu-higashi.com/

交通
地下鉄東西線南郷18丁目駅より福住駅行きバス6分
地下鉄東豊線福住駅から真栄・平岡営業所行きバス6分
駐車場あり

健診実施日
平日9:00～18:30、土曜日は午前のみ

受診待機期間
健診：1か月、ドック：2か月（時期で異なる）

申込方法
電話・インターネットにて予約を受付けています。

健診項目
特定健診／乳がん検診／胃がん・大腸がん検診（札幌市指定医療機関）／政府管掌健康診断（政府管掌健康保険生活習慣病予防健診実施医療機関）／労災2次健康診断（労災2次健康診断指定医療機関）／就労時健診／入社時健診／企業健診／そのほか各種健康診断
人間ドック（各種コースあり）

結果報告
紙ベース、電子ファイルなどで後日送付します。

公的認証
保険医療指定機関／政府管掌健康保険生活習慣病予防健診実施機関／札幌市特定健診指定医療機関など

特色
生活習慣病、がんなどの3大成人病の発見と治療を主に行っています。
がん・生活習慣病は、現在日本人の死因のほとんどを占めており、発見と治療のみならず予防が極めて重要と考え、保健師、栄養士などとともにその予防活動を展開しています。
医療機関として当然のことではありますが、お客様への病状の説明、インフォームドコンセントおよびカルテの全面開示、さらには適切なセカンドオピニオンの提供もさせていただいています。

KKR札幌医療センター　健康管理センター

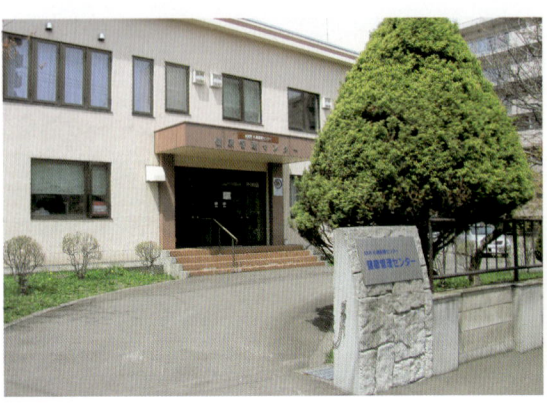

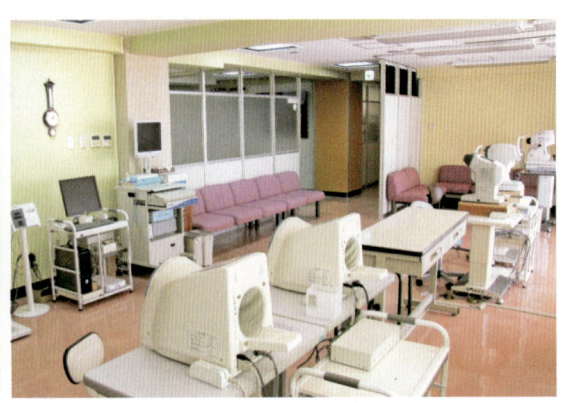

健診センター・人間ドック

所在地
〒062-0931　北海道札幌市豊平区平岸1条6
電話：011-832-3099
FAX：011-832-3086
ホームページ：http://www.kkr-smc.com
連絡先 E-mail：s-kensin@kkr-smc.com

交通
地下鉄南北線平岸駅1番ホーム出口　徒歩3分
中央バス（平50平岸線・平78平白線・白30白石平岸線）平岸駅　徒歩1分

健診実施日
月〜金曜日

受診待機期間
1か月

申込方法
電話にて予約を受付けています。

健診項目
日本総合健診医学会の基準項目に加えて、希望者には、子宮がん検診（頸部・体部・子宮超音波）、乳がん甲状腺検査（触診のみ、マンモグラフィと触診）、骨粗しょう症検査（高精度骨密度測定）、動脈硬化（ABI）検査、大腸内視鏡検査、脳ドック（MRI）などの検査をオプションとして行っています。

結果報告
医師が面接をして、検査結果が判明している項目について説明します。後日、結果を郵送します。

公的認証
日本内科学会／日本消化器病学会／日本呼吸器病学会／日本消化器集団検診学会／日本消化器内視鏡学会

特色
当健診センターは1992年に開設しました。健保連人間ドック指定施設、日本病院会指定施設、日本総合健診医学会優良認定施設、協会けんぽ生活習慣病予防実施機関に認定されています。
労働安全衛生法に基づいた検診およびドックを実施しており、検診・ドック受診者に対して、生活習慣病の予防も助言しています。乳がん検査は、ダブルチェックを行っています。

医療法人社団慶友会　吉田病院

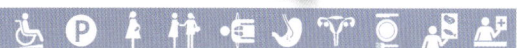

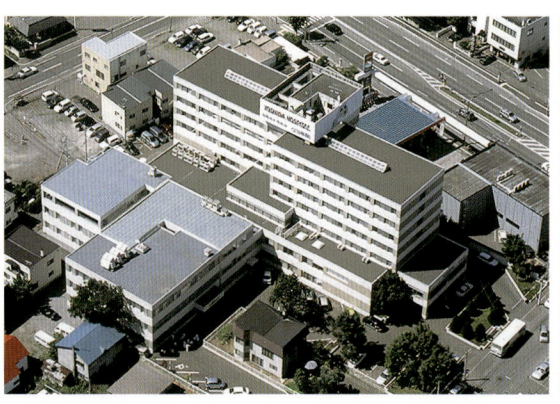

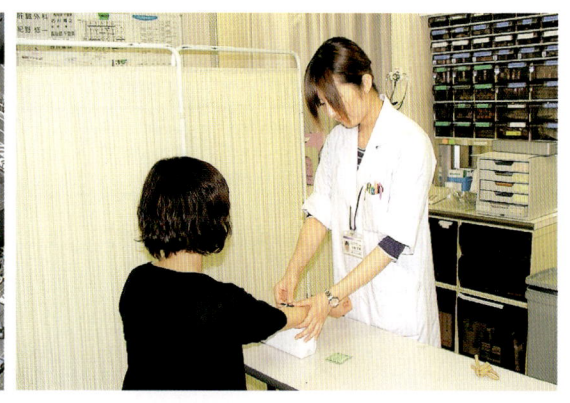

所在地
〒070-0054　北海道旭川市4条西4-1-2
電話：0166-25-1115
FAX：0166-25-4650
ホームページ：http://www.keiyukai-group.com

交通
JR旭川駅　タクシーで5分
旭川空港　タクシーで30分
市内バスで4条西4丁目　徒歩1分

健診実施日
毎週月～土曜日

受診待機期間
受診希望日の2週間前から予約を承ります。

申込方法
電話・FAXで予約を承ります。当院ホームページ上からも受診予約が可能です。

健診センター・人間ドック

健診項目
身体計測（身長・体重・腹囲・体脂肪・BMI・視力・聴力・握力））/ 問診 / 診察 / 採血（血液検査・生化学検査・腫瘍マーカー・血清学検査）/ 尿検査（尿潜血・尿たんぱく・尿糖・尿沈渣・便検査（便潜血2日法））/ 呼吸器検査（胸部X-P・肺機能検査）/ 循環器検査（血圧測定・安静時心電図）/ 腹部超音波検査（肝臓・胆のう・すい臓・腎臓）/ 消化器検査（胃内視鏡検査または胃X線検査）/ 糖尿病（空腹時血糖・HbA1c）/ 眼底検査

結果報告
当日、受診者全員に医師が面接し、結果を説明します。別の医師のダブルチェックを経て、1週間後に結果票を送付します。

公的認証
ISO9001/ISO15189/プライバシーマーク/病院機能評価/日本人間ドック学会健診機能評価

特色
「ゆとりあるひと時を！」というコンセプトのもとに、ドック受診者専用のフロアでくつろいでいただきます。フロアには、ドリンクコーナー、インターネット、マッサージチェアなどの設備も充実しています。
また、保健師・管理栄養士が常勤しており、皆様の健康のサポートをします。
昼食は、選択メニューをご用意しています。

津軽保健生活協同組合　健生病院

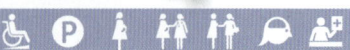

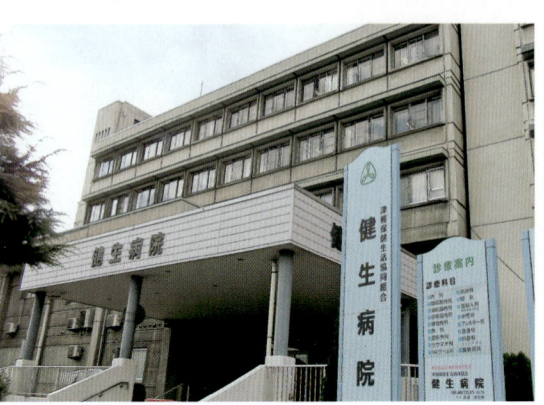

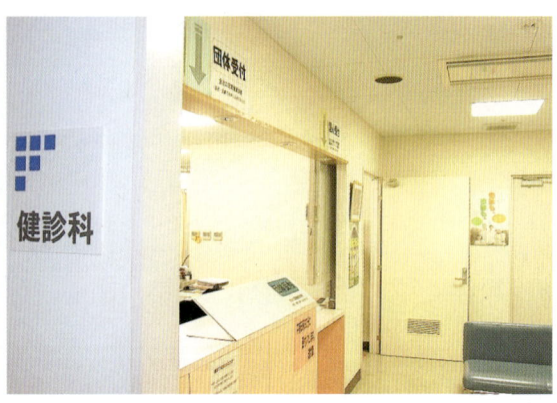

健診センター・人間ドック

所在地
〒036-8045　青森県弘前市大字野田2-2-1
電話：0172-32-1171
FAX：0172-38-7416
ホームページ：http://www.kensei-hp.jp
連絡先 E-mail：kensin@kensei-hospital.jp

交通
JR 弘前駅　車で5分、徒歩で15分
青森空港　バスで60分
東北自動車道黒石IC　10km
無料送迎バスあり

健診実施日
月～土曜日の午前中（8:30開始　要事前確認）

受診待機期間
1か月前後（健診内容により異なる）

申込方法
健診科（0172-32-1171）へ事前にお申し込みください（月～金曜日　受付 10:00～16:00）。

健診項目
企業健診・ドック／健康保険組合や全国健康保険協会の健診／県内外の健診／個人の進学時健診・就職時健診／個人ドック・個人脳ドック／自治体健診・国保脳ドック／組合員基本健診・組合員脳ドック／各種がん検診・骨密度検診／特殊健診（塵肺健診・有機溶剤健診など）　など

結果報告
健康診断を受けた方（あるいは企業担当者または指定者）に対し、締結した契約内容にて報告します。

公的認証
日本医療機能評価機構種別・審査体制区分など一般200床以上500床未満

特色
健生病院は、民間病院としては、津軽地方で最大規模の病床数と医療内容を持ち、疾病の治療だけにとどまらず、リハビリテーションから予防・健康増進に至る包括的な医療活動を展開しています。
健診科では、受健者が安心して健診を受けることができるよう、プライバシー保護、個人情報保護に関する規定、救急時の応急処置体制、苦情に対する対応体制など、健診機関としての情報公開もされています。

財団法人岩手県予防医学協会

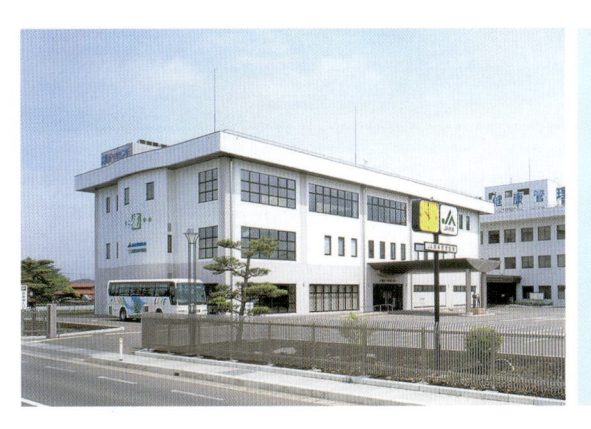

所在地
〒020-8585　岩手県盛岡市永井 14-42
電話：019-638-4835
FAX：019-637-1964
ホームページ：http://www.aogiri.org
連絡先 E-mail：info@aogiri.org

交通
東北自動車道盛岡南 IC　東方面へ 200m 進み左側
東北本線岩手飯岡駅西側出口　盛岡南 IC に向かって 700m 進み右側

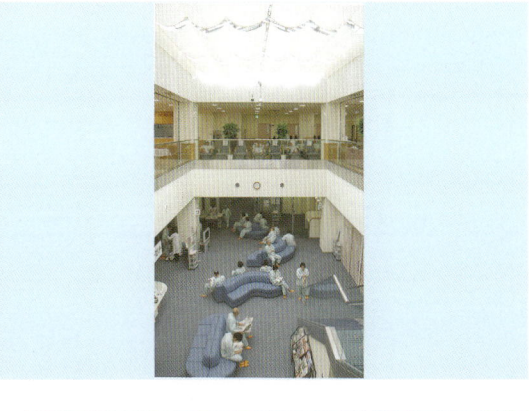

健診実施日
月～金曜日（祝日除く）

受診待機期間
3 週間程度（資材発送）

申込方法
電話・FAX・ホームページ（申込専用フォーム）にて受付けています。予約後、資材を送付します。

健診センター・人間ドック

健診項目
日本総合健診医学会の標準項目に加えて、オプション検査として、婦人科、胸部 CT、脳 MRI、MRA、心臓超音波、ホルター心電図、膀胱超音波、腹部 CT、歯周病、HPV を実施しています。
また、専門ドックとして、レディースドック、脳ドック、肺ドック、心臓ドックを行っています。
健康づくりサポートとして、卒煙サポート、禁煙外来を実施しています。
そのほか、希望者には、乳房超音波、前立腺がん（PSA）、HBs 抗原、抗体、HCV 抗体、喀痰細胞診などの検査を行っています。

結果報告
当日、受診者全員に医師が面談して、当日わかる範囲で結果を説明します。後日、結果書を送付します。

特色
1 日人間ドックは、県下の農協組合員並びに農協共済契約者を主たる対象として、昭和 55 年にスタートし、30 年が経過しました。平成 5 年には県南地域の健康づくりとして、中核施設である「県南センター」を開設しました。また、平成 16 年には、ドック専門施設である「人間ドックセンター」を開設し、よりよい環境のもと、充実した内容のドックを提供しています。
オプション検査も充実しており、脳・心・肺・レディースの専門ドックなど、ライフスタイルや体の悩みに合わせて選べる「人間ドック」専門施設です。

財団法人宮城県予防医学協会附属勾当台診療所

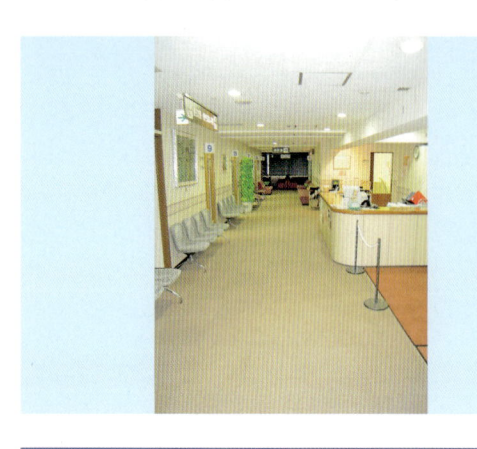

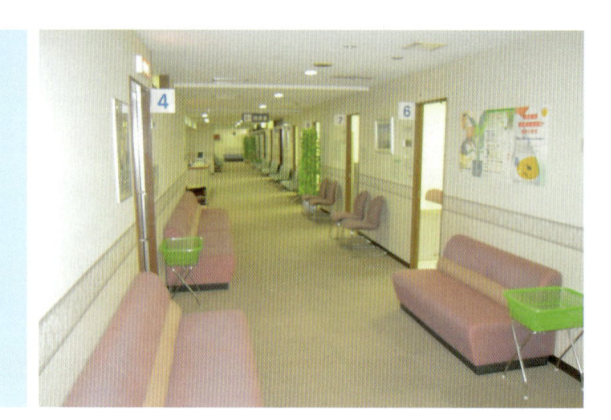

健診センター・人間ドック

所在地
〒980-0011　宮城県仙台市青葉区上杉1-6-10
　　　　　　仙台北辰ビル2階・3階
電話：022-262-2621
FAX：022-262-6686
ホームページ：http://www.mhsa.jp
連絡先 E-mail：info_kamisugi@mhsa.jp

交通
地下鉄：北四番丁駅南2出口　徒歩2分
　　　　勾当台公園駅北2出口　徒歩4分
バス停：二日町北四番丁　徒歩2分

健診実施日
月～金曜日、第1・3土曜日

受診待機期間
3か月

申込方法
電話にて予約。予約後、健診準備資料一式を郵送します。

健診項目
日本総合健診医学会の基準項目に加えて、全員に膀胱エコーを実施しています。
また、オプション項目で、乳房X線、乳房超音波、子宮頸がん細胞診・経腟超音波検査、HCV抗体、前立腺がん検査（PSA検査）、各種腫瘍マーカー検査、喀痰細胞診、骨塩定量検査（踵エコー）、ピロリ菌抗体を行っています。

結果報告
当日、受診者に医師が面接し、結果を説明します。その後、保健師・栄養士が健康相談に応じます。結果は後日送付します。

公的認証
日本総合健診医学会

特色
当センターはドック専用フロアで、気軽に安心して受診できます。仙台市中心部に位置し、けやき並木通りの眺めもよく、交通の利便もよいです。
食事サービス券も付いています。

医療法人財団明理会　イムス仙台クリニック

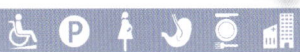

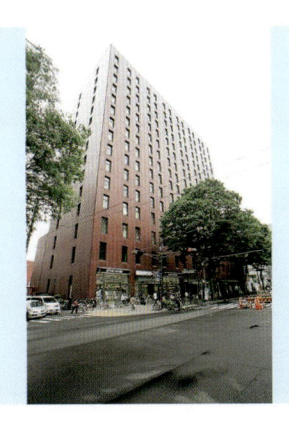

所在地
〒980-0802　宮城県仙台市青葉区1番町2-4-1
仙台興和ビル4階
電話：022-262-9331
FAX：022-211-6165
ホームページ：http://www.ims.gr.jp/ims-sendai/
連絡先 E-mail：isc-info@ims.gr.jp

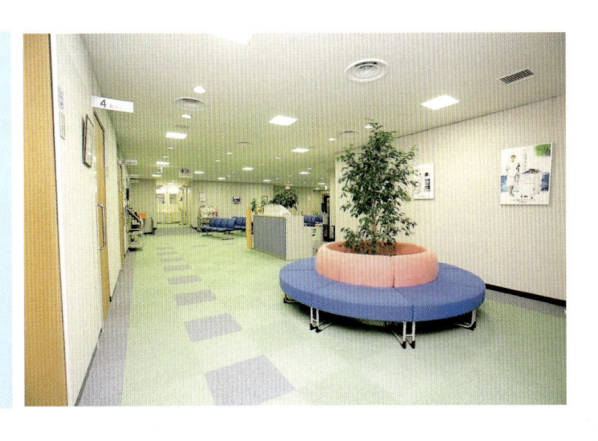

交通
JR仙台駅　徒歩8分
市営地下鉄仙台駅　徒歩5分
バス電力ビル前　徒歩3分

健診実施日
月～土曜日（祝日を除く）

受診待機期間
約10日間

申込方法
電話・FAX・ホームページより受付けています。

健診センター・人間ドック

健診項目
健康保険組合連合会の指定項目を実施しています。
また、希望制で、婦人科検査、胃内視鏡検査、各種腫瘍マーカー検査、前立腺エコー、骨密度検査、ピロリ菌検査、アレルギー検査などをオプションにて行っています。

結果報告
当日、医師による面談にて結果の説明を行い、約10日後に正式な結果票を郵送します。

公的認証
日本人間ドック学会

特色
70項目以上の検査を約3時間で的確にチェックし、検査結果もその日のうちにお伝えします。
レントゲン撮影による画像は、デジタル化しています。
健診結果は、コンピュータシステムにて管理され、次回以降の健診時の診断資料として活用します。
仙台市内中心部に立地しており、アクセス良好です。

医療法人社団進興会　せんだい総合健診クリニック

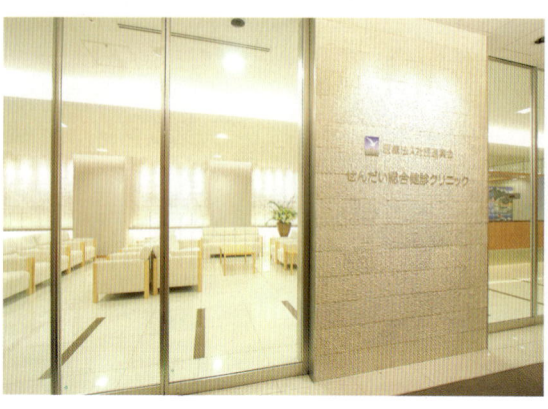

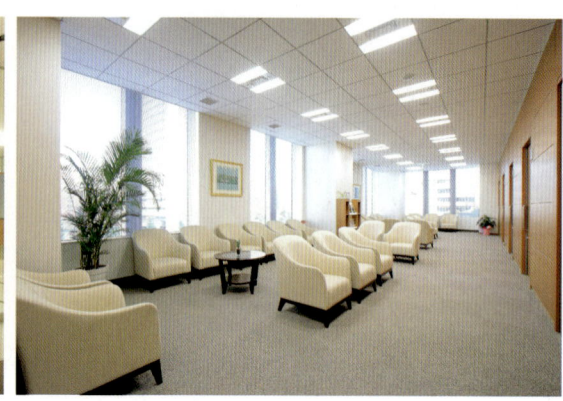

健診センター・人間ドック

所在地
〒980-0811　宮城県仙台市青葉区1番町1-9-1
　　　　　　仙台トラストタワー4階
電話：022-221-0066
FAX：022-221-0020
ホームページ：http://www.shinkokai.jp/
連絡先 E-mail：n.miura@shinkokai.jp

交通
地下鉄仙台駅・JRあおば通駅　徒歩6分
JR仙台駅　徒歩10分

健診実施日
月～土曜日（日曜日・祝日休診）

受診待機期間
2週間～6か月程度

申込方法
電話・FAX・E-mailにて予約。予約後、健診キットを郵送・お届けします。

健診項目
日帰り人間ドック/1泊人間ドック/定期健康診断/生活習慣病健診/特定健康診査・特定保健指導/雇用時健康診断/婦人科検診（乳がん検診・子宮がん検診）/特殊健診/脳ドック/肺ドック/各種2次検査/各種予防接種/巡回健診
オプション検査：各種腫瘍マーカー/骨密度測定検査/頸動脈超音波検査/血圧脈波検査/甲状腺超音波検査/甲状腺機能検査・腹部CT/FAT・CT/脳MRI・MRA/肺ヘリカルCT/HPV検査/経膣超音波検査/PET・CT検査（契約施設での検査）　など

結果報告
当日、医師が面接して結果を説明した上で、後日結果報告書を郵送します。

公的認証
日本病院会優良施設認定/日本総合健診医学会優良総合健診施設認定/人間ドック・健診施設機能評価認定

特色
2010年8月にエスエスサーティ健康管理センターから移転し、新しく生まれ変わった施設です。
男女それぞれ独立のフロアになっており、女性用フロアはスタッフもすべて女性ですので、リラックスして健診を受けていただけます。
仙台駅から徒歩圏内にあり、土曜日もオープンしていますので、ご都合に合わせて受診可能です。
プライバシーマーク付与認定施設です。

財団法人宮城県成人病予防協会　中央診療所

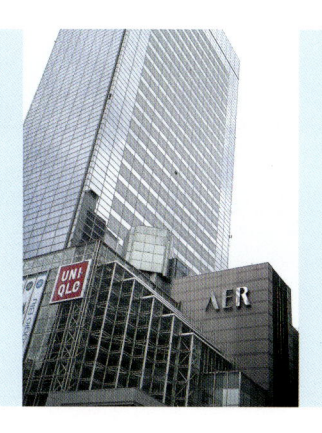

所在地
〒980-6112　宮城県仙台市青葉区中央1-3-1
電話：022-263-4050
FAX：022-263-4055
ホームページ：http://www.mygsji.or.jp
連絡先 E-mail：chuou@mygsji.or.jp

交通
仙台駅西口ペデストリアンデッキ　北へ徒歩2分
地下鉄仙台駅　徒歩4分

健診実施日
月～土曜日

受診待機期間
1か月

申込方法
電話・FAX・E-mailにて予約。予約後、健診準備資料一式を郵送します。

健診項目
日本総合健診医学会の基準項目の中の、胃透視検査から胃内視鏡検査への切替対応を実施しています。
また、オプション項目として、下部内視鏡、肺CT、内臓CT、冠動脈石灰化CT、前立腺ドック、骨量測定、血圧脈波検査、各種腫瘍マーカー、ピロリ菌検査、睡眠時無呼吸症候群在宅簡易検査、体成分測定など、多項目を実施しています。

結果報告
当日、受診者全員に医師が面接して結果を説明します。後日、健診成績書を郵送します。

公的認証
労働衛生サービス機能評価認定／日本総合健診医学会優良施設認定／日本人間ドック学会認定

特色
高層ビル「アエル」の12階全フロアにて、健診ルーム、アエルクリニック、内視鏡センターの部門で構成されており、健康診断から治療まで一貫した健康支援体制を整えています。
特に健診ルームでは、生活習慣病健診やドック健診を通じて、がん検診や生活習慣病、メタボリックシンドロームのスクリーニング（1次健診）、およびCTスキャン検査による内臓脂肪の測定も行っており、ドック受診者の方には、栄養・生活面談を綿密に実施しています。

健診センター・人間ドック

財団法人福島県保健衛生協会　総合健診センター

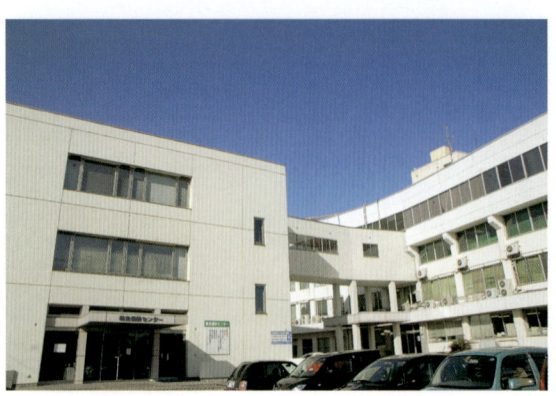

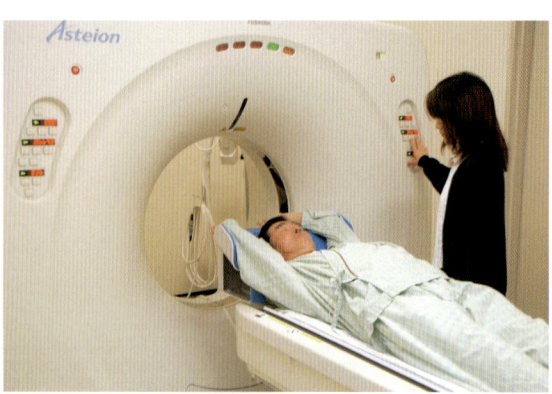

健診センター・人間ドック

所在地
〒960-8550　福島県福島市方木田字水戸内19-6
電話：024-546-3533
FAX：024-539-7853
ホームページ：http://www.fhk.or.jp
連絡先 E-mail：shinryouzyo@fhk.or.jp

交通
福島駅より土湯方面（国道115号線バイパス）へ入り約15分

バス：福島駅東口より土湯温泉行き・荒井行き、福島ふそう前　2分

健診実施日
月～金曜日

受診待機期間
1か月

申込方法
電話・FAXにて予約。予約後、健診資材一式を郵送します。

健診項目
人間ドック学会の基準項目に加え、オプションとしてより詳しい検査を準備しています。
胸部に異常がある方には、当日保険診療でCT検査を実施する場合もあります。
胃内視鏡検査についても、生検の実施、ピロリ菌除菌などが可能です。

結果報告
当日、医師より8割方の説明を実施します。2週間を目安にご本人に郵送します。

公的認証
日本消化器がん検診学会/日本人間ドック学会/日本産科婦人科学会

特色
当施設は、敷地内に専用駐車場を完備していますので、車でおいでいただけます。
また、ゆっくりと健診を受けていただけるよう、専用フロアで行っています。
日本総合健診医学会優良総合健診施設に認定されており、最新の医療設備を有しています。
乳房マンモグラフィについては、女性スタッフが対応しています。
歯科衛生士による口腔衛生指導では、歯周病予防、歯ブラシの使い方などについて説明しており、好評を得ています。

財団法人霞ヶ浦成人病研究事業団　健診センター

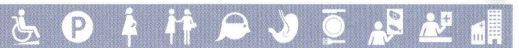

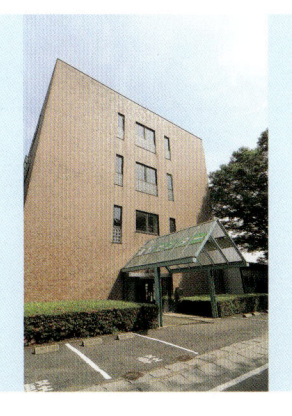

所在地
〒300-0332　茨城県稲敷郡阿見町中央 3-20-1
電話：029-887-4563
FAX：029-888-0116
ホームページ：http://www.ksk-jigyoudan.or.jp
連絡先 E-mail：kenshin@ksk-jigyoudan.or.jp

交通
JR常磐線土浦駅より関東鉄道バス阿見町中央公民館行き、東京医大前　徒歩1分

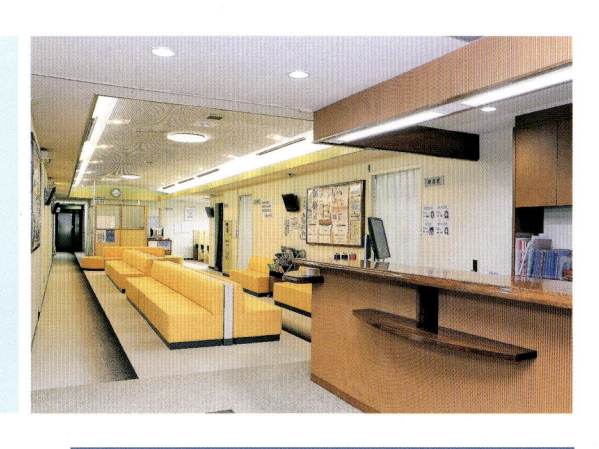

健診実施日
月～土曜日（第2・4土曜日は休診）

受診待機期間
1か月

申込方法
電話・FAXにて予約。予約後に健診資料一式を郵送します。

健診項目
日本総合健診医学会の基準項目に加えて、LDH（肝機能検査）、尿素窒素（腎機能検査）、アミラーゼ、血清鉄、カルシウム、HCV抗体検査、前立腺がん検査（PSA検査：50歳以上男性）を実施しています。
また、ご希望により、上部消化管内視鏡検査（選択）、乳房X線検査、乳房超音波検査、子宮頸部粘膜細胞診検査、各種腫瘍マーカー（CEA・AFP・PIVKA-II・CA19-9・尿中NMP22）、甲状腺ホルモン検査（FT3・FT4・TSH）、動脈硬化測定検査、肺年齢測定検査、超音波骨評価検査、ピロリ菌検査、ペプシノゲン検査、喀痰検査などを行っています。

結果報告
健診当日、血液データを基に、医師が面談と結果の説明を行い、受診後2週間で結果を郵送にてお知らせします。

公的認証
日本総合健診医学会優良認定 / 日本人間ドック学会人間ドック健診施設機能評価認定

特色
昭和51年に、生活習慣病に関する予防・早期発見の画期的な進歩向上を図り、地域住民の健康と福祉に寄与・貢献するため、設立されました。
当健診センターでは、最新鋭の検査機器を備えており、多種・多項目にわたる検査を短時間に行い、総合的に皆様の身体を調べることで、生活習慣病の早期発見に努めています。
また、二次検査などにおいても、隣接する大学病院への紹介が可能であり、安心して受診いただける環境にあります。

医療法人社団筑波記念会　筑波記念病院　つくばトータルヘルスプラザ

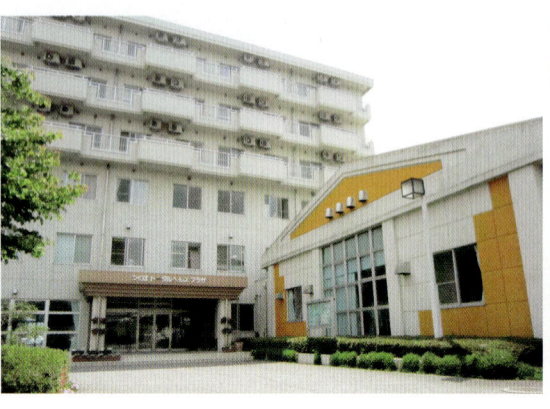

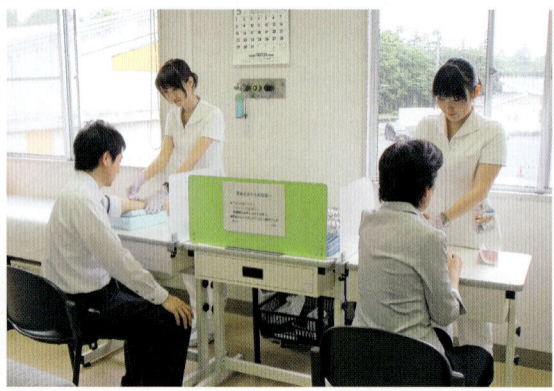

健診センター・人間ドック

所在地
〒300-2622　茨城県つくば市要1187-299
電話：029-864-3588
FAX：029-864-8585
ホームページ：http://www.tsukuba-kinen.or.jp
連絡先 E-mail：plaza@tsukuba-kinen.or.jp

交通
つくばエクスプレスつくば駅　車で10分（当院無料送迎バス有）

健診実施日
月～土曜日（日曜日・祝日・年末年始休）

受診待機期間
時期により異なりますのでご相談ください。

申込方法
電話（月～金曜日8：00～16：30、土曜日8：00～12：00）・FAXにて予約。予約後、人間ドック・健康診断受診案内を郵送します。

健診項目
日本総合健診医学会の基準項目を実施しており、オプションとして脳ドックや肺ドック、婦人科検診、各種腫瘍マーカー検査、ピロリ菌抗体検査なども追加できます。胃部X線撮影は差額をお支払いいただき、胃内視鏡検査（経口）へ変更することも可能です。有機溶剤健診や特定化学物質健診なども追加できます。

結果報告
受診日当日、医師による結果説明を行い、健診結果速報をお渡しします。
当日都合がつかない方は、後日結果説明することが可能です。

公的認証
日本総合健診医学会／健康評価施設査定機構／日本病院会／全国健康保険協会／日本脳ドック学会

特色
人間ドック・健康診断専用施設として平成6年11月に設立しました。健康増進施設として運動設備も充実し、事後フォローとして活用できます。
レントゲンなどの画像診断はダブルチェックを行い、精度管理も良好です。婦人科検診はすべて女性のスタッフで対応し、月～土曜日まで毎日実施しています。50人以上の事業所には、巡回健診も可能です。メンタルカウンセリングも実施しています。

公益財団法人日立メディカルセンター

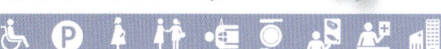

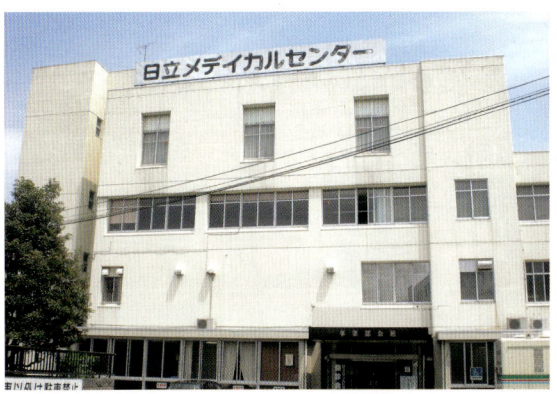

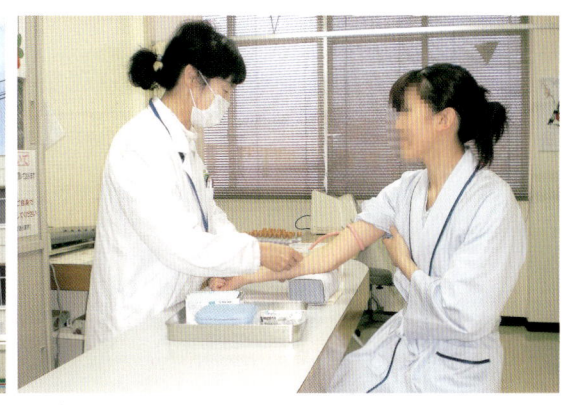

健診センター・人間ドック

所在地
〒316-0004　茨城県日立市東多賀町 5-1-1
電話：0294-34-2105
FAX：0294-34-3718
ホームページ：http://hitachi-medical.or.jp
連絡先 E-mail：so-mu@hitachi-medical.or.jp

交通
JR 常磐線常陸多賀駅　徒歩 7 分

健診実施日
月～金曜日（土・日曜日については別途）

受診待機期間
健診項目により異なります。

申込方法
電話でお申し込みください。当法人ホームページに申込フォームがあります。

健診項目
人間ドック、生活習慣病予防健診、一般健康診断、特殊健康診断、特定健診・特定保健指導、学校健診、がん検診を実施しています。

結果報告
人間ドックについては、受診日当日に結果をお渡しします。

公的認証
全国労働衛生団体連合会 / 日本総合健診医学会 / 日本消化器がん検診学会

特色
当センター施設内の健診はもちろん、検診車による各種巡回健診を実施し、近隣精密検査医療機関とも連携しており、受診後のアフターフォローも充実しています。看護専門学校を有し、看護師育成事業も行っています。

自治医科大学健診センター

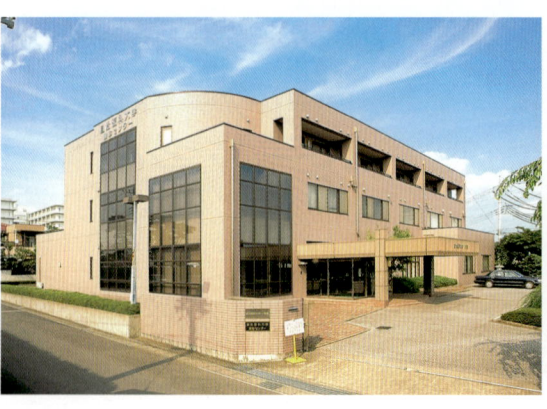

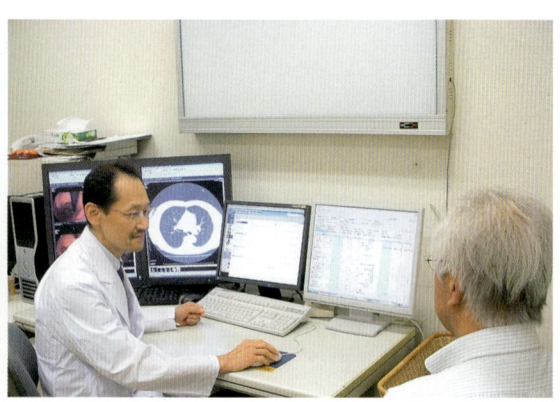

健診センター・人間ドック

所在地
〒329-0434　栃木県下野市祇園2-35
電話：0285-44-2100
FAX：0285-44-8118
ホームページ：http://www.jichi.ac.jp/kenshin/
連絡先 E-mail：j.kensin@jichi.ac.jp

交通
JR宇都宮線自治医大駅　徒歩で10分（駅より自治医科大学附属病院連絡バス2分）

健診実施日
月～金曜日、婦人科検診：火・水・木曜日

申込方法
電話・FAXで申込可能ですが、事前に加入する健康保険組合などにご確認ください。

健診項目
基本項目として以下の検査を行っています。
自覚症状などの問診／身体計測／尿糖など9項目の尿検査／血液検査：白血球などの一般検査9項目／血糖などの生化学検査26項目／HCV抗体など血清学検査7項目／便潜血検査／肺機能検査／心電図検査／腹部超音波検査／眼底・眼圧検査／聴力検査／胸部X線検査／上部消化管X線検査など
オプション検査として、以下の検査を実施しています。
頭部・胸部・腹部CT検査／婦人科検診（子宮頸部細胞診・乳房超音波・マンモグラフィ）／経鼻内視鏡検査／PET-CT検査／骨密度検査／胃抗体検査／喀痰細胞診検査
なお、検査項目は特定健診に対応しています。

結果報告
専門医によるダブルチェック後、3週間程度で報告しています。

公的認証
日本総合健診医学会優良施設認定

特色
当センターは、1日人間ドック（総合健診）の専門施設として、附属病院から独立した建物（自治医科大学1号館）にあり、ゆとりあるスペースと落ち着いた雰囲気の中で健診を受けていただくことができるよう配慮されています。
健診内容は、日本人間ドック学会、日本総合健診医学会の推奨内容に則しています。

医療法人社団千栄会　昭和病院

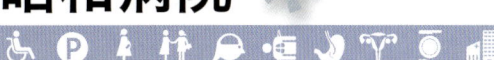

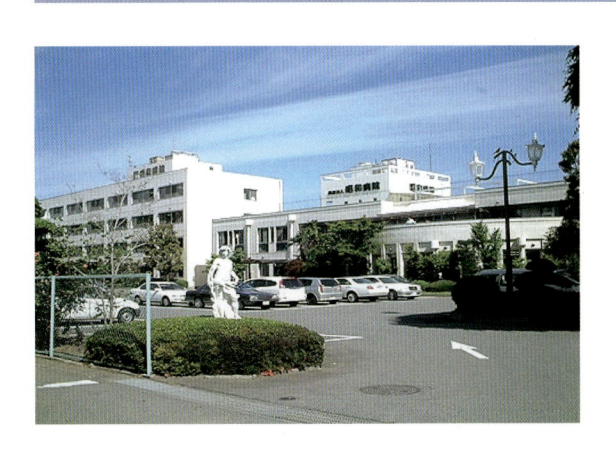

所在地
〒370-1207　群馬県高崎市綿貫町1341
電話：027-347-1171
FAX：027-347-1172
ホームページ：http://www2.odn.ne.jp/showa-hp
連絡先 E-mail：showa-hp@syd.odn.ne.jp

交通
JR高崎駅　車で20分
JR倉賀野駅　車で8分

健診実施日
月～土曜日

受診待機期間
1か月弱

申込方法
電話・FAX・窓口にて受付けています。

健診項目
日本人間ドック学会の基本項目により、人間ドックでは、1日ドック、1泊ドック、脳ドックを実施しています。
健診では、法定健康診断、健康保険生活習慣病予防健診などを実施しています。
オプション検査では、脳のMRI、肺CT、心臓超音波検査、乳がん検診（マンモグラフィ、超音波検査）、骨塩定量検査、ピロリ菌検査などを行っています。

結果報告
郵送にて結果を報告します。

公的認証
日本病院会／日本人間ドック学会／協会けんぽ生活習慣病予防健診指定機関

特色
高機能検査機器、コンピュータシステム、レントゲンをはじめとした検査データは、ダブルチェック体制により、安全・安心をご提供しています。
健診後の精密検査は、予約により待ち時間のないようにご案内をしています。

医療法人　関越中央病院

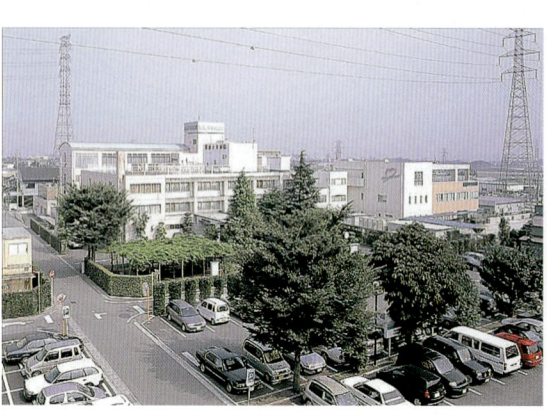

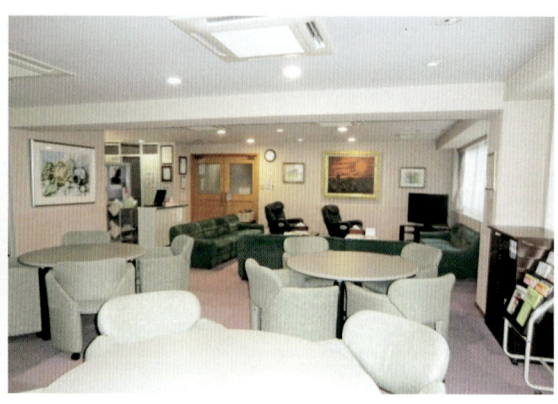

健診センター・人間ドック

所在地
〒370-3513　群馬県高崎市北原町71
電話：027-373-1198（直通）
FAX：027-360-6302
ホームページ：http://www.kan-etsu-hospital.com
連絡先 E-mail：info@kan-etsu-hospital.com

交通
上越線群馬総社駅　タクシーで10分

健診実施日
月～金曜日

受診待機期間
2週間

申込方法
電話にて予約。予約後、健診準備資料一式を郵送します。

健診項目
人間ドック学会の基準項目に加えて、電解質検査、75gブドウ糖負荷試験、血圧脈波（ABI）検査、運動負荷心電図（トレッドミルテスト）を実施しています。
オプション検査として、頭部CT検査、頭部MRI・MRA検査、胸部CT検査、骨密度測定、ペプシノゲン・ピロリ菌検査、前立腺がん検査（PSA検査）、マンモグラフィ検査、婦人科（内診・子宮細胞診）、大腸カメラ検査（1泊の方のみ）を行っています。

結果報告
当日、受診者全員に医師より結果説明があり、健診成績書は郵送します。

公的認証
日本人間ドック学会優良2日ドック施設 / 全日本病院会日帰り人間ドック実施施設

特色
循環器を重視した人間ドックを行っています。
安静時心電図・運動負荷心電図は、循環器専門医がチェックする体制をとっています。運動負荷心電図を実施する際には、血圧・安静時心電図などを医師がチェックし、異常のない方に行っています。実施中は看護師が付き添い、急変時に備えて循環器専門医が待機しているので、安心して検査を受けられる体制づくりを行っています。

一般財団法人　東日本労働衛生センター　北関東支部　総合健診センター

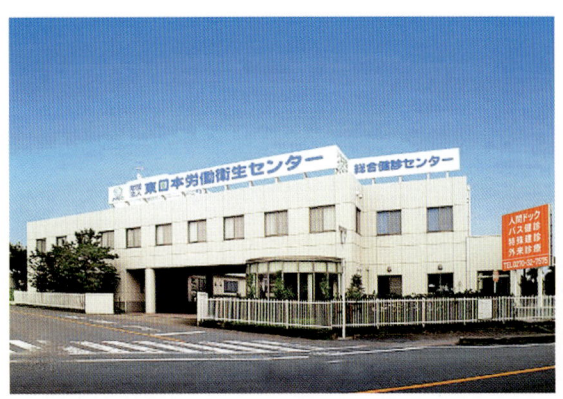

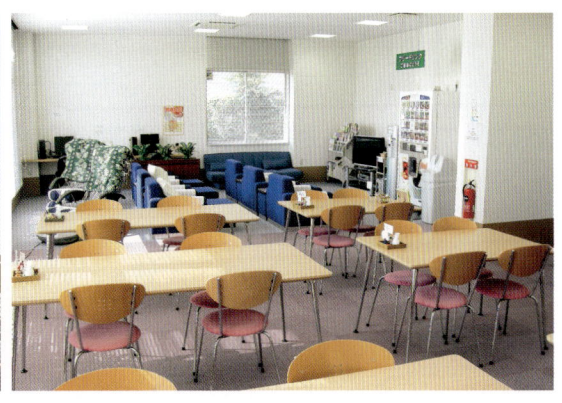

所在地
〒372-0825　群馬県伊勢崎市戸谷塚町 629-1
電話：0270-31-1004（予約直通）
FAX：0270-32-0687
ホームページ：http://www.rec.or.jp
連絡先 E-mail：yoyaku@rec.or.jp

交通
JR 両毛線伊勢崎駅または JR 高崎線本庄駅より国際十王バス、上武大学入口　徒歩 10 分

健診実施日
月～金曜日および土曜日の一部

受診待機期間
2 週間

申込方法
電話・FAX・ホームページにて予約。予約後、健診キットなどを郵送します。

健診項目
日本総合健診医学会の基準項目に加えて、HCV 抗体検査を基本項目として実施しています。
受診者希望のオプション検査として、以下を行っています。
①婦人科検診（ヒトパピローマウイルス＜ HPV ＞検査・マンモグラフィ検査・乳腺エコー検査・乳房視触診・子宮細胞診検査・子宮内診）
②胸部ヘリカル CT
③経口経鼻内視鏡検査（胃部レントゲンより変更）
④動脈硬化検査
⑤骨密度検査
⑥腫瘍マーカー検査など

結果報告
当日、受診者全員に医師が面接して結果を説明した上で、後日健診個人票を郵送します。

公的認証
日本総合健診医学会 / 全国労働衛生団体連合会

特色
当センターの人間ドックは、短時間で総合的な健康診断ができることが特色です。
午前中にすべての検査が終了し、医師による結果説明と健康指導を行います。
また、体力測定を無料で行っています。体力測定では、筋力や柔軟性などの体力要素を測定しています。快適な日常生活を送るための基本となる体力の状態を把握して、自分に適した運動を選択する目安として利用されています。

医療法人　川久保病院　健診センター

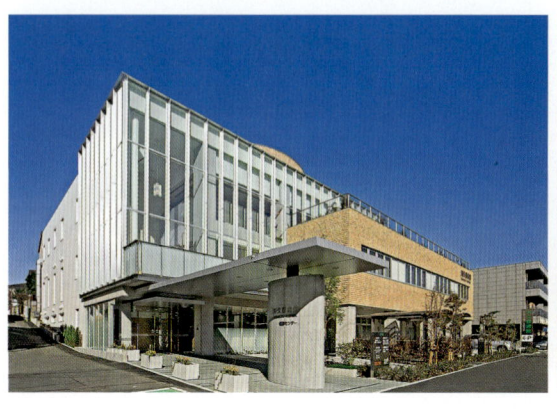

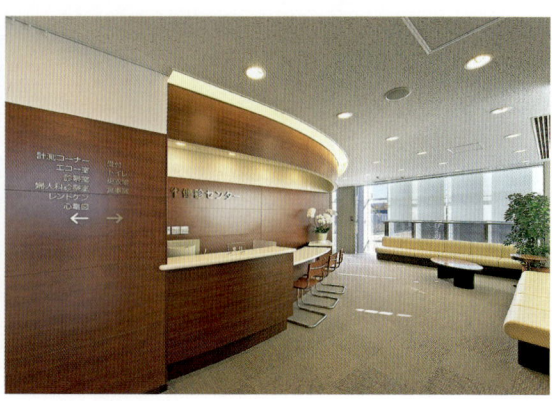

健診センター・人間ドック

所在地
〒330-0055　埼玉県さいたま市浦和区東高砂町29-18
電話：048-883-2253
FAX：048-793-7657
ホームページ：http://www.kawakubo-hospital.com
連絡先 E-mail：kawakubohospital@hotmail.co.jp

交通
JR京浜東北線・宇都宮線・高崎線浦和駅東口
徒歩5分

健診実施日
月～土曜日午前中　（日曜日・祝日休み）

受診待機期間
2週間～2か月

申込方法
電話にて予約を受付けています。

健診項目
人間ドック / 生活習慣病 / 定期健診 / 特定健診 / さいたま市国保ドック / さいたま市がん検診

結果報告
健診後2週間から1か月後に郵送します。さいたま市の健診は、手渡しでご報告します。

公的認証
全日本病院協会認定

特色
駅近くで、きれいな健診センターです。
単なる健康診断だけでなく、広く健康の状態を見た上で結果のご説明をし、ご希望により生活運動指導を行います。また、管理栄養士、保健師による栄養相談・食事指導も行っています。

医療法人　大宮シティクリニック

健診センター・人間ドック

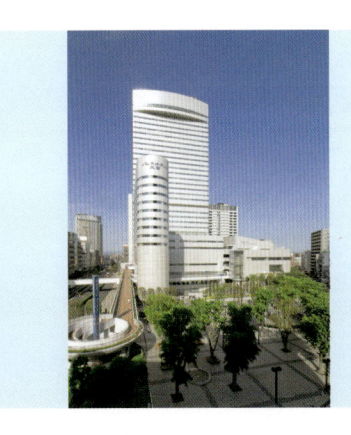

所在地
〒330-8669　埼玉県さいたま市大宮区桜木町1-7-5　ソニックシティビル30階
電話：048-645-1256
FAX：048-647-3930
ホームページ：http://www.omiyacityclinic.com

交通
JR大宮駅西口　徒歩5分　ソニックシティビル30階

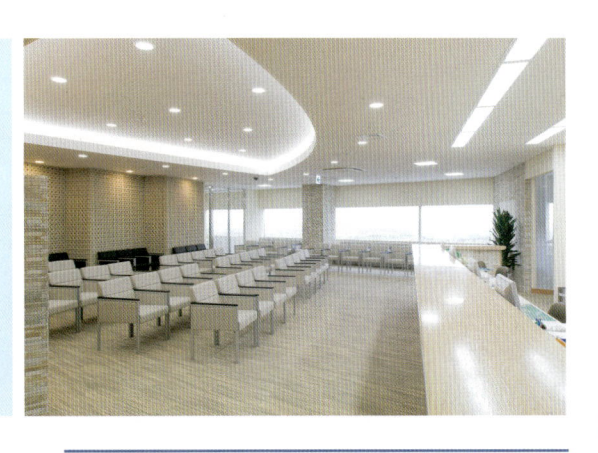

健診実施日
月～土曜日

受診待機期間
2週間～

申込方法
電話にて予約受付。案内資料（注意事項、検査容器など）を送付します。

健診項目
日本総合健診医学会の基準項目を基本として実施しています。
また、オプション検査として、以下の検査を行っています。
婦人科検査（子宮細胞診・乳腺超音波またはマンモグラフィ）/肺がん検査（胸部CT検査・喀痰検査）/頭部CT検査/前立腺がん検査（PSA検査）/骨密度検査/胃がんリスク検査（ピロリ菌抗体検査・ペプシノゲン）

結果報告
健診当日、受診者全員に医師が面接し、結果説明を行います。健診結果票は、約2週間後に自宅に郵送します。

公的認証
日本総合健診医学会優良施設認定/日本人間ドック学会優良施設認定/ISO9001（品質）14001（環境）取得

特色
「受診者・患者様のために」をモットーに、私たちは、よりよい環境で、よりよい医療を提供していきたいと考えています。
2010年5月にソニックシティビル30階に移転し、よりよい施設環境、最新の医療設備による健診を提供できるようになりました。
また、最先端のシステムにより、迅速な検査を実現しています。
医師による結果説明を含め、午前中に終了できるよう心掛けています。

恩賜財団埼玉県済生会　川口健診センター

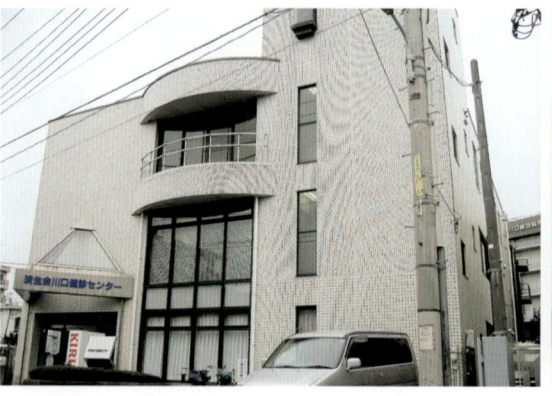

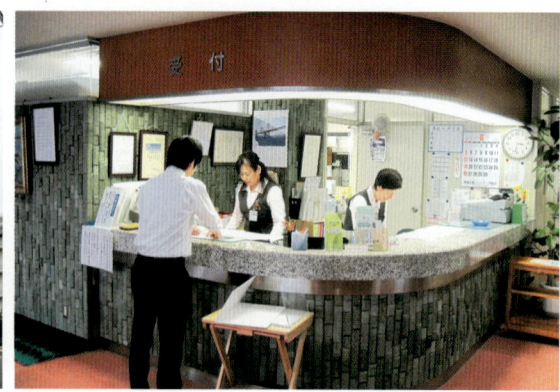

健診センター・人間ドック

所在地
〒332-0021　埼玉県川口市西川口6-4-14
電話：048-257-2211
FAX：048-257-3492
ホームページ：http://www.saiseikai.gr.jp/
連絡先 E-mail：kenshin@saiseikai.gr.jp

交通
JR京浜東北線西川口駅西口　徒歩10分

健診実施日
月～金曜日（年末年始・4/15を除く）

受診待機期間
1～2か月

申込方法
電話にて予約。予約後、健診事前書類一式を郵送します。

健診項目
日本総合健診医学会の基準項目に加えて、オプションとして、脳ドック（頭部MRI＋MRA＋頸動脈エコー）、肺ドック（胸部CT＋喀痰細胞診）、PSA・AFP・CEAなど各腫瘍マーカー、肝炎ウイルス検査、ピロリ菌抗体、子宮細胞診、マンモグラフィ、乳腺エコー、骨塩定量検査などを行っています。

結果報告
受診後2～3週間で健診結果を郵送します。

公的認証
日本総合健診医学会優良施設/日本人間ドック学会優良人間ドック健診施設/人間ドック健診施設機能評価認定

特色
「私たちは、地域の人々が生涯にわたって健康で安心して暮らせるために保健事業を通じて支援します」という理念のもと、健診業務を行っています。
画像は専門医による2重読影を実施しているほか、乳がん検査は医師・スタッフとも女性が対応しています（月・火・木曜日のみ）。
要精査となった場合、済生会川口総合病院・病院登録医・近隣医療機関へ速やかに紹介しています。

埼玉医科大学病院　健康管理センター

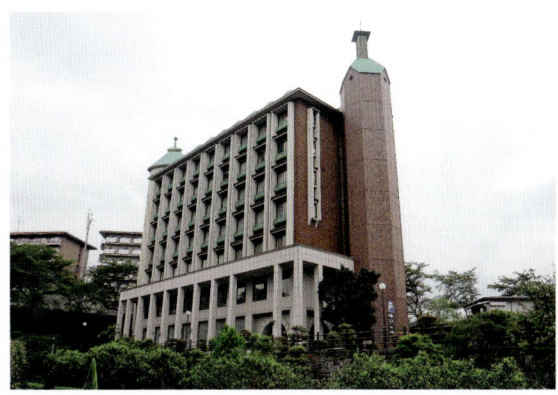

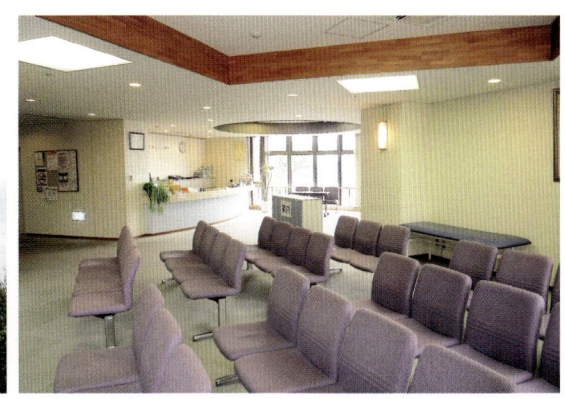

所在地
〒350-0495　埼玉県入間郡毛呂山町毛呂本郷38
電話：049-276-1550
FAX：049-276-1676
ホームページ：http://www.saitama-med.ac.jp/hospital/
連絡先 E-mail：kenkan@saitama-med.ac.jp

交通
JR東日本八高線毛呂駅　徒歩3分
東武東上線（坂戸乗換）池袋より約60分
東武越生線東毛呂駅　徒歩15分

健診実施日
月～金曜日、土曜日は第1土曜日のみ

受診待機期間
約3か月

申込方法
電話・FAXにて予約。予約後、健診準備資料一式を郵送します。

健診項目
日帰りコースと1泊コースがあります。日帰りコースでは、ブドウ糖負荷テストと負荷心電図を省略しており、検査当日中に結果を知りたい忙しい方には日帰りコースを、ゆっくりと時間をかけても精密にという方には1泊コースをお勧めしています。
また、標準コースのほかにオプション検査として、喀痰（肺がん）検査、頭部CT、胸腹部CT、腫瘍マーカー（肝臓、肺、子宮）、骨密度検査、BNP検査（心臓の元気度がわかる血液検査）、経膣超音波検査、乳がん検査、心臓超音波・トレッドミル・BNP（1泊コース）、睡眠時無呼吸症候群検査（1泊コース）、PET-CT検査（1泊コース）を実施しています。

結果報告
当日受診者全員に内科医師が面接し、検査結果を説明します。後日健診成績票を郵送します。

公的認証
日本総合健診医学会 / 日本人間ドック学会

特色
最新鋭のコンピュータ診断システムを駆使して、正確迅速な健康チェックを行っています。
レントゲン、心電図、エコーは2人の読影医でダブルチェックを行い、午前中実施した検査結果を基に、内科専門医師（人間ドック認定医）が診察・面接を行い、画像を示しながら詳しく説明を行っています。
万一異常が発見され、専門的な治療が必要な時には、埼玉医科大学病院をはじめ、適切な専門医師を直ちに紹介しています。

社団法人 東松山医師会病院 健診センター

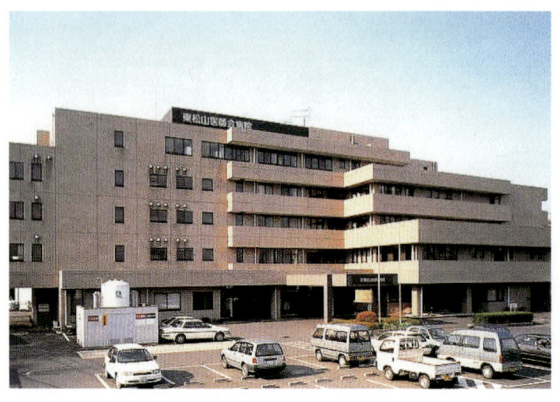

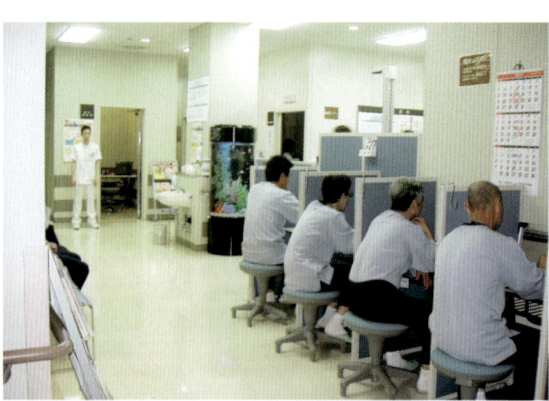

所在地
〒355-0021　埼玉県東松山市神明町1-15-10
電話：0493-25-0232
FAX：0493-22-5322
ホームページ：http://www.hmahp.or.jp/

交通
東武東上線東松山駅　徒歩7分
関越自動車道東松山IC　10分

健診実施日
月～土曜日（一部を除く）

受診待機期間
2週間～

申込方法
窓口または電話にて予約。受診予約日の10日前に、事前資料を送付します。

健診項目
日本総合健診医学会の標準項目に加え、初回のみ血液型検査を実施します。
オプション検査として、乳がん検診（視触診、マンモグラフィ）、子宮がん検診（頸部細胞診）、腫瘍マーカー（PSA、CEA、AFP、CA19-9）、生化学マーカー（BNP）、甲状腺機能検査、ペプシノゲン＆ピロリ菌抗体検査、骨密度測定、血管年齢測定、内臓脂肪CT検査、簡易姿勢測定、視野検査、簡易脳ドックをご用意しています。

結果報告
健診当日に、希望者には医師の面接による結果説明を実施します。健診結果報告書は、後日送付します。

公的認証
病院機能評価 Ver.6.0

特色
当施設は、健保連人間ドック施設認定および、日本総合健診医学会の優良施設認定を取得しており、数多くの方にご利用いただいています。
健診は専用スペースで実施され、女性医師や女性スタッフによって検査が行われます。
検査データはすべてコンピュータに保存され、最新のデータシステムにより管理されます。
検査結果により、精密検査や専門の治療が必要な場合には、速やかに専門の医療機関をご紹介します。

所沢市市民医療センター

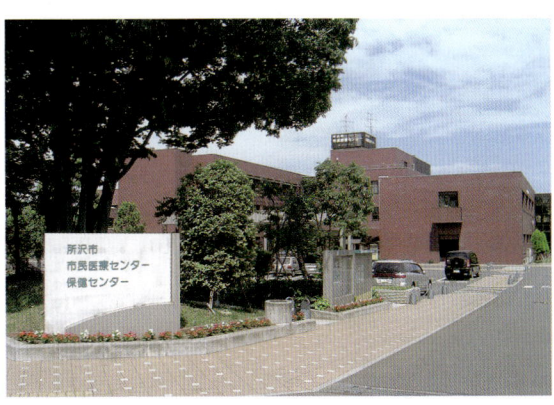

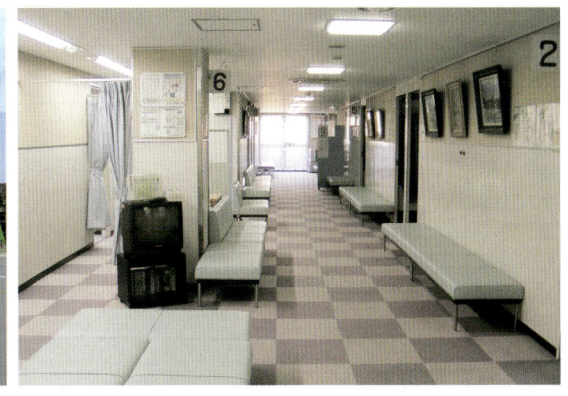

所在地
〒359-0025　埼玉県所沢市上安松1224-1
電話：04-2992-1151（代表）
FAX：04-2998-5941
ホームページ：http://www.city.tokorozawa.saitama.jp/iryo/
連絡先 E-mail：b9921151@city.tokorozawa.saitama.jp

交通
西武新宿線・西武池袋線所沢駅東口　徒歩約15分、バスで約10分

健診実施日
月～金曜日（祝日を除く）

受診待機期間
1～2か月（時期による）

申込方法
電話予約。予約後は、受診日2～3週間前に健診資料・検査容器などを郵送します。

健診項目

人間ドック1日コース：身体測定/血圧/胸部X線/消化器X線/心電図/肺機能/検便2日法/腹部超音波/血液一般/尿検査/空腹時血糖/HbA1c/肝機能/肝炎ウイルス検査/聴力/視力/眼底検査

オプション検査：子宮頸がん検診/乳がん検診（マンモグラフィ）/肺がん検診/CT肺がん検診/前立腺がん検査（PSA検査）/卵巣がん等CA125/骨密度検査/甲状腺機能検査

なお、人間ドックの結果については、医師による適切な判定、日常生活における細かい注意など、フォローアップ体制も充実しています。

結果報告

以下の①～③より選択していただきます。
①当日医師との面接（※希望者のみ事前予約制）②後日結果票を郵送③後日医師との面接

公的認証

日本総合健診医学会優良施設認定

特色

当センターでは、最新の医療機器を備え、短時間で総合的な健康診断を行っています。
なお、婦人科のオプションは、子宮がん・乳がんともに、ドックと同時に施設内で受診することができます。
精密検査を必要とする場合には、一部検査を除き、当センター外来にて受診いただくことも可能です。

医療法人藤和会　藤間病院総合健診システム

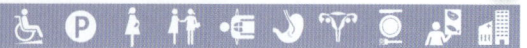

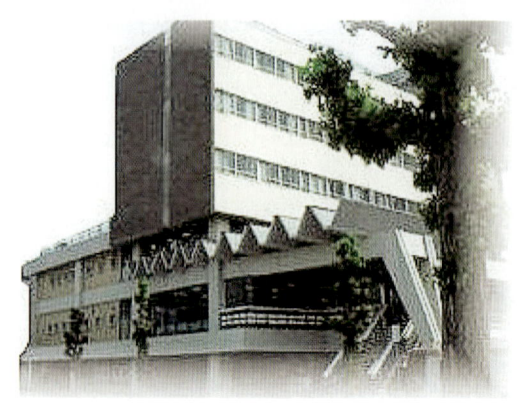

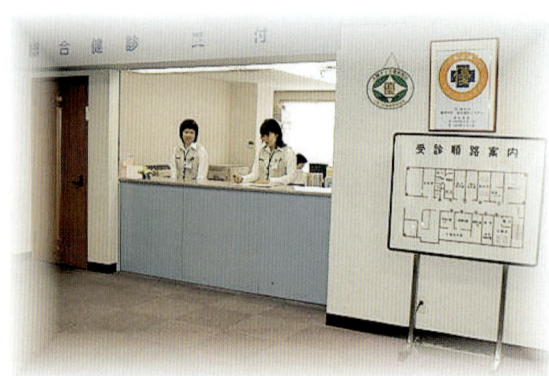

健診センター・人間ドック

所在地
〒360-0031　埼玉県熊谷市末広2-138
電話：048-523-9608
FAX：048-525-8692
ホームページ：http://www.ksky.ne.jp/~tomaadmi/
連絡先 E-mail：tomaadmi@ps.kaky.ne.jp

交通
JR高崎線熊谷駅北口・東口　徒歩10分

健診実施日
月～土曜日（祝日を除く）

受診待機期間
1か月

申込方法
電話にて予約（専用回線 048-524-0146）。その後、資料を郵送します。

健診項目
日本総合健診医学会の基準項目を基本セットとし、オプションとして、直腸前立腺触診、前立腺がん検査（PSA検査）、骨密度検査、胃内視鏡検査、腫瘍マーカーセット（AFP、CA19-9、CEAと、男性はPSA、女性はCA125）、喀痰細胞診、CTによる内臓脂肪測定、胸部ヘリカルCT検査、子宮がん検診（内診、頸部細胞診、体部細胞診、HPV検査）、乳がん検診（視触診、マンモグラフィ、乳腺超音波）を行っています。

結果報告
基本的に当日面接をお勧めしていますが、受診者のニーズにより、後日面接・郵送も行っています。

公的認証
日本総合健診医学会優良認定施設／日本人間ドック学会優良二日ドック施設

特色
病院と併設のため、緊急所見、血液の異常値などにも、連携をとって即日対応ができます。

社団法人深谷市・大里郡医師会　メヂカルセンター　深谷市総合健診センター

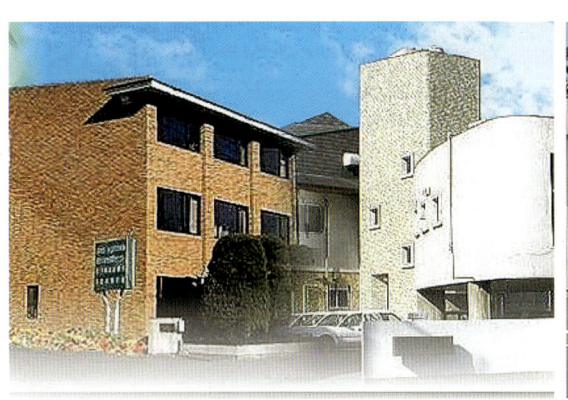

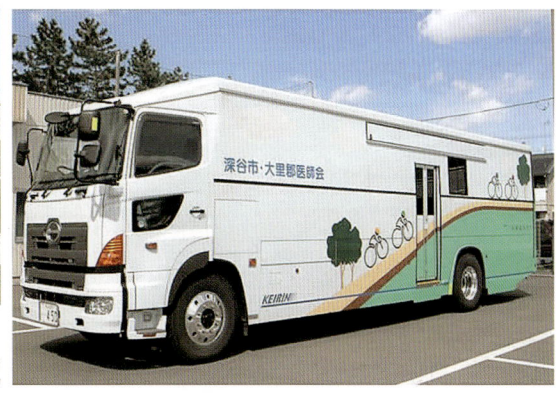

所在地
〒366-0034　埼玉県深谷市常盤町62-2
電話：048-572-2411
FAX：048-572-1114
ホームページ：http://fukaya-osato.saitama.med.or.jp/mdkr/
連絡先 E-mail：kanri@fukaya-osato.saitama.med.or.jp

交通
JR深谷駅より籠原駅行きまたは熊谷駅行きバスで深谷第一高校前　徒歩1分

花園インター　車で25分（駐車場完備）

健診実施日
平日・土曜日（祝日除く）

受診待機期間
2週間〜2か月（検査内容による）

申込方法
電話・E-mail（ホームページに予約フォーム有り）にて受付けています。

健診項目
人間ドック／健康診断／労働安全衛生規則に基づく健康診断および検査（事業所など）／就職・進学時における健康診断／特定健診／特定保健指導／特殊健診（有機溶剤・電離・VDTなど）／各種がん検診（肺・胃・大腸・乳・子宮・結核）／出向バス健診

結果報告
2週間前後に指定箇所へ発送します。

公的認証
日本総合健診医学会／マンモグラフィ検診施設画像認定施設／超音波検査士認定　ほか

特色
深谷市・大里郡医師会の共同利用施設の1つとして、昭和47年にメヂカルセンターが開設されました。
当センターでは各種精度管理に参加し、常に精度の高い検査結果をご提供できますよう努めています。また、各種健診、人間ドック、特殊健診、出向バス健診など、あらゆるニーズにお応えしています。皆様が快適に健診を受診できますよう、スタッフ一同誠心誠意努めています。どうぞ、お気軽にご連絡ください。

医療法人社団扇心会　幕張マリブクリニック

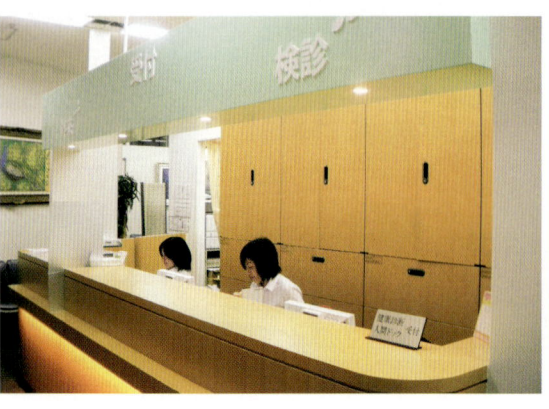

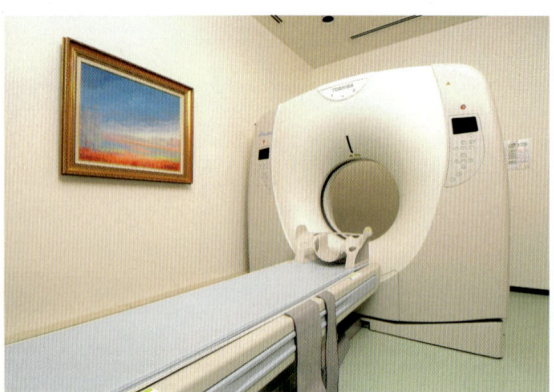

健診センター・人間ドック

所在地
〒261-7102　千葉県千葉市美浜区中瀬2-6-1
　　　　　　ワールドビジネスガーデンマリブ
　　　　　　ウエスト2階
電話：043-297-0188
FAX：043-297-0177

交通
JR海浜幕張駅　徒歩5分

健診実施日
月～土曜日

受診待機期間
1か月

申込方法
電話にて予約を受付けています。

健診項目
総合健診／人間ドック／健康診断（定期・成人）／肺がん検診／子宮がん検診／乳腺超音波／胃部内視鏡検査

結果報告
受診後、2週間程度で報告します。

特色
JR京葉線の海浜幕張駅前の高層ビルに位置し、交通の便がとてもよいクリニックです。
さらに月曜日から土曜日まで健診日を設けており、多忙なビジネスマンの方々にも気軽に健康診断を受診していただくことができます。
平成23年より最新のCT（16列マルチスライス）を導入し、多彩な健診項目にきめ細かな対応を心がけ、皆様のお越しをお待ちしています。検査スタッフは、ほとんどが女性です。

医療法人鉄蕉会　亀田総合病院附属幕張クリニック

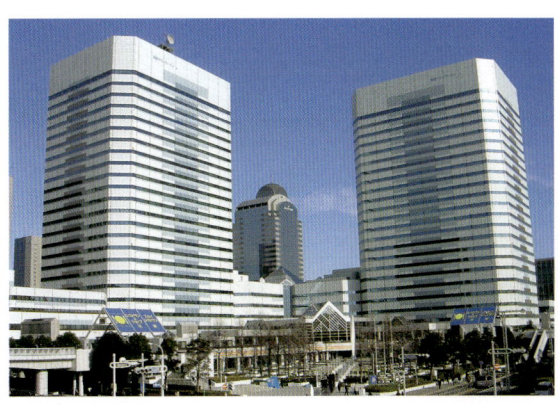

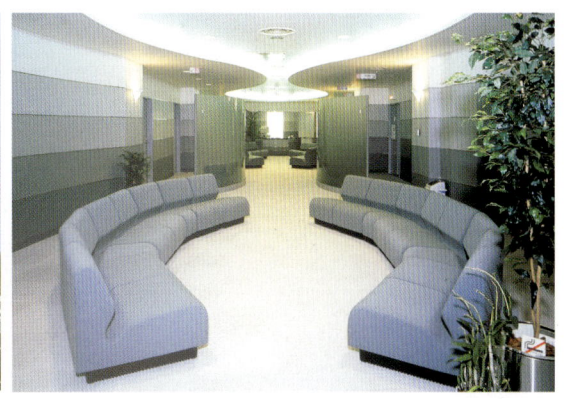

健診センター・人間ドック

所在地
〒261-8501　千葉県千葉市美浜区中瀬1-3CD2
　　　　　　幕張テクノガーデン2階
電話：043-296-2321
　　　（予約センター　10：00～16：30）
FAX：043-296-8371
ホームページ：http://www.kameda-makuhari.jp
連絡先 E-mail：yoyakumakuhari@kameda.jp

交通
JR京葉線海浜幕張駅　徒歩5分（改札口右側）

健診実施日
月～土曜日、祝日営業日あり

受診待機期間
約1か月

申込方法
完全予約制です。予約後、「人間ドックご案内資料」一式を郵送します。

健診項目
日本総合健診医学会の基準項目に加えて、HBS抗原、HCV抗体を実施しています。
オプション検査では、上部消化管内視鏡検査、大腸内視鏡検査、頭部MR検査（1.5T）、胸部CT検査（64列）、内臓脂肪CT検査、乳がん検診（マンモグラフィ、超音波）、子宮がん検診（子宮頸部細胞診、超音波、HPV検査）、前立腺がん検査（PSA検査）、HIV検査、胃がんリスク検診（ピロリ菌、ペプシノゲン）、CT大腸がん検診などを行っています。

結果報告
当日、結果判明項目について面接します。最終結果報告書は、後日郵送します。

公的認証
日本総合健診医学会／ISO9001認定／日本消化器内視鏡学会認定指導施設／日本超音波学会認定指導施設

特色
1990年、千葉市幕張新都心に都市型人間ドック施設として開設しました。2002年にCTを導入し、2005年には女性検診センターを併設して、女性が受けやすい機能を備えました。
また、高精度検診装置の充実を進めるため、2006年に超電導高磁場MRを設置しました。
これまで特に力を入れてきた検査は、大腸内視鏡検査および上部消化管内視鏡検査です。
宿泊型人間ドックは、ホテルニューオータニ幕張を利用しています。食事、ドリンクサービスも好評です。

医療法人社団有相会　最成病院ヘルスケアセンター

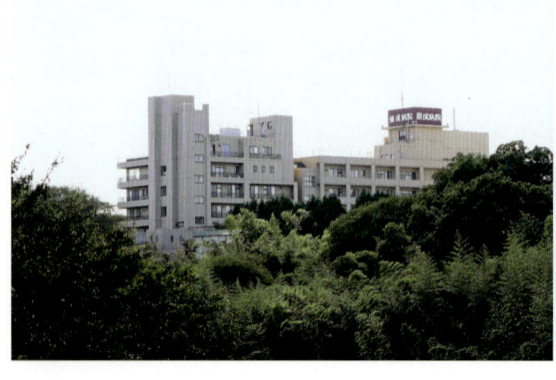

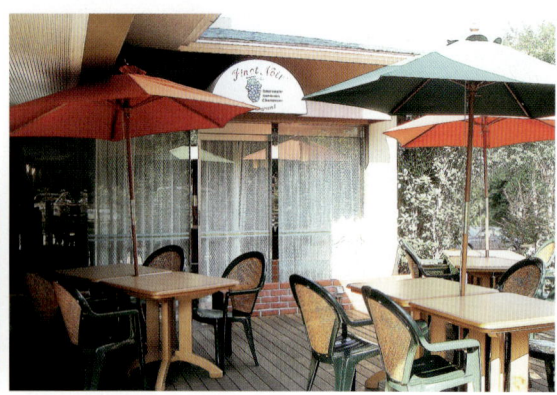

健診センター・人間ドック

所在地
〒262-8506　千葉県千葉市花見川区柏井町800-1
電話：043-257-8111
ホームページ：http://www.saisei.or.jp/

交通
京成線八千代台駅より当院送迎バス　約7分

健診実施日
月～土曜日（日曜日・祝日を除く）

申込方法
電話にて予約。予約後、健診準備資料一式を郵送します。

健診項目
通常の人間ドックの検査項目（日本総合健診医学会などに準拠）のほかにも、脳ドック（MRI断層検査、MRA血管検査、カウンセリング）や、肺がん検診ドック（喀痰検査、腫瘍マーカー、胸部CT）、ABI動脈硬化測定検査、ファットスキャン検査、頸動脈エコー検査といった、種々のオプション検査も実施しています。

結果報告
人間ドック受診者は、受診当日午後、医師がカウンセリングを実施します。2週間前後に郵送にて報告書を送付します。

公的認証
日本総合健診医学会優良認定／健康評価施設査定機構認定／日本病院会優良自動化健診認定

特色
人生の充実が豊かさの指標だとすれば、精神的にも肉体的にも「健康」で「幸福」であり続けることが、今や人生のテーマともなっています。それには私たちがよりよい「健康」を享受するために、「治療」から「予防」へという積極的な発想の転換が必要となります。
当施設では、このような「予防医学」をより一層推進することを目的とし、プライベート感覚あふれた、くつろぎの「アメニティ空間」を実現できるよう、いつも心掛けています。

社会医療法人社団木下会　千葉西総合病院　健康管理センター

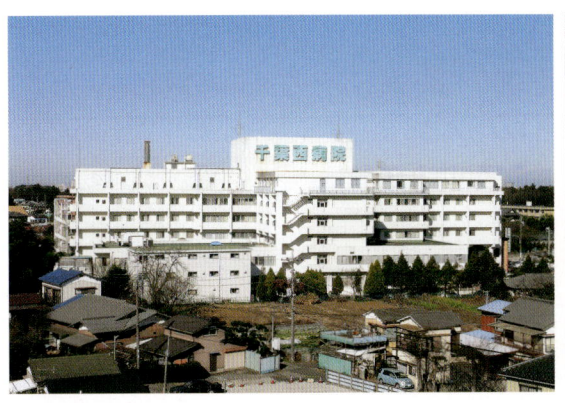

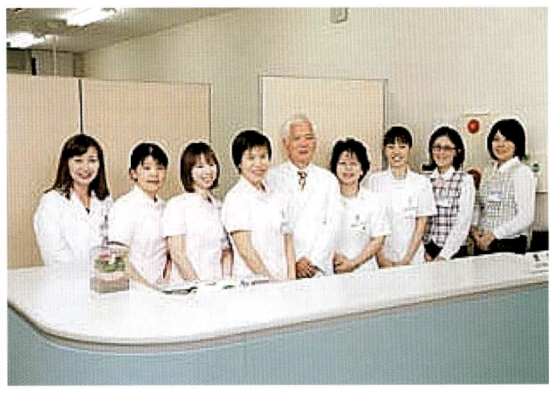

所在地
〒270-2251　千葉県松戸市金ヶ作107-1
電話：047-384-8074
FAX：047-384-8621
ホームページ：http://www.chibanishi-hp.or.jp
連絡先 E-mail：doc@chibanishi-hp.or.jp

交通
新京成線常盤平駅　徒歩7分

健診実施日
月～土曜日（日曜日・祝日は休み）

受診待機期間
1か月

申込方法
電話・E-mailで予約される場合は、資料を郵送します。来院される場合は、当日資料をお渡しします。

健診センター・人間ドック

健診項目
日本総合健診医学会の基準項目に加えて、CEA、前立腺がん検査（PSA検査）などの腫瘍マーカー検査と、腹部超音波では、甲状腺・乳房・前立腺・生殖器がコースに含まれています。
また、婦人科検診も入っており、子宮頸部細胞診、経腟超音波を実施しています。
1泊ドックには、糖負荷試験、喀痰細胞診、虫卵検査などが追加されます。

結果報告
2週間後に郵送します。希望者には、後日来院して医師による結果説明を実施しています（予約制）。

公的認証
日本病院会 / 日本総合健診医学会 / 日本人間ドック学会 / 全国健康保険協会健診

特色
オプション検査として、256列マルチスライス心臓造影CTスキャンを45,000円で実施しています。
ほかにも、専門ドックとして、心臓ドックを50,000円、脳ドックを63,000円で行っています。
また、特定健診項目として、保健指導対象者には、積極的支援・動機付け支援の保健指導を実施しています（予約制）。

医療法人成春会　花輪クリニック

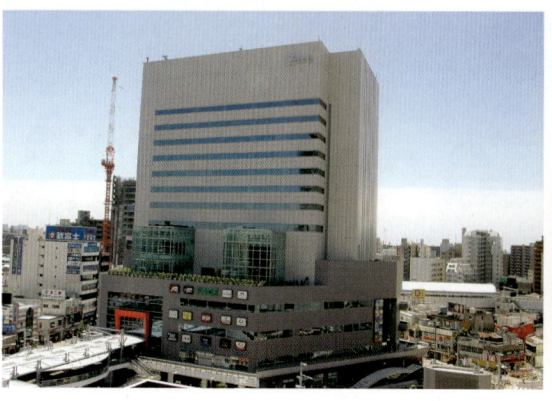

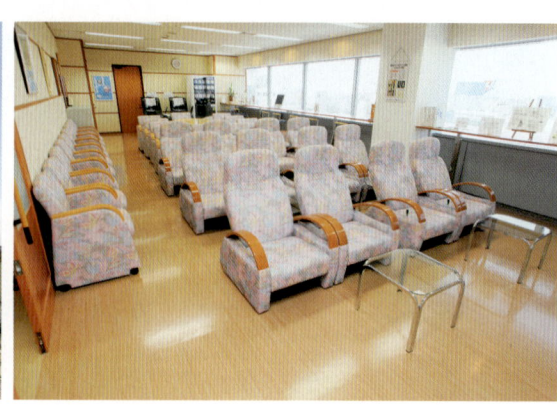

健診センター・人間ドック

所在地
〒273-0005　千葉県船橋市本町1-3-1　船橋フェイスビル8階
電話：047-422-2202
FAX：047-422-8066
ホームページ：http://www.hanawa.or.jp/clinic

交通
JR総武本線船橋駅　徒歩1分
京成線船橋駅　徒歩1分

健診実施日
月～土曜日

受診待機期間
1～3か月

申込方法
電話による予約を承っています。予約確定後、受診セットを郵送します。

健診項目
日本総合健診医学会の基準項目、およびオプション検査として婦人科検診、マンモグラフィ検査、乳腺超音波検査、骨密度測定検査、動脈硬化検査、各種腫瘍マーカー、胃内視鏡検査を行っています。

結果報告
2週間程度でご自宅に郵送します。

公的認証
日本総合健診医学会優良施設認定／人間ドック学会健診施設機能評価認定／マンモグラフィ検診施設画像認定

特色
バーコードによる個人認証をすることによって、迅速・正確な検査を目指しています。
人間ドック受診後のご相談および再検査、精密検査に対応するため、看護師による専用窓口を設置しています（フォローアップ体制完備）。
医師、他スタッフ一同持てる能力を注ぎ、奉仕の心で精度と品位の高い心のこもったホスピタリティを提供します。

近藤クリニック

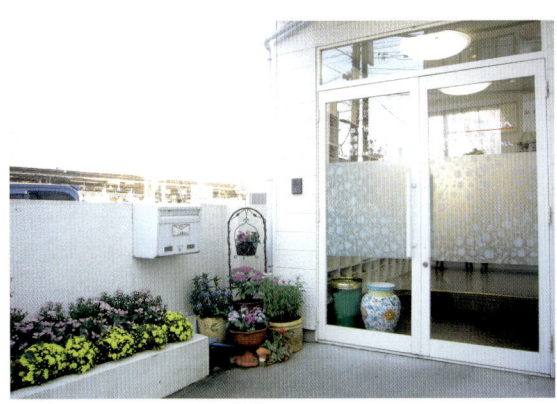

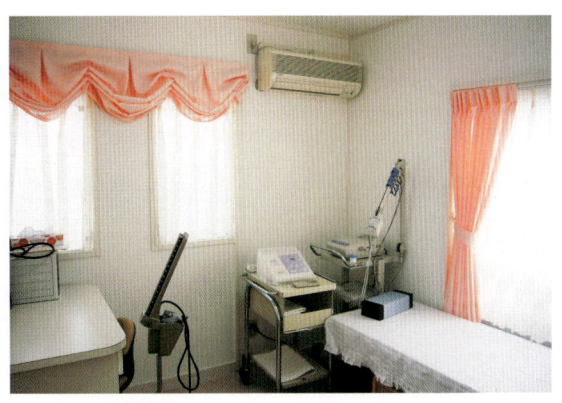

所在地
〒273-0032　千葉県船橋市葛飾町2-337
電話：047-434-6000
FAX：047-433-0163
ホームページ：http://kondoclinic.jp/
連絡先 E-mail：kondoclinic@rondo.ocn.ne.jp

交通
JR総武線・武蔵野線・京葉線、東京メトロ東西線、東葉高速鉄道西船橋駅南口　徒歩1分

健診実施日
月～土曜日

受診待機期間
1か月

申込方法
健診センターにて電話またはFAXで受付けています。

健診項目
特定健診・法定検診の基準項目／総合健診・人間ドック／特定県保健指導／がん検診／レディースドック／超音波・心臓超音波／女性臨床検査技師による乳腺超音波／前立腺がん検査（PSA検査）／頸動脈エコー／脈波／消化器科・循環器科・呼吸器専門医によるダブルチェック／胃上部消化管（X線・内視鏡）／胃下部（X線・内視鏡）／ヘリコバクター検査／腫瘍マーカーなど／ホルター心電図など／特定保健指導／管理栄養士による個別指導
詳しくは、ホームページ（http://kondoclinic.jp/）をご覧ください。

結果報告
希望者全員に医師が面接して説明した上で、健診結果をお渡しします。

公的認証
健康評価施設査定機構優良認定施設／消化器内視鏡・循環器・内科・内分泌・肝臓病・呼吸器の各学会専門医

特色
健康評価施設査定機構の人間ドック、総合健診、特定健診、特定保健指導の認定施設です。
消化器・循環器・呼吸器などの専門医によるダブルチェック健診から、精密健診までをフォローします。
糖尿病療養指導士、病態栄養専門師などの専門資格を持つ管理栄養士による、ダイエット、メタボリックシンドローム、高血圧、糖尿病、肝臓病、消化器病などの患者さんへの、栄養指導と特定保健指導を行っています。
親切でやさしく丁寧な対応を心がけています。

医療法人社団　ディーオーアイ　土居内科医院

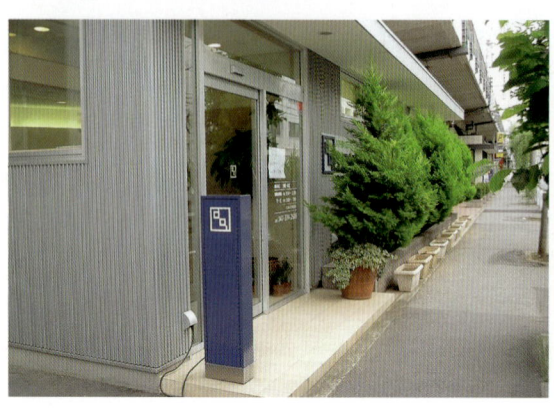

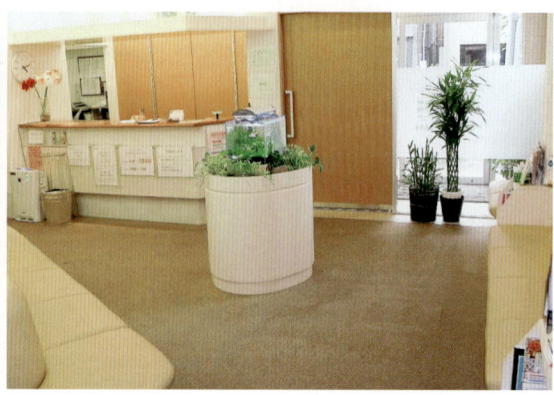

健診センター・人間ドック

所在地
〒273-0036　千葉県船橋市東中山1-18-10
電話：047-334-2686
FAX：047-334-2685
ホームページ：http://www.doinaika.com

交通
JR下総中山駅南口を出て左（西船橋方面）線路沿い徒歩7分（JR高架下にあります）

健診実施日
月～土曜日　午前9:00～11:30　午後3:00～6:30

受診待機期間
状況によりますが、およそ30分程度です。

申込方法
予約は必要ありませんが、複数名で受診される場合は、事前に電話連絡をお願いします。

健診項目
特定健診項目を基本としていますが、どのような検査が必要か、詳しい内容を確認の上ご来院ください。

結果報告
内容によりますが、1週間程度です。結果は医師より説明しますので、必ず再受診し診察室にお入りいただきます。

特色
地域密着型の診療所で行う健診ですので、定型的な結果説明にならないように配慮しています。
受診された方に必要と思われる情報を正確にお伝えし、生活改善が必要であれば、その方の立場に立って考えるオーダーメイド的生活指導を行うようにしています。

医療法人社団千葉秀心会　東船橋病院　健康管理センター

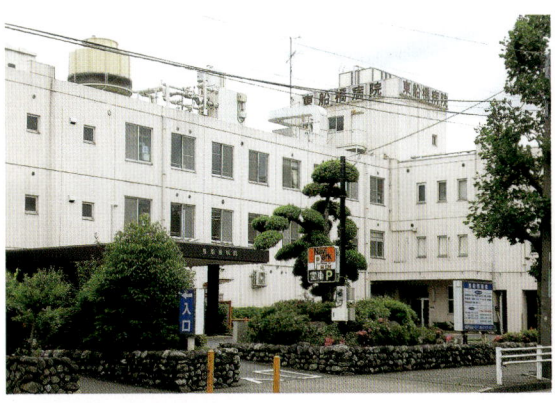

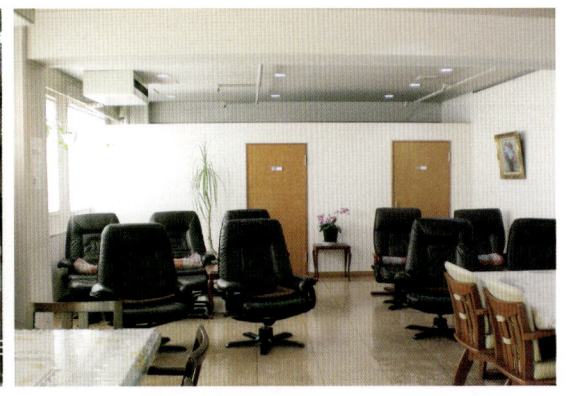

所在地
〒274-0065　千葉県船橋市高根台4-29-1
電話：（直通）047-468-0118
　　　（代表）047-468-0011
FAX：（直通）047-496-6360
　　　（代表）047-467-8593
ホームページ：http://www.hfhp.gr.jp/
連絡先E-mail：health@hfhp.gr.jp

交通
新京成線高根木戸駅　徒歩10分

東葉高速鉄道北習志野駅より高根公団駅行きバス、公園前もしくは東集会所すぐ

健診実施日
月～土曜日（祝日除く）

受診待機期間
1～3か月（キャンセル待ち可）

申込方法
電話にて予約を承っています。

健診項目
日本人間ドック学会の基本検査項目に準じています。
ご希望により、以下の検査をオプションとして行っています。
頭部MRA・MRI/頸部レントゲン・MRA/子宮頸がん細胞診・内診/マンモグラフィ/乳腺超音波/大腸内視鏡検査/肺CT/各種腫瘍マーカー検査/喀痰細胞診/骨塩定量検査/ピロリ菌抗体検査など
また、胃部レントゲンは、内視鏡検査に変更することができます。内視鏡検査では、薬による痛み軽減対応も可能です（オプション）。

結果報告
当日結果が出る検査は医師が結果を説明し、後日、残りの結果と併せて受診者の自宅に郵送します。

公的認証
日本病院会人間ドック/全日本病院協会人間ドック/千葉県健康保険組合人間ドック

特色
ドックの1日あたりの人数は、健診の方も含めて10名前後で対応しています。少人数でのご予約制で、ゆったりとした空間と、受診される方一人一人に行き届いたサービスをご提供しています。
車椅子の方に関しましては、受診者の状態により実施可否の検査がありますので、詳細につきましてはご連絡ください。

医療法人社団新虎の門会　新浦安虎の門クリニック

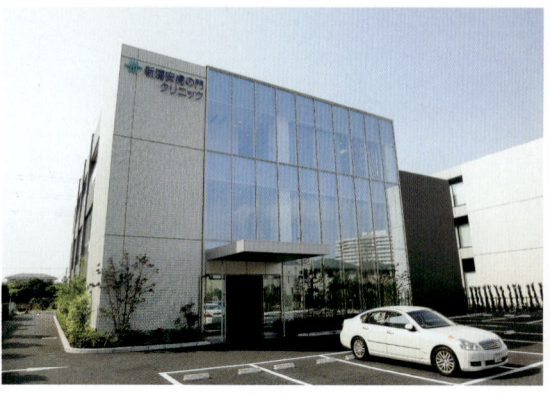

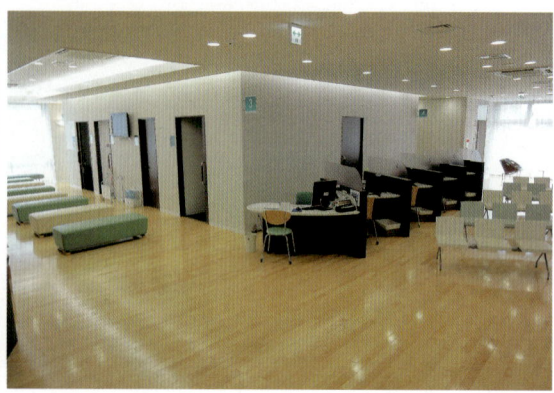

所在地
〒279-0013　千葉県浦安市日の出 2-1-5
電話：健診部：047-381-2088
　　　外来部：047-381-2090
FAX：047-381-2089
ホームページ：http://www.shintora.gr.jp
連絡先 E-mail：問い合わせ：toiawase@shintora.gr.jp
　　　　　　　予約：yoyaku@shintora.gr.jp

交通
JR京葉線・武蔵野線新浦安駅　徒歩12分
バス新浦安駅南口17系統日の出東行き、日の出保育園入り口　1分
無料送迎車あり

健診実施日
月～土・日曜日（祝日以外）

受診待機期間
2週間（お急ぎの方はお申し付けください）

申込方法
電話・E-mail・FAXにて予約。予約後、事前案内物を送付します。

健診項目
人間ドック / 法定健診 / 若年者定期検診 / 特定健診 / 特定保健指導 / 乳がん検診 / 肺がん検診 / 脳ドック / 塵肺健診 / 有機溶剤健診 / 巡回健診 / 中国人旅行者向け人間ドックコースあり（実績あり）

結果報告
当日、受診者全員に医師または管理栄養士が結果を説明します。結果報告書は、2週間前後で郵送します。

公的認証
人間ドック学会人間ドック認定医 / 日本総合健診医学会優良総合健診施設認定 / 日本医師会認定産業医

特色
2009年に新築の施設へ移転し、「良質の医療で地域社会の健康増進に貢献し、患者さんの満足度を高めることで、スタッフ・法人の満足度を高める」ことをモットーに、病気を治療する医療から、健康を保つ医療へ取り組んでいます。
1階は外来治療に対応しながら、2階はすべて健診専用のフロアとなっています。
私たちの想いを込めたこの健診フロアを、皆様の健康維持・増進に、広くご利用いただけましたら幸いです。

社会医療法人社団さつき会　袖ケ浦さつき台病院

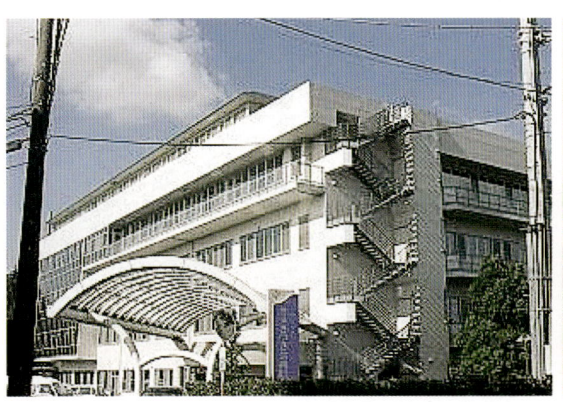

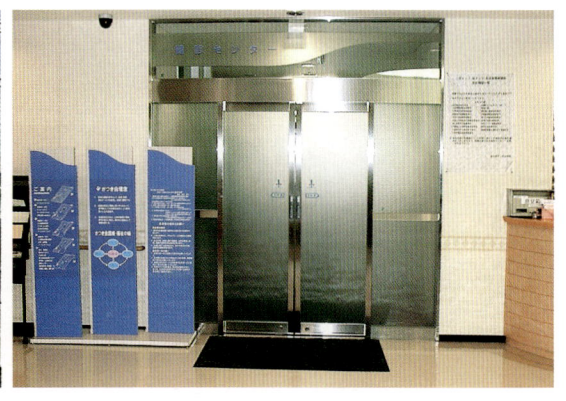

所在地
〒299-0246　千葉県袖ケ浦市長浦駅前 5-21
電話：0438-60-7391
FAX：0438-60-7394
ホームページ：http://www.satsuki-kai.or.jp
連絡先 E-mail：kenshin@mil.satsuki-kai.or.jp

交通
JR内房線長浦駅　徒歩15分（送迎バス有）
館山道袖ヶ浦姉崎IC　車で10分

健診実施日
月～土曜日（土曜日は隔週）

受診待機期間
約1か月

申込方法
電話にて予約ができます。

健診項目
人間ドック、脳ドック、生活習慣健診、法定健診を実施しています。

公的認証
日本総合健診医学会優良施設 / 日本人間ドック学会優良2日ドック施設 / 日本医療機能評価機構認定病院

特色
関連施設と連携をとりながら、地域に密着した予防・医療・福祉の充実を目指しています。
予防医療においては、さらにニーズに柔軟に対応できるよう、健診独立フロアで関連施設とともにサービスと質の向上を目指しています。
ゆったりと健診が実施でき、その後のフォローにもおおよそ対応できる設備・診療科目を備え、近隣の総合病院とも連携をとり、バックアップ体制をとっています。

健診センター・人間ドック

財団法人　君津健康センター

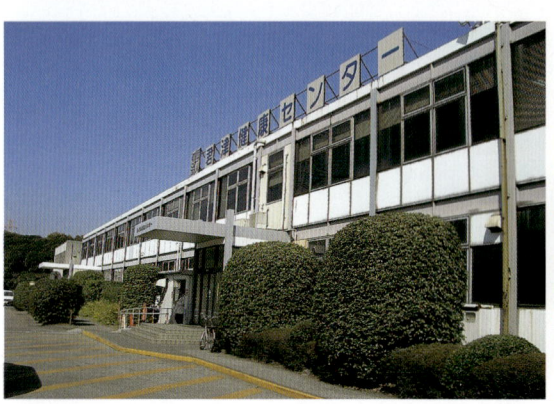

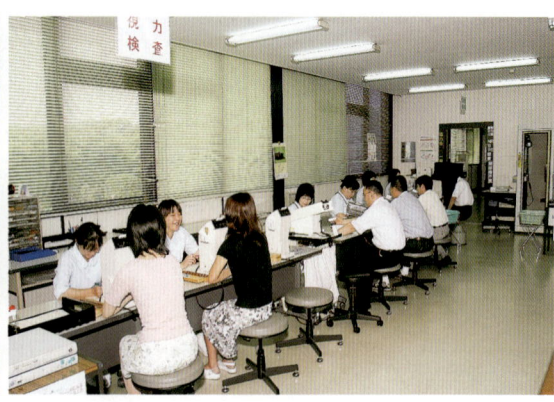

健診センター・人間ドック

所在地
〒 299-1141　千葉県君津市君津1
電話：0439-55-6889
FAX：0439-55-6863
ホームページ：http://www.kimiken.com
連絡先 E-mail：matsumoto@kimiken.com

交通
JR君津駅北口より日東交通バス君津市内循環バスBに乗り、君津健康センター

健診実施日
土・日曜日・祝日を除く毎日

受診待機期間
1か月

申込方法
ハガキ・電話・FAX・E-mailにて予約。予約後、健診準備資料一式を郵送します。

健診項目
日本総合健診医学会の基準項目に加えて、女性には骨密度検査を実施しています。
また、オプション項目として、婦人科検診（子宮がん検診・乳がん検診（乳房超音波検査・マンモグラフィ検査））、腫瘍マーカー検査、血中ペプシノゲン検査、C型肝炎検査、喀痰検査、胃カメラなどを行っています。

結果報告
当日、受診者全員に医師が直接面接して血液検査結果などを説明した上で、当日の血液検査結果票をお渡しします。

公的認証
日本総合健診医学会の優良施設認定／日本病院会の優良認定／全国労働衛生団体連合会健診機能評価認定

特色
1日2人の完全予約制により、受診される方のペースに合わせ、ゆとりをもった中で検査します。
健診当日、診察医師からの血液検査結果をはじめ、超音波、胸部・胃部レントゲンなどの結果説明の後、検査結果を踏まえて管理栄養士による個人面談を行い、生活習慣病対策のポイントを現在の状況に応じてアドバイスします。さらに、ご希望により保健師・健康運動指導士の面談、アドバイスを受けることも可能です。

医療法人社団　丸の内クリニック

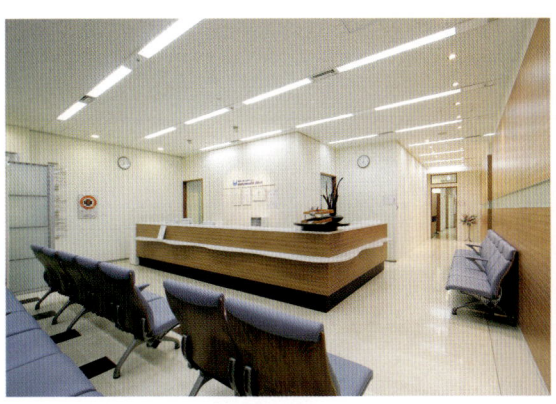

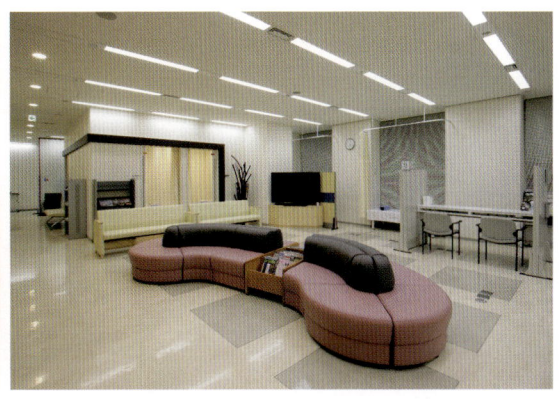

所在地
〒100-0005　東京都千代田区丸の内 1-6-2
　　　　　　新丸の内センタービル 4 階
電話：03-5223-8822
FAX：03-3211-0531
ホームページ：http://www.marunouchi-c.org
連絡先 E-mail：kenshin-yoyaku@marunouchi-c.org

交通
JR 東京駅丸の内北口・東京メトロ丸ノ内線東京駅 1 番出口　徒歩 3 分
東京メトロ東西線大手町駅 B2b 出口直結

健診実施日
月～金曜日（土曜日健診あり。お問い合わせください）
※毎週木曜日は、女性限定のレディースデー

受診待機期間
2 週間～1 か月

申込方法
E-mail・電話・FAX にて予約。予約手続き完了後、受診案内を送付します。

健診項目
身体計測 / 内科診察 / 血液・尿・便検査 / 生理学的検査（血圧・脈拍・心電図・肺機能・眼底撮影・眼圧・視力・聴力） / 超音波検査（腹部・乳腺） / 消化管検査（上部内視鏡・下部内視鏡）（X 線撮影（バリウム）） / 婦人科（子宮がん）検診 / 乳がん検診
健診コースによって、検査項目が異なります。
そのほか、オプション検査を多数ご用意しています。

結果報告
受診日より 2 週間を目処に発送します。

公的認証
日本総合健診医学会優良総合健診施設 / 健康評価施設査定機構認定施設 / 日本消化器内視鏡学会指導施設

特色
受診者、医師、職員のコミュニケーションを大切にし、情報開示・医療過誤防止、信頼構築に努めています。
また、最新医療情報をもとに、常に医療サービスレベルを向上し続けています。
オフィスワーカーのニーズに即した診療科目を開設し、待ち時間を短くするため、予約システムを導入しています。
高度な医療が必要な場合には提携病院への紹介を行うなど、高品質なプライマリー・ケアに徹した医療機関を目指します。

健診センター・人間ドック

医療法人社団榊原厚生会　榊原サピアタワークリニック

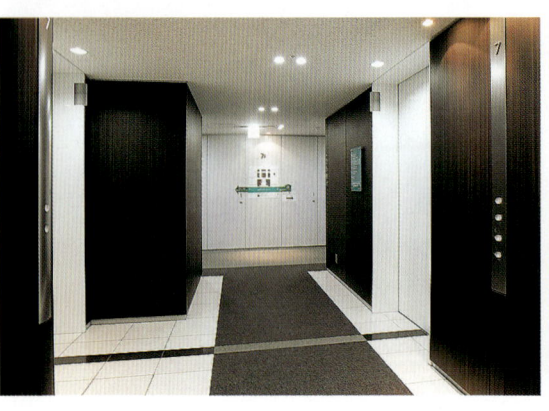

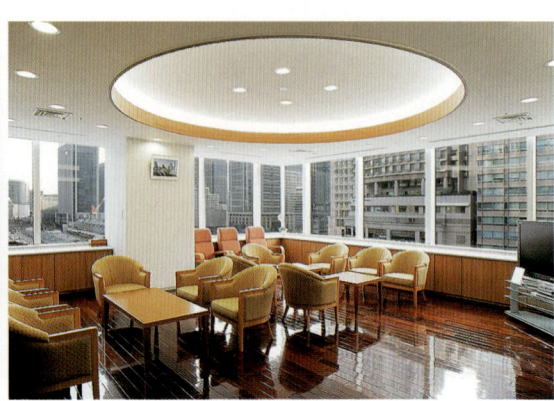

健診センター・人間ドック

所在地
〒100-0005　東京都千代田区丸の内1-7-12
サピアタワー7階
電話：03-5288-0011
FAX：03-5288-0117
ホームページ：http://www.sapiatower-clinic.jp
連絡先 E-mail：dock@sapiatower-clinic.jp

交通
JR東京駅八重洲中央口・八重洲北口・日本橋口
徒歩1分

東京メトロ東西線・丸ノ内線・半蔵門線大手町駅
B7出口　徒歩1分

健診実施日
月～土曜日（第2土曜日は休診）

受診待機期間
1か月～1.5か月

申込方法
電話・FAXなどにて予約。予約後、健診キットを郵送します。

健診項目
総合健診医学会の基準項目に加え、各種のオプション項目を準備しています。
女性の方には乳房の超音波検査やマンモグラフィ検査、男性の方には64列のヘリカルCTによる肺がん検診を準備しており、同じく、ヘリカルCTを用いた大腸3D-CT検査なども受けていただくことができます。
また、人間ドック以外にも各種の健康診断・雇用時健診、定期健康診断、生活習慣病健診などを受けていただくことができます。

結果報告
当日説明を希望される方には、結果の出ている範囲で説明します。総合判定は後日お送りします。

公的認証
日本総合健診医学会/健康評価施設査定機構

特色
榊原サピアタワークリニックの人間ドックは、高い診断能力と、異常所見に対する迅速な対応力を持って、その目的を達成しようと努力します。
さらに、皆様方一人ひとりに、得られた結果が何を意味しているか、それをどのようにしていったらよいか、わかりやすく答えていくことによって、豊かな健康生活を築くお手伝いをさせていただきたいと考えています。

医療法人社団六医会　内幸町診療所

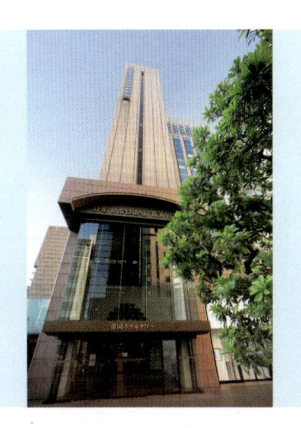

所在地
〒100-0011　東京都千代田区内幸町1-1-1
　　　　　　帝国ホテルタワー7階
電話：03-3501-5567
FAX：03-3506-0940
ホームページ：http://www.rikuikai.or.jp
連絡先 E-mail：info@rikuikai.or.jp

交通
東京メトロ日比谷線・千代田線・都営三田線日比谷駅
徒歩5分
東京メトロ丸ノ内線・銀座線銀座駅　徒歩7分

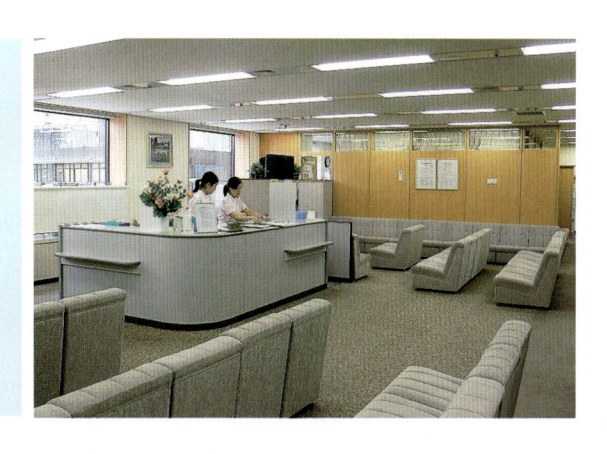

健診実施日
月～土曜日（日曜日・祝日休診）

受診待機期間
2～3週間

申込方法
電話・FAX・ホームページより予約。完了後、事前資料を送付します。

健診項目
日本総合健診医学会の基本検査項目を基準に、肝機能検査、腎機能検査、脂質検査、膵機能検査の検査項目を一部追加しています。
また、婦人科検診では、子宮がん検診（子宮細胞診・内診）、乳がん検診（マンモグラフィもしくは乳房エコー）、経腟エコー、HPV検査を取り揃えています（予約制・希望者のみ）。
そのほかオプション検査では、各種腫瘍マーカー、骨密度測定、ピロリ菌検査、アレルギー検査、甲状腺機能検査、高感度CRPなどを行っています。

結果報告
受診当日、医師より結果を説明し、後日総合検査成績票を郵送します。

公的認証
日本総合健診医学会／健康保険組合連合会／日本病院会

特色
当診療所は1983年に開設以来、帝国ホテルタワー内にて「病気の早期発見／予防医療のサービスを推進する優良認定施設」として取り組んでいます。
日本総合健診医学会の指針に則り、有意義な検査項目を配慮したドックコース、各種オプション検査、充実した女性専用の検査の提供とともに、併設の一般・専門外来による検査後のフォロー体制も充実させ、皆様の健康づくりのお手伝いをしています。

健診センター・人間ドック

医療法人社団裕健会　神田クリニック　健康管理センター

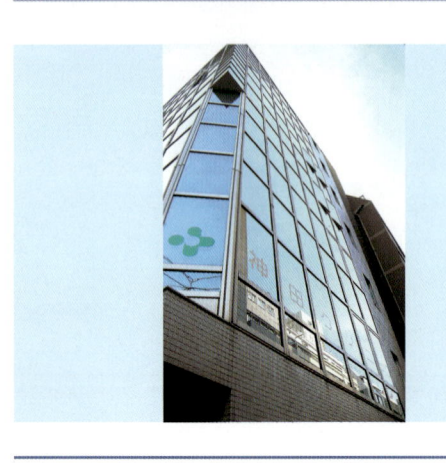

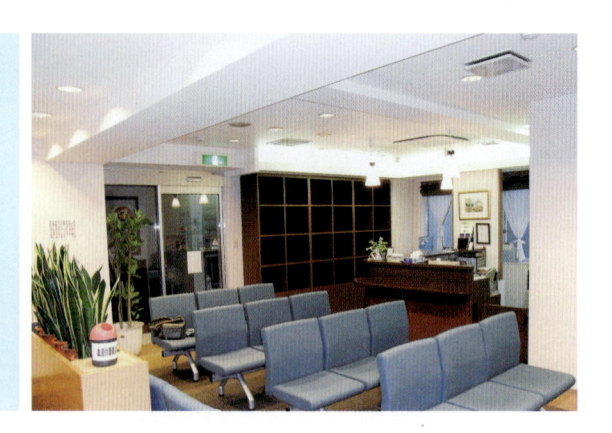

健診センター・人間ドック

所在地
〒101-0047　東京都千代田区内神田2-4-1
電話：03-3252-0763
FAX：03-3252-1058
ホームページ：http://www.kanda.or.jp
連絡先E-mail：kenshin@kanda.or.jp

交通
JR神田駅西口　徒歩3分
東京メトロ銀座線神田駅1番出口　徒歩5分
東京メトロ丸ノ内線大手町駅A2番出口　徒歩5分

健診実施日
平日の午前午後、第1・3・5土曜日の午前

受診待機期間
約2週間～。お問い合わせください。

申込方法
電話・E-mailによる予約制です。

健診項目
日帰りドック、脳ドック、レディースドックなどの人間ドック、生活習慣病健診（協会けんぽ含む）、定期健康診断（法定健診含む）などの検査を行っています。そのほか、特殊健診などを実施しています。

結果報告
約2週間で郵送にてお届けします。

特色
企業向けの健康診断や人間ドックを主体に、迅速かつ丁寧な検査・健診を心がけています。
また、内科、循環器内科を中心とした外来診療部門を併設していますので、健診実施後のフォローも万全です。
精密検査の実施（経鼻内視鏡検査など）や高度医療機関へのご紹介もさせていただいています。
MRIやABIといった、生活習慣病のチェックに欠かせない医療機器の装備も充実しています。
個人での受診も大歓迎です。

医療法人財団小畑会　浜田病院付属クリニック

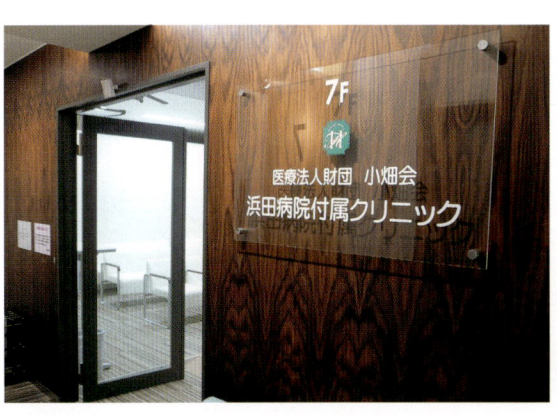

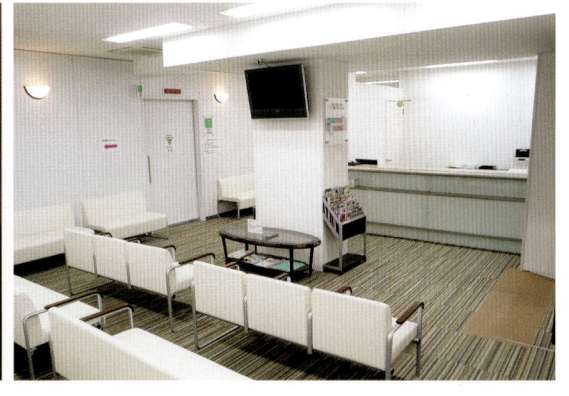

所在地
〒101-0062　東京都千代田区神田駿河台2-1-45
　　　　　　ニュー駿河台ビル6階・7階
電話：03-5280-1080
FAX：03-5280-1081
ホームページ：http://obatakai.or.jp/
連絡先 E-mail：hamada-dock@obatakai.or.jp

交通
JR御茶ノ水駅　徒歩2分
東京メトロ丸ノ内線御茶ノ水駅　徒歩4分
東京メトロ千代田線新御茶ノ水駅　徒歩5分

健診実施日
月～土曜日（日曜日・祝日を除く）

申込方法
電話にて予約を受付けています。予約後に受診券・問診票を発送します。

健診項目
日本総合健診医学会の基準項目のほか、婦人科系の検査項目を充実させています。
子宮がん検査では、子宮頸部細胞診・経腟エコー検査、乳がん検査ではマンモグラフィ・乳腺エコー検査を実施しています。
肝炎ウイルス検査や各種腫瘍マーカー検査も追加可能です。
婦人科検診については、月～土曜日の毎日、女性スタッフが実施しています。

結果報告
受診日の10日から2週間後に健診結果報告書を発送します。

公的認証
日本総合健診医学会

特色
すべての健診コースについて、男女でフロアを分けています（建物が分かれています）。
男性はメンズ健診センター（付属クリニック6階・7階）、女性はレディース健診センター（浜田病院4階）での受診となります。
レディース健診センターでは、すべて女性スタッフが担当しますので、安心してご利用いただけます。
JR御茶ノ水駅より徒歩2分で、土曜日も受付けております。お仕事で忙しい方も、是非ご利用ください。

財団法人日本健康開発財団　東京・八重洲総合健診センター

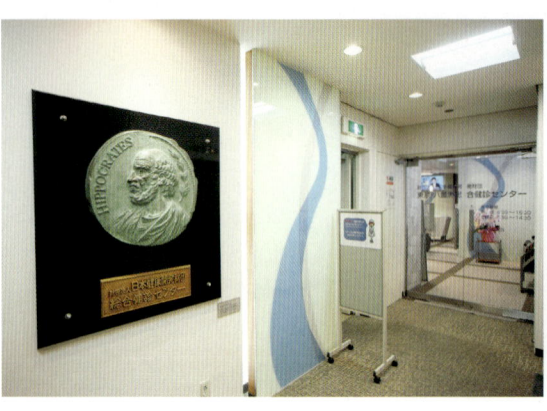

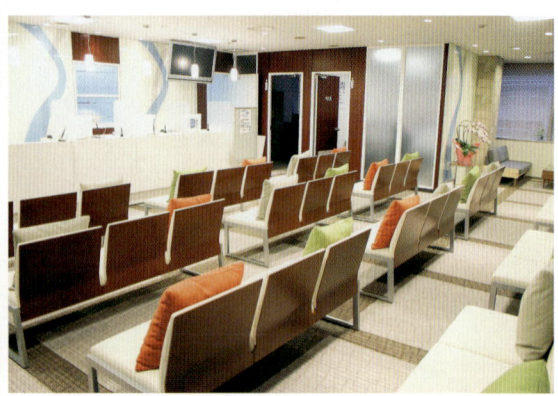

健診センター・人間ドック

所在地
〒 103-0028　東京都中央区八重洲 1-5-20 石塚八重洲ビル 7 階
電話：03-3274-2861
FAX：03-3274-5833
ホームページ：http://www.yaesu-health-support.com
連絡先 E-mail：webmaster@yaesu-health-support.com

交通
JR 東京駅八重洲北口　徒歩 3 分
東京メトロ日本橋駅 A3・B3 出口　徒歩 4 分

健診実施日
月～金曜日、土曜日（不定休）、年末年始を除く

受診待機期間
2～4 週間（時期によります）

申込方法
電話・ホームページにて受付けています。

健診項目
総合健診 / 生活習慣病健診 / 定期健診 / 雇入時健診
以上の健診に加え、オプションとして以下の検査を実施しています。
婦人科内診＋子宮細胞診 / 乳房視触診 / 乳房 X 線検査 / 乳房超音波検査 /（経鼻）上部消化管内視鏡検査 /MRI・MRA・肺 CT（委託検査機関にて実施）/ 各種がんマーカー検査 / アレルギー検査（4 種）/ 骨密度検査 /HOMA-R インスリン抵抗性検査 /HIV 検査 / 貧血検査 / 甲状腺検査（TSH・F-T4）/C 型肝炎ウイルス検査 /〈英文〉健康パスポート

結果報告
総合健診は画像診断も含め、当日面談にて医師が説明し、成績票は 2 週間以内に書面にて報告します。

公的認証
日本総合健診医学会優良施設認定医療機関 / 日本病院会人間ドック優良施設認定 / プライバシーマーク　ほか

特色
1974 年以来、近隣最大規模の健康診断の専門機関として、ご利用いただいています。
病院のドックと異なり、患者さんが間に入ることはありません。
独自の健診システムとエスコートシステムにより、検査自体は約 1 時間半で終了します。その後、医師による結果説明があります。
アクセスも東京駅八重洲北口から 3 分、東京メトロ日本橋駅の A3、B3 出口から 4 分と便利です。

聖路加国際病院附属クリニック・予防医療センター

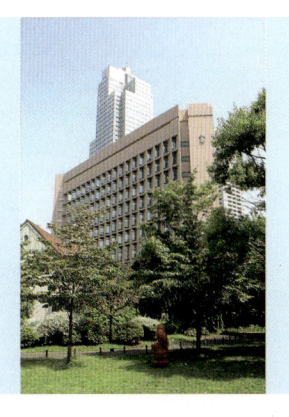

所在地
〒104-6591　東京都中央区明石町8-1
　　　　　　　聖路加タワー3階・4階・5階
電話：03-5550-2400
FAX：03-5550-2404
ホームページ：http://dock.luke.or.jp
連絡先 E-mail：dock@luke.or.jp

交通
東京メトロ日比谷線築地駅3・4番出口　徒歩7分
東京メトロ有楽町線新富町駅6番出口　徒歩8分

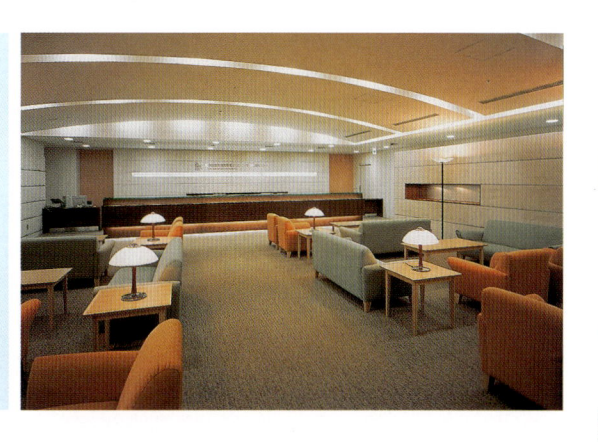

健診実施日
月～土曜日

受診待機期間
直接お問い合わせください。

申込方法
電話（03-5550-2400　月～土曜日 8:30～16:30）・インターネットにて予約を受付けます。

健診項目

標準コース（上部消化管X線）/上部消化管内視鏡コース
検査項目：身体計測／内科診察／尿一般検査／便検査／血液生化学検査／血液一般検査／血清学検査／甲状腺機能検査／生理学的検査／胸部X線検査／腹部超音波検査／婦人科検診（子宮頸部細胞診）／乳房自己触診指導／骨密度検査／面接・生活指導／栄養指導／総合判定

結果報告

受診当日、医師が結果面接を行います。また、後日健康診断結果報告書を郵送します。

特色

人間ドック受診当日は、独自に開発した誘導支援システムを用いて効率的に各検査室を回っていただき、経験豊富な専門医や技術レベルの高い技師が各種検査を実施します。
レントゲン写真、CT、超音波検査などの画像読影や婦人科細胞診判定は、専門医が行っています。
当日、医師による結果説明を行い、看護師が生活習慣についての指導を行います。

健診センター・人間ドック

医療法人社団進興会　セラヴィ新橋クリニック

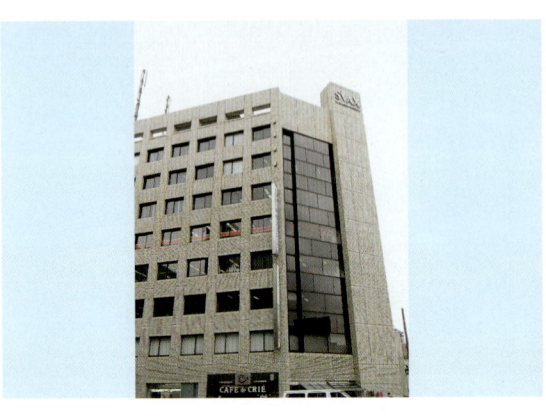

健診センター・人間ドック

所在地
〒105-0003　東京都港区西新橋2-39-3
　　　　　　スバックス西新橋ビル
電話：03-5408-8181
FAX：03-5408-8177

交通
JR新橋駅烏森口　徒歩10分
都営三田線御成門駅　徒歩8分

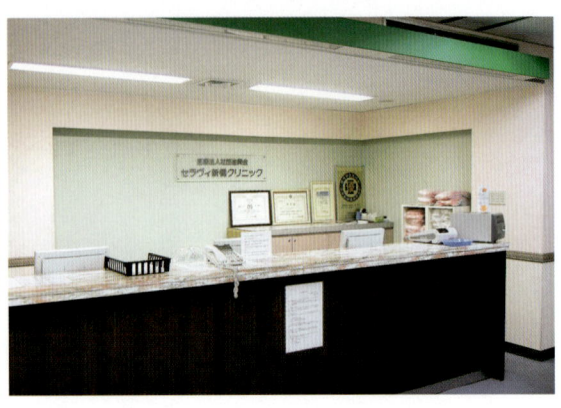

健診実施日
月〜金曜日、第2・4土曜日

受診待機期間
2週間〜2か月

申込方法
電話・FAXにて申し込み。予約完了後、受診事前資料一式を郵送します。

健診項目
日帰り人間ドック／生活習慣病健診／定期健康診断／特定健康診査／特定保健指導／入社時健康診断／婦人科検診（乳がん検診・子宮がん検診）／特殊健診／2次検査各種オプション検査：各種腫瘍マーカー／骨密度測定／胸部CT／胃部内視鏡検査／脈波検査など

結果報告
当日医師が面接して、結果を説明した上で、後日（1週間〜10日後）健診結果票を郵送します。

公的認証
プライバシーマーク認定取得／優良総合健診施設認定取得

特色
男性フロアと女性フロアは階を分けていますので、女性の方はゆっくりくつろいで受診していただけます。女性フロアはスタッフ・医師ともすべて女性です。
新橋駅から徒歩10分という交通の便にも恵まれています。
産業医活動も積極的に行っており、企業のニーズにも柔軟な対応が可能です。

医療法人社団潤康会　芝パーククリニック

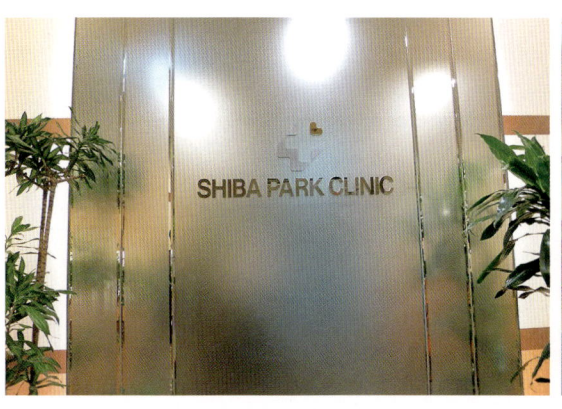

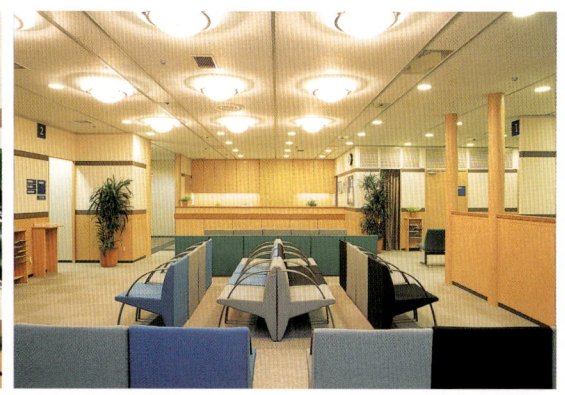

所在地
〒105-0011　東京都港区芝公園2-4-1
　　　　　　芝パークビルA館2階
電話：03-3434-4485
FAX：03-3434-4007
ホームページ：http://www.shibapark-clinic.jp
連絡先E-mail：yoyaku@shibapark-clinic.jp

交通
JR山手線浜松町駅　徒歩8分
都営三田線芝公園駅　徒歩3分
都営浅草線・大江戸線大門駅　徒歩4分

健診実施日
月～土曜日（第1・4土曜日休み）

受診待機期間
1か月

申込方法
電話・FAX・E-mailにて予約。予約後に受診に必要な書類・容器などを送付します。

健診項目
日本総合健診医学会の基準項目に加えて、歯科検診、喀痰検査を実施しています。
胃部X線と内視鏡の選択が可能です（予約制）。
希望制で、マルチスライスCT、直腸・S状結腸内視鏡検査、各腫瘍マーカー、ピロリ菌抗体、骨塩量測定、動脈硬化指数、運動評価テスト（体力測定、体脂肪測定、エルゴメーター）などを行っています。
特に、マルチスライスCTでは肺がんの早期発見を第一の目的として肺CTをオプションで実施しており、そのほかに腹部CTを行っています。
また、婦人科検診では、通常の婦人科検診項目に加えて、子宮体部がん、経腟超音波検査、マンモグラフィ、乳房超音波検査をオプションとして行っています。

結果報告
当日午後に、医師面接および看護師による生活指導を行います。総合判定は、約2週間後に本人宛に郵送します。

公的認証
日本人間ドック学会／日本総合健診医学会

特色
昭和57年開設以来、真心のこもった気配りとサービスをモットーに、心と身体の健康づくりを積極的に推進し、総合的な健康管理を実施しています。そのため、結果判定に際しては機械的な自動判定を用いず、一人一人の健康状態を医師が総合的に診断して行っています。
マルチスライスCTでは、利便性を重視した価格を設定しています（肺7,350円、腹8,400円）。
フォロー体制として、「看護師のお便り」を郵送しています。

医療法人社団天宣会　汐留健診クリニック

健診センター・人間ドック

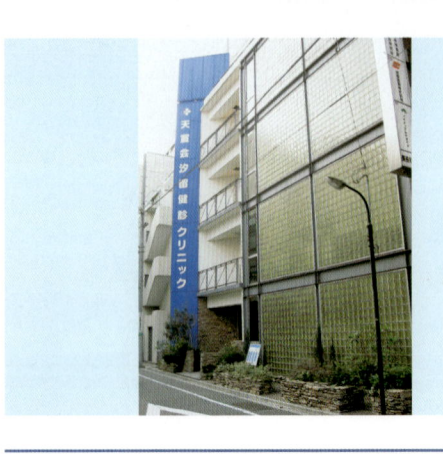

所在地
〒105-0013　東京都港区浜松町1-17-10
電話：03-3432-8888
FAX：03-3432-8889
ホームページ：http://www.shiodome-kenshin.com/
連絡先 E-mail：info@shiodome-kenshin.com

交通
JR山手線・京浜東北線浜松町駅　徒歩3分
都営浅草線・大江戸線大門駅　徒歩2分

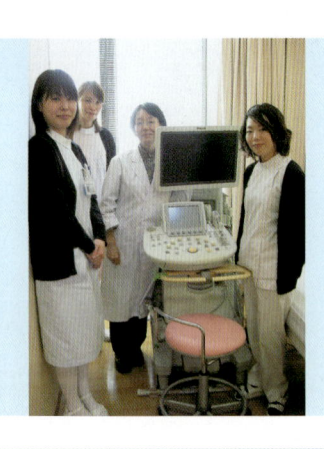

健診実施日
月～土曜日（日曜日・祝日・年末年始休）

受診待機期間
最短2週間ほど。秋季は2か月ほど。

申込方法
フリーダイヤル(0120-4010-86　しおどめハロー)にて受付けています（月～土曜日の9:00～17:00）。

健診項目
人間ドック（日帰り・1泊）/脳ドック/肺ドック/レディースドック/各種企業健診/役員健診/港区民健診/脳MRI検査/肺CT検査/胃・大腸内視鏡検査/マンモグラフィ検査

結果報告
当日医、読影医、判定医のチェック後、2週間で郵送します。

公的認証
日本総合健診医学会優良総合健診施設/人間ドック学会機能評価認定/マンモグラフィ検診施設画像認定施設

特色
駅から徒歩3分、年間2万人にご利用いただいている健診クリニックです。
婦人科や乳腺、健診はもちろん、胃・大腸内視鏡も女性の専門医・技師・看護師が対応しています。フロアの移動がない日帰り人間ドックは、3時間ほどで終了とスムーズで、ドック後のランチでは上階のイタリアンレストランの味を堪能いただけます。
フォロー体制も整えており、当院で再・精密検査、もしくは東京慈恵会医科大学附属病院、がん研有明病院など広く紹介先があります。

アジュール竹芝総合健診センター

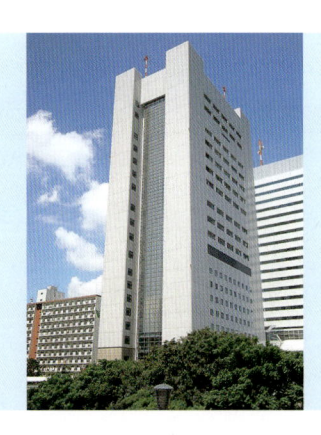

所在地
〒105-0022　東京都港区海岸1-11-2
　　　　　　アジュール竹芝17階
電話：03-3437-2701
FAX：03-3437-2707
ホームページ：http://www.genkiplaza.or.jp/azur/

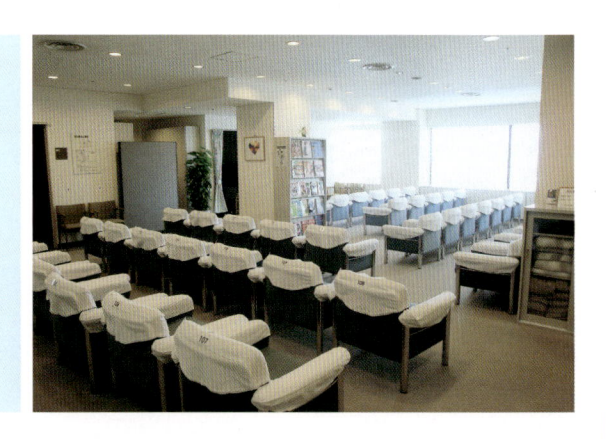

交通
JR浜松町駅　徒歩7分
都営浅草線・大江戸線大門駅　徒歩10分
東京臨海新交通ゆりかもめ竹芝駅　徒歩1分

健診実施日
月～土曜日（祝日除く）

申込方法
電話にて予約。予約後、健診資料一式を郵送します。

健診センター・人間ドック

健診項目
がん、高血圧、心臓病など、生活習慣病に関するチェックとスクリーニングを行う日帰りドック、それに糖尿病精密検査を追加した1泊2日ドックをベースに、特色あるオプション検査を用意しています。
婦人検診は、内診、細胞診（子宮頸部）、コルポスコープ診、経膣エコー、乳房視触診に加え、マンモグラフィ、乳房エコーにも対応しています。
そのほか、胃内視鏡検査、骨密度測定、喀痰検査、各種腫瘍マーカー検査、ピロリ菌抗体検査も実施可能です。
また、関連施設では、頭部MRI検査、胸部CT検査、CTによる内臓脂肪測定も実施しています。

結果報告
当日受診者全員に医師が結果を説明し、後日詳細な結果報告書を郵送します。

公的認証
日本総合健診医学会優良施設認定

特色
充実した検査機器による健診内容とスムーズな健診手順でご受診いただけます。
結果については、高精度の画像診断システムを用いた専門医によるダブルチェック方式で、質の高い判定を行っており、早急に精密検査や治療が必要な疾患が疑われる場合は速やかにご連絡し、専門の医療機関への紹介など、きめ細かな対応をしています。
また、ホテル17階の高みから、美しい東京港の眺望もお楽しみいただけます。

東京慈恵会医科大学附属病院　新橋健診センター

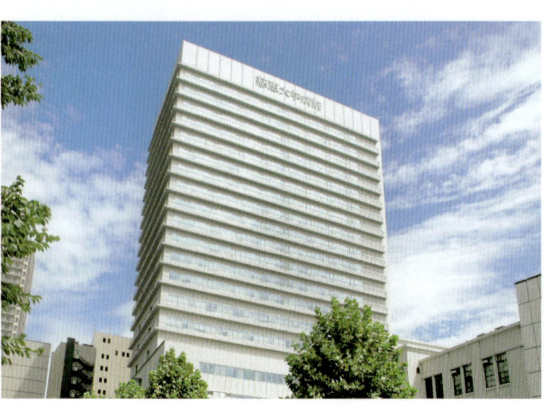

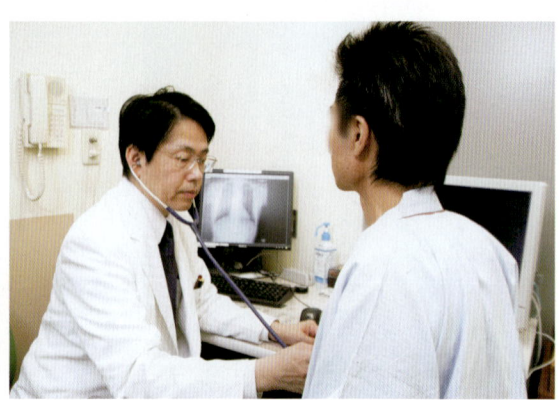

健診センター・人間ドック

所在地
〒105-8461　東京都港区西新橋 3-25-8
電話：03-3433-1111
FAX：03-5472-2584
ホームページ：http://www.jikei.ac.jp/hospital/honin/dock.html

交通
JR・東京メトロ銀座線・都営浅草線新橋駅　徒歩 12 分
都営三田線御成門駅　約 3 分
東京メトロ日比谷線神谷町駅　7 分
東京メトロ銀座線虎ノ門駅　10 分

健診実施日
月～土曜日、休みはホームページ参照

受診待機期間
3 か月間

申込方法
窓口・電話にて予約を受付けています。

健診項目
日本人間ドック学会の基本検査項目を実施しています。
専門ドック：脳ドック / 心臓ドック / 骨ドック / 肺がんドック / 糖尿病ドック / 大腸ドック / 性ホルモンドック / メンタルサポート
追加検査：脳 MR 検査 / 胸部 CT 検査 / 腹部 CT 検査 / 特定健診・特定保健指導

結果報告
当日結果を説明し、2 週間後に結果票を発送します。

公的認証
日本人間ドック学会 / 日本総合健診医学会 / 健康評価施設査定機構

特色
日本病院会・日本人間ドック学会の人間ドック健診施設機能評価による認定施設です。また、日本総合健診医学会認定の優良総合健診施設です。
診察、結果説明、結果票作成は、同一医師が行うため、方針が一貫しています。
人間ドック当日に、医師による結果説明と、保健師による保健指導を実施しています。
画像検査では、診察医、放射線読影医、ほかの医師による 3 回チェックを行っています。結果票は、診察医師、ほかの医師、所長、検査部門、事務部門が計 5 回チェックしています。

東健メディカルクリニック

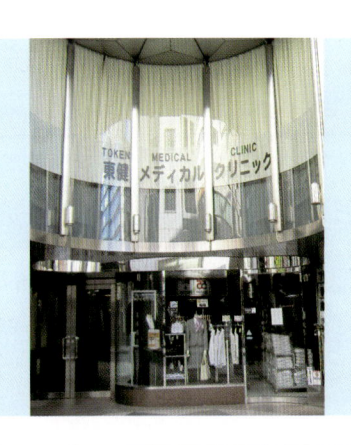

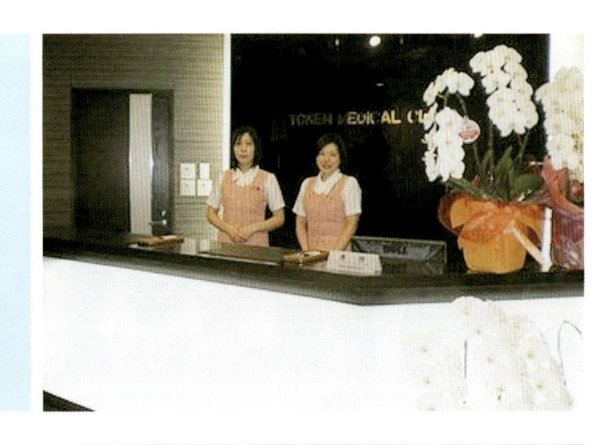

所在地
〒107-0052　東京都港区赤坂 3-21-13
　　　　　　昭栄赤坂ビル 2 階
電話：03-3505-3151
FAX：03-3505-3155
ホームページ：http://www.toukenmdcl.jp
連絡先 E-mail：shogai@toukenmdcl.jp

交通
東京メトロ銀座線・丸ノ内線赤坂見附駅
ベルビー赤坂口　徒歩 3 分
東京メトロ千代田線赤坂駅 1 番出口　徒歩 6 分

健診実施日
月〜土曜日（第 1・5 土曜日休）

受診待機期間
1 週間〜10 日

申込方法
電話・FAX にて受付けています（完全予約制）。

健診項目
人間ドック（1 泊・日帰り）/ 成人病予防健診 / 主婦健診 / 法定健康診断 / 採用時健診 / 海外渡航健診

結果報告
当日に面接し、結果成績書は後日送付します。

公的認証
日本総合健診医学会 / 日本病院会 / 健康保険組合連合会 / 健康評価施設査定機構

特色
最新鋭の機器により、短時間（3 時間以内）での人間ドック受診が可能です。

健診センター・人間ドック

鈴木胃腸消化器クリニック　健診センター

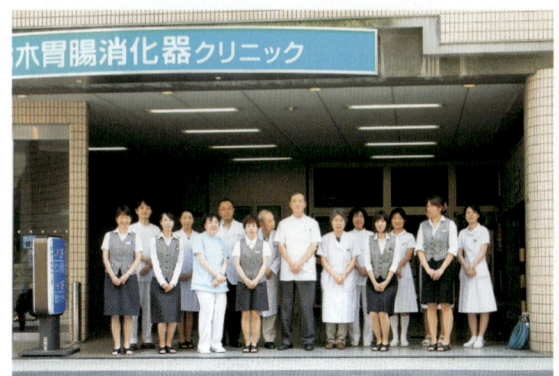

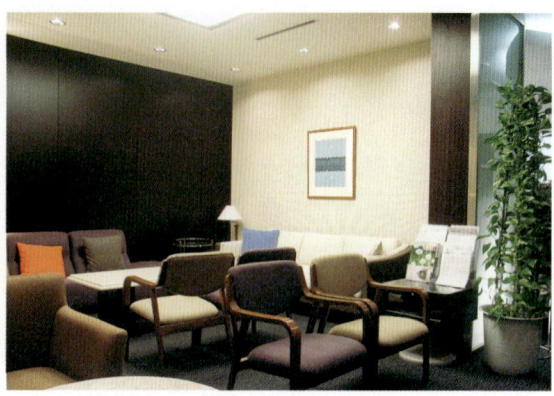

健診センター・人間ドック

所在地
〒108-0014　東京都港区芝 5-27-1
電話：03-3455-6188
FAX：03-3455-6022
ホームページ：http://www.suzuki-hsp.com
連絡先 E-mail：kenkan@suzuki-hsp.com

交通
JR 田町駅三田口　徒歩 3 分
都営三田線・浅草線三田駅 A3 出口　徒歩 2 分

健診実施日
月～金曜日、土曜日の午前中

受診待機期間
1 か月

申込方法
電話・FAX・E-mail にて予約。予約確定後、実施 1 週間前までに受診資料を送付します。

健診項目
クリニック独自の人間ドック／健保連指定人間ドック／ドック学会準拠人間ドック／上部・下部内視鏡検査／腹部超音波検査／乳房超音波検査（実施日限定）／子宮頸部細胞診（実施日限定）／骨塩定量検査／各種腫瘍マーカー検査／喀痰検査／ピロリ菌検査

結果報告
後日郵送します（2 週間）。

公的認証
日本消化器内視鏡学会／日本消化器学会／労働衛生コンサルタント

特色
大正 13 年より、現在の場所で「消化器専門病院」として診療を続けています。現院長になり、平成 18 年春からは専門外来、予防医学（健康診断部門）に力を入れたクリニックとして現在に至っています。
外来診療を中心に、各種企業健診、健康保険組合やその取りまとめ機関などとの契約に基づく人間ドックおよび生活習慣病健診に取り組んでいます。

一般財団法人　ライフ・プランニング・センター

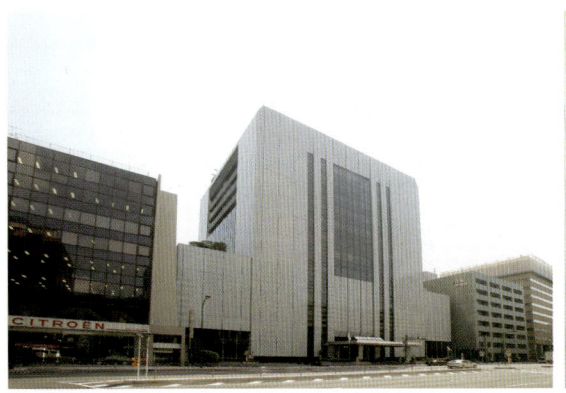

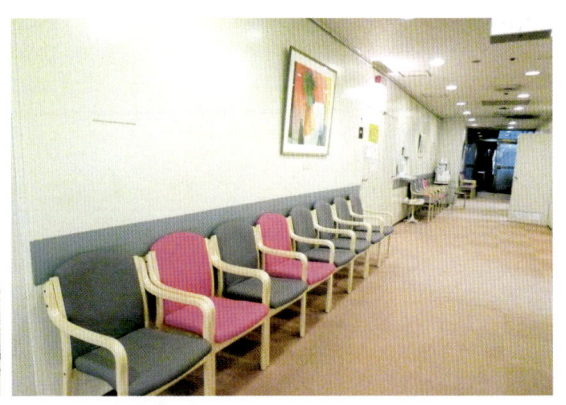

健診センター・人間ドック

所在地
〒108-0073　東京都港区三田 3-12-12
　　　　　　笹川記念会館 11 階
電話：03-3454-5068
FAX：03-3455-1035
ホームページ：http://www.lpc.or.jp
連絡先 E-mail：lpc-syougai@r8.dion.ne.jp

交通
JR 山手線田町駅　徒歩 10 分
都営浅草線泉岳寺駅　徒歩 5 分

健診実施日
月～金曜日（祝日は除く）

受診待機期間
1 か月

申込方法
電話にて予約。予約確定後、健診資料（問診票・便検査容器など）を送付します。

健診項目
日本総合健診医学会の基準項目に加えて、HCV 抗体ほか、血液検査項目も 10 項目以上追加して実施しており、画像検査はデジタル対応をしています。
オプション検査として、婦人科検査（マンモグラフィ、乳房超音波検査、子宮頸部がん検査）、骨量測定、各種腫瘍マーカー検査、ピロリ菌抗体検査、脈波検査、甲状腺検査、喀痰検査を実施しています。

結果報告
結果説明を当日午後より実施しています。後日、結果票として郵送します。

公的認証
日本総合健診医学会

特色
当センターは、聖路加国際病院理事長の日野原重明が理事長を務めており、聖路加サテライトクリニックの機能を持ち、受診者の皆様によりよい医療の提供を目指しています。
異常が発見された場合には、当センターが引き続き精密検査をし、専門医の治療を受けることができます。さらに、必要であれば最適な病院へ紹介します。

国際医療福祉大学三田病院　予防医学センター

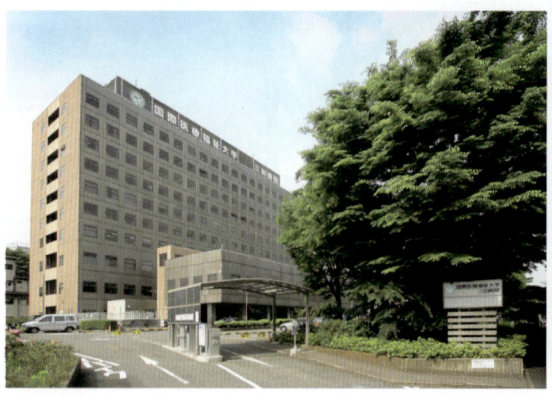

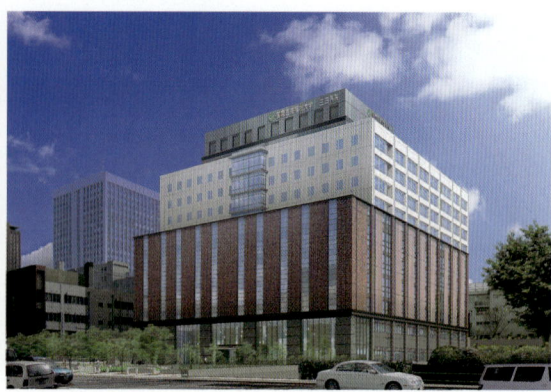

健診センター・人間ドック

(2012年2月完成予定)

所在地
〒108-8329　東京都港区三田1-4-3
電話：03-3451-8127（直通）
FAX：03-3451-8161
ホームページ：http://mita.iuhw.ac.jp
連絡先 E-mail：nakakura@iuhw.ac.jp

交通
都営大江戸線赤羽橋駅　徒歩5分
東京メトロ南北線・都営大江戸線麻布十番駅　徒歩8分

健診実施日
月〜土曜日

受診待機期間
約3週間

申込方法
電話・FAX・E-mailにて予約。予約後、健診事前案内一式を送付します。

健診項目
健康保険組合連合会の指定項目に加え、骨密度検査、HCV抗体検査を実施しています。
オプションとして、以下の検査を行っています。
乳がん検査/子宮がん検査/脳ドック（MRI・MRA・頸部エコー）/大腸ドック（大腸内視鏡、CA19-9）/甲状腺ドック（甲状腺エコー、TSH・FT3・FT4）/各種腫瘍マーカー/胃部内視鏡検査/腹部CT検査/動脈硬化度測定検査（ABI）/ピロリ菌検査/PET-CT検査

結果報告
当日、受診者全員に医師が面談し、結果を説明します。約2週間後に結果票を送付します。

公的認証
日本病院会/全日本病院協会指定施設

特色
院内診療部門との連携により、各科の専門医が健康管理を総合的にサポートします。
検査の結果、2次検査が必要な場合は、人間ドックのデータに基づき、院内各科の専門医が対応します。
骨密度、前立腺がん検査（PSA検査）は基本項目に含まれます。婦人科検診では、子宮エコー、マンモグラフィが含まれます。
平日はお忙しい方のスケジュールを配慮して、土曜日もお受けします。

医療法人社団康裕会　浅草クリニック

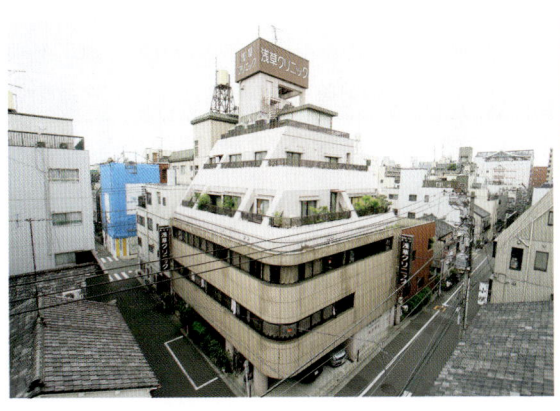

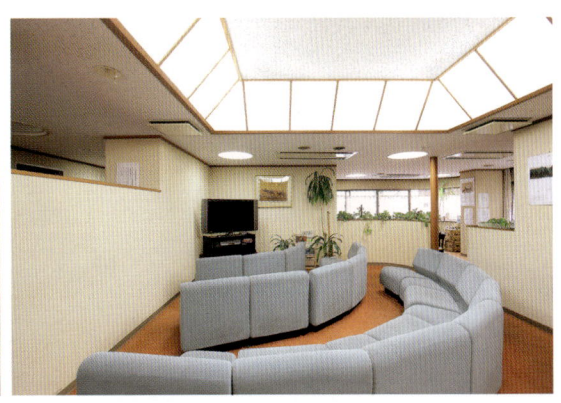

所在地
〒111-0032　東京都台東区浅草4-11-6
電話：03-3876-3400/03-3876-3600
FAX：03-3876-4943
ホームページ：http://www.asakusa-clinic.or.jp
連絡先E-mail：info@asakusa-clinic.or.jp

交通
東京メトロ銀座線・つくばエキスプレス浅草駅
徒歩10分
鶯谷駅よりめぐりんで浅草警察署前　3分
上野駅より都バス上26で浅草三丁目　3分

健診実施日
月～土曜日

受診待機期間
数日（緊急の受診希望は要相談）

申込方法
電話・FAXにて予約。予約取得後、健診資料を郵送します。

健診項目
日本総合健診医学会の基準項目に加え、血液検査の項目をサービスで追加しています。
オプション検査として、前立腺がん検査（PSA検査）をはじめとする各種腫瘍マーカー、肝炎ウイルス検査、梅毒・HIV・ピロリ抗体などの感染症検査、アレルギー疾患（ダニ・ハウスダスト・花粉などのアレルゲン）のチェック、女性には子宮がん・子宮頸がん検診、乳房超音波検査も行っています。
また、希望者には睡眠時無呼吸症候群の簡易検査も可能で、CPAP（シーパップ）治療が必要な方には、外来で治療も行っています。

結果報告
2人の医師が、当日に30～60分かけて、健診結果を説明します。
2週間以内に健診報告書を郵送します。

公的認証
日本総合健診医学会優良総合健診施設

特色
徹底した面接指導が最大の特徴です。
健診の結果、より高度な検査・治療が必要となった場合には、各医療機関と密な連携をとっています。
さらに、総合内科専門医が常駐し、各専門医による専門外来も設けており、ドックの結果と診療の連携を密にとって、診療にあたっています。
懇切・丁寧な診察・対応・説明をスタッフ一同心がけており、受診者が気持ちよく受診できるよう、また、安心して検査・説明を受けられるようにしています。

医療法人社団同友会　春日クリニック第二

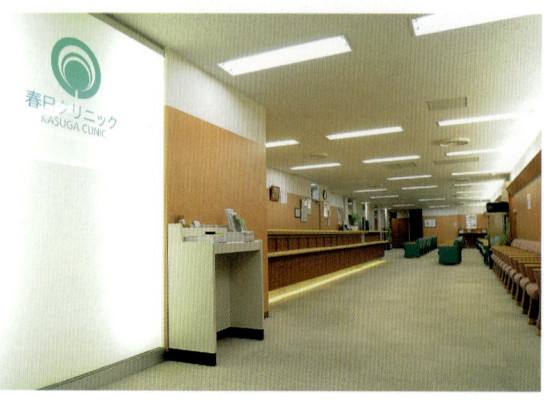

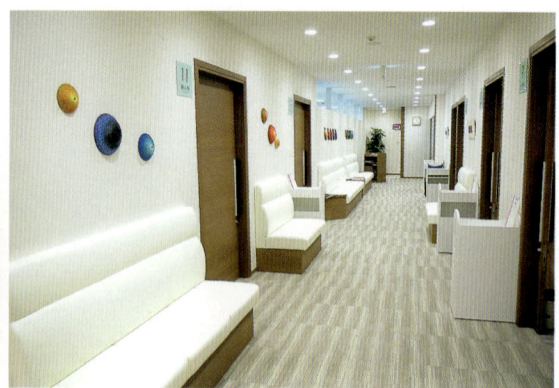

健診センター・人間ドック

所在地
〒112-0002　東京都文京区小石川1-12-16
　　　　　　TGビル
電話：03-3816-5840
FAX：03-3814-0004
ホームページ：http://www.kasuga-clinic.com
連絡先 E-mail：kasuga2@do-yukai.com

交通
都営三田線春日駅　徒歩1分
都営大江戸線春日駅　徒歩5分
東京メトロ丸ノ内線後楽園駅　徒歩8分
東京メトロ南北線後楽園駅　徒歩5分

健診実施日
月～土曜日

受診待機期間
2週間

申込方法
電話・FAX・ホームページにて予約。予約後、健診準備資料一式を郵送します。

健診項目
日帰り人間ドック・生活習慣病健診や、子宮頸がん検査と乳腺触診を加えた主婦健診、労働安全衛生法に基づいた一般健康診断、採用時健診などのほかに、以下の各種オプション検査を行っています。
認知症検査 / 腫瘍マーカー検査 / 脳検査 / 甲状腺検査 / 肺がん検査 / 上腹部検査 / 膵臓がん検査 / 大腸検査 / 前立腺・膀胱検査 / 婦人検査 / メタボリックシンドローム検査 / 血管・動脈硬化検査 / 心臓機能検査 / 免疫検査 / アレルギー検査 / 胃・十二指腸検査 / 骨・神経検査 / メンタル検査 / 睡眠時無呼吸検査 / 緑内障検査など

結果報告
健康診断の結果は後日郵送します。人間ドックは、同日に医師より検査結果を説明します。

公的認証
人間ドック健診施設機能評価認定施設 / 日本総合健診医学会優良施設認定

特色
当院では、MRIやCTなど、最新鋭の高度医療機器を配備しており、最高の技術と最良のサービスで健康管理のお手伝いをしています。
病気が発見された際は、精密再検査、専門外来、地域医療機関との連携によるバックアップ、さらに健康管理支援による生活習慣の改善まで、健康生活をトータルにサポートします。
2011年5月に検査フロアをリニューアルし、男性フロアと女性フロアを分けたことで、より快適に受診していただけます。

日本私立学校振興・共済事業団　東京臨海病院　健康医学センター

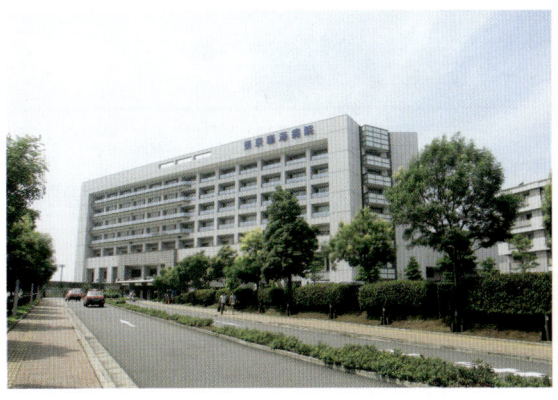

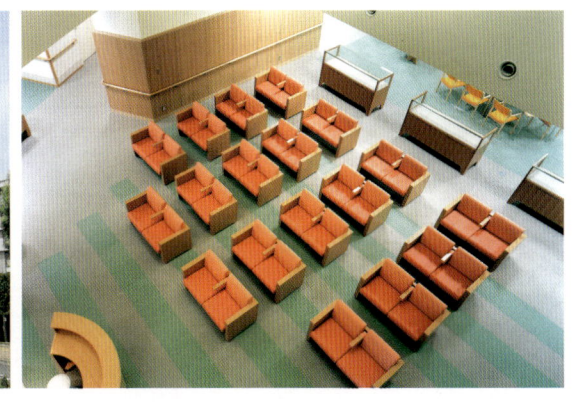

所在地
〒134-0086　東京都江戸川区臨海町1-4-2
電話：03-5605-8822
FAX：03-5605-8355
ホームページ：http://www.tokyorinkai.jp/

交通
東京メトロ東西線西葛西駅より都バス臨海町二丁目団地前行き約10分、東京臨海病院前

健診実施日
月～金曜日、第2・4土曜日

受診待機期間
約1か月（選択するOP検査により変動あり）

申込方法
電話にて予約。予約後、健診準備資料一式を郵送します。

健診項目
日本総合健診医学会の基準項目に加えて、HCV抗体、骨密度検査を実施しています。
また、希望制で以下の検査をオプションとして行っています（①～④は1泊ドックに含まれます）。
①乳がん検診（X線＋超音波）
②子宮がん検診（内診/頸部細胞診/超音波）
③前立腺検査（PSA検査）
④喀痰細胞診/胃カメラ/頭部MRI/頸動脈超音波検査/胸部CT/腫瘍マーカー/ピロリ菌抗体検査/胃ペプシノゲン検査/メンタルヘルスドック/子宮体部細胞診

結果報告
健診当日に、希望者には、医師が中間結果説明を行います。健診結果報告書は、後日の郵送となります。

公的認証
日本総合健診医学会

特色
「これからの人生を元気でハツラツと!!　元気な毎日を応援します」をモットーに、ゆったりとした空間で、最新の設備と専門医による総合健診を行い、皆様の健康をサポートしたいと願っています。
また、当センターでは、東京臨海病院の電子カルテと連動した健診システムを採用しています。それにより、検査画像や健診結果の経年変化を確認しやすく、疾患や異常所見の発見、さらには治療に活用することができます。

財団法人日本予防医学協会附属診療所　ウェルビーイング毛利

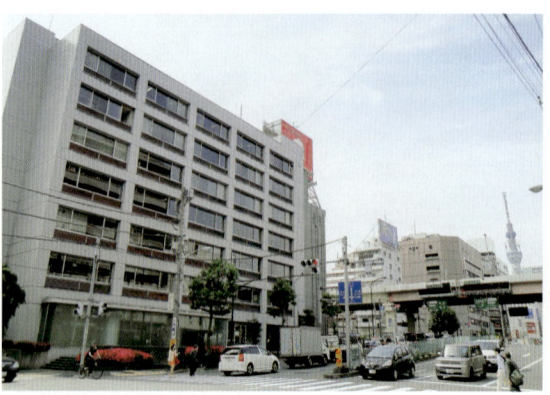

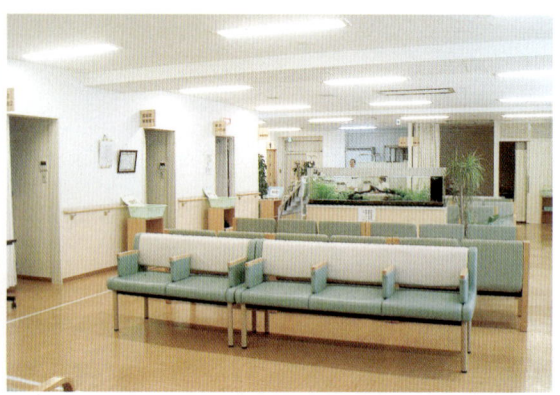

健診センター・人間ドック

所在地
〒135-0001　東京都江東区毛利1-19-10
　　　　　　 江間忠錦糸町ビル5階
電話：03-3635-5711
FAX：03-3635-5712
ホームページ：https://www.jpm1960.org
連絡先 E-mail：tajima_yukio@jpm1960.org

交通
JR総武線錦糸町駅南口　徒歩5分
東京メトロ半蔵門線 B1出口　徒歩5分
都営新宿線・東京メトロ半蔵門線住吉駅 B2出口
徒歩5分

健診実施日
月～金曜日、土曜日は不定期（要確認）

受診待機期間
1週間～1か月程度

申込方法
予約専用の電話・FAXにて事前予約。予約終了後、健診準備資料一式を宅配で送付します。

健診項目
人間ドック、婦人科検診（女性医師・女性技師）、生活習慣病健診、家族健診、特定健診、特定保健指導、特定業務従事者健診、一般健診、採用時健診、住民健診、特殊健診、骨粗しょう症健診などのほかに、精密検査として、専門医による胃部内視鏡検査、大腸内視鏡検査、注腸透視検査を行っています。

結果報告
2～3週間で、受診者へ健診結果をお送りします。

公的認証
全衛連総合精度管理事業参加機関/日本総合健診医学会優良認定施設/プライバシーマーク制度認定機関

特色
財団法人設立以来、疾病の予防・啓発活動や、産業保健・職域保健事業の分野を中心とした、サービスモデルや事業モデルの研究・開発・普及を行っています。
この間、健康社会基盤作り事業と、研究開発・人材育成事業を中核事業とし、事業の公益目的性の点検と見直し、職員の意識改革に取り組んでいます。
2011年の4月には、名古屋市内に附属診療所「ウェルビーイング栄」を開業し、微力ながら一層の社会貢献を目指し、職員一同努力を重ねています。

財団法人河野臨牀医学研究所　附属北品川クリニック

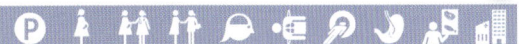

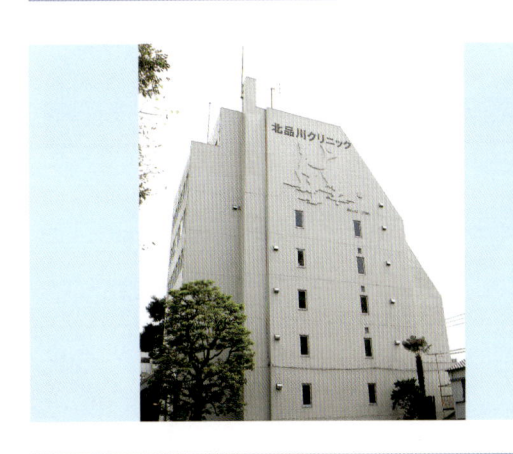

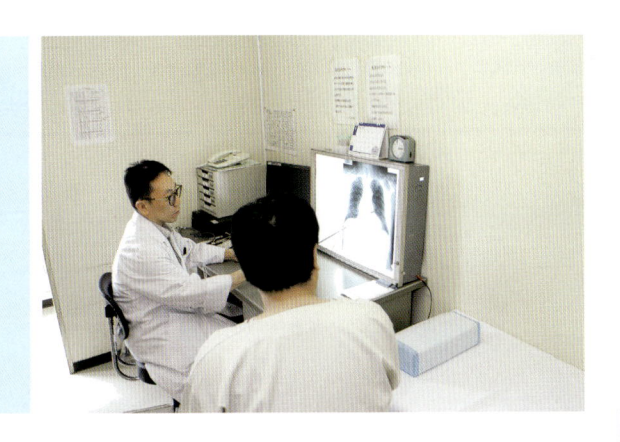

所在地
〒140-0001　東京都品川区北品川1-28-15
電話：03-3474-1351
FAX：03-3474-1355
ホームページ：http://www.kcmi.or.jp

交通
京浜急行線北品川駅・新馬場駅　徒歩5分
JR品川駅より東急バス蒲田駅行き（品94）、北品川　徒歩5分

健診実施日
月～金曜日の午前午後、土曜日の午前のみ

受診待機期間
人間ドック・成人病健診は1週間、ほかは3日

申込方法
電話・FAXにて予約。予約後、健診準備資料一式を郵送します。

健診センター・人間ドック

健診項目
人間ドックは、日本人間ドック学会・日本総合健診医学会の基準項目を行っています。
また、乳房超音波検査、子宮がん検診、HPV検査、MRI・MRA検査、頸動脈超音波検査、血圧脈波検査（CAVI）、骨量検査、各種腫瘍マーカー検査など、ご希望に合わせたオプションを選択できます。
人間ドックのほかにも、生活習慣病予防健診（成人病健診）、定期健診、特殊健康診断など各種行っています。詳細はお問い合わせください。

結果報告
人間ドックは、当日医師が面接して結果を説明します。後日、健診結果報告書を郵送します。

公的認証
日本総合健診医学会優良施設／日本人間ドック学会／健康評価施設査定機構／日本病院会

特色
併設の附属第三北品川病院との医療連携による、充実したサポート体制をとっています。
子宮がん・乳がん検査は、すべて女性医師と女性技師が担当しています。
検査の結果、生活習慣の改善が必要な方には、医師による生活指導や、管理栄養士による栄養指導を行っています。

株式会社　東芝　東芝病院総合健診センター

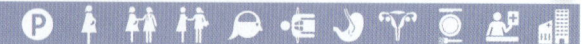

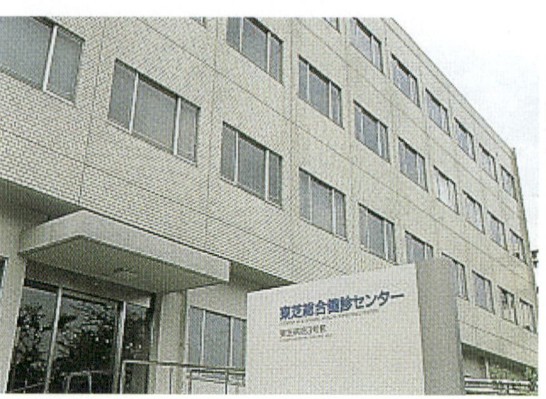

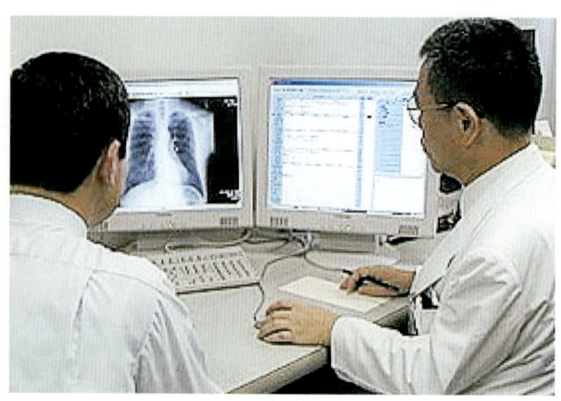

所在地
〒140-8522　東京都品川区東大井 6-3-22
電話：03-3761-4260
FAX：03-3764-9768
ホームページ：http://www.toshiba.co.jp/
　　　　　　　hospital/dock/index.htm

交通
JR 京浜東北線大井町駅中央改札口　徒歩 7 分

健診実施日
男性：月・水・木・第 3 火曜日
女性：火（第 3 除）・金曜日

受診待機期間
おおむね 1 か月前後

申込方法
健康保険証をお手元に直接お電話いただければ予約を受付けます。

健診項目
便潜血 / 尿 / 血液学（赤血球・白血球・ヘモグロビン・ヘマトクリットなど）/ 生化学（BUN・クレアチニン・尿酸・カリウム・カルシウム・ZTT・総ビリルビン・GOT・GPT・γ-GTP・LDH・ALP・総コレステロール・HDLコレステロール・中性脂肪・空腹時血糖・HbA1c など）/ 免疫学（CRP・HBs 抗原・HCV-2nd 抗体・CEA）/ 心電図・血圧 / 胸部 X 線・肺機能 / 上部消化管 X 線 / 眼圧・眼底・視力 / 腹部エコー / 聴力 / 身体計測 / 問診
オプション検査：胸部 CT/ 脳 MR/ 胃カメラ / マンモグラフィ / 乳腺エコー / 婦人科エコーなど

結果報告
受診当日、12 時より医師による結果説明を実施します。結果報告書は 2 週間程度で自宅へ送付します。

公的認証
日本人間ドック学会機能評価 / 日本総合健診学会優良認定 / 健康評価施設査定機構認定

特色
病気の予防と早期発見を目指し、日本で最初の自動化健診システムを取り入れた総合健診センターです。
最新鋭の機器による「正確でスピーディーな健診と安心のフォローアップシステム」をモットーに、生活習慣病予防のお手伝いをしています。

医療法人社団進興会　進興クリニック

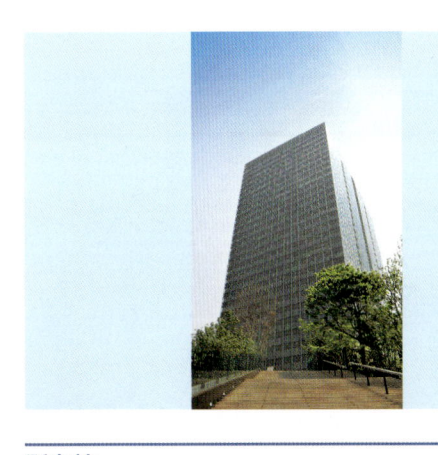

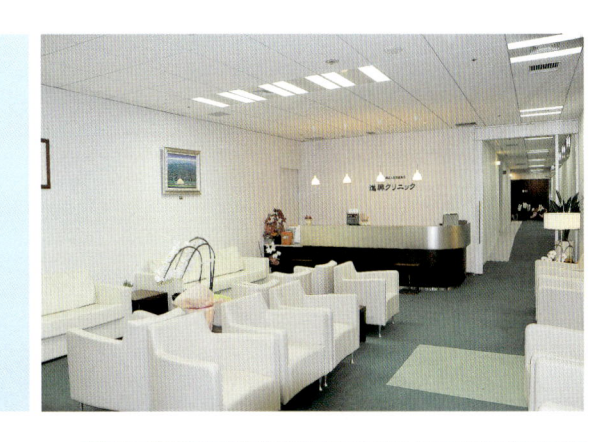

所在地
〒141-6003　東京都品川区大崎 2-1-1
　　　　　　ThinkPark Tower 3 階
電話：03-5745-3003
FAX：03-5745-3004
ホームページ：http://www.shinkokai.jp
連絡先 E-mail：y-fujino@shinkokai.jp

交通
JR 大崎駅南改札口　徒歩 1 分

健診実施日
月～金曜日、第 1・3 土曜日

受診待機期間
2 週間～ 2 か月

申込方法
電話・FAX にて申し込みいただき、予約完了後に事前資料一式を郵送します。

健診項目
日帰り人間ドック / 生活習慣病 / 定期健康診断 / 特定健康診査 / 特定保健指導 / 入社時健康診断 / 婦人科検診（マンモグラフィ・乳房超音波・子宮細胞診・子宮超音波など）
オプション検査：各種腫瘍マーカー / 脳 MRI・MRA/ 胸部 CT/ 骨密度測定 / 胃部内視鏡検査

結果報告
当日医師が面接し、一部結果を説明した上で、後日（1 週間～ 10 日後）健診結果報告書を郵送します。

公的認証
プライバシーマーク認定取得 / 優良総合健診施設認定取得

特色
大崎駅から徒歩 1 分と立地に恵まれ、落ち着いた内装でリラックスして受診いただけます。
検査スタッフは全員女性ですので、女性の方もご安心ください。
高度医療機器（MR・マルチスライス CT）を完備しています。

健診センター・人間ドック

医療法人社団松和会　池上総合病院健診センター

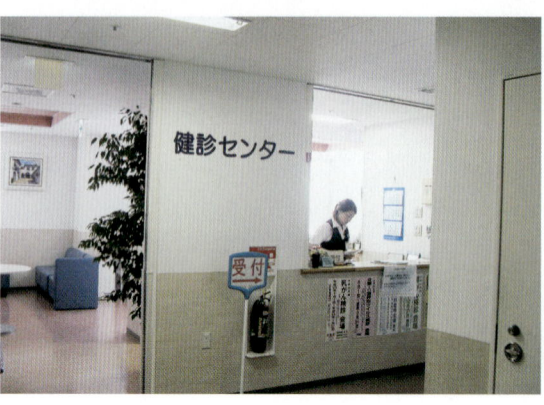

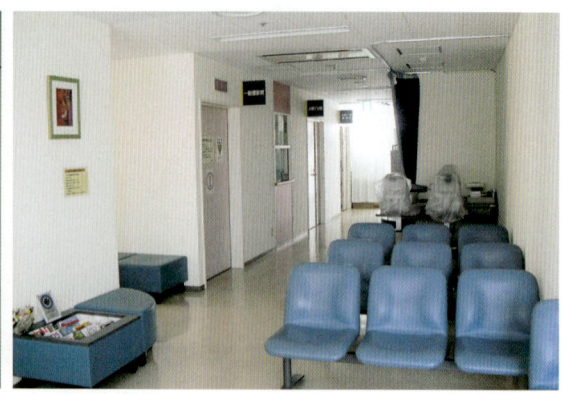

健診センター・人間ドック

所在地
〒146-0082　東京都大田区池上 6-1-9
電話：03-3755-2950
FAX：03-5747-1482
ホームページ：http://www.ikegamihosp.jp
連絡先 E-mail：ike_kensin@mtnet.jp

交通
JR 五反田駅・蒲田駅より東急池上線に乗り換え、池上駅　徒歩 1 分

健診実施日
月～金曜日（祝日を除く）

受診待機期間
2 週間～1 か月

申込方法
電話・FAX・E-mail にて受付けています。

健診項目
身体計測/血圧/聴力/心電図/眼底眼圧検査/胸部X-P/胃X-P（内視鏡変更可）/尿血液検査/腹部エコー/肺機能検査/内科診察
オプション：脳ドック/心臓ドック/婦人科ドック/肺CT/骨密度/ABI 検査

結果報告
当日の午後に説明します（計測、血液、尿、胸部X-P、心電図など）。全結果説明は、2～3 週間後に予約いただくか郵送します。

公的認証
日本健診医学会優良施設認定/病院機能評価認定

特色
駅から徒歩1分の立地にあり、病院最上階 8 階の独立したフロアで受診していただきます。
病院専門医が診断しており、当総合病院で受診していただくため、精密検査のフォローの際は、データの持ち出しが不要です。

医療法人 宝生会 PL病院東京診療所（PL東京健康管理センター）

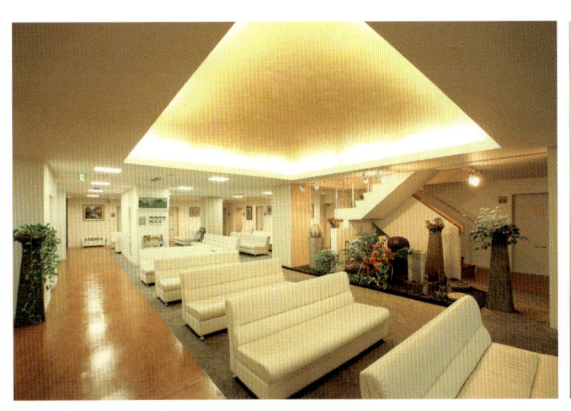

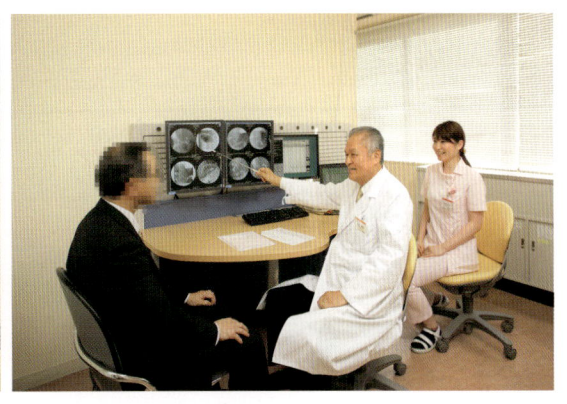

所在地
〒150-0047　東京都渋谷区神山町17-8
電話：03-3469-1161
FAX：03-3467-9037
ホームページ：http://www.pl-tokyo-kenkan.gr.jp/
連絡先 E-mail：yoyaku_s@pl-tokyo-kenkan.gr.jp

交通
JR・東京メトロ・東急線・京王井の頭線渋谷駅　徒歩10分

小田急線代々木八幡駅、東京メトロ千代田線代々木公園駅　徒歩7分

健診実施日
火～土曜日、第1・3日曜日

受診待機期間
2週間前後（ホームページにも掲載）

申込方法
電話またはホームページにて予約を受付けています。

健診項目
日本総合健診医学会の基準項目に加えて、女性の方全員へ乳房触診・乳房超音波検査を基本項目にて実施しています。
また、医師が必要と認めた項目を随時追加して実施しています。
オプション検査では、頭部MR検査、心臓MR検査、胸部らせんCT検査、各種腫瘍マーカー（血液検査）、肝炎ウイルス検査など、そのほかにも豊富な検査があります。
女性向けのオプション検査では、専門医による婦人科検診（内診、子宮頸がん検査）を毎日行っているほか、マンモグラフィ検査、子宮卵巣超音波検査などを実施しています。

オプション検査は、健診当日に直接医師と相談してからも追加できます。
5回以上の継続受診者には、個人の基準値による診断も行っています。

結果報告
健診当日に、受診者全員へ医師が検査結果を説明した上で、お帰りの際に健診成績書もお渡しします。

公的認証
日本総合健診医学会優良総合健診施設

特色
年間約4万人のお客様にご利用いただいています。
受診者全員に、診察と面接（結果説明）の2度医師と相談できる機会を設け、画像診断ではすべて専門医によるダブルチェックを徹底しています。
また、健診中はエスコート（案内係）が健診フロアをご案内します。
健診後の精密検査・治療も併設する専門外来で継続して行えるほか、次の健診までの受診者の健康状況を把握するために、フォローアップ専任のスタッフを置いています。

医療法人社団鶴亀会　新宿海上ビル診療所

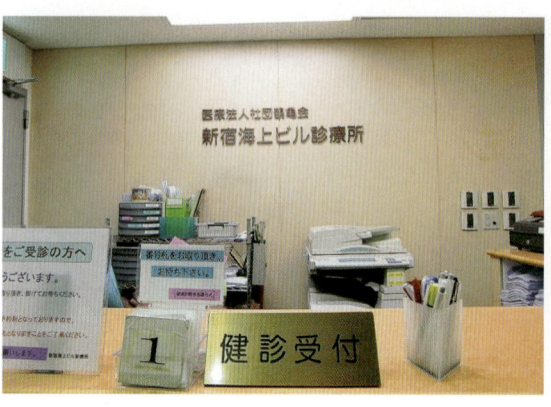

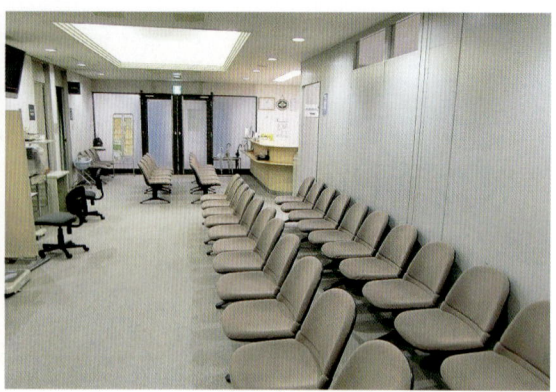

健診センター・人間ドック

所在地
〒151-0053　東京都渋谷区代々木2-11-15
　　　　　　　新宿東京海上日動ビル4階
電話：03-3299-8900
FAX：03-3299-4985
ホームページ：http://www.tsurukamekai.jp
連絡先 E-mail：suzuki@tsurukamekai.jp

交通
JR新宿駅サザンタワー口より甲州街道を西へ徒歩7分
京王新線・都営新宿線・大江戸線新宿駅出口6直近

健診実施日
月〜土曜日　8：30より

受診待機期間
時期により異なります。

申込方法
電話での予約をお願いします。

健診項目
基本の定期健診、生活習慣病健診のほか、人間ドック、特別人間ドック（大腸内視鏡付）があります。胃カメラ・大腸カメラの両方を1日で検査できますので、お忙しい方にも好評です。
また、レディース検診は子宮がん検診（細胞診）、乳がん検診（マンモグラフィ、エコー）付があります。
オプション検査としては、肺がん検査、前立腺がん検査（腫瘍マーカー）、骨粗しょう症検査、CT検査、大腸内視鏡などがあります。

結果報告
健診結果報告書を健診後1〜2週間後にお送りします。

公的認証
日本総合健診医学会優良総合健診施設認定 / マンモグラフィ検診施設画像認定

特色
当院は、健康診断と総合外来の診療所です。
健康診断の結果、再検査や治療が必要な場合、当院の専門医による診察を受けることができます。
特色として、消化器病センターでは年間1万人以上の方々が胃・大腸の内視鏡検査を受けられています。
漢方センターには女性医を含め漢方専門医が10数人おり、都内では有数の健康保険適用漢方センターとなっています。

東海大学医学部付属東京病院

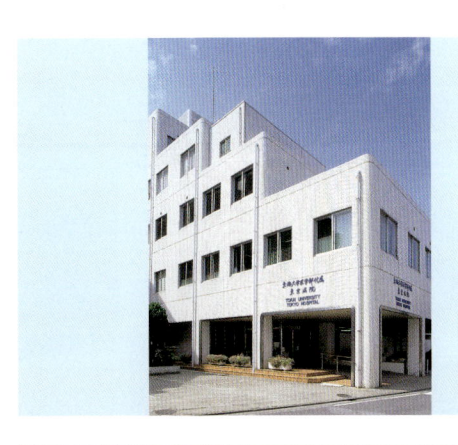

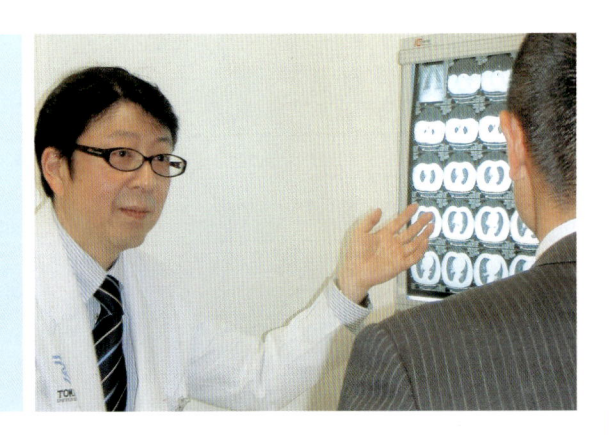

所在地
〒151-0053　東京都渋谷区代々木1-2-5
電話：03-3370-2321
FAX：03-3370-2376
ホームページ：http://www.tokai.ac.jp/tokyohosp
連絡先 E-mail：iji@tok.u-tokai.ac.jp

交通
JR山手線・総武線・都営大江戸線代々木駅　徒歩4分
小田急線南新宿駅　徒歩6分
東京メトロ副都心線北参道駅　徒歩6分

健診実施日
月～第1・3・5土曜日（男女別有、要確認）

受診待機期間
約2週間

申込方法
電話・FAX・E-mailにて受付けています。

健診項目
特定健康診査項目はもとより、X線（胸部・胃部）、腹部超音波、血液検査（感染症、腫瘍マーカー、膵・腎機能）、便検査（潜血・ピロリ菌）、聴力、視力、眼圧、婦人科検査などを行っています。
さらに、オプション検査として、胸部・頭部CT検査、上部消化管内視鏡検査（胃カメラ）・上部下部消化管内視鏡検査（胃・大腸カメラ）、マンモグラフィ検査、骨密度検査を追加できます。

結果報告
約2週間後に郵送します。

公的認証
日本人間ドック学会／日本健診医学会施設会員／日本内科学会／日本消化器病学会　ほか

特色
当院では、充実した人間ドックを1日で行い、特にがんを早期発見する検査を充実させています。さらに、オプション検査によって広範囲なチェックが可能です。
上部下部消化管内視鏡検査（胃・大腸カメラ）は大変好評いただいています。
内視鏡検査は、臨床経験豊富な医師が行うので、安心して検査を受けられます。また、必要に応じて生検を行い、早期に悪性病変を診断します。
受診後のフォローについても、各専門の予約を迅速にお取りします。

医療法人財団明理会　新宿ロイヤル診療所

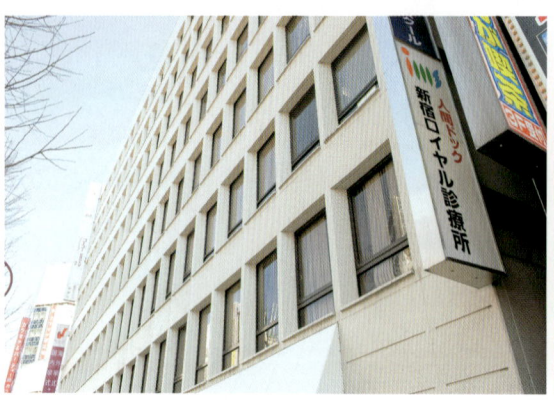

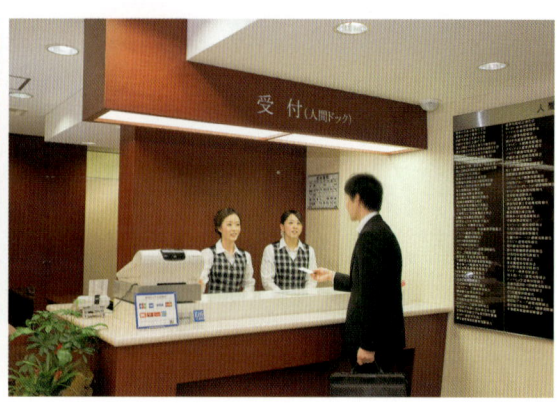

健診センター・人間ドック

所在地
〒151-0053　東京都渋谷区代々木2-9
　　　　　　久保ビル2階
電話：03-3375-3371
FAX：03-3375-3372
ホームページ：http://www.ims.gr.jp/shinjuku-royal/
連絡先 E-mail：aat49360@par.odn.ne.jp

交通
JR新宿駅南口・サザンテラス口　徒歩1分

小田急線・京王線新宿駅南口、都営大江戸線・新宿線新宿駅　徒歩1分

健診実施日
月〜土曜日

受診待機期間
1か月

申込方法
電話・E-mailにて予約。予約後、健診準備資料一式を郵送します。

健診項目
健康保険組合連合会、人間ドック学会の基準項目を基本として実施しています。
希望制で胃カメラ、大腸カメラ、婦人科検診、各種腫瘍マーカー検査、喀痰細胞診、脳リスクマーカーなどをオプションとして行っています。

結果報告
当日医師との面談が受けられ、健診結果書としてお渡しします。

公的認証
日本人間ドック学会 / 日本病院会

特色
生活習慣病、がんのチェックに必要な検査70項目以上を、約3時間で迅速かつ的確にチェックします。
また、検査結果はコンピュータで管理しており、レントゲン撮影もすべてデジタル化しています。当施設独自のスピーディーな自動化健診システムにより、画面を見ながら医師との面談が受けられ、健診結果報告書としてお渡ししています。

医療法人社団アルコ会　アルコクリニック総合健診センター

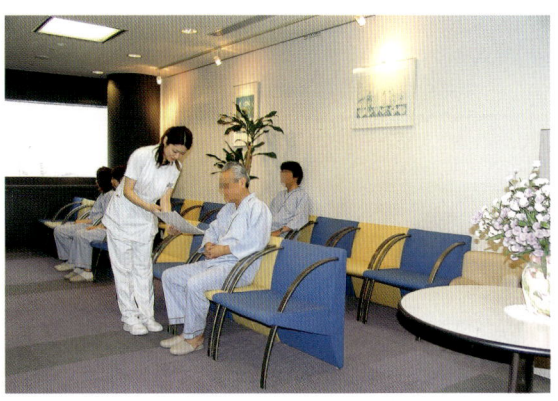

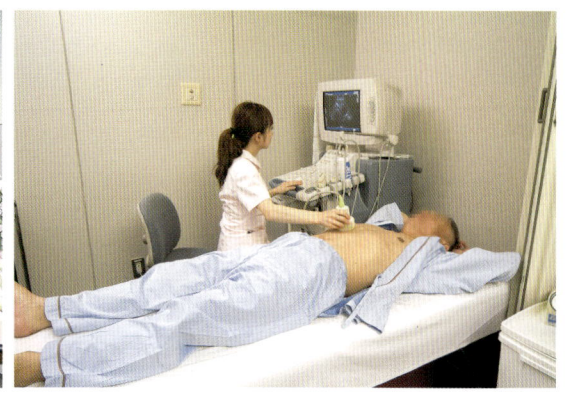

健診センター・人間ドック

所在地
〒153-0064　東京都目黒区下目黒1-8-1
　　　　　　アルコタワー12階
電話：03-5434-8181
FAX：03-5434-8183
ホームページ：http://www.arcoclinic.jp/
連絡先 E-mail：arcoclinic@apro-a.co.jp

交通
JR山手線目黒駅西口　徒歩3分
東急目黒線・東京メトロ南北線・都営三田線目黒駅
中央口　徒歩3分

健診実施日
月～金曜日、第2・4土曜日

受診待機期間
約1か月

申込方法
原則、電話にて予約を受付けています。

健診項目
日本総合健診医学会と日本人間ドック学会が推奨している基準検査項目に準じた検査項目を設定しています。
また、希望制により、乳がん検診（超音波、マンモグラフィ）、子宮がん検診、腫瘍マーカー検査、アレルギー検査などのオプション検査も行っています。

結果報告
当日、医師による結果説明があり、その後ほかの専門医による読影を行い、10日～2週間で最終報告をします。

公的認証
日本総合健診医学会優良認定／マンモグラフィ検診精度管理中央委員会認定施設

特色
1991年設立以来、健診者の方々から信頼・安心・満足いただける医療サービスの提供を心がけ、皆様の健康増進のために尽力しています。
レントゲン・超音波・心電図は、面接医と専門医によるダブルチェックを行い、年に数回は外部の精度管理調査を受け、検査精度の向上に努めています。
また、放射線技師・超音波検査技師・婦人科医師はすべて女性ですので、女性の受診者の方々にも安心してご利用いただいています。

一般財団法人　東日本労働衛生センター　新宿健診センター

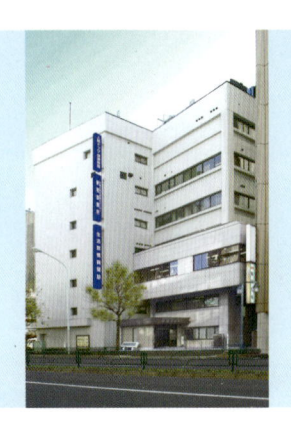

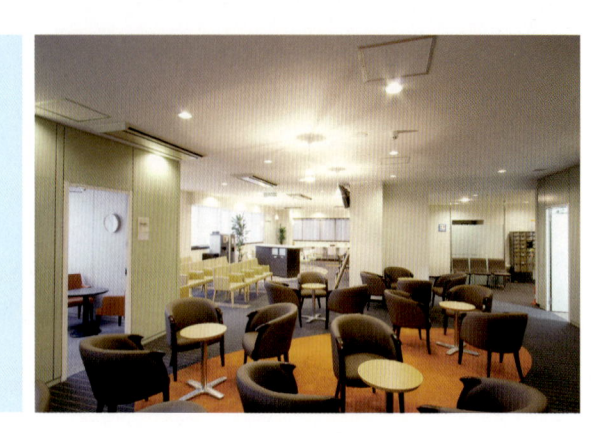

健診センター・人間ドック

所在地
〒160-0021　東京都新宿区歌舞伎町 2-31-12
電話：03-3209-0211
FAX：03-3204-5018
ホームページ：http://www.tsk-shinjuku.jp/
連絡先 E-mail：info@tsk-shinjuku.jp

交通
都営大江戸線・東京メトロ副都心線東新宿駅
A1 出口　徒歩 3 分
JR 新宿駅東口　徒歩 10 分
西武新宿線新宿駅北口　徒歩 8 分

健診実施日
月～金曜日および土曜日の一部

受診待機期間
2 週間

申込方法
電話・FAX・ホームページにて予約。予約後、健診キットなどを郵送します。

健診項目
日本総合健診医学会の基準項目に準じて実施しています。
オプション検査として、以下の検査を行っています。
①婦人科検診（乳房X線検査・乳腺エコー検査・乳房視触診・子宮頸部細胞診検査・子宮内診）
②胸部・腹部（内臓脂肪）ヘリカルCT
③睡眠時無呼吸検査
④経口・経鼻内視鏡検査（胃部レントゲンより変更）
⑤動脈硬化検査（エコー検査）
⑥骨密度検査
⑦各種腫瘍マーカー検査
⑧各種アレルギー検査など

結果報告
当日、受診者全員に医師が面接して結果を説明した上で、後日健診個人票を郵送します。

公的認証
日本総合健診医学会

特色
当センターは、人間ドック、生活習慣病健診をはじめ、さまざまな健康診断を受診いただける健診専門施設です。
男性フロア、女性フロアに分け、快適に受診できるスペースを提供させていただいているとともに、お客様の多様なライフスタイルに合わせた受付時間を用意していることが大きな特徴です。
また、人間ドック、生活習慣病健診を受診される方には、当日に医師が結果を説明し、より健康状態を理解していただくよう努めています。

公益財団法人三越厚生事業団　三越総合健診センター

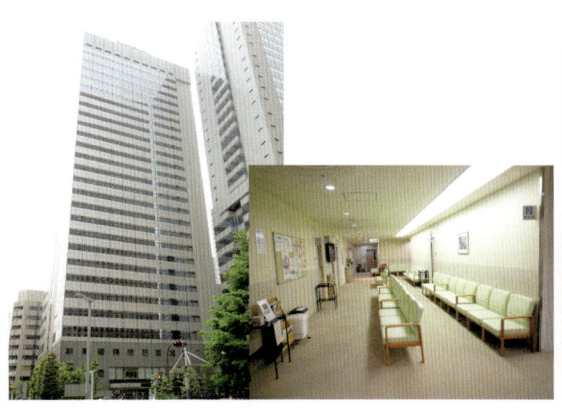

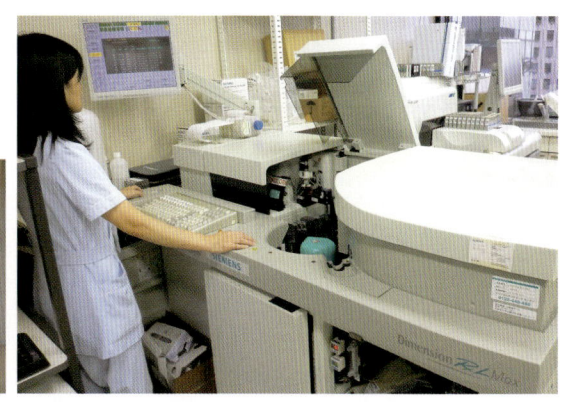

所在地
〒160-0023　東京都新宿区西新宿1-24-1
　　　　　　エステック情報ビル5階
電話：03-3348-5791
FAX：03-3348-5795
ホームページ：http://www.mhwf.or.jp
連絡先 E-mail：jimukyoku@mhwf.or.jp

交通
JR・小田急線・京王線・東京メトロ・都営大江戸線
新宿駅西口　徒歩5分

健診実施日
月～金曜日の男女別日程で実施

受診待機期間
1～2か月

申込方法
電話にて予約を受付けます（フリーダイヤル 0120-532-544）。

健診項目
生活習慣病予防および早期発見のための、独自の生活習慣病健診標準コースを設定しています。
検査項目に高感度CRPを取り入れ、高感度で測定することにより、動脈硬化によるわずかな炎症でも軽度増加することがわかり、心筋梗塞、脳卒中、糖尿病発症などの予知に重要な意味を持つ検査を行っています。
また、各種オプション検査（頸動脈エコー、ヘリカルCT、がん検査、マンモグラフィほか各種）も、健診当日に受診いただけます。

結果報告
健診終了後、医師または保健師より検査結果について説明を行います。

公的認証
日本内科学会 / 日本循環器学会 / 日本老年医学会 / 日本頭痛学会 / 日本脳卒中学会 / 日本神経学会

特色
日本総合健診医学会をはじめ、各種施設評価団体より優良健診施設認定を受けています。最新の検査機器を備え、より精度の高い検査に努めていますので、安心して健診を受けていただけます。
コレステロールの測定はアメリカCDC（疾病管理センター）の国際基準の認定を受けており、国際的にも信頼性の高い健診を実施しています。
大ターミナル新宿駅からは地下道で結ばれ、利便性が高く、雨天でも雨にあたらずご来所いただけます。

財団法人明治安田厚生事業団　新宿健診センター

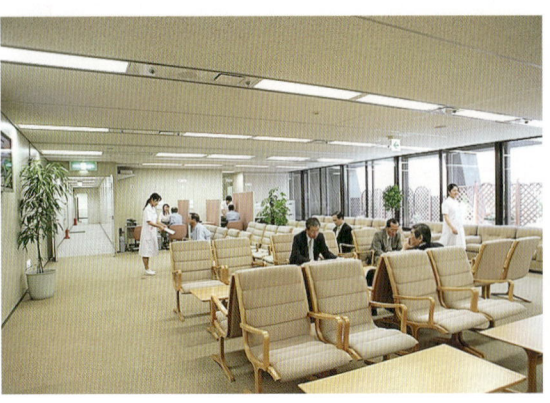

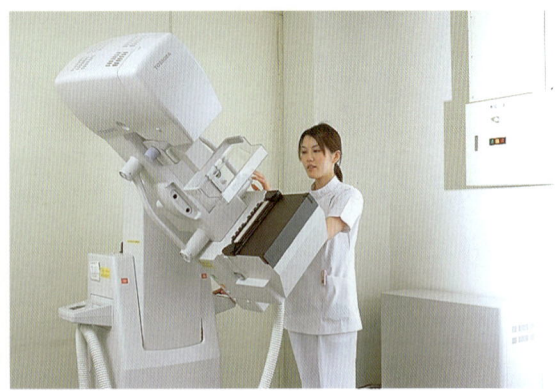

所在地
〒160-0023　東京都新宿区西新宿1-8-3
　　　　　　　小田急明治安田生命ビル10階
電話：03-3349-2741
FAX：03-3349-2735
ホームページ：http://www.my-zaidan.or.jp/
連絡先 E-mail：kenshin@my-zaidan.or.jp

交通
JR・小田急線・京王線・京王新線・東京メトロ丸ノ内線・副都心線・都営大江戸線・新宿線新宿駅
徒歩5～10分

健診実施日
男性日：月・火・木曜日、女性日：水・金曜日

受診待機期間
1か月以内

申込方法
電話・FAX・ホームページにて受付けています。予約完了後に健診書類などを送付します。

健診項目
日本総合健診医学会の基準項目のほか、乳腺検査（触診、超音波検査、マンモグラフィ）、婦人科検査（内診、経膣超音波、細胞診、ヒトパピローマウイルス（HPV））、前立腺がん検査（PSA検査：40歳以上男性）、骨密度（DEXA法）、動脈硬化度、各種腫瘍マーカー検査などをオプションで実施しています。

結果報告
健診当日、希望者全員に医師が面接して結果を説明します。ご多忙な方には結果を郵送し、後日面接・相談を実施します。

公的認証
人間ドック健診施設機能評価認定/マンモグラフィ検診施設画像認定

特色
1975年の開設以来、「かかりつけ人間ドック」をモットーとし、現在までにおよそ43万人の方々が受診されています。
健診は、男性日（月・火・木曜日）と女性日（水・金曜日）を完全に区分して行っており、ご希望があれば内科・婦人科・乳腺外科の診察は女性医師が担当します。
腹部・乳房超音波検査ならびにマンモグラフィ検査は、女性技師が担当します。
健診結果により、個々人に適した運動プログラム・栄養プログラムも提供しています。

健診センター・人間ドック

医療法人社団菱秀会　金内メディカルクリニック

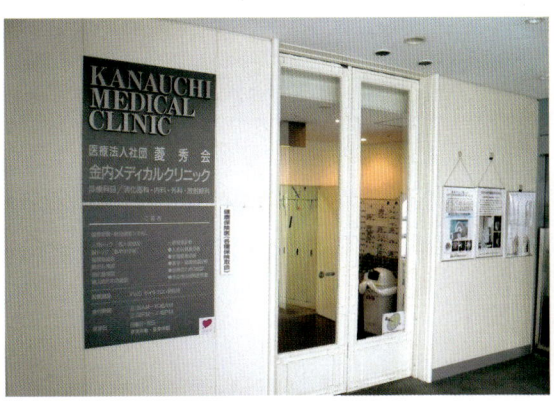

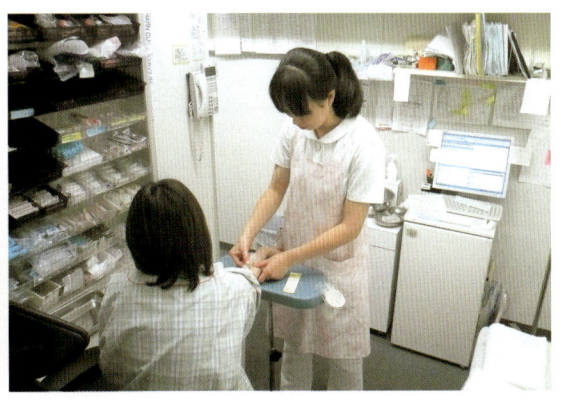

所在地
〒160-0023　東京都新宿区西新宿 7-5-25
西新宿木村屋ビル 2 階
電話：03-3365-5521
FAX：03-3365-5520
ホームページ：http://www.kmc.or.jp
連絡先 E-mail：office@kmc.or.jp

交通
JR 新宿駅西口　徒歩 7 分
JR 総武線大久保駅南口　徒歩 3 分
西武新宿線西武新宿駅北口　徒歩 5 分

健診実施日
月～土曜日、第 2・4 日曜日

受診待機期間
2 週間～1 か月

申込方法
電話またはホームページより予約。後日、健診準備資料を当院より送付します。

健診項目
日本総合健診医学会の健診基準項目に基づいた健康診断を実施しています。
直径わずか 5.9 ミリのスコープによる経鼻内視鏡検査は、医師と会話をしながらリラックスして受診していただけます。
さらに、脳 MRI・脳 MRA 検査、マンモグラフィ検査、乳腺エコー検査、子宮頸部細胞診、各種腫瘍マーカーによる早期がん発見検査などを行っています。

結果報告
2～3 週間程で結果報告書を郵送します。希望者には当日午後に結果を説明します（当日受付時に先着にて受付けます）。

公的認証
日本総合健診医学会 / 日本脳ドック学会

特色
平成 4 年に開設し、日本で 3 番目に脳ドックの MR 機器を導入しました。その後、日本脳ドック学会の脳ドックガイドラインにも多くのデータを寄与させていただき、学会における脳ドックの基礎データとして貢献してきました。
当院で人間ドックを受診される方々の多くに脳検査も受けていただいています。
「早期発見・早期治療」をモットーに、皆様の「笑顔と健康を守る」お手伝いをさせていただきます。

医療法人社団新友会　プラザ30階クリニック

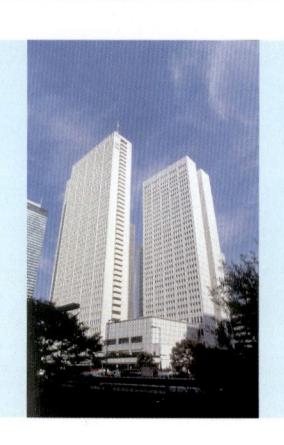

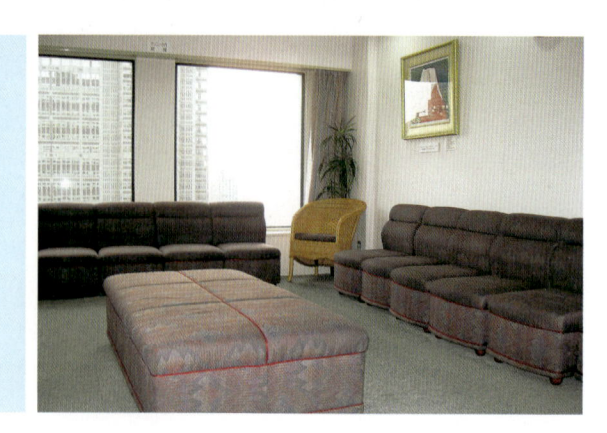

健診センター・人間ドック

所在地
〒160-0023　東京都新宿区西新宿2-2-1
　　　　　　京王プラザホテル本館30階
電話：03-5323-4330
FAX：03-5323-4331
ホームページ：http://plaza30.jp
連絡先 E-mail：info@plaza30.jp

交通
JR・私鉄・地下鉄新宿駅西口　徒歩5分
都営大江戸線都庁前駅B1出口すぐ

健診実施日
月～土曜日（月1～2回日曜実施）

受診待機期間
1か月

申込方法
電話にて予約後、健診準備資料などを郵送します。

健診項目
人間ドック、生活習慣病健診、一般定期健診、婦人科検診（乳がん・子宮がん）、企業健診、区民検診に加え、オプションとして、各種腫瘍マーカー検査、骨密度検査、経膣・経腹超音波検査、前立腺超音波検査、甲状腺超音波検査、動脈硬化検診として血圧脈波検査（血管年齢チェック）、体組成検査（体内年齢チェック）、頸動脈超音波検査などを行っています。

結果報告
当日、医師が面接し、後日、健診結果票を郵送します。

公的認証
日本産科婦人科学会／日本乳癌学会／日本眼科学会／日本総合健診医学会／日本人間ドック学会

特色
当クリニックは各路線が集まる新宿にあり、会社員の方にも気軽にご利用いただける、とても便利な場所にあります。
通常診療のほかに、企業向けの健康診断にも力を入れており、病気の予防や早期発見を心がけています。また、各診療科を充実させることにより、健診後、皆様の必要に応じたサポートを行っています。
院長はじめスタッフ一同、心のこもった応対と質の高い医療の提供で、皆様に安心していただけるクリニックを目指しています。

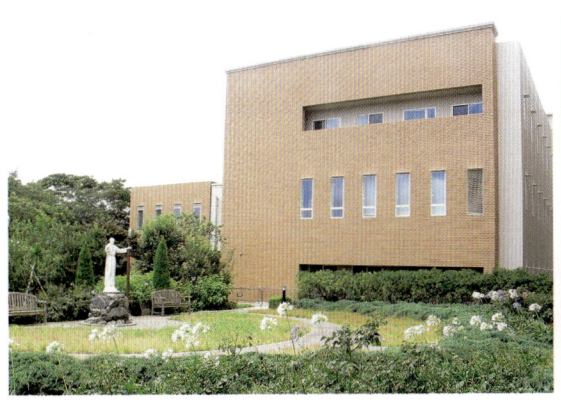

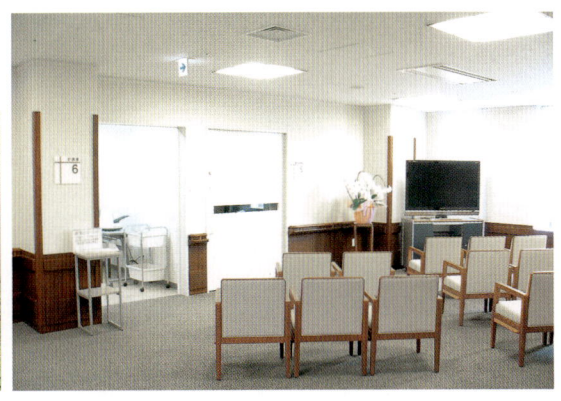

社会福祉法人聖母会　聖母病院

所在地
〒161-8521　東京都新宿区中落合2-5-1
電話：03-3951-1111（代表）
FAX：03-3951-1157
ホームページ：http://www.seibokai.or.jp
連絡先 E-mail：kensin@seibokai.or.jp

交通
JR目白駅より都バス聖母病院入口
西武新宿線下落合駅　徒歩7分
西武池袋線椎名町駅　徒歩10分

健診実施日
毎週月～土曜日（第3土曜日除く）

受診待機期間
1週間～1か月

申込方法
電話予約または窓口にてご案内。予約後、関係書類を送付します。

健診項目
日本総合健診医学会の基準項目に加え、血液像、リウマチ検査、HCV検査、肝機能、腎機能の詳細項目検査や、喀痰細胞診などを標準項目としています。
乳がん検診は、乳腺視触診にマンモグラフィと乳腺超音波検査の選択が可能です。
子宮がん検診は、内診および経腟超音波検査に、子宮頸部細胞診と子宮体部細胞診の検査が選択できます。
そのほか、甲状腺超音波検査、頸動脈超音波検査、頭部MRI＋MRA、骨密度検査、胸部CT検査、大腸バリウム検査、HIV検査、各種腫瘍マーカー（CEA、CA19-9、AFP、PSA、CA125）など、オプション検査の選択も可能です。

結果報告
受診当日の問診および結果説明を行います。2週間以内に結果報告書を郵送します。

公的認証
日本総合健診医学会優良認定施設／日本乳癌学会認定施設

特色
聖母病院健診センターは、平成22年6月に開設しました。
人間ドックをはじめ、特定健康診査・特定保健指導、企業健診や新宿区民健診、各種がん検診（個人・自治体）、被爆者健診などを実施しています。
なかでも、女性のためのがん検診の充実を図り、乳がん・子宮がん検診に特化しています。乳がん検診は、マンモグラフィ検診制度管理中央委員会の認定医師（評価A）4名と、認定女性技師4名が対応しています。

医療法人社団成山会　楠樹記念クリニック

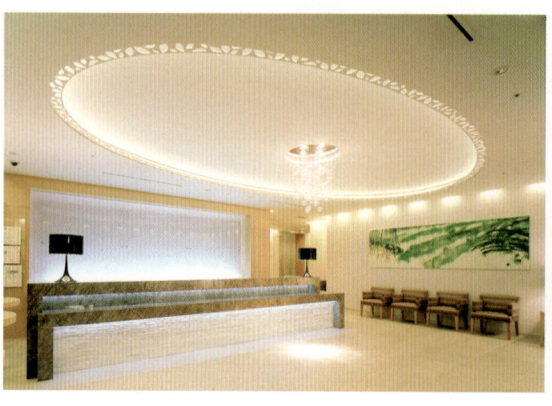

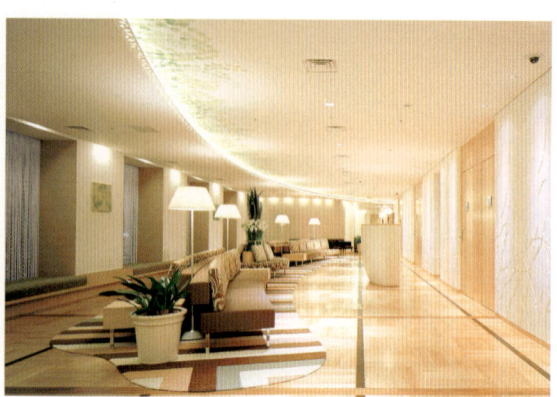

所在地

〒163-0206　東京都新宿区西新宿 2-6-1
　　　　　　新宿住友ビル 6 階
電話：03-3344-6666
FAX：03-3348-0126
ホームページ：http://www.nanju.or.jp
連絡先 E-mail：info@nanju.or.jp

交通

JR 新宿駅　徒歩 7 分
都営大江戸線都庁前駅 A6 出口　徒歩 1 分
東京メトロ丸ノ内線西新宿駅　徒歩 5 分

健診実施日

月〜日曜日（土・日曜日・祝日は午前のみ）

受診待機期間

3 〜 4 週間

申込方法

電話・FAX・E-mail にて予約後、健診資料を郵送します。

健診項目

日本総合健診医学会の基準項目を実施しています。
また、最新鋭の MR、CT などの医療機器を使い、がんに関する病気や脳や肺などの疾患を、さらにきめ細かく調べるオプションをご用意しています。

結果報告

当日、検査終了後、医師が結果を説明します（日曜日・祝日を除く）。

公的認証

日本総合健診医学会 / 健康評価施設査定機構 / 日本病院会 / 日本脳ドック学会

特色

新宿住友ビル 6 階にある人間ドックを中心とした健診専用施設です。
土・日曜日、祝日も受診できます。医師からの結果説明を含め、検査はおおむね午前中に終了します。検査精度を厳格に管理しており、画像診断は見落としのないよう、専門医 2 人以上でダブルチェックを行います。
2 次・精密検査も行っており、必要な場合は大学病院や公立病院へご紹介します。

健診センター・人間ドック

公益財団法人日本心臓血圧研究振興会　榊原記念クリニック分院　検診センター

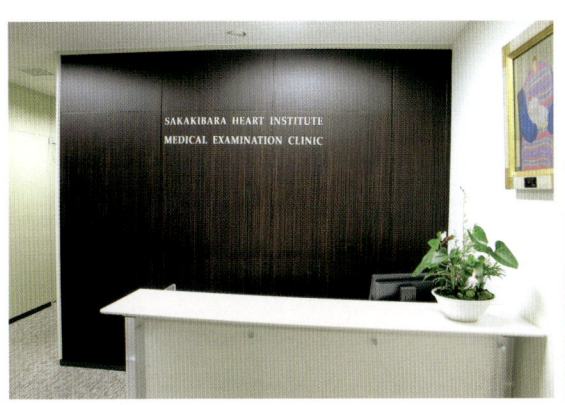

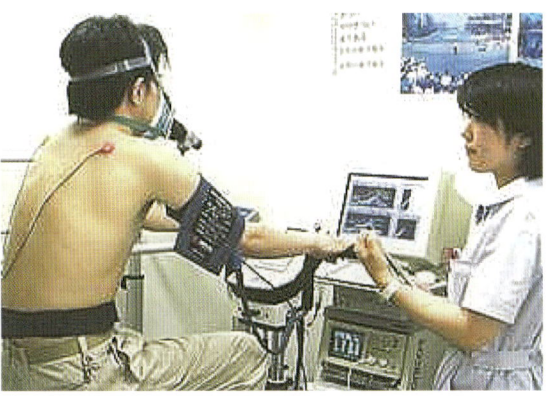

所在地
〒163-0804　東京都新宿区西新宿 2-4-1
　　　　　　新宿 NS ビル 4 階
電話：03-3344-4677
FAX：03-3344-3869
ホームページ：http://www.sakakibara-heart.com

交通
JR 新宿駅南口・中央西口　徒歩 10 分
小田急線・京王線新宿駅　徒歩 10 分
都営大江戸線都庁前駅　徒歩 5 分

健診実施日
火曜日・木曜日

受診待機期間
1 か月

申込方法
循環器ドック担当者に電話していただくか、検診センター受付にご来院ください。検診内容を説明し、必要書類をお送りします。

健診項目
問診・診察に加え、半日コースでは循環器の基本的な検査を行います。胸部 XP、心電図のほか、「動脈硬化度検査」、「頸動脈エコー」、「心臓カラードップラーエコー」、「心肺運動負荷試験」による運動指導書の作成・食事栄養指導などです。
1 日コースでは、半日コースの内容に加え、大血管や内臓脂肪・冠動脈カルシウムコアなどをみる、最新型高速 CT 装置を用いた「胸腹部 CT 検査」「頭頸部 MRI・MRA 検査」を行います。
さらに詳しく調べたい方には、オプション検査として、日常生活での不整脈を調べる「ホルター心電図」や冠動脈の形態をみる「冠動脈造影 CT 検査」、「睡眠時無呼吸検査」、腫瘍マーカーなどを実施します。

結果報告
当日、医師・栄養士が可能な範囲で説明し、後日、検査報告書を郵送またはご来院いただき説明します。

特色
当院の「循環器ドック」は、通常の人間ドックでは得られない「循環器専門施設」としての特徴を生かし、最新鋭の機器を用いた精度の高い検査を実施して、そのデータを循環器専門のスタッフが解析します。心臓病の自覚症状や所見がなくとも、危険因子の気になる方にはご安心いただけます。もし、心臓や大血管に何らかの疾患が発見された場合には、榊原記念病院やクリニックで精査治療を受けていただける体制をとっています。

東京医科大学病院　健診予防医学センター

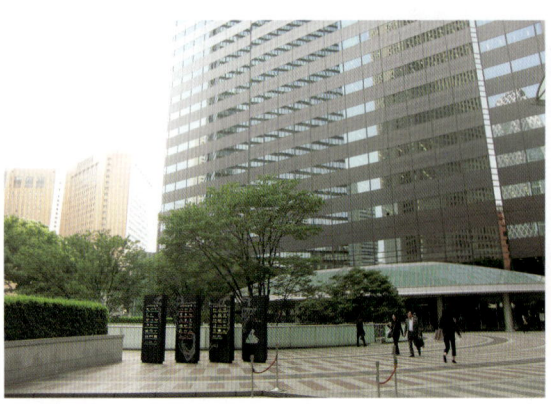

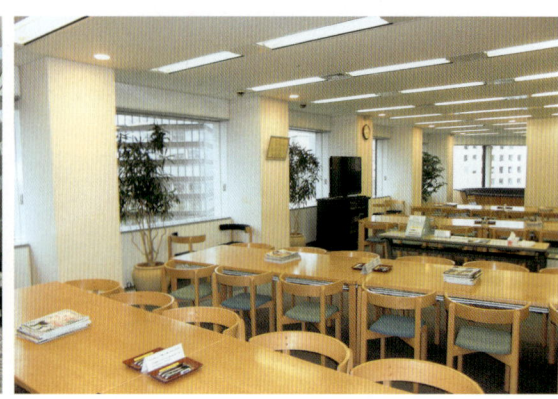

健診センター・人間ドック

所在地
〒163-1307　東京都新宿区西新宿6-5-1
　　　　　　新宿アイランドタワー7階
電話：03-5323-0320
FAX：03-5323-0324
ホームページ：http://hospinfo.tokyo-med.ac.jp
連絡先 E-mail：j-tanaka@tokyo-med.ac.jp

交通
東京メトロ丸ノ内線西新宿駅　徒歩2分
JR・小田急線・京王線・西武新宿線・都営新宿線
新宿駅　徒歩10～15分程度

健診実施日
月～金曜日（祝日・4/13・年末年始を除く）

受診待機期間
3～4か月待ちの状況です。

申込方法
電話での直接予約となっています。

健診項目
基本的な一般項目として、問診および内科診察、身体測定、尿検査、便潜血反応、血圧測定、血液検査（血液型、貧血、肝機能、脂質系、糖代謝、尿酸、鉄代謝、甲状腺、肝炎ウイルス、梅毒反応）、呼吸機能検査、心電図、眼科系検査、聴力検査、喀痰細胞診、胸部レントゲン撮影、上部消化器レントゲン撮影、腹部超音波検査などを行います。
ご希望により、オプション検査として、胸部CT、マンモグラフィ、骨密度、子宮頸部細胞診、消化器系腫瘍マーカー（CEA・CA19-9・AFP）、卵巣腫瘍マーカー（CA125）、前立腺腫瘍マーカー（PSA）、ヘリコバクターピロリ・ペプシノゲン、BNP、高感度CRPなどをご用意しています。

結果報告
健診結果は、医師のコメントを添え、健診実施日より2～3週間でご自宅に宅急便で報告します。

公的認証
日本総合健診医学会優良施設

特色
25年間にわたる経験と実績をもとに、日本総合健診医学会の優良施設に認定されています。
多項目にわたる健診項目を、短い検査時間と割安な費用で提供しています。
その日の午後には、大部分の項目の結果をもとに、医師の結果説明と指導が受けられます。
検査結果から精密検査を必要とされた場合には、隣接する「東京医科大学病院」の各診療科、受診者のご希望の医療機関へのご紹介を行っています。

医療法人社団燦壽会　サン虎の門クリニック

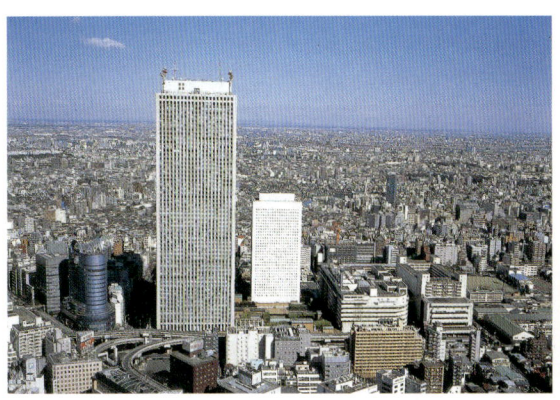

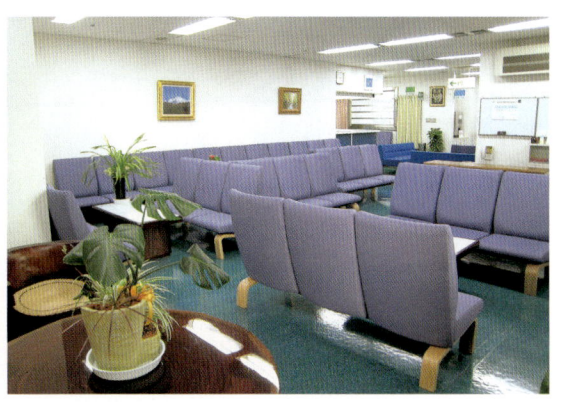

所在地
〒170-6007　東京都豊島区東池袋 3-1-1
　　　　　　サンシャイン 60　7 階
電話：03-3988-3421
FAX：03-3980-2991
ホームページ：http://www.sun-toranomon.jp
連絡先 E-mail：info@sun-toranomon.jp

交通
JR・西武池袋線・東武東上線・東京メトロ丸ノ内線・副都心線・有楽町線池袋駅　徒歩 10 分
東京メトロ有楽町線東池袋駅　徒歩 3 分

健診実施日
月～土曜日（ただし土曜日は午前のみ）

受診待機期間
2 週間

申込方法
電話・FAX・E-mail・ホームページから予約。予約後、健診準備資料一式を郵送します。

健診項目
日本総合健診医学会の基準項目を網羅しており、希望者にはオプションを用意しています。
肺がん（マルチスライス CT）、乳房 X 線検査、乳房超音波検査、前立腺がん検査（PSA 検査）、婦人科超音波検査、ヒトパピローマウイルス検査、内臓脂肪測定、喀痰細胞診、各種腫瘍マーカー検査、ピロリ菌抗体、肝炎検査などを行っています。

結果報告
受診後、約 2 週間で報告します。

公的認証
日本総合健診医学会 / マンモグラフィ検診精度管理中央委員会

特色
1978 年、「サンシャイン 60」内に人間ドック専門の施設として開院しました。自施設内で血液を検査できるので、大部分の検査結果が当日の面接時（受付から 3 時間後くらい）にお知らせできます。
婦人科では女医が担当し、乳房 X 線検査は女性技師がいつでも応対しています。
外来も併設していますので、再検査などの場合、健診時のデータが反映でき、効率的な検査・治療を行うことができます。

健診センター・人間ドック

医療法人社団卓秀会　平塚胃腸クリニック

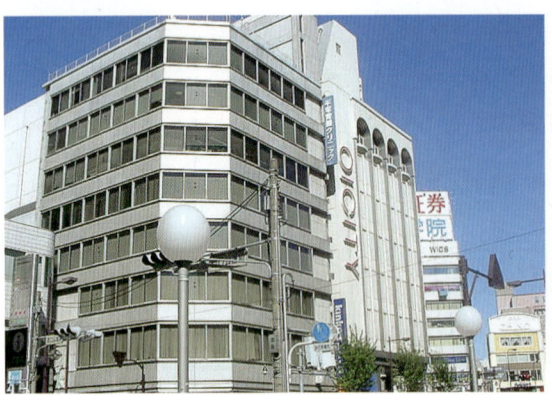

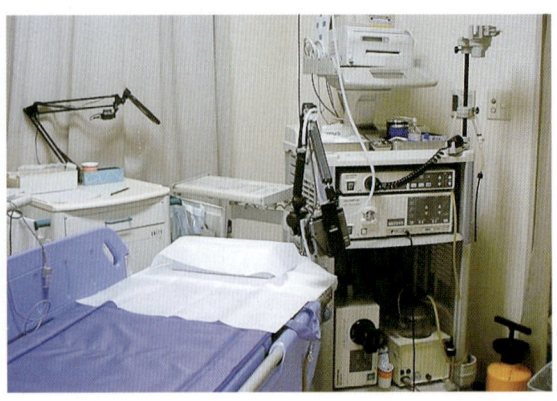

健診センター・人間ドック

所在地
〒171-0021　東京都豊島区西池袋 3-28-1
電話：03-3984-4316
FAX：03-3980-2570
ホームページ：http://www.ichou-doc.net/ikebukuro/
連絡先 E-mail：oguras@ichou.gr.jp

交通
JR・東京メトロ・東武東上線・西武池袋線池袋駅西口　徒歩3分

健診実施日
月～土曜日（ただし第1・3・5）

受診待機期間
1～2か月

申込方法
完全予約制（電話にて予約）。健康保険組合・共済組合などの加入者は、組合にお問い合わせください。

健診項目
一般（診察／血圧／肺機能／身体計測／腹囲）／尿（蛋白／沈渣ほか）／便潜血／血液（赤・白血球数／ヘマトクリットほか）／糖代謝／生化学（中性脂肪／HDL・LDLコレステロールほか）／肝機能（GOT/GPT/γ-GTPほか）／血清反応／梅毒／心電図／胸部レントゲン／胃部レントゲン／胃部内視鏡／眼科（眼底／眼圧）／聴力／腹部超音波
オプション検査：胃部内視鏡／子宮がん（子宮細胞診）／乳がん（乳腺エコー／マンモグラフィ）／前立腺がん（PSA）／腫瘍マーカーほか

結果報告
検査結果については、医師との直接面接および電話による相談・指導が受けられます。

公的認証
日本総合健診医学会、全日本病院協会などの優良認定施設

特色
人間ドック専門施設です。気楽にゆったりと検査が受けられます。開設以来35余年の実績は、全国有数の優良ドック施設として、各団体より高く評価されています。特に、がんの早期発見に力を入れており、胃・食道などの消化器検査には積極的に内視鏡検査を採り入れています。また、婦人科検診は女性医師・女性スタッフが担当します。

武蔵野赤十字病院健診センター

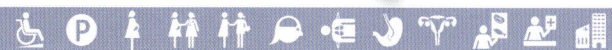

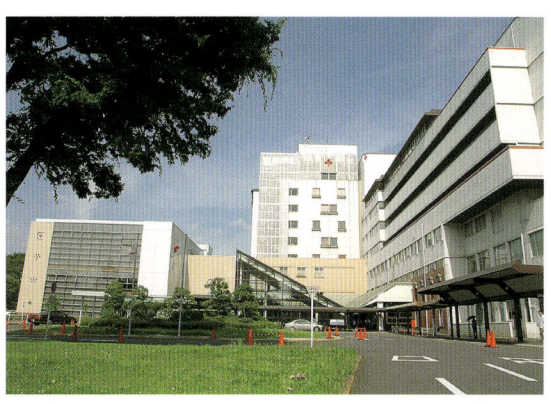

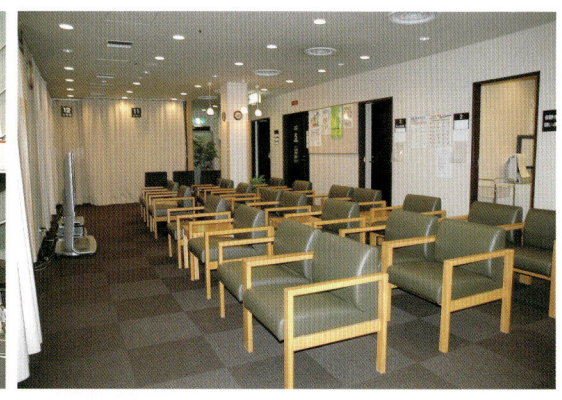

所在地
〒180-8610　東京都武蔵野市境南町 1-26-1
電話：0422-32-3111
FAX：0422-32-6897
ホームページ：http://www.musashino.jrc.or.jp/
連絡先 E-mail：kensin@musashino.jrc.or.jp

交通
JR 中央線武蔵境駅南口　徒歩 10 分
武蔵境駅よりムーバス（境南東循環）5 分（100 円）

健診実施日
毎週月～金曜日（年末年始を除く）

受診待機期間
胃透視（1～2 か月）、胃内視鏡（5 か月）

申込方法
電話・直接来院にて受付けています。

健診項目
日帰り人間ドックでは、日本総合健診医学会の基本項目以外に、オプション検査として、前立腺がん検査（PSA 検査）、乳腺触診、マンモグラフィ、乳腺超音波、婦人科頸がん・体がん検診、婦人科超音波、動脈硬化（PWV・ABI）、BNP、便中ピロリ抗原、喀痰細胞診、胸部 CT、骨密度、HIV 検査を行っています。
脳ドックでは、脳 MRI、MRA、頸動脈超音波、高次脳検査、血液検査、尿検査、心電図を行っています（簡易脳ドックは、脳 MRI、MRA、頸動脈超音波と、オプションで高次脳検査を実施）。

結果報告
当日、医師が面談の上結果を説明し、最終結果は 2～3 週間後に送付します。

公的認証
日本総合健診医学会優良認定／日本内科学会／日本産科婦人科学会／日本乳癌学会ほか

特色
当健診センターは、母体である武蔵野赤十字病院の目指す「安全で質の高い医療」を健診にも生かし、より質の高い、受診者が安心して受診でき、信頼していただける健診センターを目指しています。
なかでも、過去や外来でのデータの比較をふまえ、よりわかりやすい健診結果の説明を心がけています。
また、精査が必要な受診者に対しては、当院の専門性の高い各科の診療体制を生かし、2 次検査を行っています。

医療法人財団慈生会　野村病院　予防医学センター

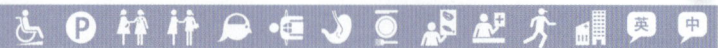

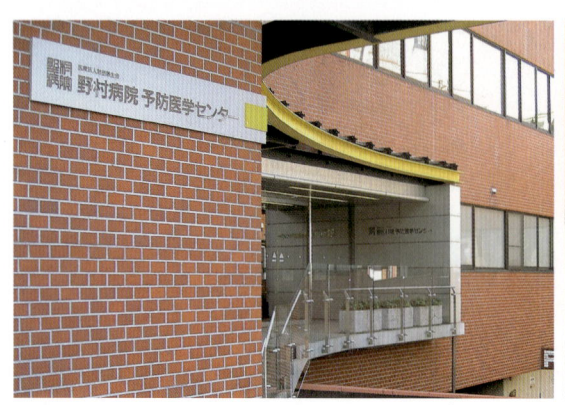

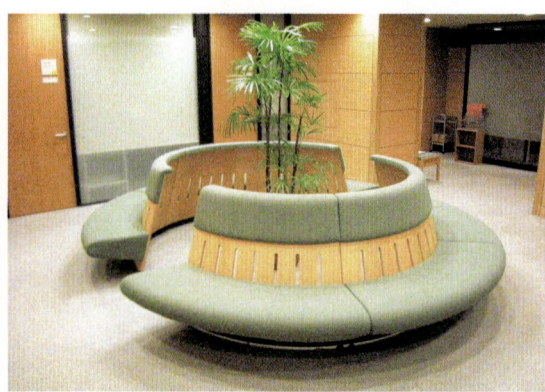

健診センター・人間ドック

所在地
〒181-8503　東京都三鷹市下連雀8-3-6
電話：0422-47-4848
FAX：0422-47-4877
ホームページ：http://www.nomura.or.jp/
連絡先 E-mail：t_uemr@nomurahp.or.jp

交通
JR中央線・京王井の頭線吉祥寺駅
吉祥寺駅公園口より小田急バスで新川（野村病院前）

健診実施日
月～土曜日

受診待機期間
1か月

申込方法
電話・FAXにて予約。予約後、健診準備資料一式を郵送します。

健診項目
特定健診項目に加えて、オプション検査として、運動負荷心電図、頭部MRI・MRA、胸部ヘリカルCT、喀痰細胞診、大腸X線、骨密度測定、前立腺診察、C型肝炎・採血、子宮細胞診、乳房X線＋視触診、乳房超音波＋視触診、下腹部超音波診断、上部消化管内視鏡、ペプシノゲン、ヘリコバクターピロリ菌、CEA、AFP、CA19-9、エラスターゼ1、CA125、内臓脂肪測定CT、甲状腺刺激ホルモン（TSH）、インスリン抵抗指数（HOMA-R）、頸動脈超音波診断をご用意しています。

結果報告
検査結果はその日に聞いて帰ることができます。日帰り人間ドックコースの場合、後日郵送も可能です。

公的認証
人間ドック・健診施設機能評価認定/ISO9001：2008認証取得

特色
当センターは、「健康は最大の財産です」をモットーとして、病気の早期発見のみならず、予防から健康維持に至るまでの「健康づくり」を総合的に支援するための施設です。
当センターの母体である野村病院は、疾患別・臓器別専門医療の問題点に対処すべく、「総合診療」の観点からその機能の充実に努めており、地域をリードする医療機関を目指しています。

医療法人財団暁　あきる台病院

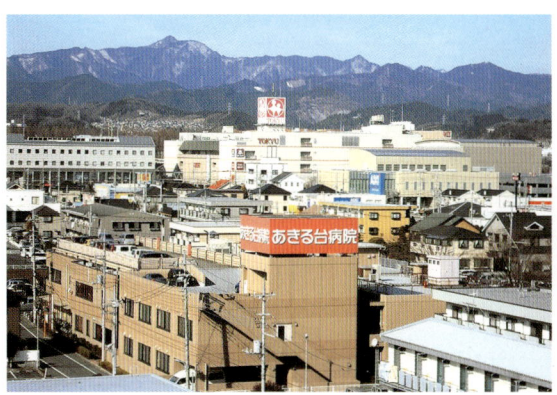

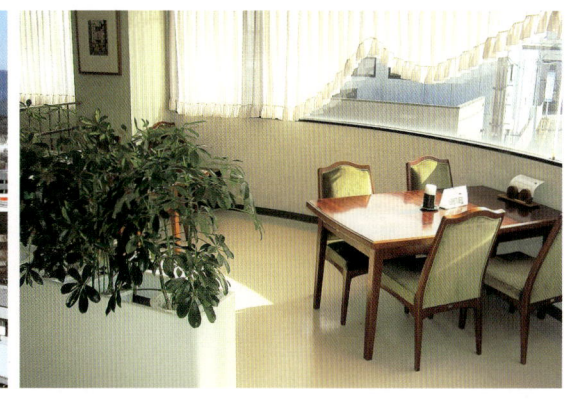

所在地
〒197-0804　東京都あきる野市秋川6-5-1
電話：042-559-5449
FAX：042-559-1201
ホームページ：http://www.akirudai-hp.or.jp/
連絡先 E-mail：kensin-jim@akirudai-hp.or.jp

交通
JR武蔵五日市線秋川駅北口　徒歩7分
あきる野市役所そば
圏央道日の出IC　車で5分（駐車場150台）

健診実施日
月～土曜日（日曜日・年末年始・祝日休み）

申込方法
電話にて予約を受付けています。

健診項目
主に、日本総合健診医学会の検査項目を実施しています。
そのほか、オプション検査として前立腺がん検査（PSA検査）、肺らせんCT、マンモグラフィ、乳腺エコー、頸動脈エコー、甲状腺エコー、骨密度検査なども実施しています。

結果報告
過去の健診結果をグラフ化し、今回の健診結果だけでなく、経年変化が見やすいような報告書となっています。

公的認証
日本総合健診医学会優良施設認定／日本病院会指定施設／日本消化器内視鏡学会指導施設

特色
東京多摩西部のあきる野市にある病院です。
人間ドック・健康診断には特に力を入れており、地域の皆様が安心して健康な日々を過ごせるよう、お力になりたいと考えています。特色として、当院では健診センター専任の調理師をおき、「人間ドック」を受診されたすべてのお客様に、その場で調理した懐石風料理をご提供し、お食事を楽しんでいただいています。大変ご好評いただいています。
また、企業巡回健診なども行っています。

健診センター・人間ドック

115

社会医療法人財団石心会　アルファメディック・クリニック

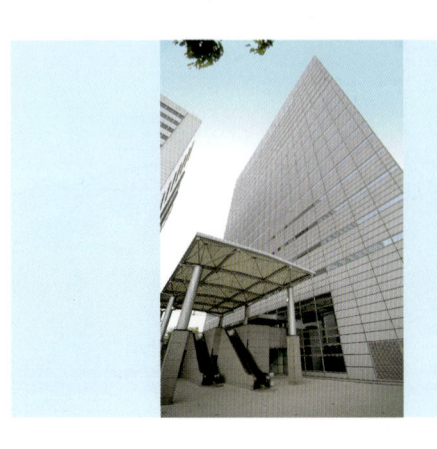

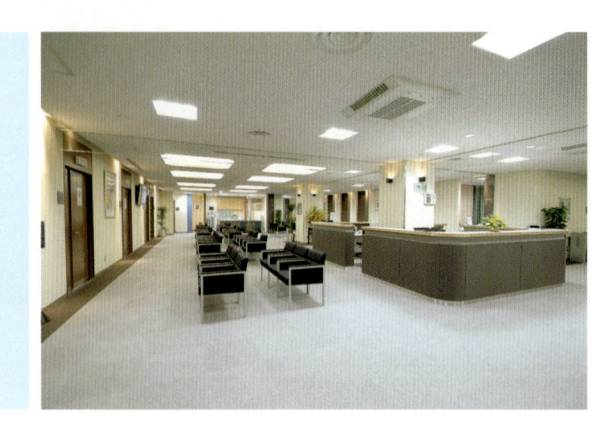

健診センター・人間ドック

所在地
〒212-0013　神奈川県川崎市幸区堀川町580-16
　　　　　　川崎テックセンター8階
電話：044-511-6115
FAX：044-542-1284
ホームページ：http://www.alpha-medic.gr.jp
連絡先E-mail：info@alpha-medic.gr.jp

交通
JR川崎駅西口　徒歩8分
京浜急行線京急川崎駅西口　徒歩6分

健診実施日
月～土曜日、休診日：日曜日・祝日

受診待機期間
約1か月

申込方法
完全予約制です。電話（予約専用ダイヤル：044-511-6116）・E-mailにて予約を受付けています。

健診項目
日本人間ドック学会、日本総合健診医学会の基準項目に準じて検査を実施しています。
胃部検査は、胃部X線と胃内視鏡検査が選択できるようになっており、経鼻内視鏡は特に人気が高い検査です。
クリニック内に検体検査室があり、データが当日の医師結果説明の際に報告されるようシステム化されています。
オプションとして、乳房X線検査、乳房超音波検査、子宮細胞診（頸部・体部）、骨密度（腰椎DEXA）、CT検査、内臓肥満、頭部MRI・MRA、前立腺がん検査（PSA検査）ほか各種腫瘍マーカー検査、ピロリ菌検査などを行っています。

結果報告
基本的に、人間ドックの受診者全員に、医師から結果説明があります。

公的認証
日本総合健診医学会優良施設認定／人間ドック健診施設機能評価認定／社団法人日本病院会指定

特色
人間ドックを主とした、総合健診センターです。広さ1,188㎡のフロアでゆったりと健診を受けていただけます。
女性を配慮しており、月1回レディースデーを設けています。婦人科検査実施日を週4回に増設し、対応しています。
ご好評いただいておりますお食事は、管理栄養士の提案により季節ごとに四季折々の旬の食材を使い、ご提供しています。

医療法人社団黎明会　新百合健康管理センター

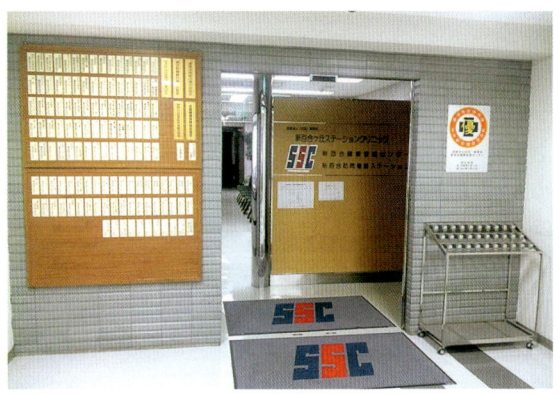

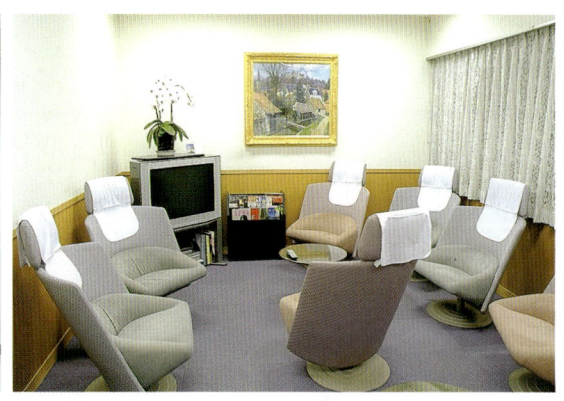

所在地
〒 215-0021　神奈川県川崎市麻生区上麻生 1-20-1
　　　　　　　小田急アコルデ新百合ヶ丘 6 階
電話：044-959-3121
FAX：044-966-3298
ホームページ：http://www.reimeikai.biz
連絡先 E-mail：info@reimeikai.biz

交通
小田急線新百合ヶ丘駅　徒歩 1 分
南口マクドナルド上　ビル 6 階

健診実施日
月～土曜日

申込方法
完全予約制。電話・E-mail にてご予約ください。予約後、健診案内資料をお送りします。

健診項目
基本項目：身体計測 / 血圧 / 心電図 / 視力 / 聴力 / 眼圧 / 眼底写真 / 肺活量 / 血液検査一般 / 生化学検査 / 尿・便検査 / 腹部エコー / 胸部レントゲン / 胃部造影検査 / 乳がん検査 (触診のみ)
オプション検査：CT 検査（頭部・胸部・腹部）/ 循環器検査（心臓エコー・負荷心電図）/ 腫瘍マーカー / 肝炎ウイルス検査 / ピロリ菌検査 / 骨密度測定 / 喀痰細胞診 / 胃内視鏡検査 / 乳がん検査（マンモグラフィ・乳腺エコー（女性のみ））

結果報告
基本的に、結果票は約 10 日後に送付します。時間がある方には、当日午後に医師より結果説明を実施します。

特色
人間ドックを中心とした健康診断を実施し、がんや生活習慣病などの早期発見に努め、皆様の定期的な健康管理のお手伝いをしてゆきます。
各種オプション検査をご用意していますので、より充実した健診もお受けいただけます。
また、女性の方を対象とした健診についても積極的に取り組んでいますので、お気軽にお尋ねください。

横浜東口クリニック

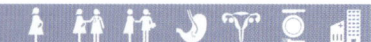

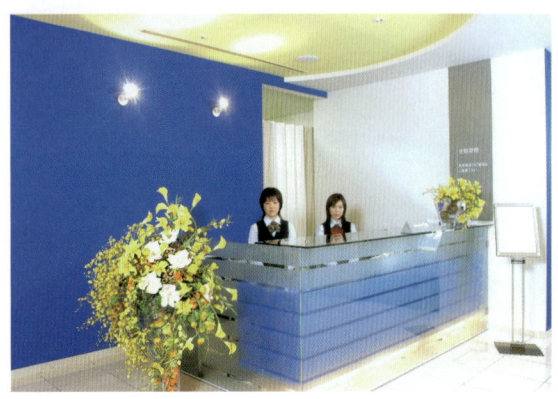

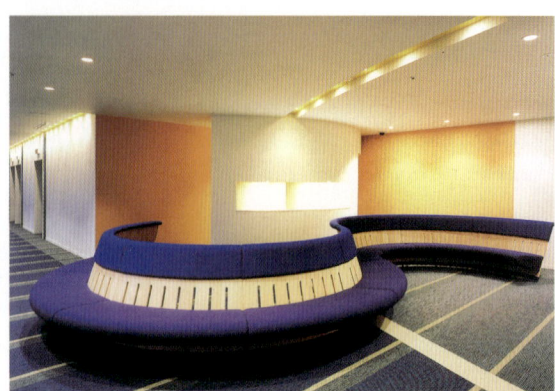

健診センター・人間ドック

所在地
〒220-0011　神奈川県横浜市西区高島2-19-12
　　　　　　スカイビル17階
電話：045-453-3366
FAX：045-453-4400
ホームページ：http://yokohama-east-clinic.jp
連絡先 E-mail：keihin-kc@celery.ocn.ne.jp

交通
JRなど横浜駅東口より地下街経由直結のスカイビル内17階（徒歩5分以内）

健診実施日
月～土曜日（祝日を除く）

受診待機期間
1か月程度

申込方法
電話・FAXにて予約。予約後、健診案内資料を2週間前までに郵送します。

健診項目
日本病院会の人間ドック検査項目に準拠した健診を実施しています。
身体計測（身長・体重・腹囲・肥満度・体脂肪率）
生理検査（血圧・眼底・眼圧・視力・聴力・肺機能・心電図）
X線デジタル撮影（胸部・食道・胃・十二指腸）
超音波検査（肝臓・胆嚢・膵臓・腎臓・脾臓）
血液検査（血液学・肝機能・脂質・腎機能・痛風・糖尿病・生化学・免疫血清学など：合計34項目）
尿検査（尿一般：8項目）
便検査（潜血反応）

問診・診察

結果報告
当日、受診者全員に医師が面接して結果を説明し、後日（2週間以内）検査成績書を郵送します。

公的認証
健康評価施設査定機構

特色
快適な環境、ハイグレード・スピーディーな健診、安心・信頼のおけるケアを特徴としています。設備や照明をゆったりとくつろげる状況に配置し、落ち着いた雰囲気でのリラックス健診を実現しています。
デジタル撮影装置（レントゲン）など最新鋭の医療機器を導入し、質の高い健診をスピーディーに行っています。
必要に応じて各大学病院などへの紹介も迅速に行います。婦人科検診は、すべて女性医師・スタッフが行っています。

医療法人財団　コンフォート　コンフォート病院

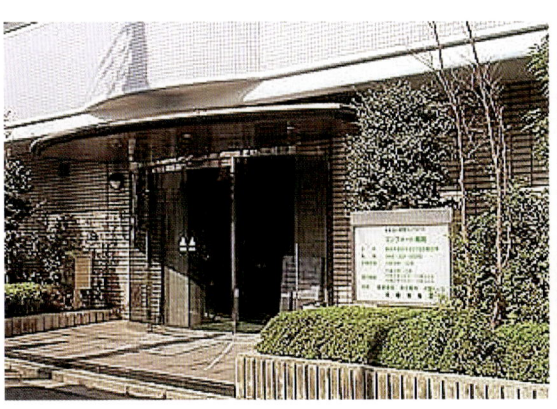

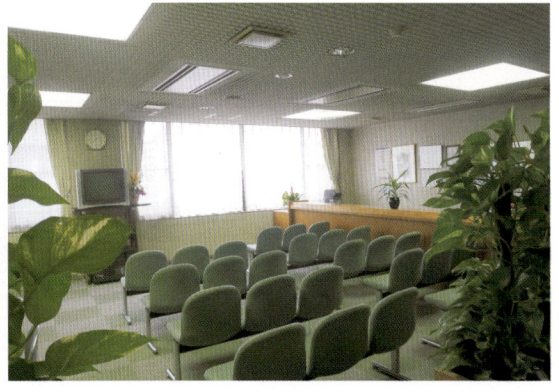

所在地
〒220-0023　神奈川県横浜市西区平沼2-8-25
電話：045-453-6060（予約直通）
FAX：045-453-2435
ホームページ：http://www.transradial.org/
連絡先 E-mail：k-abe@transradial.org

交通
相鉄線平沼橋駅　徒歩1分
京浜急行線戸部駅　徒歩5分

健診実施日
火〜日曜日、日曜日は月2回実施

受診待機期間
10〜14日

申込方法
要予約。電話・FAXにてお申し込みください。

健診項目
身体計測／聴力検査／尿検査／血液一般検査／生化学的検査／心電図検査／肺機能検査／眼科的検査／腹部超音波検査／胸部レントゲン検査／胃部レントゲン検査／便潜血検査／医師面談

結果報告
すべての検査並びに昼食後、午後より医師面談による結果報告（任意）を行います。または、2週間以内に郵送します。

公的認証
日本病院会優良認定／日本総合健診医学会優良施設認定／日本ドック学会

特色
300余りの健保組合、企業団体と契約を結び、一人でも多くの方に受診していただき予防医学としての役割を果たすこと、すなわち病院の目標である「信頼ある医療の実践」を実行しています。
忙しい方のために、土曜日、日曜日（月2回）にも開院しています。また、内科、循環器科もあり、2次検診の対応も可能です。そのほか、腫瘍免疫外来も開院しています。

健診センター・人間ドック

医療法人城見会　アムスランドマーククリニック

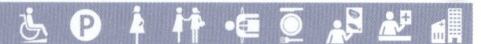

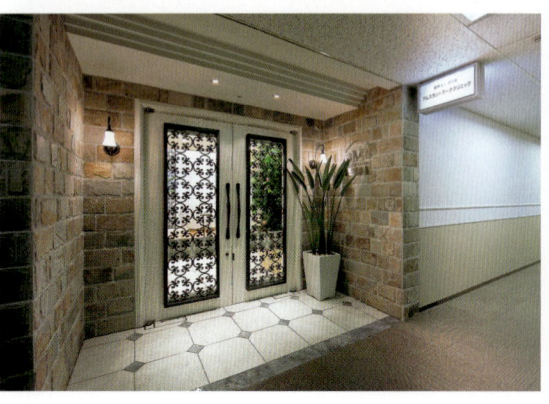

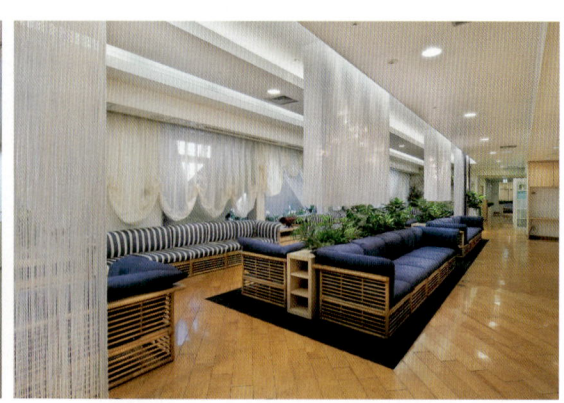

健診センター・人間ドック

所在地
〒220-8107　神奈川県横浜市西区みなとみらい
2-2-1-1　ランドマークタワー7階
電話：045-222-5588
FAX：045-222-5590
ホームページ：http://www.ams-dock.jp/
連絡先 E-mail：lmcl@ams-group.jp

交通
JR・横浜市営地下鉄桜木町駅　徒歩5分
東急東横線みなとみらい駅　徒歩5分

健診実施日
月～土曜日

受診待機期間
午前については3か月、午後は1か月

申込方法
電話・E-mailにて予約。予約確定後、受診に必要な書類など一式を郵送します。

健診項目
日本総合健診医学会の基準項目のほか、オプション検査として、C型肝炎検査、乳房超音波検査、乳房X線検査、子宮頸がん検査、骨密度検査、胸部CT検査、内臓脂肪計測、頸動脈超音波検査・喀痰検査・各種腫瘍マーカーなどを行っています。

結果報告
受診当日に医師と面談し、血液検査を含む結果の説明を実施します。

公的認証
日本総合健診医学会優良施設認定

特色
乳房X線・CT・眼底などの画像は、専門医が読影を行っています。当日の結果の説明後、すべての検査結果がそろった時点で判定医がダブルチェックを行い、総合的に判定しています。
再検査や精密検査が必要な場合は、専任担当者が連携施設を紹介します。また、保健師・管理栄養士による生活習慣の指導も実施しており、受診後のフォローを行っています。

医療法人社団相和会　横浜総合健診センター

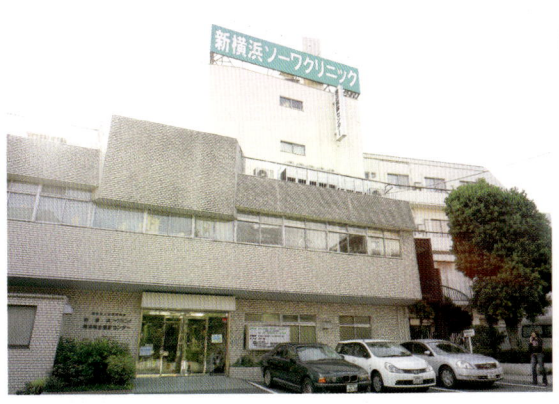

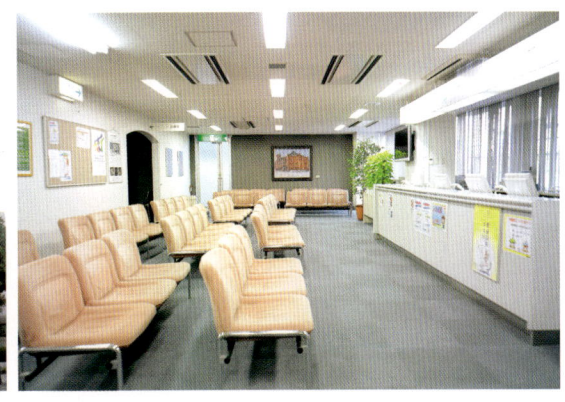

所在地
〒222-0023　神奈川県横浜市港北区仲手原2-43-48
電話：045-433-8511
FAX：045-433-8544
ホームページ：http://www.sowa.or.jp
連絡先 E-mail：kenshin.yokohama@sowa.or.jp

交通
東急東横線妙蓮寺駅　徒歩3分

健診実施日
月～土曜日

受診待機期間
7日間

申込方法
電話・インターネットにて受付けています。

健診項目
身体計測/血圧/心電図/眼底/眼圧/視力/聴力/肺機能/胸部X線/上部消化管X線/腹部超音波/血液検査(生化学・血液学・血清学)/尿/便潜血
そのほか、オプション検査として以下があります。
脳ドック(MR)/肺がん(CT)/喀痰/骨密度/動脈硬化度測定/子宮細胞診/乳房超音波/乳房X線/腫瘍マーカー/睡眠時無呼吸検査など

結果報告
当日、結果を説明します。

特色
当日の結果説明を実施しています。CT・MR・内視鏡・マンモグラフィなど、最新医療機器を配備しており、専門医による婦人科検診を毎日実施しています。
クリニックを併設し、二次検査(アフターフォロー)も万全です。
駅から徒歩3分の好アクセスです。

財団法人結核予防会神奈川県支部　かながわクリニック

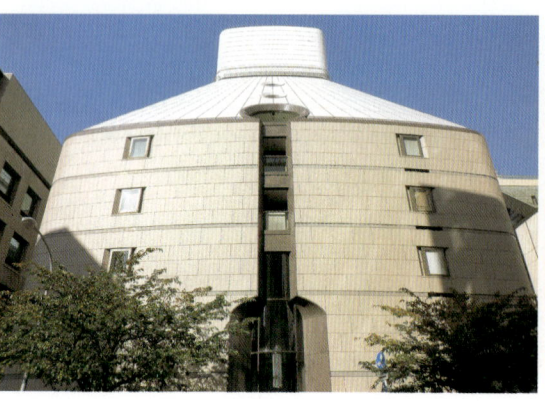

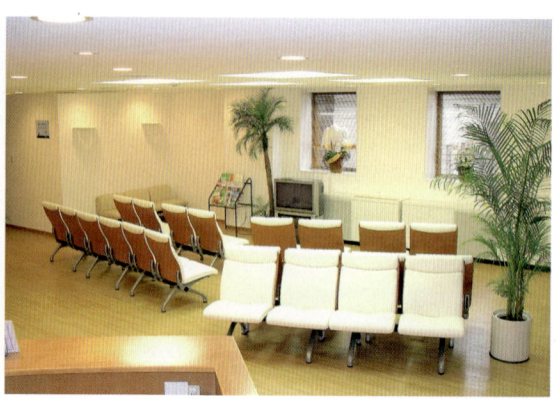

健診センター・人間ドック

所在地
〒231-0004　神奈川県横浜市中区元浜町4-32
　　　　　　県民共済馬車道ビル
電話：045-201-8521
FAX：045-201-8539
ホームページ：http://www.kanagawa-ata.jp
連絡先 E-mail：j-kobayashi@kanagawa-ata.or.jp

交通
みなとみらい線馬車道駅6番　徒歩2分
市営地下鉄関内駅4番　徒歩8分
JR京浜東北線関内駅北口　徒歩10分

健診実施日
月～金曜日、土曜日（不特定日）

受診待機期間
2週間前まで受付できます。

申込方法
電話などで申込を受付けています。

健診項目
労働安全衛生法（規則第44条）で義務づけられた検査項目（定期健康診断）や日本総合健診医学会の基準検査項目（人間ドック）を実施しています。
また、希望者には乳房検診（マンモグラフィ・エコー）、子宮頸部検査、骨粗しょう症検査、萎縮性胃炎検査、各種腫瘍マーカーなども実施しています。
必要により、上部内視鏡検査や子宮体部検査（医師の判断が必要）も行っています。
特定検診・特定保健指導および横浜市が推奨するがん検診（乳・子宮・胃・大腸）も実施しています。

結果報告
希望者に当日医師が面接し、検査結果を説明した上で、後日健診結果通知書をお送りします。

公的認証
日本総合健診医学会優良総合健診施設認定

特色
当クリニックは、横浜関内エリアに位置する好アクセスな人間ドック施設です。
「清潔感」「ゆとり」「親切丁寧」を心がけ、創業以来（1983年）今日まで幅広いお客様層からご愛顧いただいています。
特に、充実した検診内容（婦人項目）や女性専用日設定など、女性のお客様を意識した取り組みが大変喜ばれています。
あなたのヘルスケア・パートナーとして、ご利用を心よりお待ちしています。

医療法人回生会　ふれあい横浜ホスピタル　健康管理センター

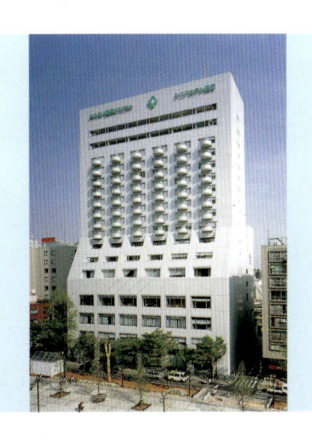

所在地
〒231-0031　神奈川県横浜市中区万代町2-3-3
電話：045-662-2489
FAX：045-662-7257
ホームページ：http://www.fureai-g.or.jp/fyh-kenshin/
連絡先 E-mail：fureyoko-kenshin@fureai-g.or.jp

交通
JR京浜東北根岸線関内駅　徒歩3分
横浜市営地下鉄伊勢佐木長者町駅　徒歩3分

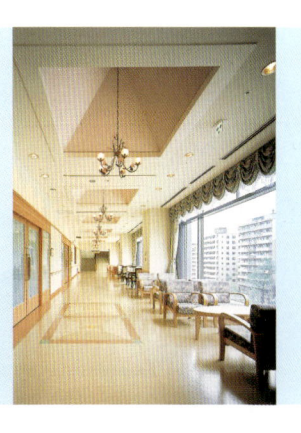

健診実施日
月～土曜日（祝日を除く）

受診待機期間
予約状況によります。

申込方法
電話・インターネット・E-mailにて受付けています（完全予約制）。

健診項目
日帰りドック/宿泊ドック/レディースドック/生活習慣病予防健診/レディース健診/脳ドック/法定健診/特定健診

結果報告
受診日から2～3週間後に発送します。

公的認証
一般社団法人日本総合健診医学会優良総合健診施設/社団法人日本人間ドック学会二日ドック認定施設

特色
当院は平成14年4月、JR関内駅から3分の大通公園沿いに開院しました。
「人を尊び、命を尊び、個を敬愛する」という理念のもとに、一人一人のニーズに合わせて選べるよう、多彩なコースをご用意しています。
もちろん、異常所見がありましたら、2次診療（料金別途）へすばやく対応します。
当センター職員一丸となって、あなたの健康をサポートします。

健診センター・人間ドック

京浜健診クリニック

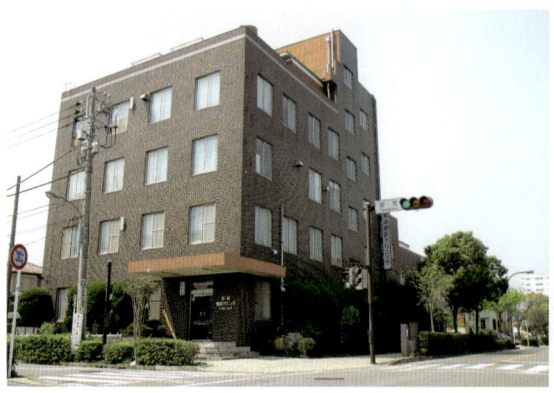

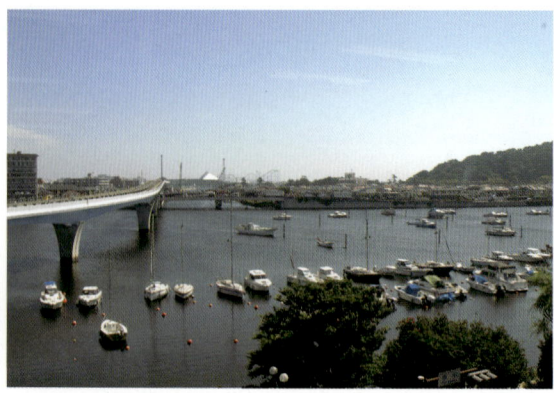

健診センター・人間ドック

所在地
〒236-0026　神奈川県横浜市金沢区柳町3-9
電話：045-782-3222
FAX：045-783-6009
ホームページ：http://www.keihin-kc.jp
連絡先 E-mail：keihin@bc.iij4u.or.jp

交通
京浜急行線金沢八景駅　徒歩10分
横浜横須賀道路朝比奈インター出口　車で約15分

健診実施日
火～土曜日、月曜日（月1～2回）

受診待機期間
2週間以上

申込方法
主に電話にて予約を受付けています。ホームページからの予約も可能ですが、折り返し電話確認となります。

健診項目
日本総合健診医学会の基準項目を含めた総合健診コースを中心に、婦人科検診、乳がん検診、前立腺がん検診、大腸がん検診、脳ドック検診、胸腹部CT、MRI検査、腫瘍マーカー検査、骨密度検査、動脈硬化検査など、各種オプション検査を取り揃えています。

結果報告
健診同日に、医師より説明があります。後日、正式な成績票をご自宅に郵送します。後日説明も可能です。

公的認証
日本総合健診医学会認定施設／日本内科学会専門医／日本内視鏡学会専門医／日本消化器学会専門医

特色
1972年に、日本で初めて個人経営の人間ドック専門施設としてスタートして、39年が経過しました。
健康診断を通じて、地域住民の健康管理に役立つように努力を重ねています。
早期発見・早期治療が、いかに重要であるかを長年指導してきました。お陰様で、反復受診をされる方が90％以上を占めています。

神奈川県厚生農業協同組合連合会保健福祉センター　JA健康管理センターあつぎ

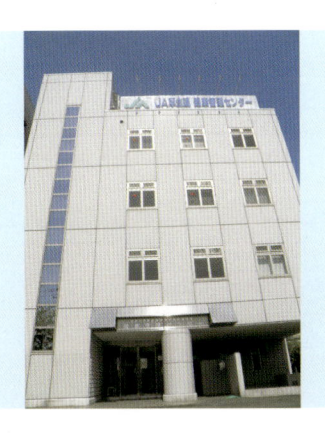

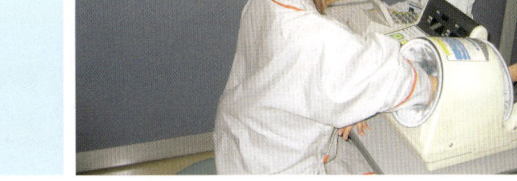

所在地
〒243-0022　神奈川県厚木市酒井3132
電話：046-229-7115
FAX：046-229-7116
ホームページ：http://www.kouseiren.net/hokenfukusi/
連絡先 E-mail：adockjimu@kanagawa.kouseiren.net

交通
小田急線本厚木駅よりバス平塚駅行きで10分、リバーサイド前　徒歩5分

専用送迎バス有
東名高速厚木IC　1分

健診実施日
月～土曜日（祝日・第3土曜日・年末年始休診）

受診待機期間
1か月

申込方法
電話、FAXにて予約。予約後、健診事前資料一式を郵送します。

健診項目
日本総合健診医学会の基準項目に加えて、前立腺がん検査（PSA検査：男性のみ）を実施しています。
また、オプション検査として、子宮がん検査（婦人科診察、子宮頸部細胞診、卵巣がん）、女性ホルモンに関する更年期検査、乳がん検査（乳房超音波検査、マンモグラフィ）、胸部・頭部CT、各種マーカー検査、アレルギー検査、HCV抗体、BNP検査、尿中NMP22検査、動脈硬化に関する検査、内臓脂肪測定検査を行っています。

結果報告
当日、受診者全員に医師より結果を説明し、当日分の結果票を渡し、後日、全項目分を郵送します。当日希望者には紹介状を発行しています。

公的認証
日本人間ドック学会／日本病院会優良人間ドック・健診施設指定／機能評価認定

特色
ドック受診後のラウンジでのお食事は、晴れた日には富士山も望め、検査からの緊張を和らげてくれます。
是非一度、「JA健康管理センターあつぎ」で人間ドックをご受診ください。スタッフ一同最高の笑顔でお待ちしています。

健診センター・人間ドック

社会医療法人社団三思会　東名厚木メディカルサテライトクリニック

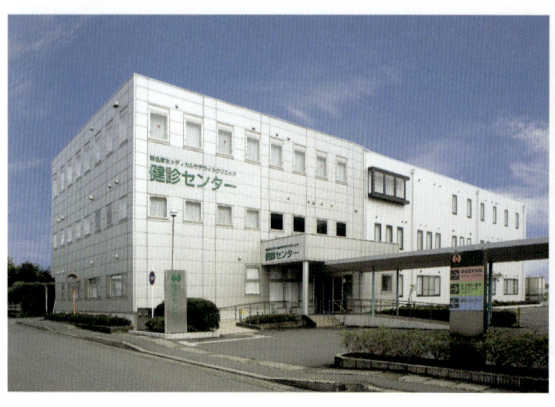

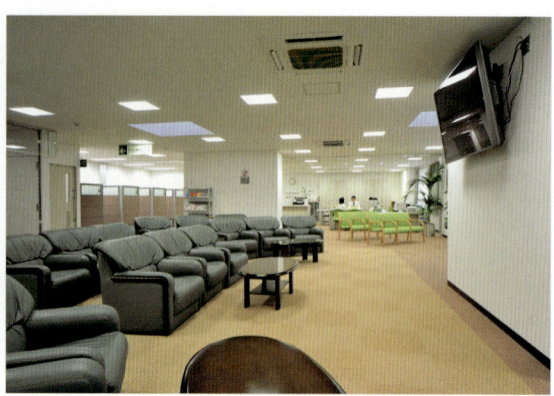

健診センター・人間ドック

所在地
〒243-0034　神奈川県厚木市船子224
電話：046-229-1937
FAX：046-227-0677
ホームページ：http://www.tomei.or.jp/tams/
連絡先 E-mail：tams@tomei.or.jp

交通
小田急線本厚木駅よりバス、船子　徒歩3分
無料送迎バスあり
駐車場あり（有料）

健診実施日
月～土曜日

受診待機期間
1か月

申込方法
電話・FAXにて予約。予約後、健診資料一式を郵送します。

健診項目
1泊ドック（温泉・フィットネス）/日帰りドック/シニアドック/ミニドック
簡易健診・定期健診/生活習慣病健診/雇入時健診/特定業務簡易健診・特定業務健診/海外派遣健診
そのほか、以下の各種オプション検査を実施しています。
頭部MR検査/胸部CT/体力測定/腫瘍マーカー/骨塩量測定/骨強度評価/マンモグラフィ/乳腺超音波/婦人科検診など

結果報告
当日、結果を説明した後、2週間以内に送付します。

公的認証
日本総合健診医学会優良認定施設/日本人間ドック学会機能評価認定施設

特色
広々とした健診専用施設で、お一人お一人をエスコートがご案内し、ゆったりと受診いただけるよう努めています。
健診後も、併設する病院にて診療を受けることができます。
当法人は、ピンクリボン運動を応援しています。

社会医療法人財団互恵会　大船中央病院健康管理センター

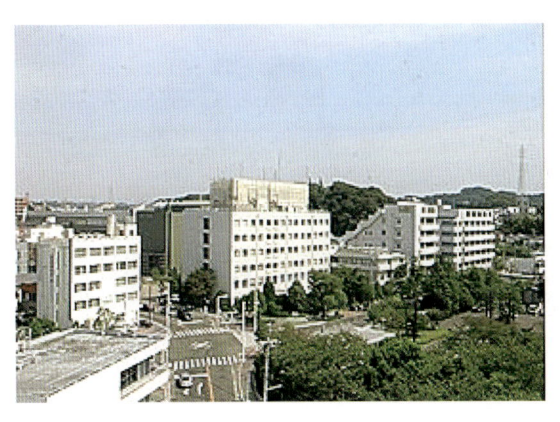

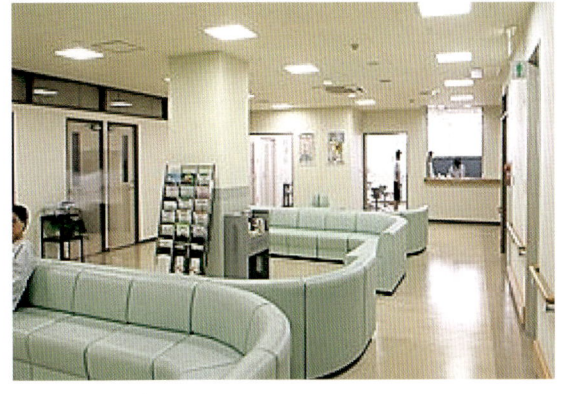

所在地
〒247-0056　神奈川県鎌倉市大船 6-2-24
電話：0467-47-7761
FAX：0467-47-2316
ホームページ：http://www.ofunachuohp.net
連絡先 E-mail：kenshin@ofunachuohp.net

交通
JR 大船駅東口　徒歩 8 分

健診実施日
月～土曜日（日曜・祝日は除く）

受診待機期間
2～3 か月後（健康診断の内容によります）

申込方法
各種健康診断は完全予約制です。来院していただくか、電話にてお申し込みください。

健診項目
人間ドック（日帰り・1 泊）、脳ドック、生活習慣病健診（男性・女性）、婦人科検診（子宮細胞診（頸部・体部）、乳房触診、マンモグラフィ、乳腺超音波）、特定健診、法定健康診断など、さまざまな健診コースを準備しています。詳しい内容はホームページを参照してください。

結果報告
健診受診後、約 2～3 週間で郵送します。

公的認証
日本総合健診医学会優良総合施設認定 / 健康保険組合連合会指定 / 全国健康保険協会指定

特色
マルチスライス CT や MRI・MRA など、最新鋭の検査システムを備えています。
健診専用施設でゆったりと受診できます。
大船中央病院の附属施設ですので、再検査・精密検査・治療を必要とする時にも、専門外来を受診できます。
検査データはすべてコンピュータで管理しており、再受診時には経年的に変化を見ることができます。

健診センター・人間ドック

医療法人社団藤順会　藤沢総合健診センター

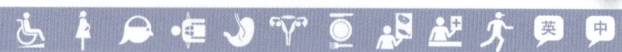

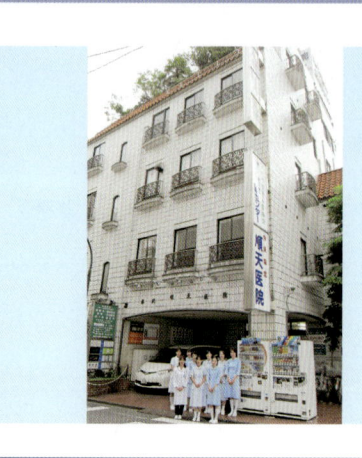

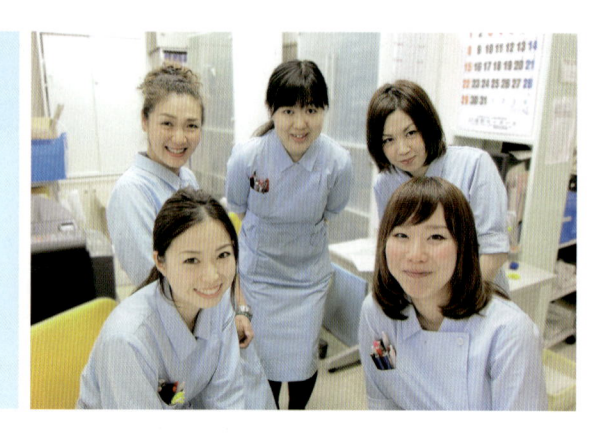

健診センター・人間ドック

所在地
〒251-0024　神奈川県藤沢市鵠沼橘1-17-11
電話：0466-23-3211
FAX：0466-24-3630
ホームページ：http://www.fujisawa-junten.or.jp
連絡先 E-mail：kenshin@fujisawa-junten.or.jp

交通
JR東海道線・小田急江ノ島線藤沢駅南口　徒歩3分

健診実施日
月～土曜日（祝日・夏季冬季休業日除く）

受診待機期間
1か月程度

申込方法
電話・FAX・E-mailにて予約後、健診事前案内物を郵送します。

健診項目
日本総合健診医学会の基準項目に加え、前立腺がん検査（PSA検査：男性）、CEA、HCV抗体、健康栄養相談を実施しています。
希望者には、オプション検査として、婦人科検査、乳房超音波検査、マンモグラフィ、胸部ヘリカルCT、喀痰細胞診、頭部ヘリカルCT、各種腫瘍マーカー検査、骨密度検査などがあります。また、脳ドック（頭部MRI・MRA、頸動脈MRA）も、人間ドックのオプションとして受診可能です。

結果報告
当日、説明希望者には、医師の面接を実施し、後日健診結果票を郵送します。

公的認証
日本総合健診医学会優良総合健診施設認定／日本人間ドック学会認定／日本病院会指定

特色
当センターは昭和34年に設立以来、確かな健診技術に加え、ヘリカルCT、胃内視鏡、閉塞感をやわらげる開放型MRIを使用するなど、先進機器を駆使して、各部位のがん検診を行っています。
婦人科検査は、日本婦人科腫瘍学会専門医・日本がん治療認定医によります。
また、高濃度ビタミンC点滴療法を実施しており、そのほかにも、ドクターズサプリメントの通信販売を行っています。

公益財団法人藤沢市保健医療財団　藤沢市保健医療センター

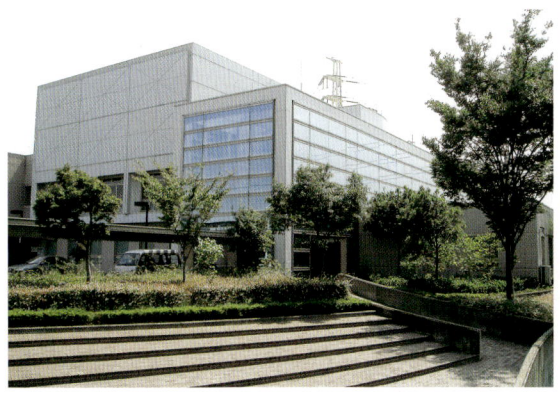

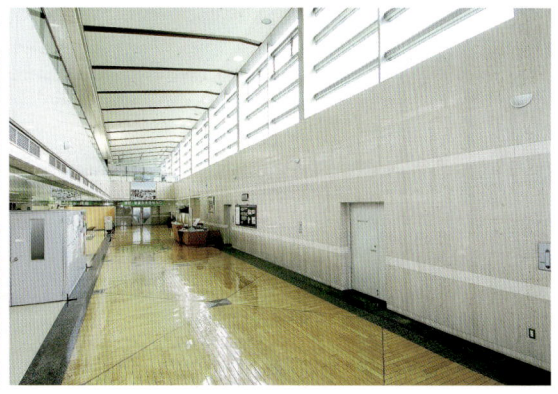

所在地
〒251-0861　神奈川県藤沢市大庭5527-1
電話：0466-88-7300
FAX：0466-88-7353
ホームページ：http://iryo.city.fujisawa.kanagawa.jp/
連絡先 E-mail：fhmc@cityfujisawa.ne.jp

交通
辻堂駅北口　バスで約10分
湘南台駅西口　バスで約18分
二番構保健医療センター

健診実施日
月～金曜日

受診待機期間
1か月

申込方法
電話またはFAXにて予約。予約確定後、健診準備資料一式を郵送します。

健診項目
身体計測／生理学的検査／尿一般検査／血液生化学検査／血液一般検査／血清学検査（TPHA・HBs抗原）／便検査／X線検査（胸部・胃部）／腹部超音波検査／診察／当日結果説明／オプション検査（婦人科検診（乳がん・子宮がん）・胸部CT（マルチスライスヘリカルCT）・内臓脂肪測定（マルチスライスヘリカルCT）・頭部MRI・前立腺がん検査（PSA検査）・甲状腺超音波・骨密度測定（前腕骨X線））

結果報告
当日に医師が結果を説明し、約2週間後に健診結果報告書を郵送します。

公的認証
日本人間ドック学会（専門医・認定医）／日本総合健診医学会（専門医）／日本医師会認定健康スポーツ医

特色
藤沢市保健医療センターを運営する公益財団法人）藤沢市保健医療財団は、藤沢市民に保健・医療・福祉サービスを行う目的で設立された財団です。
本財団の特色は、医療（治療）前後の役割―病気の早期発見・予防と社会復帰―を果たすための事業が主体となっていることです。
健診から保健（栄養・運動など）支援までを、一貫した指針のもとに行っています。

社会保険　相模野病院　健康管理センター

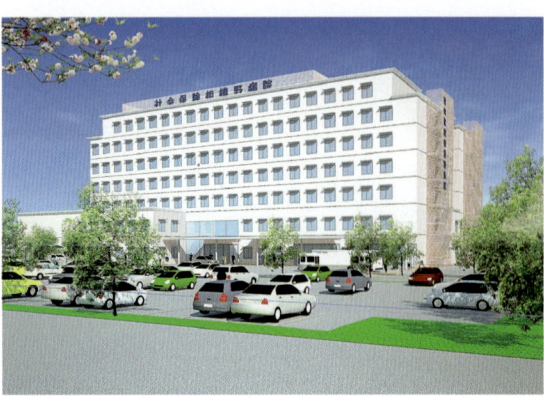

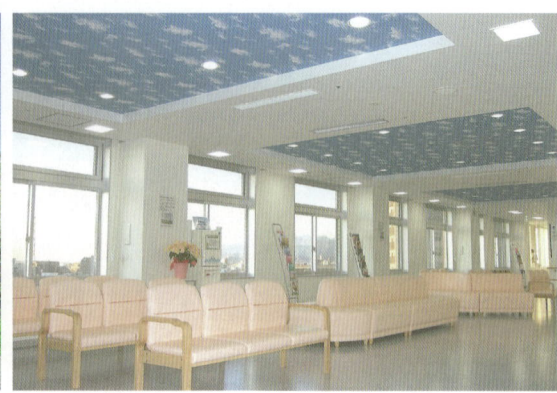

健診センター・人間ドック

(2012年春完成予定)

所在地
〒252-0206　神奈川県相模原市中央区淵野辺1-2-30
電話：042-751-1265
FAX：042-751-1268
ホームページ：http://www.sagaminohp.jp
連絡先 E-mail：kenshin@sagaminohp.jp

交通
JR横浜線矢部駅北口　徒歩1分

健診実施日
月〜金曜日、毎月第3土曜日（ドックのみ）

受診待機期間
1か月

申込方法
電話にて直接申し込み。予約後、受診準備資料一式を送付します。

健診項目
日帰り人間ドック、1泊人間ドック、生活習慣病予防健診、定期健診、職業病特殊健診各種、ブライダルチェック、頭部MRI/MRA検査、胸部CT検査、臍部CT検査、頸動脈超音波検査、経口・経鼻内視鏡検査、マンモグラフィ検査、乳房超音波検査、HPV（ヒトパピローマウイルス）検査、各種血液マーカー、ABI検査、大腸鏡検査（1泊ドックのみ）、ほか各種検査を準備しています。
詳しくは当院ホームページまたは電話にてご確認ください。

結果報告
ドック受診者には、当日医師が結果説明を行い、中間報告書をお渡しします。後日、正規版の結果報告書を送付します。

公的認証
日本総合健診医学会優良施設認定/日本ドック学会健診施設機能評価/ISO9001取得

特色
私ども、社会保険相模野病院は、昭和35年4月に開設し、診療と健康診断から地域医療の保持・予防に貢献しています。
このたび、相模原地区の安定した医療と保健予防を目指して、平成24年4月に健診センターは専用ワンフロアに、病床数も212床に増えて、新しく生まれ変わります。

医療法人社団相和会　相模原総合健診センター

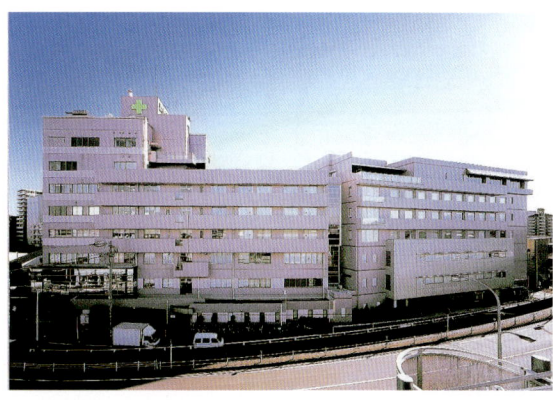

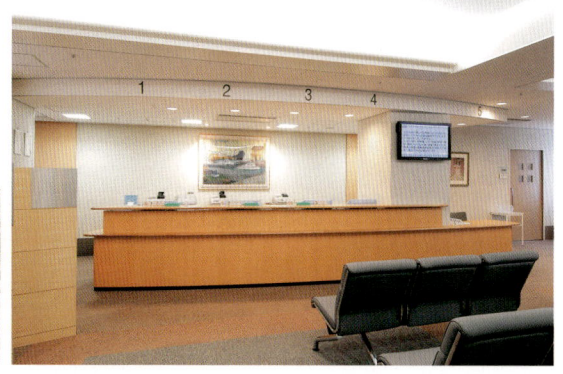

所在地
〒252-0206　神奈川県相模原市中央区淵野辺3-2-8
電話：042-753-3301
FAX：042-776-5225
ホームページ：http://www.sowa.or.jp/
連絡先 E-mail：kenshin.sagamihara@sowa.or.jp

交通
JR横浜線淵野辺駅北口　徒歩5分

健診実施日
月～土曜日（日曜日・祝日を除く）

受診待機期間
1か月

申込方法
電話・FAX・E-mailにて予約を受付けています。団体によっては独自の申込方法がありますので、お問い合わせください。

健診項目
日本総合健診医学会の基準に基づいた項目を設定しており、HCV抗体を基本項目に追加しています。
主なオプションとしては、婦人科検査、肺ヘリカルCT、頭部MRI、喀痰細胞診、各種腫瘍マーカー、骨塩定量検査、頸動脈エコー、睡眠時無呼吸症候群（SAS）などを実施しています。婦人科検査の担当医（女性・男性）については、お問い合わせください。

結果報告
人間ドックの結果は受診当日、午後12：00からの医師面接によりお伝えします。

公的認証
日本総合健診医学会優良総合健診施設認定／日本人間ドック学会人間ドック・健診施設機能評価認定

特色
1986年（昭和61年）4月、淵野辺総合病院に健診専門センターとして併設されました。
病院に併設されているので、健診結果が再検査・精密検査を必要とした場合、円滑に進むよう連携を取っています。
また、病院とは別の「健診フロア」、「専用医療機器」にて運用しているため、快適な環境の中で受診できます。

医療法人社団徳寿会　相模原中央病院

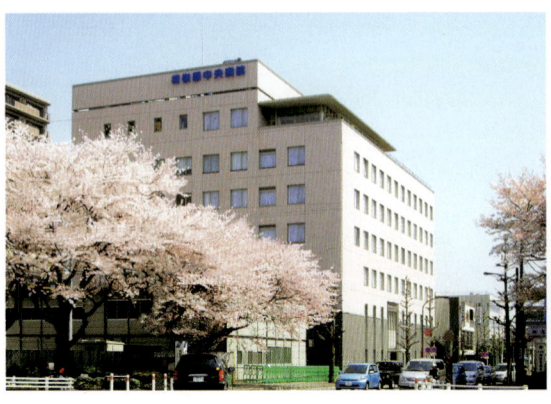

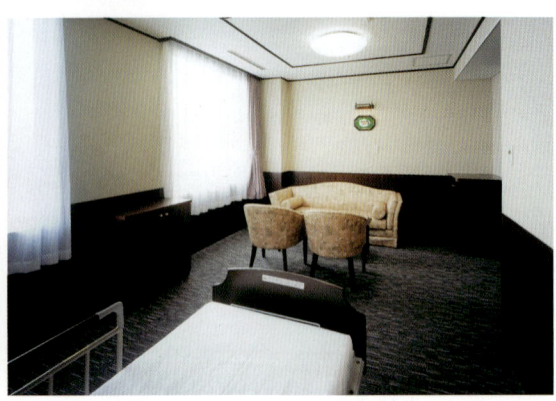

健診センター・人間ドック

所在地
〒252-0236　神奈川県相模原市中央区富士見6-4-20
電話：042-751-5348
FAX：042-751-5210
ホームページ：http://www.tokujukai.or.jp/
連絡先 E-mail：info@tokujukai.or.jp

交通
JR 横浜線相模原駅よりバス（1・2番のバス停で乗車、市役所前・市民会館前）またはタクシー

健診実施日
火～金曜日

受診待機期間
3週間～1か月

申込方法
電話にて予約を受付けています。

健診項目
基本ドック健診に加え、脳ドック（MRI・MRA検査、頸動脈超音波検査、動脈硬化測定、頸椎レントゲン検査など）、消化器ドック（胃・十二指腸内視鏡検査、ヘリコバクターピロリ菌検査、大腸内視鏡検査、腹部CT検査、腹部超音波検査など）、肺ドック（胸部CT検査、肺機能検査、喀痰検査など）、腫瘍マーカー検査を実施しています。
そのほか、アンチエイジングドックも実施しています。

結果報告
検査当日、全員に医師による結果説明を実施します。結果報告書は3～4週間で郵送します。

公的認証
健康評価施設査定機構認定施設

特色
人間ドックを受検される方には、全員に個室をご用意しています。受検される方のご希望で、オーダーメードな検査項目を設定できます。

東芝林間病院　健康管理センター

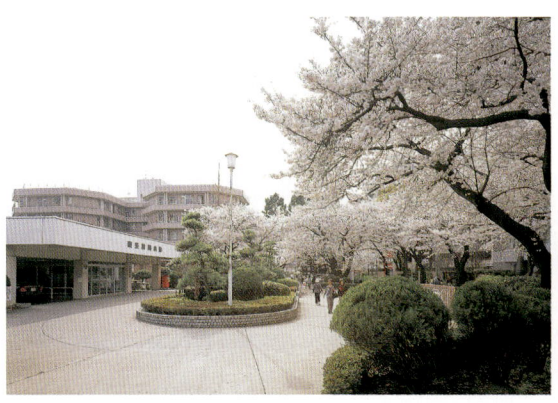

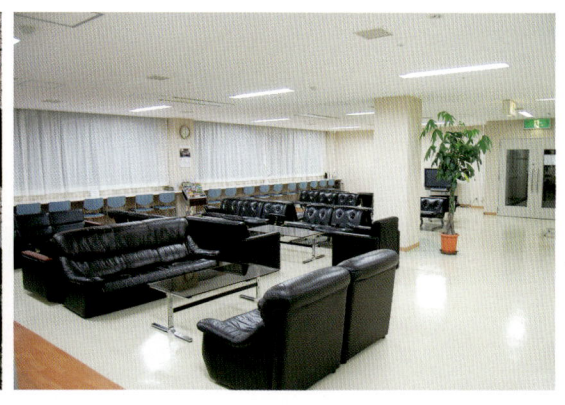

所在地
〒252-0385　神奈川県相模原市南区上鶴間7-9-1
電話：042-742-3521
FAX：042-743-8026
ホームページ：http://www.rinkanhp.com
連絡先 E-mail：information@rinkanhp.com

交通
小田急江ノ島線各駅停車で東林間駅東口　徒歩2分

健診実施日
月～金曜日、第1・3土曜日

受診待機期間
1か月

申込方法
電話・E-mail・健診センター受付にて予約。予約後、受診日1か月前頃に、健診準備資料一式を送付します。

健診項目
日本総合健診医学会の基準項目に加えて、前立腺がん検査（PSA検査：男性）、婦人科医師による診察、子宮頸部細胞診（女性）を基本項目に取り入れて実施しています。また、オプション（希望制）にて、脳ドック、肺CT、胃カメラ（経口・経鼻）、便ピロリ菌、乳房マンモグラフィ（女性）、喀痰細胞診、骨密度、メンタルヘルスチェックを行っています。

結果報告
当日受診者全員に医師が面接、結果を説明し、後日健診結果成績票を送付します。

公的認証
日本総合健診医学会優良総合健診施設認定

特色
東芝の最新医療機器にて各種検査を行っています。CT、MRI、マンモグラフィは、より鮮明な画像で確認することができます。
また、病院併設であることから、精密検査・再検査を各専門分野でスムーズにお受けいただけます。全受診者の方に、医師による結果説明と看護師による生活指導を行っています。該当者の方には、栄養士による保健指導を行っています。
成績票は、各項目ごとに判定コメントをつけてお送りしています。

医療法人社団康心会　湘南健康管理センター

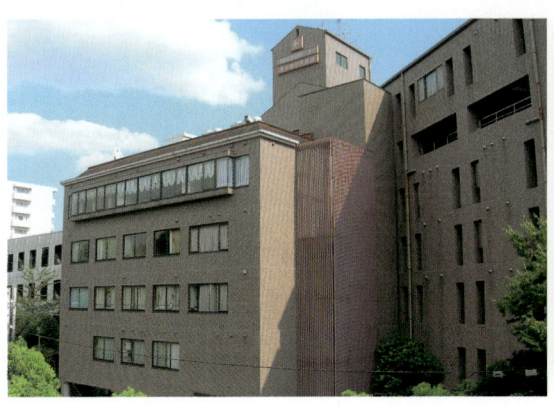

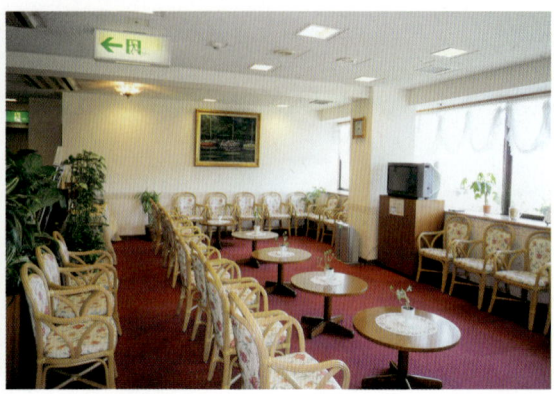

健診センター・人間ドック

所在地
〒253-0041　神奈川県茅ヶ崎市茅ヶ崎2-2-3
電話：0467-86-6570
FAX：0467-57-4640
ホームページ：http://www.fureai-g.or.jp/kensin/
連絡先 E-mail：kensin@fureai-g.or.jp

交通
JR東海道線茅ヶ崎駅北口　徒歩5分

健診実施日
月～土曜日

受診待機期間
10日

申込方法
電話・FAX・E-mailにて予約を受付けています。

健診項目
一般計測 / 聴力検査 / 血液学的検査 / 生化学的検査 / 免疫学的検査 / 呼吸器検査 / 循環器検査 / 消化器検査 / 腫瘍マーカー検査 / 問診 / 総合判定

結果報告
14日以内にご自宅へ郵送します。

公的認証
日本総合健診医学会優良施設認定 / 日本病院会指定自動化健診施設

特色
JR東海道線茅ヶ崎駅北口下車徒歩5分とアクセス良好です。湘南地区初のPET-CTも導入しました。
疾病が発見された場合は、速やかに最新の機器が揃ったグループ病院へ紹介しており、フォローアップ体制は万全です。
検査後の昼食は、院内寿司処にて湘南の旬の素材を使った寿司御膳を提供しています。

新潟医療生活協同組合木戸病院健診センター

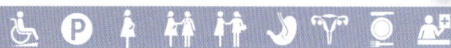

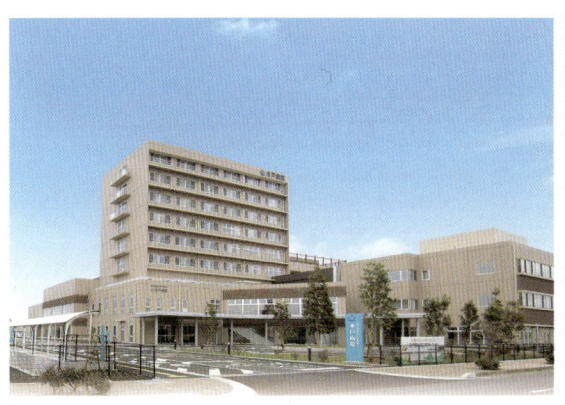

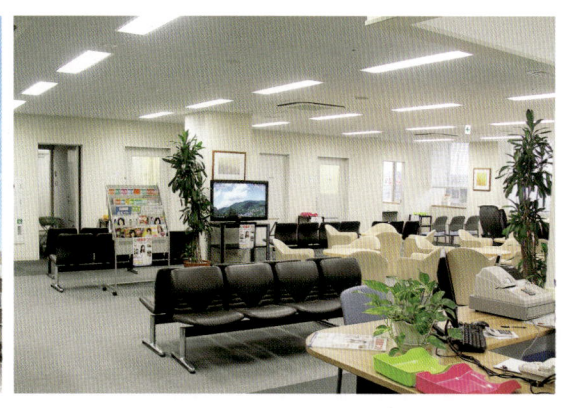

所在地
〒950-0862　新潟県新潟市東区竹尾 4-13-3
電話：025-270-1831
FAX：025-270-7261
ホームページ：http://www.kido-hp.com
連絡先 E-mail：kenshin@kido-hp.com

交通
バス：新潟駅南口より 450 系統木戸病院線
車：新潟バイパス竹尾 IC を北向きに降り、最初の信号を右折（左側）

健診実施日
月〜金曜日、第 2 土曜日

申込方法
電話でお申し込みください。保険者の制度を利用される場合は、その旨お教えください。

健診項目
1 泊ドック、日帰りドック、特定健診、協会けんぽ生活習慣病予防健診、事業所健診、採用時健診、各種がん検診を実施しています。新潟市がん検診の施設検診を受託しているほか、契約により、胃内視鏡の選択も可能です。
オプションとして、喀痰、骨密度、乳がん（マンモグラフィ）、子宮がん、前立腺がん、血管動脈硬化度検査、尿ピロリ菌抗体検査、（腹部超音波検査とセットで）甲状腺エコーをお選びいただけます。

結果報告
日帰りドックでは、（土曜日、第 1・3 金曜日を除く）受診当日の午後、ほとんどの検査結果の報告を実施しています。

特色
平成 23 年 7 月 1 日に移転オープンしました。
受診される方の生涯にわたる健康管理を、健診機関として責任を持って対応すべく、日々努力しています。
当院の専門医の目で、あなたの健康を守ります。
乳がん・子宮がん検診での女性医師・技師の対応も、ご要望いただけば、お応えできるよう努めます。子宮がん検診では、内診・細胞診検査に加え、超音波検査も実施します。卵巣のみの方の婦人科検診としてもご利用いただけます。

一般財団法人　健康医学予防協会

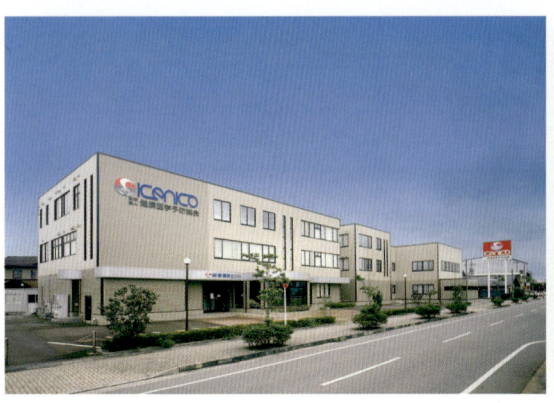

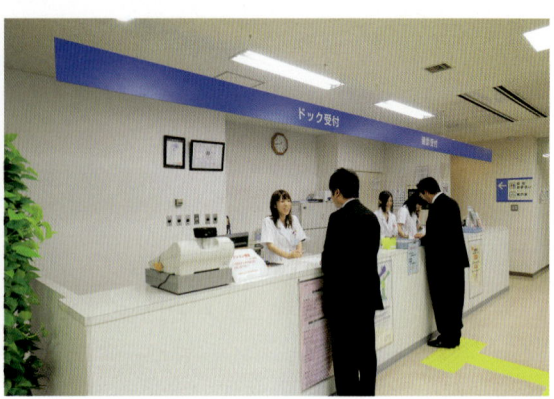

健診センター・人間ドック

所在地
〒950-0893　新潟県新潟市東区はなみずき2-10-35
電話：025-279-1100
FAX：025-279-1070
ホームページ：http://www.kenko-i.jp
連絡先 E-mail：daihyo@kenko-i.jp

交通
JR新潟駅南口よりバス木戸病院行きで約25分、はなみずき
新新バイパス竹尾インター　約1キロ
駐車場完備

健診実施日
月～土曜日（第2土曜日は休診）

受診待機期間
予約日より約2週間

申込方法
インターネット・E-mail・電話・FAXにて受付けています。予約後、受診資料をお送りします。

健診項目
定期健康診断（労働安全衛生法内容）/生活習慣病予防健診（全国健康保険協会・契約健康保険組合）/特殊健康診断（有機溶剤・特定化学物質・塵肺・鉛・電離放射線・VDT）/特定健康診査/人間ドック（日帰り・1泊2日）/婦人科検診（マンモグラフィ・乳腺エコー・子宮細胞診・問診・触診）/胸部CT検査（マルチスライスCT）/各種オプション検査

結果報告
受診から約2週間後にお送りします。
人間ドックでは当日、医師による結果説明、保健指導があります。

公的認証
日本総合健診医学会認定優良総合健診施設/全衛連サービス機能評価認定/プライバシーマーク認定

特色
当協会では、人間ドックを快適に受診していただくために、人間ドックリラックスルームを開設しました。結果が出るまでの時間を、快適に過ごしていただけます。ご希望の方にはマッサージを受けられるコーナーも設けています。
また、デジタル化に伴う体制強化により、今まで以上に迅速かつ正確に検査が行われるようになりました。
今後も受診者皆様のご意見・ご要望を取り入れ、より快適に受診していただけますよう、努力していきます。

社会福祉法人恩賜財団済生会支部新潟県済生会　済生会新潟第二病院

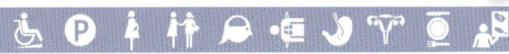

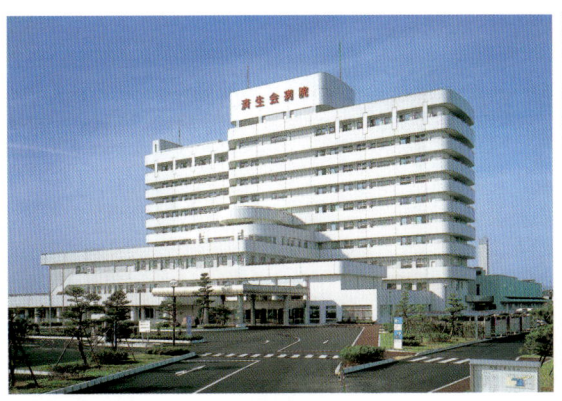

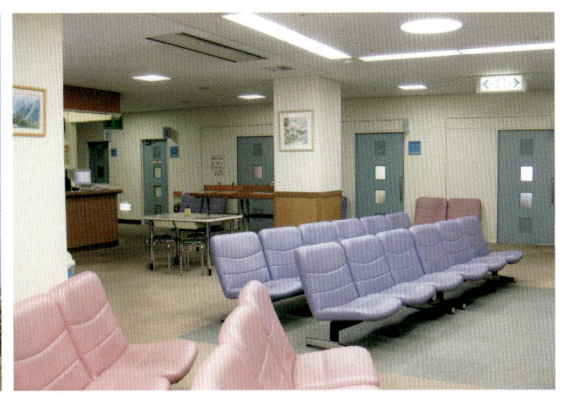

所在地
〒950-1104　新潟県新潟市西区寺地280-7
電話：025-233-6161（病院代表）
　　　025-233-6669（検診センター直通）
FAX：025-233-6744（検診センター直通）
ホームページ：http://www.ngt.saiseikai.or.jp/

交通
JR小針駅　タクシーで約5分
新潟バイパス黒埼インター　約5分
詳細は病院ホームページをご覧ください。

健診実施日
月～金曜日（ただし、1泊ドックは月・水・木曜日）

受診待機期間
時期により異なりますのでお問い合わせください。

申込方法
来所・電話にて予約。受診日の約2週間前に案内を送付します。
事業所により予約方法などが異なりますので、事前にご確認ください。

健診センター・人間ドック

健診項目
人間ドックでは、学会の基準検査項目に加え、HCV抗体検査、前立腺がん検査（PSA検査：男性全員）、子宮がん細胞診（女性全員）、乳房触診（女性全員）を実施しています。
オプションとして、胃内視鏡検査、ヘリコバクターピロリ菌検査、脳ドック（木曜日のみ）、肺ドック、胸部CT検査、睡眠時無呼吸症候群検査、動脈硬化検査、内臓脂肪量測定検査（CT検査）、骨密度検査、マンモグラフィ検査、HPV抗原検査、甲状腺機能検査、口腔歯科検診、腫瘍マーカー検査（シフラ、CA19-9、SCC抗原、CA125）を行っています。

結果報告
おおむね1か月以内に結果を送付します（宅配便）。

公的認証
優良総合健診施設 / 優良二日ドック施設 / 人間ドック専門医制度研修関連施設

特色
病院内に独立したスペースを持ち、診察・検査の大部分を検診センター内で実施していますので、ゆったりと受診していただけます。
受診当日、医師の面接時に、結果が出ている検査の内容説明をします。
読影は専門医師によるダブルチェックを行い、検査の診断は各診療科の専門医師が行っています。
総合病院併設のドックとして、ドックの結果を引き継いだ専門医が、病気の治療と健康回復に努めます。

社団法人新潟県労働衛生医学協会　新潟健康増進センター

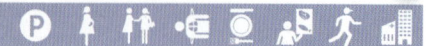

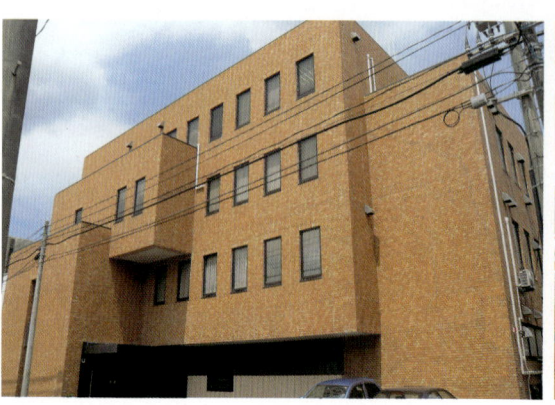

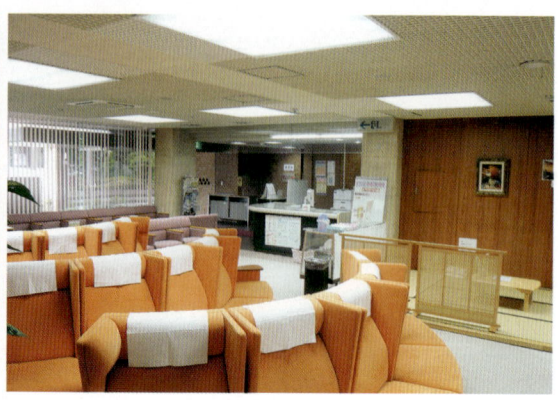

健診センター・人間ドック

所在地
〒951-8133　新潟県新潟市中央区川岸町 1-47-7
電話：025-232-0151（予約係　025-370-1970）
FAX：025-231-2245（予約係　025-370-1975）
ホームページ：http://www.niwell.or.jp
連絡先 E-mail：k_sato@niwell.or.jp

交通
JR 越後線白山駅　徒歩 5 分
高速バスがんセンター前　徒歩 10 分
陸上競技場前　徒歩 3 分
鏡淵小学校前　徒歩 5 分

健診実施日
通年開設（土曜日の一部、日曜日・祝日を除く）

受診待機期間
3 週間程度（時期により数か月の場合あり）

申込方法
電話・FAX・E-mail・ホームページの専用予約フォームより予約。予約後、健診準備資料一式を郵送します。

健診項目
日本総合健診医学会に準じた健診項目に、数項目を追加して行っています。
そのほかに、動脈硬化度検査、血液サラサラ度検査、インスリン検査、心不全検査（NT-proBNP）、乳がん検診（マンモグラフィ検査、超音波検査）、子宮（頸部）がん検診、HPV 検査、前立腺がん検査（PSA 検査）、肺がん CT 検査、喀痰細胞診、骨粗しょう症検診、C 型肝炎検査と、オプション検査を充実させ、お客様からご満足いただいています。
また、すぐに生活に役立てていただけるよう、医師による総合診断のほか、栄養士・トレーナーによる健康相談も当日実施しています。

結果報告
当日、医師による総合診断と、栄養士・トレーナーによる健康相談を実施し、後日、本人宛に結果書を郵送します。

公的認証
日本総合健診医学会認定優良総合健診施設 / 中央労働災害防止協会認定労働者健康保持増進事業サービス機関

特色
品質管理は、ISO9001 に基づいた万全のチェック体制と、継続的な改善活動を展開し、さらなる精度管理やサービス向上に努めています。
臨床検査部門では、平成 19 年に健診機関で初の ISO15189 の認定を取得しました。
当日の胃部 X 線・超音波検査は、認定技師が担当し、X 線検査は専門医とのダブル読影を実施しています。総合診断で血液検査結果も確認できます。
また、県内 15 施設のネットワークにより、約 12,000 の団体からご利用いただいています。

財団法人北陸予防医学協会　健康管理センター

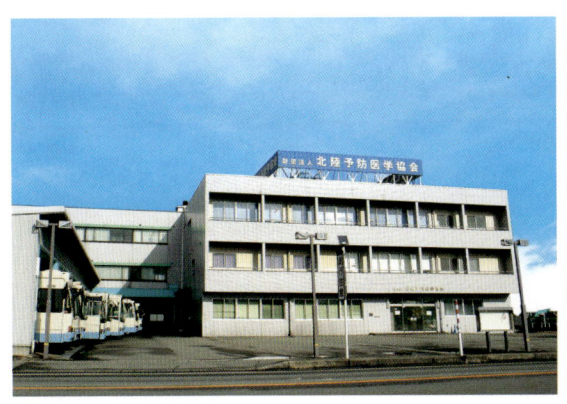

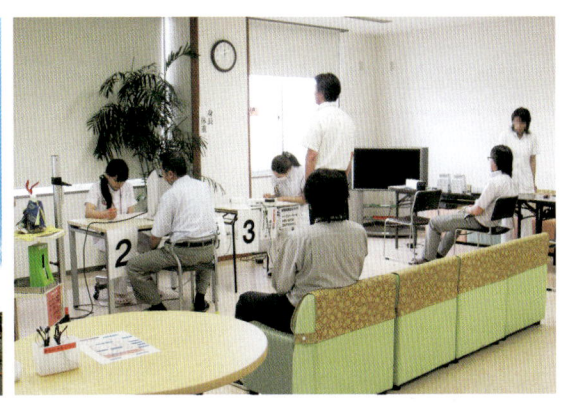

健診センター・人間ドック

所在地
〒930-0177　富山県富山市西二俣277-3
電話：076-436-1238
FAX：076-436-1240
ホームページ：http://www.hokurikuyobou.or.jp

交通
県道44号線（旧国道8号線）老田口バス停前
小杉駅　車で約10分
富山駅　車で約25分

健診実施日
日曜日・祝日・第2土曜日・年末年始以外

受診待機期間
ドックは3週間程度。そのほかの健診は随時。

申込方法
電話・FAX・郵便にて予約。事前に受診票と健診準備品を送付します。

健診項目
労働安全衛生法に基づく定期健診の項目：胸部X線／血圧／尿／貧血／肝機能／血中脂質／血糖／心電図／身体計測／視力／聴力／問診
法令や行政指導に基づく特殊健診：塵肺／有機溶剤／VDT／騒音など
特定健診、労災二次健診など
人間ドック（当協会指定項目、または各健康保険組合指定項目に基づく）
協会けんぽ管掌の生活習慣病予防健診
胃・肺・大腸・乳房・子宮などのがん検診：胃がん検診（胃部X線検査・上部消化管内視鏡検査）／乳がん検診（マンモグラフィ検査・超音波検査・視触診）など
そのほか各種検査：PSAなどの腫瘍マーカー／ピロリ菌／骨密度／眼底／肝炎検査など

結果報告
後日、結果を送付します。ドックは、当日医師が面談し説明した上で、後日結果を送付します。

公的認証
労働衛生サービス機能評価認定／日本総合健診医学会認定優良総合健診施設／プライバシーマーク

特色
県内の事業所、住民に広く健康診断を受診いただくため、巡回健診や高岡市にある総合健診センターともデータを共有して、さまざまな健診に対応しています。
上部消化管内視鏡検査は、週に4～5日受診できます。
また、婦人科検査を快適に受診いただくため、女性専用日を週に1日設けています。
事業所の要望に応じて、施設を貸し切っての健診も可能です。
保健指導や栄養指導、運動スタジオを使った運動指導、メンタル相談にも対応しています。

公益財団法人　友愛健康医学センター

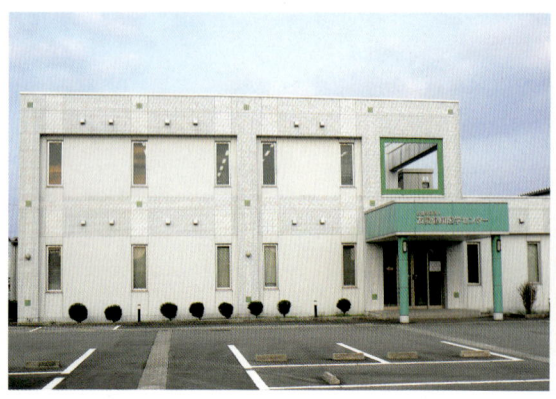

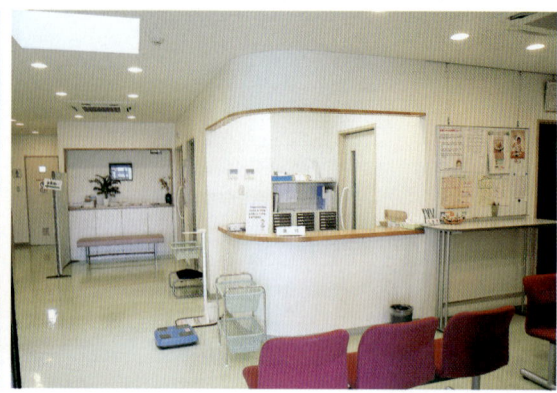

健診センター・人間ドック

所在地
〒939-2741　富山県富山市婦中町中名1554-17
電話：076-466-5544
FAX：076-466-5548
ホームページ：http://www.hitwave.or.jp/uai/
連絡先 E-mail：yuai@pof.hitwave.or.jp

交通
JR速星駅　徒歩20分
JR富山駅富山地鉄バス熊野経由八尾行きバス、
砂子田　徒歩5分

健診実施日
月～土曜日（8:30～11:30）

受診待機期間
2週間

申込方法
電話にて予約。予約後、健診準備資料一式を郵送します。

健診項目
日本総合健診医学会の基準項目に加えて、保健師による健康相談を実施しています。
また、希望制で婦人科検診、PSA・CEAなどの各種腫瘍マーカー、HCV抗体、喀痰細胞診、エイズ検査、骨塩定量検査、ピロリ菌抗体をオプションとして行っています。

結果報告
当日、受診者全員に医師が面接した上で、保健師による健康相談も実施しています。総合的な健診成績書は後日郵送します。

公的認証
日本総合健診医学会優良認定

特色
当センターは完全予約制をとっており、受診者を待たせることなく、約2時間ですべての健診を終える体制をとっています。
また、レントゲンなど画像診断においては、外部専門医によるダブルチェックを行い、後日改めて成績報告書を送付するなど、信頼性向上に努めています。

財団法人富山県健康スポーツ財団　富山県健康増進センター

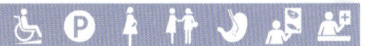

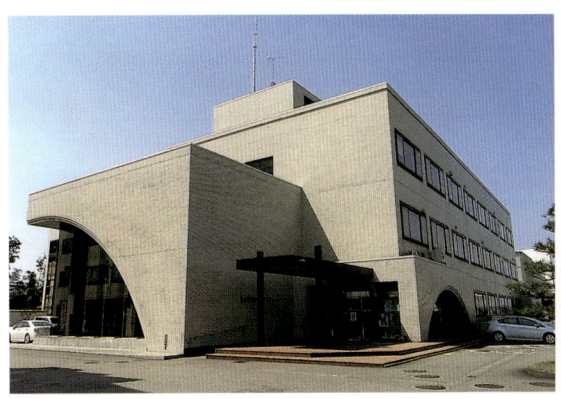

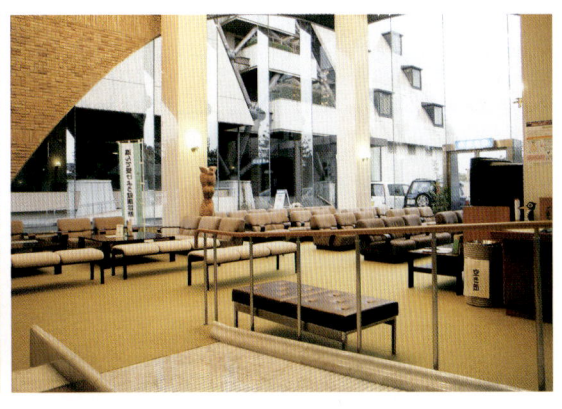

健診センター・人間ドック

所在地
〒939-8555　富山県富山市蜷川373
電話：076-429-7575
FAX：076-429-7146
ホームページ：http://www.kenzou.org
連絡先 E-mail：zoshin@p1.coralnet.or.jp

交通
北陸自動車道富山IC　R41を車で南へ5分
JR北陸本線・高山本線富山駅より富山地鉄バスで岐阜方面最勝寺　徒歩5分

健診実施日
月〜金曜日、金曜日はレディースデー

受診待機期間
2週間

申込方法
電話・FAXにて予約。予約後、健診資料一式を郵送します。

健診項目
人間ドック学会などの基本検査項目に準拠した検査項目に、各種オプション検査(肝炎ウイルス検査、ペプシノゲン検査、ピロリ菌検査、前立腺がん検査(PSA検査)、骨粗しょう症検査(DEXA法)、子宮がん検査(頸部・体部)、乳がん検査(マンモグラフィ・超音波))などを行っています。

結果報告
当日、一部の結果を除き医師が結果説明した上で、結果票を渡します。後日、すべての結果を郵送します。

公的認証
日本臨床細胞学会施設認定/マンモグラフィ検診施設画像認定/労働者健康保持増進サービス機関

特色
昭和56年に県出資法人として開設して以来、公益財団法人結核予防協会・公益財団法人対がん協会の富山県支部として、集団(巡回)検診・施設内(人間ドック)健診を一体的に管理運営しています。がんなどの疾病の早期発見はもとより、疾病の予防、生活習慣の改善を支援し、県民の健康増進に貢献しています。

財団法人　福井県労働衛生センター附属診療所　ふくい総合健康プラザ

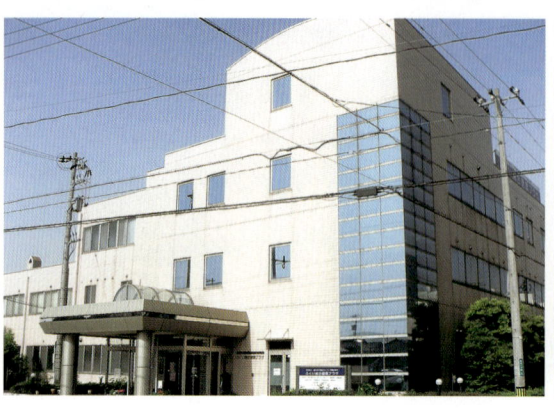

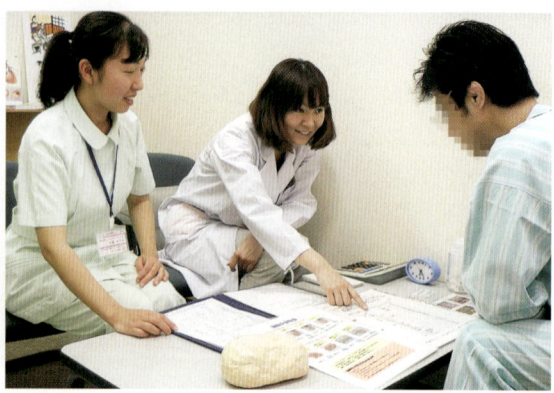

健診センター・人間ドック

所在地
〒910-0029　福井県福井市日光1-3-10
電話：0776-25-2206
FAX：0776-25-4386
ホームページ：http://www.fukui-kenkou.com
連絡先 E-mail：fskp@fukui-kenkou.com

交通
福井北IC　車で15分
えちぜん鉄道三国芦原線福大前西福井駅　徒歩10分
京福バス鮎川線、川西・三国線湊新町駅　徒歩2分

健診実施日
月～土曜日（土曜日は午前のみ）

申込方法
電話・FAX・ホームページにて予約。予約後、健診準備資料一式を郵送します。

健診項目
胃カメラ実施／脳CT実施／脳MRI実施／脳MRA実施／マンモグラフィ実施／子宮がん検診実施／肺CT実施／肺ヘリカルCT実施／大腸ファイバー実施／日帰りドック有／宿泊ドック有／特定健診有／一般健診有／生活習慣病健診有／婦人科女医可／外国語対応有／駐車場有／土曜受診可

結果報告
当日、受診者に医師が面接して結果を説明した上で、後日健診結果票をお渡しします。

公的認証
日本総合健診医学会認定優良施設／日本人間ドック学会／厚生労働大臣認定健康増進施設

特色
「自分は元気だから」といった過信が、思わぬことにつながりかねません。
35歳を過ぎたら、すすんでドックを受けて健康チェックをすることが大切です。
当施設では、安心して毎日の生活を送ることができるように、皆様の健康管理のお手伝いをさせていただきます。この機会に、是非人間ドックをご利用ください。

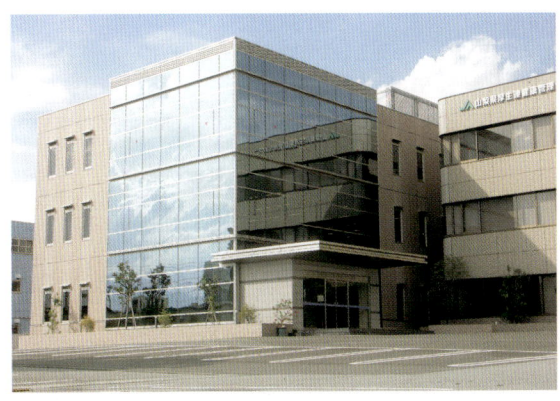

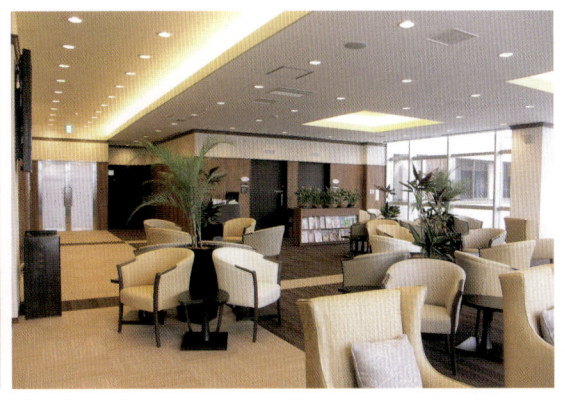

山梨県厚生連健康管理センター

所在地
〒400-0003　山梨県甲府市飯田1-1-26
電話：0120-28-5592
FAX：055-237-5889
ホームページ：http://www.y-koseiren.jp
連絡先 E-mail：info@y-koseiren.jp

交通
JR中央線甲府駅　徒歩20分
バス停　飯田三丁目
無料駐車場有り

健診実施日
平日

受診待機期間
予約状況によります。

申込方法
電話で受付けています。

健診項目
日本総合健診医学会の基準項目+乳腺超音波検査
オプション検査：頭部MRI+MRA検査/肺がんCT検査/心不全検査（NT-proBNP）/子宮頸部がん細胞診検査/経腟超音波検査/HPV検査/喀痰検査/乳房X線検査/骨粗しょう症検査/腫瘍マーカー・甲状腺刺激ホルモン検査/前立腺がん検査（PSA検査）

結果報告
当日、医師面談の上、結果報告書をお渡しします。

公的認証
日本工業規格プライバシーマーク/日本総合健診医学会優良施設/日本消化器病学会　ほか

特色
女性だけの検査項目は、レディースフロアで実施します。
マンモグラフィ検診精度管理中央委員会の画像認定施設です。

医療法人藤森医療財団　藤森病院

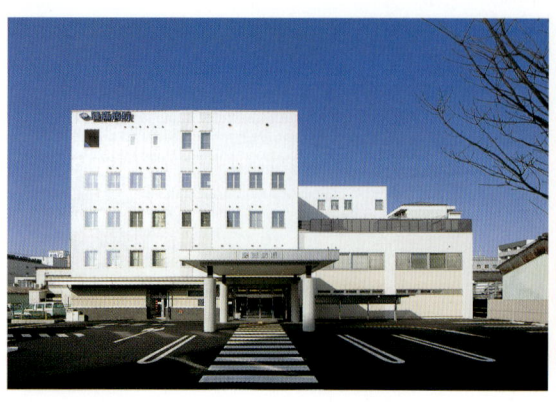

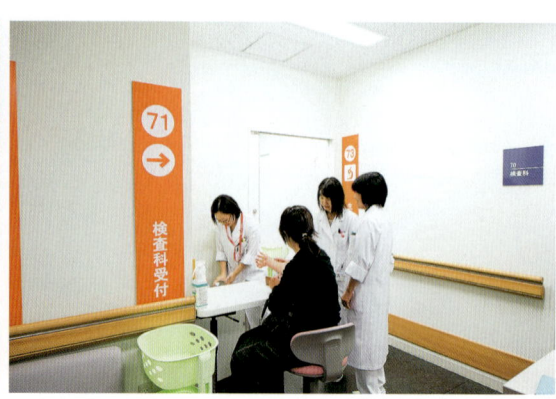

健診センター・人間ドック

所在地
〒 390-0811　長野県松本市中央 2-9-8
電話：0263-33-3672
FAX：0263-33-9998
ホームページ：http://www.fujimori-hosp.jp/
連絡先 E-mail：fm-jimut@mx2.avis.ne.jp

交通
松本駅　徒歩 8 分
車は本町から中町経由でおいでください。

健診実施日
月～土曜日（人間ドックは月～金曜日）

受診待機期間
1 ～ 3 か月（時期により異なる）

申込方法
直接電話にて予約可能。予約後、資料一式を郵送します。

健診項目
一般定期健康診断、生活習慣病予防健診をはじめ、特定健診や特殊健診など、多岐にわたる健診を行っています。
人間ドックも、納得の内容を大変リーズナブルな価格で提供します。

結果報告
ドックは、医師が説明して報告書をお渡しします。
健診は、医師が説明し、結果は後日郵送します。

特色
人間ドック・健診で異常があり、受診者が希望されれば、追加の精査＋治療が当日受けられます。
健診項目は、希望に応じて変更可能です。

医療法人輝山会　総合健診センター

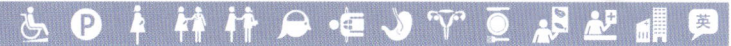

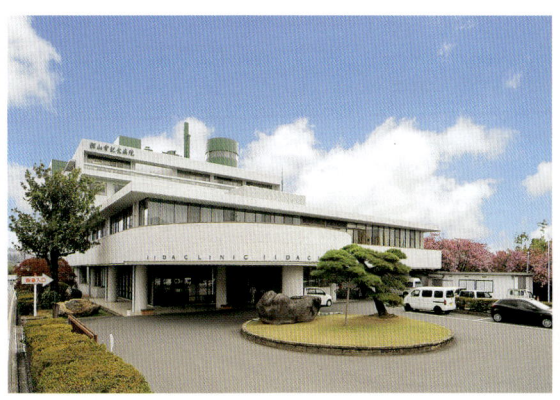

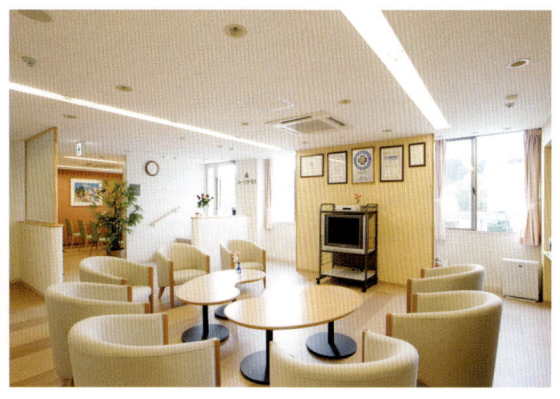

所在地
〒395-8558　長野県飯田市毛賀1707
電話：0265-26-6711
FAX：0265-26-8867
ホームページ：http://www.kizankai.or.jp
連絡先 E-mail：info@e-kenshin.com

交通
中央道飯田インター　車で15分
中央道飯田山本インター　車で15分
JR飯田線駄科駅　徒歩3分

健診実施日
月～土曜日（日曜日・祝日休み）

受診待機期間
1か月

申込方法
電話・FAXにて予約。予約後、健診ご案内一式を郵送します。

健診項目
日本総合健診医学会の基準項目に加えて、多種多様な検査項目から、ご自身に合った項目を選択していただけます。
月曜日はレディースデーとなっており、マンモグラフィを用いた乳がん検診・子宮がん検診に注力しています。また、MRI・MRAによる脳ドック、マルチスライスCTによる肺がん検査、上・下部消化器内視鏡検査で、早期がんのチェックも行っています。各種腫瘍マーカー検査、内臓脂肪CT検査をはじめ、さまざまな検査も充実した対応ができます。
ライフスタイルや目的に合わせて選べる人間ドック・脳ドックコース、静養もかねて身体をチェックする宿泊コースも用意しています。あなたにふさわしいコースをお選びください。

結果報告
当日、医師が結果を説明し、保健師がきめ細かくアドバイスします。
報告書は、専門医がダブルチェックをした後に郵送します。

公的認証
日本総合健診医学会優良総合健診施設

特色
中央・南アルプスを指呼のうちにおさめ、天竜の清流を眼下に臨む美しい自然。明るく開放的な空間で、外来患者さんと交わることなく精度の高い検査を受けていただくことができます。
保健・医療・福祉を三位一体として、輝山会記念病院と連携を図り、総合的なサービスを提供します。健診結果については、専門医師によるダブルチェックを基本とし、信頼性をもっとも大切にしています。予防医学から治療まで、総合的にサポートします。

健診センター・人間ドック

社団医療法人かなめ会　山内ホスピタル人間ドック・健診センター

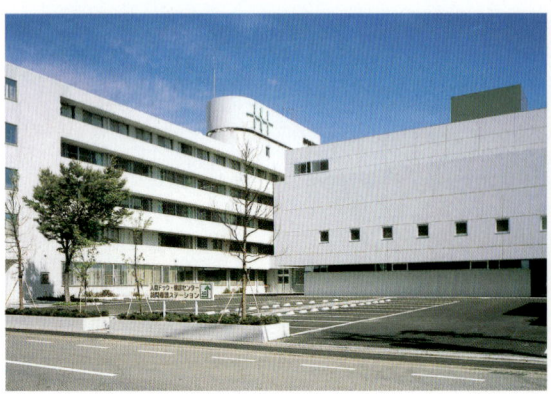

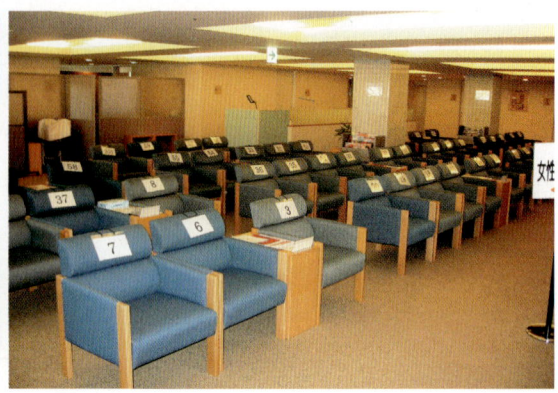

所在地
〒 500-8381　岐阜県岐阜市市橋 3-7-22
電話：058-276-2135
FAX：058-276-2886
ホームページ：http://www.kanamekai.com
連絡先 E-mail：kenshin@soleil.ocn.ne.jp

交通
JR 東海道本線西岐阜駅　南へ徒歩 10 分
岐阜バス市橋 4 丁目　南へ徒歩 5 分

健診実施日
月～土曜日の午前、婦人科検診：火・金曜日午後

受診待機期間
電話にてお問い合わせください。

申込方法
電話にて予約を受付けています
（月～金曜日　10：00～17：00）

健診項目
1 日ドック（午前中の 3 時間コース）と、正式なブドウ糖負荷試験検査を行う 2 日ドック（消化器コース・生活習慣病予防コース）を実施しています。
基本コースに、糖尿病早期発見のためのインスリン・HOMA-R、また腫瘍マーカー（CEA・CA19-9・PSA・CA125）を加えています。
オプションとして、胃内視鏡検査（経鼻・経口）、マンモグラフィ、超音波検査（前立腺・乳腺・甲状腺）、CT 検査（頭・胸・腹部）、頭部 MR 検査、腫瘍マーカー（SCC・AFP）、婦人科検査、骨粗しょう症検査などを行っています。

結果報告
当日、ドック受診者には医師が説明を行い、詳細な説明は後日予約制で実施しています。

公的認証
日本人間ドック学会（機能評価 No.186）／日本病院会／全日本病院協会／日本医療法人協会

特色
「受診者様の健康保持と自己健康管理意識の向上を支援する」ことを基本理念とし、より質の高い安全な人間ドックを提供することを目指しています。受診者一人一人のニーズに合わせた接遇を心がけ、エスコート・対応しています。2010 年からは、ドック専用の胃内視鏡室を増設し、経鼻内視鏡検査を導入しています。
反復受診される方は 80％以上を占めています。2008 年から特定保健指導も導入し、保健師による指導にも力を入れています。

東部メディカル健康管理センター

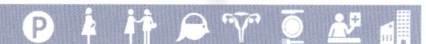

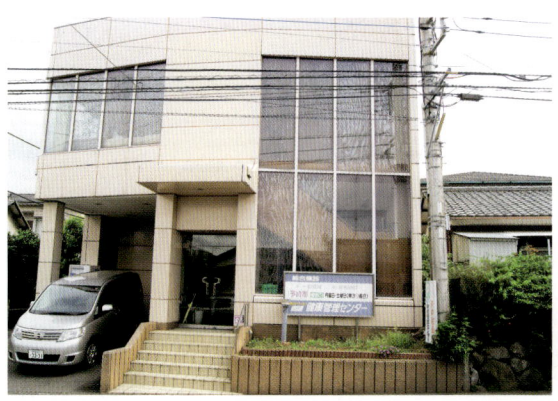

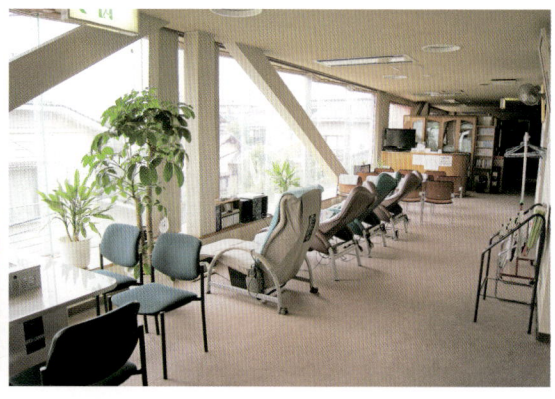

健診センター・人間ドック

所在地
〒419-0114　静岡県田方郡函南町仁田楠台 777-4
電話：055-979-2657
FAX：055-979-2658
ホームページ：http://www.tmcmorimori.com
連絡先 E-mail：tmc@axel.ocn.ne.jp

交通
伊豆箱根鉄道大場駅　徒歩20分、タクシーで5分
熱函道路を熱海に向かって車で5分

健診実施日
月〜土曜日

受診待機期間
受診希望の1週間前までに予約願います。

申込方法
電話・FAXでご予約ください。

健診項目
人間ドック基準項目/特定健診/マンモグラフィ

結果報告
特殊な項目を除き、当日医師が説明・指導を行います。2週間前後で結果を報告します。

特色
1階部の検査センターにて、血液検査、尿検査などを実施するため、午前中の健診でほとんどの検査結果の報告が可能です。
検査結果を見ながら、医師による適切なカウンセリングが行われます。

NTT東日本伊豆病院

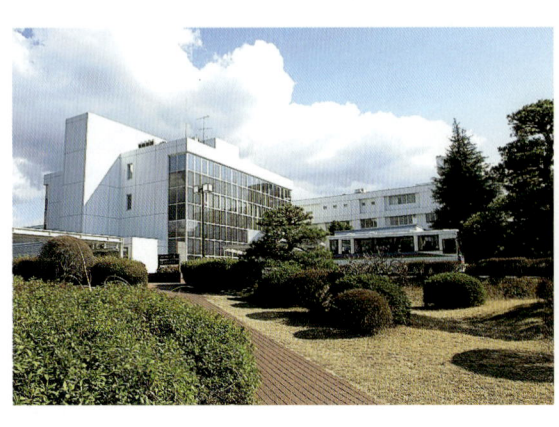

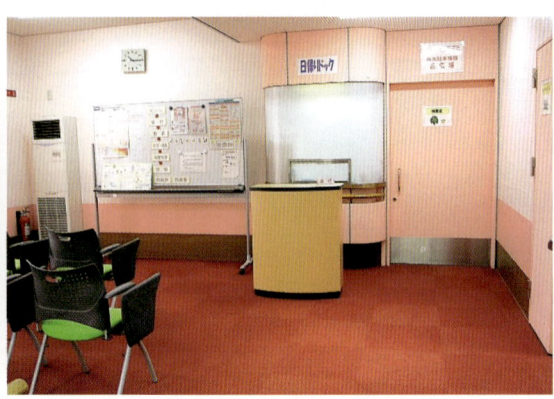

健診センター・人間ドック

所在地
〒419-0193　静岡県田方郡函南町平井750
電話：055-978-2320
FAX：055-978-4336
ホームページ：http://www.ntt-east.co.jp/izu_mhc

交通
JR東海道線函南駅より無料送迎バス（函南駅9：05発）またはタクシーで5分

健診実施日
月～金曜日

受診待機期間
2週間

申込方法
電話にて予約。予約後、健診準備資料一式を郵送します。

健診項目
法定健診項目に加え、便潜血、上部消化管内視鏡検査、腹部超音波検査を実施しています。
希望者には、胸部ヘリカルCT、肝炎検査、前立腺がん・卵巣がん血液検査、頸動脈超音波検査、頸動脈MRA検査、骨密度検査、ピロリ菌抗体検査、乳がん超音波検査、乳がん（マンモグラフィ）検査などをオプションで実施しています。

結果報告
当日、受診者全員に医師が面談して結果を説明し、結果報告書を郵送します。

公的認証
社団法人日本病院会日本人間ドック学会認定

特色
人間ドックは、全身を系統的に検査し、健康増進・疾病予防のために生活習慣を変え、さらに病気の早期発見・早期治療による健康回復を目的としています。
当センターでは、充実した検査内容と先進医療機器を使った検査で、「安心・信頼・良質な人間ドック」を常に心掛けています。

社団法人　静岡市静岡医師会健診センター

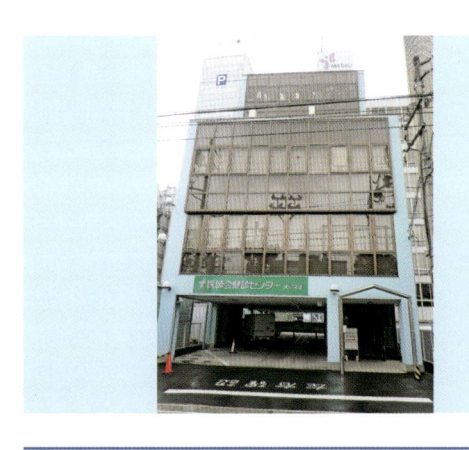

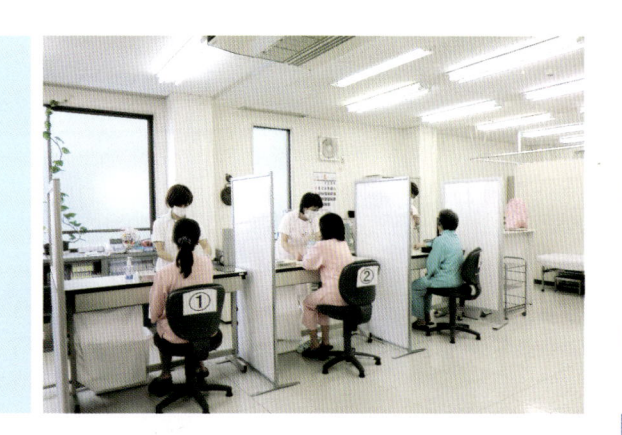

所在地
〒420-0859　静岡県静岡市葵区栄町1-17
電話：054-273-1921
FAX：054-273-2126
ホームページ：http://www.medio.or.jp/
連絡先E-mail：info@medio.or.jp

交通
JR東海道線静岡駅　徒歩約4分
静岡鉄道新静岡センター駅　徒歩約6分

健診実施日
月〜土曜日（土曜日は月2回）

受診待機期間
3週間〜1か月

申込方法
はがき・電話・FAXにて予約。予約後、健診準備資料一式を郵送します。

健診項目
日本総合健診医学会の基準項目以外に、オプションとして、乳房触診、乳房画像診断（マンモグラフィ、乳房超音波検査）、胃部内視鏡検査、経腟超音波検査、子宮がん細胞診検査、喀痰細胞診検査、血中ホルモン測定（TSH、FSH、エストラジオール）、前立腺特異抗原、HCV抗体、各種腫瘍マーカー（CEA、CA19-9、AFPなど）、ペプシノゲン、ピロリ菌抗体、頸動脈超音波検査、骨塩定量検査、内臓脂肪測定（CT）、脳ドック、肺がんドック、PET検診など、特殊健診としてVDT検診、有機溶剤健診、塵肺健診、振動障害健診を行っています。

結果報告
当日、医師が面接および結果説明を行い、後日、健康診断結果報告書を郵送します。

公的認証
日本総合健診医学会／日本人間ドック学会／日本消化器病学会／日本内科学会／日本消化器がん検診学会ほか

特色
1963年に、静岡医師会の付属機関として発足しました。
現在では、健診専門施設として「やさしさと思いやりをもって地域のみなさま一人一人の健康作りを応援します」の基本理念のもと、精度の高い健診とアドバイスを提供するために、医療機器やスタッフの充実、かかりつけ医との連携や医療機関のご紹介にも努めています。
「明るく受診しやすい」との声もいただいており、女性が安心して受診できるレディースデーを月1回設けています。

志太医師会検診センター

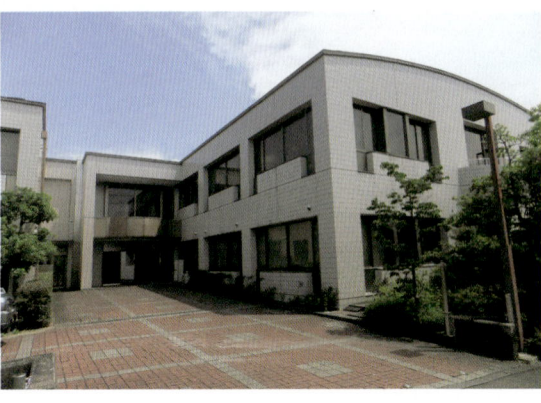

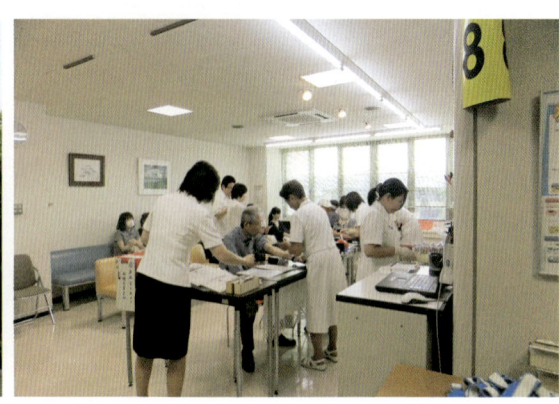

健診センター・人間ドック

所在地
〒426-0078　静岡県藤枝市南駿河台1-14-2
電話：054-645-1678
FAX：054-645-1707
ホームページ：http://www.shida.shizuoka.med.or.jp
連絡先 E-mail：kenshin-ct@shida.shizuoka.med.or.jp

交通
JR東海道線藤枝駅よりバスで7分、保健センター前
国道1号線、谷稲葉I.C　南方面に車で5分

健診実施日
月～金曜日（祝日除く）

受診待機期間
おおむね1時間

申込方法
電話・FAXにて検診センターへ直接お申し込みください。

健診項目
特定健診／法定健診（事業所健診）／生活習慣病予防健診／人間ドック／特殊健康診断（鉛・有機溶剤・塵肺）／乳房超音波検査／マンモグラフィ検査／市委託によるがん検診／40歳以下の若年層を対象としたミニドックほか

結果報告
健診コースにより、1～3週間以内に健診結果を郵送しています。

公的認証
日本総合健診医学会／健康評価施設査定機構

特色
地域医療への貢献という志太医師会の理念のもと、会員医療機関や地元基幹病院との連携が充実しています。地域に密着した健診を実施しており、行政と一体となって地域住民の健康管理を行っています。
設備面では、平成22年度よりすべてのX線撮影装置をデジタル化し、フィルムレスにより健診料金を抑えることが可能となりました。
また、最新のデジタルX線撮影装置を搭載した胃・胸部健診車による出張健診も、併せて行っています。

財団法人静岡県予防医学協会　総合健診センター

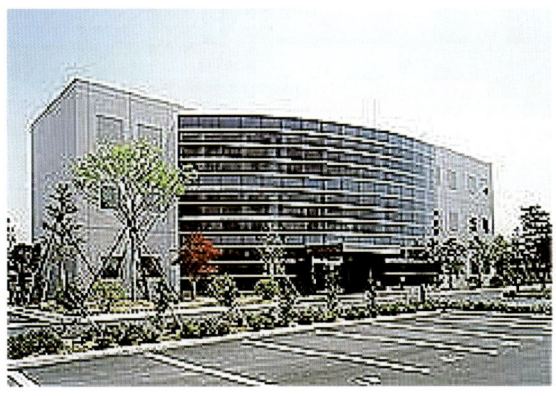

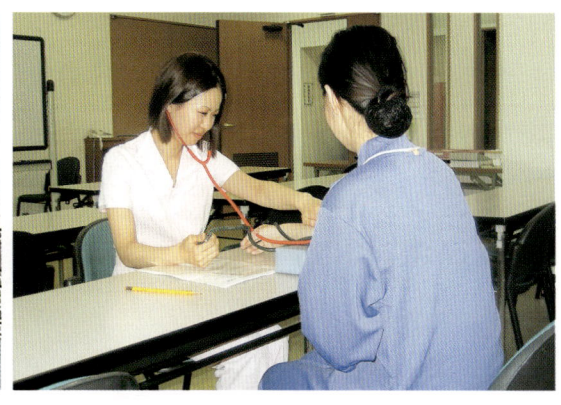

健診センター・人間ドック

所在地
〒426-8638　静岡県藤枝市善左衛門 2-19-8
電話：054-636-6460
FAX：054-636-6465
ホームページ：http://www.shsa.net

交通
JR 東海道線藤枝駅　車で 10 分

健診実施日
月～金曜日（土曜日はお問い合わせください）

受診待機期間
2～3 か月

申込方法
電話・FAX にて予約。予約後、健診準備資料一式を送付します。
初回の方のみ E-mail での申込が可能です。

健診項目
日本総合健診医学会の基準項目にて実施しています。
オプションについては、以下の検査を行っています。
胸部ヘリカル CT/メタボリック CT/脳 MRI・MRA/骨密度/頸部 IMT/婦人科（子宮頸部細胞診）/マンモグラフィ/乳房超音波/胃カメラ/大腸 X 線撮影/動脈硬化度測定/甲状腺（超音波・血液）/腫瘍マーカー/負荷心電図/喀痰/ピロリ菌など

結果報告
当日、受診者に医師が面接し、結果について説明します。個人結果票は後日、ご自宅へ郵送します。

公的認証
日本総合健診医学会優良施設認定/健康評価施設査定機構登録/プライバシーマーク取得

特色
平成 9 年、人間ドック専門施設として、静岡から西へ東海道線で 20 分の閑静な地域にオープンしました。今では年間 8,000 人を超える受診者が利用しており、ゆとりの空間で実施しています。
平成 24 年 1 月には、現在の場所から約 300m 離れたところに新装オープンします。最新の MRI を導入し、リラクセーションルームも充実しますので、是非ご利用ください。

市立島田市民病院

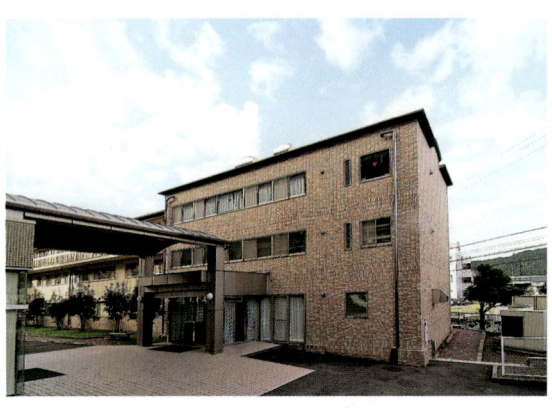

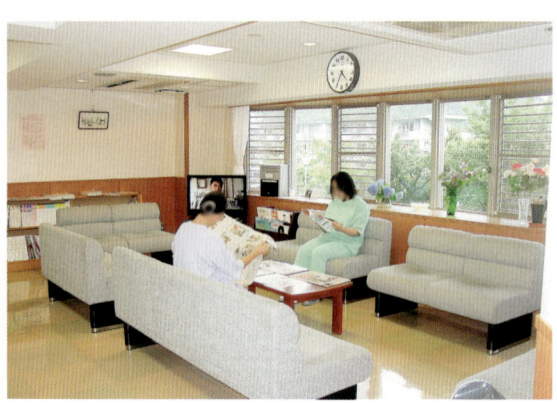

健診センター・人間ドック

所在地
〒427-8502　静岡県島田市野田1200-5
電話：0547-35-1601（健診センター直通）
FAX：0547-35-1608（健診センター直通）
ホームページ：http://www.municipal-hospital.shimada.shizuoka.jp/
連絡先 E-mail：kenshin@municipal-hospital.shimada.shizuoka.jp

交通
JR東海道本線島田駅　バスで10分

国道1号線藤枝バイパス野田I.Cすぐ（駐車場有）

健診実施日
月～金曜日（婦人科検診は火・金曜日）

受診待機期間
2か月（婦人科検診がある場合は3か月）

申込方法
予約は1年前から受付けています。電話・FAX・来院にてご予約ください。ご案内は1か月程度前に郵送します。

健診項目
日本人間ドック学会の基本検査項目に加えて、1泊2日ドックでは、HCV抗体、血管ドック（動脈硬化検査＋血管内皮機能検査）、前立腺がん検査（男性のみ）、乳がん検診（視触診：女性のみ）を実施しています。
また、オプション検査として、脳ドック（頭部MRI・MRA）、骨密度検査、喀痰検査、動脈硬化検査、血管内皮機能検査、血液流動性検査、前立腺がん検査（男性のみ）、マンモグラフィ（女性のみ）、経腟超音波（女性のみ）を実施しています。

結果報告
人間ドックについては、健診日当日、希望者に医師が結果を説明し、成績票は後日郵送します。

公的認証
人間ドック健診施設機能評価認定／優良人間ドック・健診施設指定

特色
当健診センターは公立病院併設の健診施設ですが、別棟になっており、一部のオプション検査を除き、健診センター内で検査を受けることができます。
また、結果判定については、病院の呼吸器科、循環器科、眼科、外科、婦人科の専門医がチェックし、判定しています。
緊急を要する所見があった場合は、そのまま外来にて受診・加療ができます。
健診後の精密検査について、当院受診希望者には予約を取ることができます。

財団法人静岡県予防医学協会　西部検査所

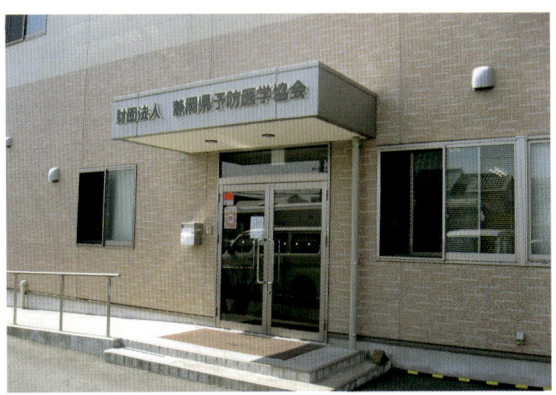

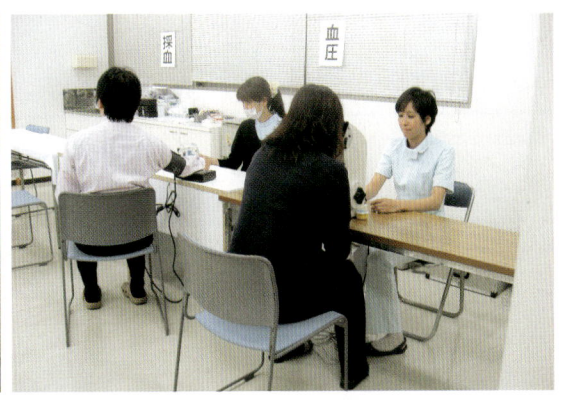

所在地
〒435-0041　静岡県浜松市東区下石田町951
電話：053-422-7800
FAX：053-422-7801
ホームページ：http://www.shsa.net
連絡先 E-mail：syobo-seibu@shsa.net

交通
浜松駅バスターミナルより遠鉄バス労災病院産業展示館行きで約25分、下石田　徒歩5分

健診実施日
不定期（月2～4回程度）

受診待機期間
2週間

申込方法
電話・FAX・E-mailにて予約申し込み。その後、健診案内一式を送付します。

健診項目
労働安全衛生法に基づいた定期健康診断、特殊健診から生活習慣病予防健診、特定健診など幅広く実施しています。特定保健指導も行っています。
いずれも機動力を生かした検診車を用いての巡回健診として実施可能です。

結果報告
受診後、2週間程度で送付します。

公的認証
プライバシーマーク認定取得／日本臨床細胞診学会認定施設

特色
学校健診から住民健診、職域健診まで幅広く承っています。
「みんなの健康をまもる」を理念に、地元に密着した予防医学事業を行っています。
施設健診の実施は不定期ですが、是非お問い合わせください。
また、実施人数に応じて巡回健診のご提案もさせていただきます。

健診センター・人間ドック

医療法人鉄友会　宇野病院

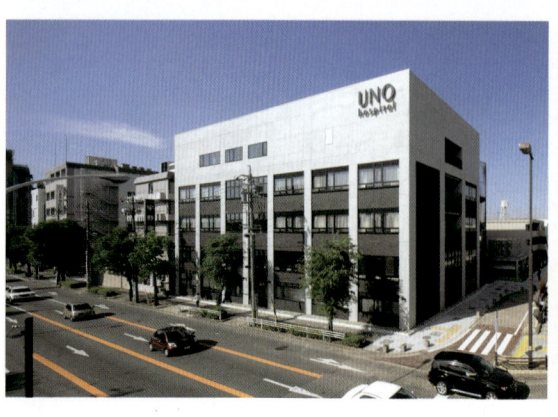

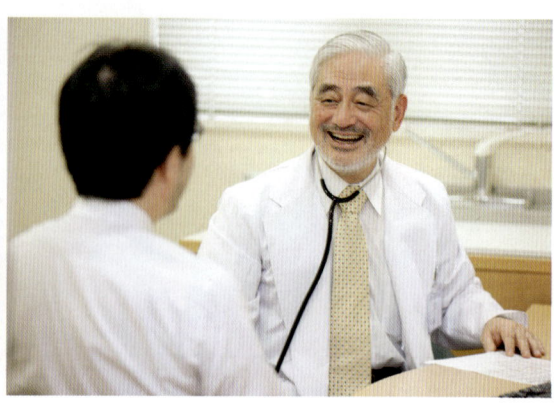

健診センター・人間ドック

所在地
〒444-0921　愛知県岡崎市中岡崎町 1-10
電話：0564-24-2217
FAX：0564-24-2232
ホームページ：http://www.uno.or.jp
連絡先 E-mail：info@uno.or.jp

交通
名鉄名古屋本線岡崎公園前駅　徒歩 5 分
愛知環状鉄道中岡崎駅　徒歩 5 分

健診実施日
月～金曜日、土曜日（午前のみ）

受診待機期間
1 か月

申込方法
電話・FAX にて予約。予約後、健診準備資料一式を郵送します。

健診項目
人間ドックをはじめ、生活習慣病健診、一般定期健診の健診コースに加え、脳ドック、肺ドック、婦人検診などのオプション検査も可能です。
特に、がん検診に力を入れており、内視鏡検査、CT・MRI 検査、超音波検査、マンモグラフィ検査、細胞診検査、各種腫瘍マーカー検査を通して、早期発見のお役に立ちたいと考えています。

結果報告
当日、受診者全員に医師が面接して結果を説明した上で、後日健診結果票をお渡しします。

公的認証
日本医療機能評価機構認定病院 / 人間ドック健診施設機能評価認定施設

特色
当健診センターは、以下の項目を掲げ、地域の方々の健康と予防医療に寄与しています。
・健診当日の検査結果に基づいたスピーディーな診断・診察
・隣接病院と連携した 2 次検査・早期治療の実現
・充実した検査スタッフ体制と検査機器の完備

三河安城クリニック

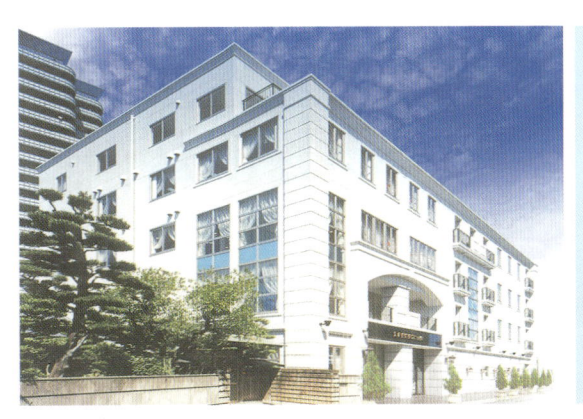

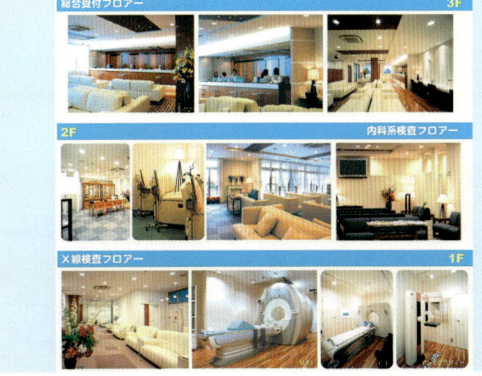

所在地
〒446-0037　愛知県安城市相生町14-14
電話：0566-77-5555
FAX：0566-75-7516
ホームページ：http://www.mikawaanjoclinic.com

交通
JR安城駅　徒歩9分
名鉄南安城駅　徒歩7分

健診実施日
火～土曜日

受診待機期間
完全予約制（季節などで期間が異なります）

申込方法
0566-75-7515(予約専用)より電話にてご予約ください。

健診項目
健診項目はコースにより異なります。詳しくはお問い合わせください。
コース一覧：総合人間ドック／人間ドック（1日）／ウィメンズ人間ドック（1日）／半日ドック／半日ウィメンズドック／人間ドック（1泊）／ウィメンズ人間ドック（1泊）／脳ドック／生活習慣病予防健診／一般健診／定期健診／特定健康診査／特定保健指導／予防接種／巡回健診／環境測定　ほか

結果報告
結果報告書は直接郵送の場合と、健診契約により所属健康保険組合および所属事業所などを介する場合があります。

公的認証
日本総合健診医学会認定優良総合健診施設／日本人間ドック学会指定優良人間ドック　ほか

特色
当クリニックは、優良総合健診施設・優良人間ドック健診施設・プライバシーマーク認定・認定個人情報保護団体として認定されています。
MRI・CT・マンモグラフィなど、すべてデジタル機器で対応しており、専門医による遠隔読影で高精度の検査を実施しています。
臨床検査（血液検査）、胸部X線検査、心電図検査は、日本総合健診医学会および全衛連などの定期的な外部評価で、すべて最高ランク評価を受けています（2011年6月現在）。

健診センター・人間ドック

医療法人社団同仁会　一里山・今井クリニック

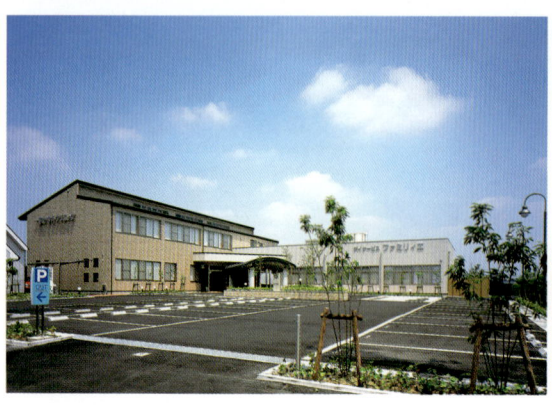

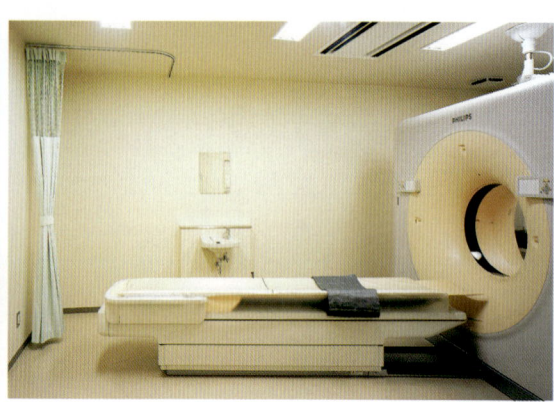

健診センター・人間ドック

所在地
〒448-0002　愛知県刈谷市一里山町中本山88
電話：0566-26-6702
FAX：0566-26-6707
ホームページ：http://www.imai-clinic.com/
連絡先 E-mail：webmaster@imai-clinic.com

交通
名鉄知立駅より名鉄バス、一里山町北口　徒歩10分

健診実施日
月～土曜日　午前・午後（水曜日の午後は休診）

受診待機期間
約2週間～1か月

申込方法
電話・FAX・E-mailにて予約。予約確定後、案内を送付します。

健診項目
簡易健診（法定健診を含む）、人間ドック、脳ドック（アルツハイマー解析を含む）、肺がん検診（CT）、心臓ドックを実施しています。
オプションとしては、腫瘍マーカー、肝炎ウイルス検査、喀痰細胞診、血清梅毒検査、骨塩定量など、多種多様な健診に対応しています。

結果報告
健診日より2週間後に郵送します（ただし、脳ドックのみ当日の結果説明が可能）。

公的認証
日本総合健診医学会／日本人間ドック学会／日本ボクシング協会コミッションドクター　ほか

特色
平成18年、最新医療機器を装備し、"地域に根付く、ハートフルな先進医療"を目指したクリニックを開設しました。
藤田保健衛生大学病院専門医協力のもと、最新画像診断を行い、健診結果を作成します。
脳ドックにおいては、一般的に困難とされる、脳血管と頸部血管のMRI同時撮影が可能な機器を用いて実施しています。脳神経外科専門である院長より、当日に結果を説明することが可能です。
また、婦人科は、月に2回土曜日午後に実施しており、スタッフはすべて女性で行っています。

医療法人松柏会　国際セントラルクリニック

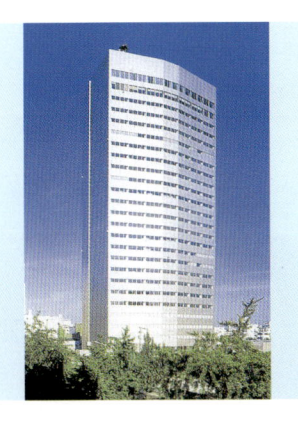

所在地
〒450-0001　愛知県名古屋市中村区那古野
1-47-1
国際センタービル10階
電話：052-561-0633
FAX：052-561-0631
ホームページ：http://www.central-cl.or.jp

交通
地下鉄桜通線国際センター駅　徒歩1分
名古屋駅より地下街ユニモール　徒歩7分

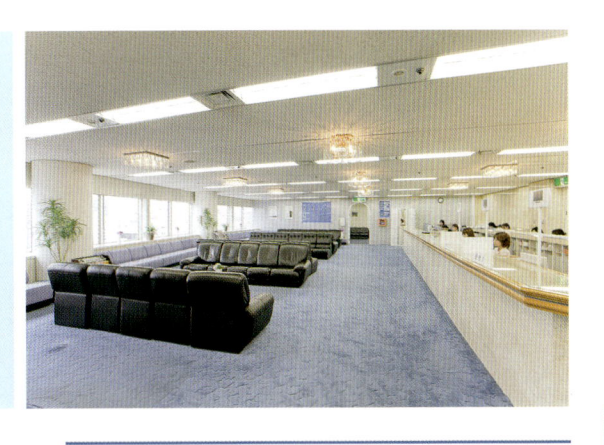

健診実施日
月～土曜日（祝日休診）
（日曜日第1・3実施）

申込方法
予約センター（052-821-0090）へ電話にて予約を受付けています。

健診項目
日本総合健診医学会の基準項目に加えて、乳がん検査、子宮がん検査、前立腺がん検査（PSA検査、前立腺超音波）などを行っています。また、胃内視鏡検査、骨粗しょう症検査、動脈硬化検査、CT検査、各種腫瘍マーカー検査も行っています。

結果報告
自宅へ郵送します。

公的認証
日本総合健診医学会優良総合健診施設/プライバシーマーク/ISO9001・ISO14001

特色
健診後の再検査や保健指導、各専門医による外来診療も行っており、日常の体の不調の相談や診療（保険診療可）も実施しています。同法人として、テルミナセントラルクリニック（名古屋市中村区）もあります。

健診センター・人間ドック

財団法人毎日成人病研究会　毎日ドクター

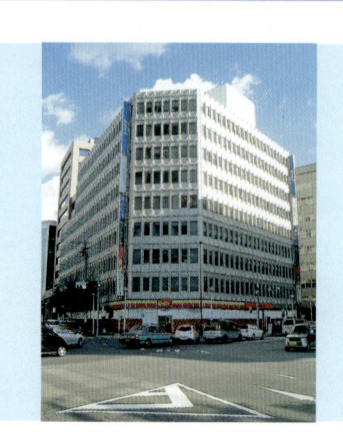

健診センター・人間ドック

所在地
〒450-0002　愛知県名古屋市中村区名駅2-45-19
　　　　　　桑山ビル5階
電話：052-581-2526
FAX：052-561-5184
ホームページ：http://www.mainichi-dr.com
連絡先E-mail：maidoctr@galaxy.ocn.ne.jp

交通
JR・地下鉄・名鉄・近鉄名古屋駅　徒歩約8分

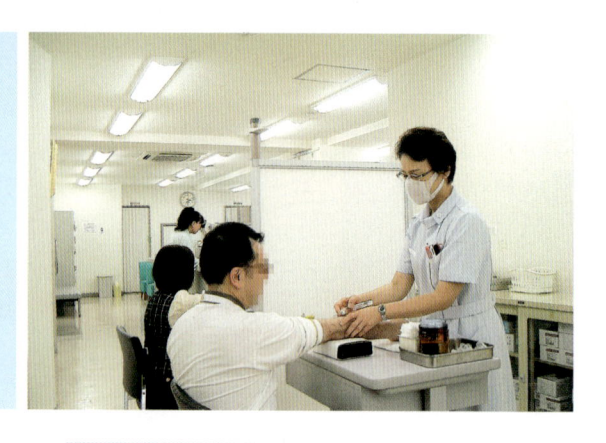

健診実施日
月～土曜日（土曜日は午前中）

受診待機期間
2週間

申込方法
電話・FAX・E-mailにて予約。予約後、健診準備資料一式を郵送します。

健診項目
問診／身体計測／視力／胸部XP／検尿／眼科検査／聴力検査／心電図／胃部透視／検便検査／超音波検査／肺機能検査／血液生化学／肝炎ウイルス／梅毒反応／腫瘍マーカー／炎症反応／リウマチ検査／代謝検査／血液一般
以上の基本検査に加えて、ご本人希望にて以下のオプションがあります。
ピロリ菌／ペプシノゲン／骨塩定量／負荷心電図／脈波動脈硬化検査／婦人科検診／乳がん検診

結果報告
約10日～2週間で、ご本人あてに郵送にて報告します。ただし、マンモグラフィ検査をお受けになった場合は、さらに1週間かかる場合があります。

公的認証
日本人間ドック学会加盟医療機関

特色
名古屋駅前の交通至便な場所にあり、700社以上の企業に勤める皆様の健診・人間ドックを行っています。また、一般の外来診療も行っており、トータルにわたる健康へのサポートを実施しています。
さらに、近年増加している糖尿病・痛風・リウマチの専門外来、管理栄養士による栄養指導・食事療法にも積極的に取り組んでおり、各地域の基幹病院と綿密な病診連携ネットワークを構築して、速やかに専門医への紹介も行っています。

医療法人名翔会　名古屋セントラルクリニック

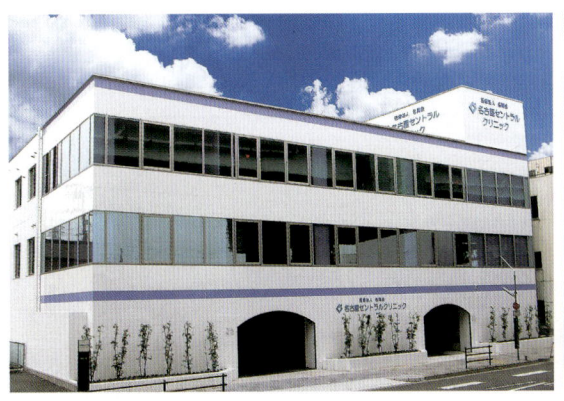

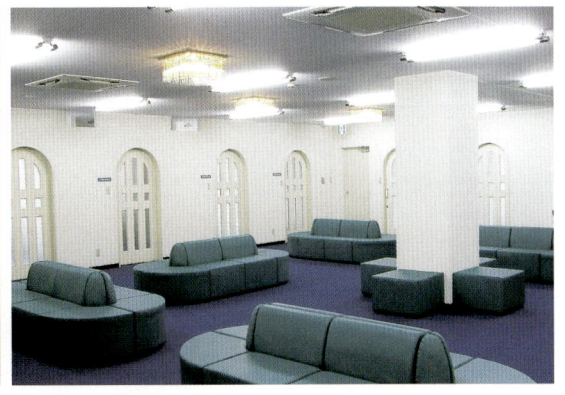

所在地
〒457-0071　愛知県名古屋市南区千竃通7-16-1
電話：052-821-0090
FAX：052-824-0655
ホームページ：http://www.central-cl.or.jp

交通
JR笠寺駅　徒歩3分
名古屋市営バス千竃通7丁目

健診実施日
月～土曜日（祝日休診）

申込方法
予約センター（052-821-0090）へ電話にて予約を受付けています。

健診項目
日本総合健診医学会の基準項目に加えて、乳がん検査、子宮がん検査、前立腺がん検査（PSA検査、前立腺超音波）などを行っています。また、骨粗しょう症検査、動脈硬化検査、CT検査、各種腫瘍マーカー検査も行っています。平成23年秋より、1.5T MRIを導入します。

結果報告
自宅へ郵送します。

公的認証
日本総合健診医学会優良総合健診施設／プライバシーマーク／ISO9001・ISO14001

特色
健診後の再検査や保健指導、外来診療も行っており、日常の体の不調の相談や診療（保険診療可）も実施しています。
同法人として、和合セントラルクリニック（愛知郡東郷町）もあります。

健診センター・人間ドック

医療法人財団健和会　マリンクリニック

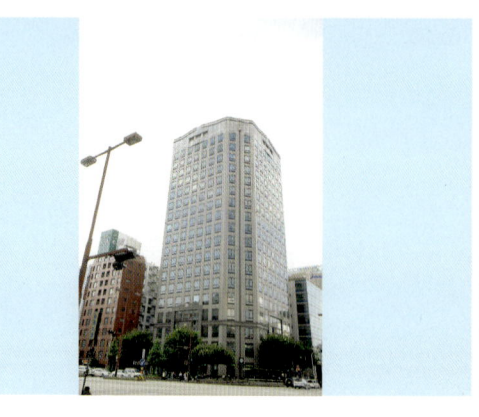

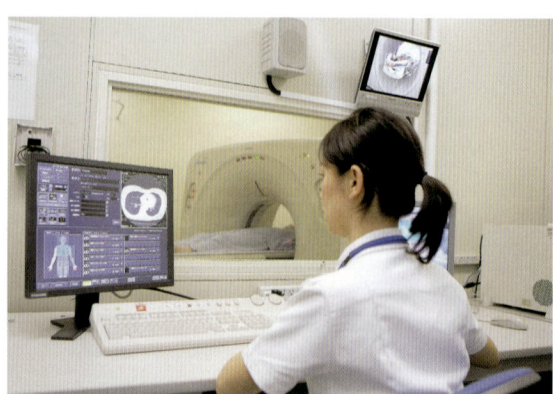

健診センター・人間ドック

所在地
〒460-0002　愛知県名古屋市中区丸の内 3-20-17
中外東京海上ビル 4 階
電話：052-954-8001
FAX：052-954-0070
ホームページ：http://www.marine.jp
連絡先 E-mail：info@marine.jp

交通
地下鉄桜通線久屋大通駅西 1 番出口からすぐ

健診実施日
月～金曜日、一部の土曜日（要予約時確認）

受診待機期間
1 か月

申込方法
電話・FAX・E-mail にて予約。予約後、健診準備資料一式を郵送します。

健診項目
人間ドック / 生活習慣病予防健診 / 法定定期健診 / 雇入時健診 / 海外渡航健診 / 骨密度検査 / 各種腫瘍マーカー / 乳がん検査（マンモグラフィ・超音波）/ 子宮がん検査 / 内視鏡検査 / 各種CT検査　など

結果報告
健診種類により、当日に結果説明するものと、後日結果を郵送し、結果説明するものがあります。

公的認証
人間ドック健診施設機能評価認定 / マンモグラフィ検診精度管理中央委員会認定

特色
地下鉄桜通線久屋大通駅西 1 番出口からすぐの好立地にあり、精度管理の徹底はもちろん、医師・医療スタッフともに受診者第一主義の徹底を心掛けています。
婦人科は 80％以上を女医が対応し、乳がん検査は 100％女性技師が対応しています。

中日新聞社健康保険組合　中日病院健診センター

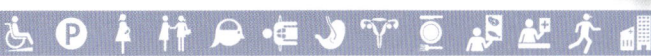

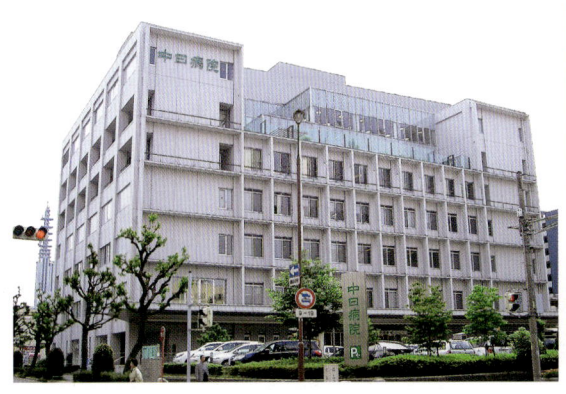

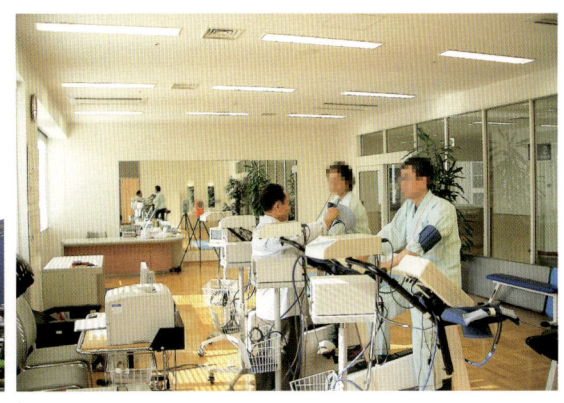

健診センター・人間ドック

所在地
〒460-0002　愛知県名古屋市中区丸の内3-12-3
電話：052-961-2496
FAX：052-961-2783
ホームページ：http://www.chunichi-hp.jp/
連絡先 E-mail：kenshin@chunichi-hp.jp

交通
地下鉄桜通線・鶴舞線丸の内駅　徒歩6分
地下鉄名城線・桜通線久屋大通駅　徒歩8分

健診実施日
月～金曜日、第1・3・5土曜日

受診待機期間
5月～12月の間　1か月

申込方法
電話にて予約。受診日2週間前に受診案内書を郵送します。

健診項目
日本総合健診医学会の基準項目に加えて、歯科検診、婦人科検診（内診・子宮頸部細胞診）、乳腺検診（乳腺触診・視診）、骨粗しょう症検診、前立腺がん検診（血液検査PSA）などを標準検査項目にしています。
また、希望者には胃カメラ、大腸カメラ、脳検診（MRI・MRA（頭部）、頸動脈超音波検査）、肺がん検診（胸部ヘリカルCT）、動脈硬化検診（血圧脈波検査）、睡眠検診（夜間睡眠時無呼吸検査）、甲状腺検診（甲状腺超音波・血液検査）、長時間心電図（24時間携帯型心電図）、心不全検診（血液検査BNP）、卵巣がん検診（骨盤内超音波検査）、乳腺精密検診（マンモグラフィ検査、マンモエコー検査）などを行っています。

結果報告
医師が面接し、血液などの結果を説明します。また、希望者には午後、全項目の結果説明をします。

公的認証
日本総合健診医学会 / 日本人間ドック学会 / 日本脳ドック学会

特色
当健診センターは、総合病院の併設施設として、診療部門とは完全に独立した施設となっていますが、健診データを共用しているため、精密検査から治療までスムーズに受診することができます。
健診開始は1962年で、愛知県内では最も歴史のある施設であり、年間4万人の総合健診を実施しています。
設立当初より、「地域の皆様の健康の心のよりどころ」との理念を掲げ、継続的な健診の質改善に取り組んでいます。

医療法人鹿志会　エルズメディケア名古屋

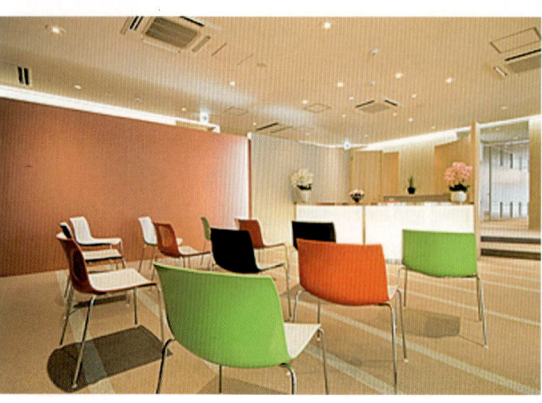

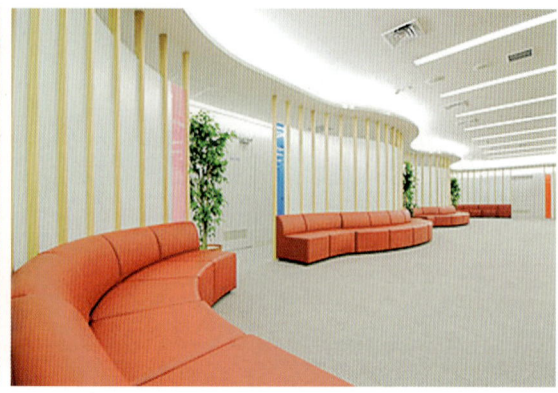

健診センター・人間ドック

所在地
〒460-0008　愛知県名古屋市中区栄2-1-1
　　　　　　　日土地名古屋ビル3階
電話：052-737-6500
FAX：052-219-5161
ホームページ：http://www.ls-medicare.com/
連絡先 E-mail：info@ls-medicare.com

交通
地下鉄伏見駅4番出口・5番出口　徒歩1分

健診実施日
火～日曜日（休診：月曜日・年末年始・盆）

受診待機期間
予約制

申込方法
電話・FAX・ホームページから予約可能。予約後、健診準備資料一式を健診予約日の約10日前に郵送します。

健診項目

人間ドックベーシックコース：「女性のために」をコンセプトとする当院の人間ドックは、通常の検査項目に加え、婦人科検査を実施しています。乳がん検査（視触診＋マンモグラフィまたは乳腺超音波）、子宮頸がん検査（内診＋子宮頸部細胞診）を行っています。
プレミアム1コース：人間ドックベーシックに、経膣超音波検査や骨密度検査、血圧脈波検査などの生活習慣病に関連する項目を加えました。なお、乳がん検査は、視触診＋マンモグラフィ＋乳腺超音波検査となります。
ホテルの食事券も提供します。
主なオプション検査：HPV検査／頸動脈超音波検査／上部消化管内視鏡検査（経鼻）／ピロリ抗原抗体検査／甲状腺検査など

結果報告
当日医師が説明し、約10日後に郵送します。

公的認証
日本総合健診医学会／日本人間ドック学会／マンモグラフィ検診精度管理中央委員会／プライバシーマーク　など

特色

名古屋地区で初めて「女性のために」をコンセプトとした女性専用の健康診断施設として、2008年に開院しました。女性医師、女性が中心のスタッフで健診を実施しています。
働く女性、日々忙しい女性には、土・日曜日・祝日も受診いただけます。
託児所（3か月～10歳まで）の紹介もしています。
地下鉄の駅から直結しているビルの3階にある、女性がリラックスして健診を受けられるための独立したスペースをご利用ください。

財団法人　近畿健康管理センター　ウエルネス名古屋健診クリニック

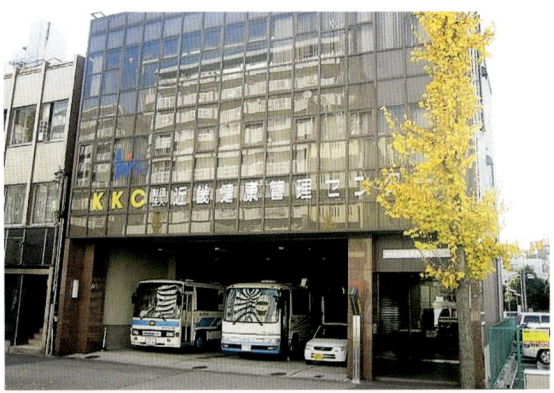

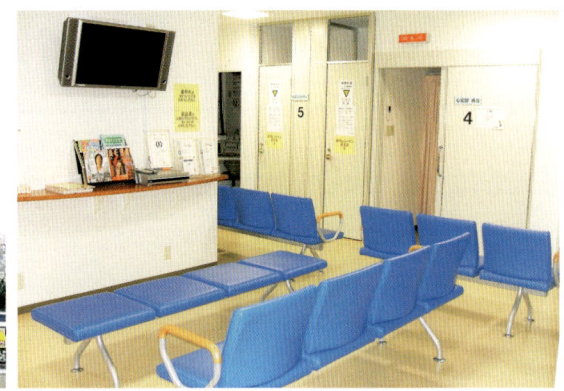

健診センター・人間ドック

所在地

〒460-0012　愛知県名古屋市中区千代田 3-8-5
電話：052-331-2325
FAX：052-331-2327
ホームページ：http://www.zai-kkc.or.jp
連絡先 E-mail：yoyakunagoya@zai-kkc.or.jp

交通

地下鉄鶴舞線鶴舞駅 6 番出口　徒歩 3 分
JR 鶴舞駅公園口出口　徒歩 5 分

健診実施日

月～土曜日

受診待機期間

2 週間

申込方法

電話・FAX・E-mail にて予約。予約後、健康診断案内資料一式を送付します。

健診項目

労働安全衛生法に基づく定期健康診断をはじめ、生活習慣病健康診断および人間ドック（半日コース）を実施しています。
血液オプション検査として、各種腫瘍マーカー検査、ピロリ菌検査など、26 コースの中からご自身で自由に選択し、受診いただけます。

結果報告

2 週間程度で報告します。

特色

予約制のため、待ち時間が少なく、短時間で受診できます。
女性スタッフを中心としていますので、ゆったりと安心して受診いただけます。
全衛連の精度管理事業に参加しており、胸部・胃部レントゲンについては、2 人の医師でダブルチェックを行っています。
また、地下鉄・JR 鶴舞駅に近く、交通アクセスも便利です。

日本郵政株式会社　名古屋逓信病院　健診センター

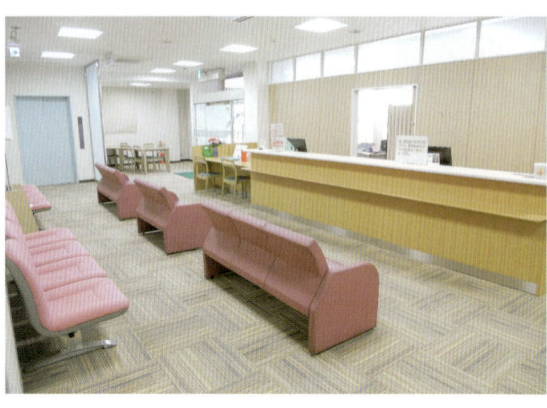

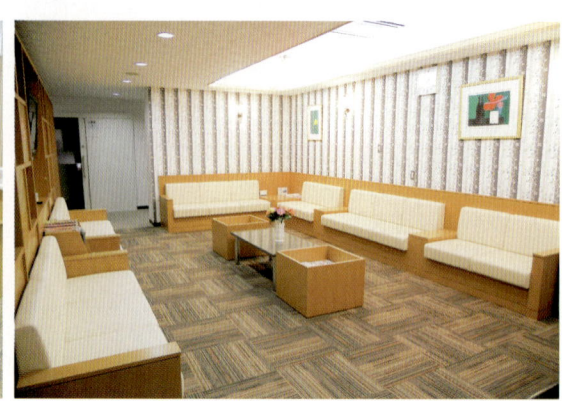

健診センター・人間ドック

所在地
〒461-8798　愛知県名古屋市東区泉 2-2-5
電話：052-932-7174
FAX：052-932-7176
ホームページ：http://www.hospital.japanpost.jp/nagoya/
連絡先 E-mail：soumuka@n-teisinhp.jp

交通
地下鉄桜通線高岳駅 1 番出口　北へ 400m
名古屋市営バス東片端・飯田町よりすぐ

健診実施日
祝休日除く月～金曜日および第 2・3 土曜日

受診待機期間
2 週間～1 か月

申込方法
電話または来院にて受付。予約後、健診準備資料一式を郵送します。

健診項目
日本総合健診医学会の基準検査項目に加え、尿検査（ウロビリノーゲン、ケトン体、ビリルビン）、肝機能検査（A/G 比、LDH、ZTT）、肝炎ウイルス検査（HCV 抗体）、腎機能検査（尿素窒素）、膵機能検査（アミラーゼ）、リウマチ因子（RF）を実施しています。
また、オプションとして、胃カメラ、婦人科検診（乳がん、子宮がんなど）、前立腺がん検診、骨粗しょう症検診、各種腫瘍マーカー検査、エイズ検査、ピロリ菌検査、喀痰検査、ファットスキャン、血圧脈波、肺ドック、脳ドックを行っています。

結果報告
当日午後、希望者にはわかる範囲で医師から検査結果を説明しています。後日「健康診断結果報告書」を郵送します。

公的認証
日本総合健診医学会優良総合健診施設

特色
名古屋逓信病院に併設された健診センターで、希望者は検査当日に病院を受診することができます。基本検査に加え、多くのオプション検査を用意しています。特に、女性では子宮頸がん検査、子宮内膜細胞診、HPV 検査、クラミジア検査、乳がん検査では、マンモグラフィ、乳房超音波検査ができます。
脳ドックでは MRI、MRA、頸部超音波検査を行っており、肺ドックでは 64 列ヘリカルスキャン CT でより精密な検査ができます。

財団法人　愛知健康増進財団

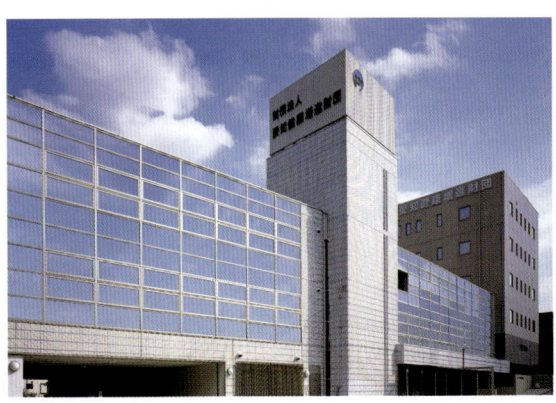

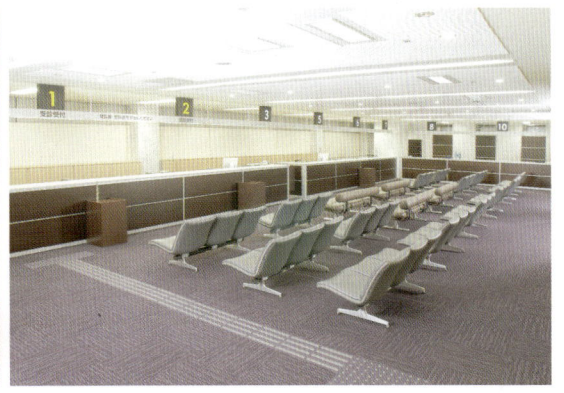

健診センター・人間ドック

所在地
〒462-0844　愛知県名古屋市北区清水1-18-4
電話：052-951-3919
FAX：052-951-1682
ホームページ：http://www.ahpf.or.jp
連絡先 E-mail：bs2@ahpf.or.jp

交通
地下鉄名城線市役所駅1番出口　徒歩10分
市バス基幹2系統清水口　徒歩8分
名鉄瀬戸線清水駅　徒歩5分

健診実施日
月～土曜日（日曜日不定期）

受診待機期間
時期により違います。お問い合わせください。

申込方法
はがき・電話・FAX・E-mailにて予約。予約後、健診準備書類一式を送付します。

健診項目
日本総合健診医学会の基準項目に加えて、パノラマX線撮影を含む歯科検査、運動機能検査などを実施しています。
なお、オプション検査として、女性の方には、子宮頸部細胞診検査、乳房超音波検査、乳房X線検査を行っています。
そのほかに、腫瘍マーカー検査、頸動脈超音波検査、血圧脈波検査、便ヘリコバクターピロリ菌抗原検査、甲状腺機能検査、骨密度測定検査などがあります。

結果報告
当日、受診者全員に医師が面接して、血液検査を含む健診結果を説明し、後日検査結果票を送付しています。

公的認証
日本総合健診医学会優良総合健診施設認定／労働衛生サービス機能評価認定／プライバシーマーク付与事業者

特色
プライバシーに配慮したそれぞれの検査室で、ゆったりと快適に受診していただけます。
当日の血液検査結果をパソコン上でグラフ化し、過去のデータとともに、医師が受診者に説明を行っています。また、歯科検査は標準コースに含まれ、当日撮影したデジタルパノラマ写真を過去画像と比較し、歯科医師が説明を行っています。Sコースを受診された方には、6か月後、再検査として血液検査・心電図検査などを受診していただいています。

医療法人　オリエンタルクリニック

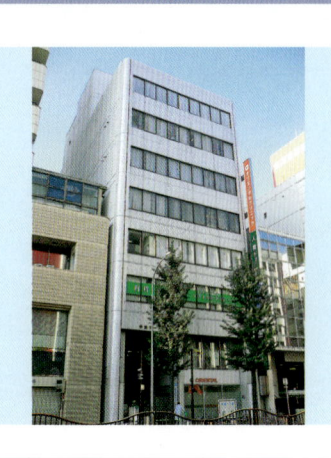

健診センター・人間ドック

所在地
〒464-8691　愛知県名古屋市千種区今池1-8-5
電話：052-741-5181
FAX：052-733-7100
ホームページ：http://www.oriental-gr.com/oc/oriental.htm
連絡先 E-mail：oriental@muh.biglobe.ne.jp

交通
地下鉄・市バス今池駅　徒歩2分
JR中央線千種駅　徒歩7分

健診実施日
月～土曜日（祝日除く）　第1土曜日は休診

受診待機期間
1～2週間

申込方法
電話・FAX・E-mailにて予約ください。予約後、健診キット（健診のしおりなど）一式を郵送します。

健診項目
日本総合健診医学会、日本人間ドック学会の基準項目に加え、豊富な検査項目を追加しています。また、充実したオプションを用意しています。
オプション検査：肺がん検査（マルチスライスCT・喀痰細胞診）/頭部CT検査/乳がん検査（超音波・マンモグラフィ）/子宮がん検査（婦人科医による子宮頸部細胞診）/骨粗しょう症検査/甲状腺検査（超音波および血液検査）/動脈硬化検査（頸部超音波検査）/各種腫瘍マーカー検査/ウイルス性肝炎検査/体力測定
そのほか、ご要望により検査できる項目もあります。

結果報告
当日の午後より、医師が面接して結果を説明します。結果票は2週間ほどで郵送します。

公的認証
プライバシーマーク付与認定/人間ドック・健診施設機能評価認定

特色
当クリニックは、生活習慣病の予防と早期発見のために必要な検査項目を、数時間で行える検査システムをいち早く導入した健診機関です。1973年に人間ドックを開設して以来、70万人以上の方にご利用いただいています。
また、時代のニーズに対応し、充実した検査機器・設備を備え、「すべての人が健康でいつづける為に」を基本理念に、「健康へのおせっかい」をすべく、長い歴史の中で培われた確かな技術とサービスを提供しています。

医療法人瑞心会　渡辺病院健診センター

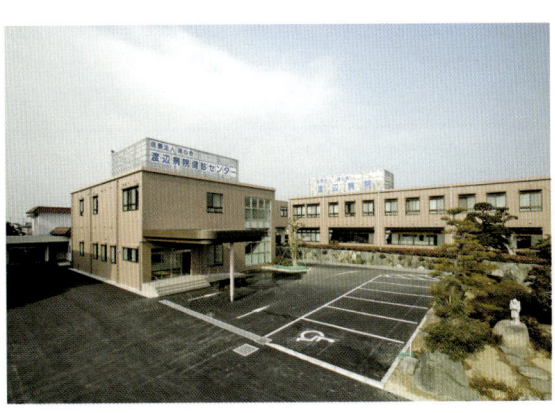

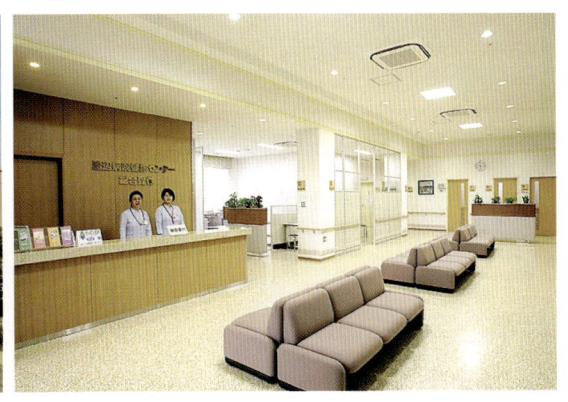

所在地
〒470-3235　愛知県知多郡美浜町大字野間字上川田 45-2
電話：0569-87-2111
FAX：0569-87-2119
ホームページ：http://watanabe-hospital.com
連絡先 E-mail：info@watanabe-hospital.com

交通
名鉄知多新線野間　徒歩 15 分　送迎バスあり
南知多道路美浜インター　車で 10 分

健診実施日
月～土曜日、日曜日・祝日は休診

受診待機期間
AM8：00 ～ PM4：00、金曜：AM8：00 ～ 12：00

申込方法
電話・FAX・Web などにて予約を受付けています。

健診項目
人間ドック / 脳ドック

結果報告
2 週間以内にお手元に郵送します。

特色
2008 年に健診センタービルを新築オープンしました。
病院との連携により、精密検査の対応などをよりスムーズに提供させていただいています。
人間ドック・脳ドックとも、常勤医が責任を持って判断しています。

医療法人社団以心会　中野胃腸病院

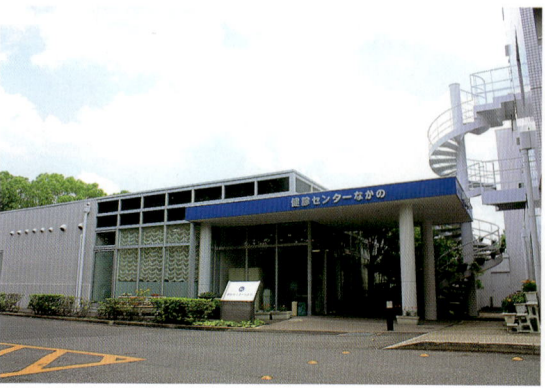

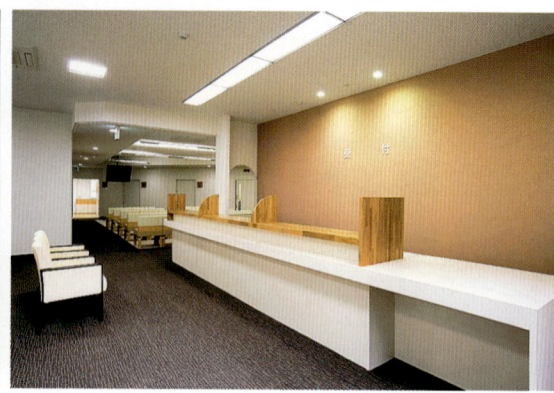

健診センター・人間ドック

所在地
〒473-0926　愛知県豊田市駒新町金山 1-12
電話：0565-57-3366
FAX：0566-57-3360
ホームページ：http://www.nakanohp.com/
連絡先 E-mail：kensin@nakanohp.com

交通
名鉄知立駅より病院マイクロバス　10 分
豊田市運行のふれあいバス　13 分

健診実施日
暦通り（年末年始休業 12/30 〜 1/4）

受診待機期間
2 週間

申込方法
電話・FAX にてお願いします。詳細をお聞きして予約を取ります。

健診項目
診察 / 身体測定 / 聴力 / 尿検査（9項目）/ 便潜血反応検査 / 胸部レントゲン / 肺機能検査 / 胃部レントゲン検査（内視鏡も可能）/ 腹部超音波検査 / 安静時心電図検査 / 生化学検査（19 項目）/ 血球検査（6 項目）/ 血清検査（6 項目）/ 眼底検査 / 眼圧検査

結果報告
10 〜 14 日で自宅へ郵送します。内視鏡希望者は、若干遅れます。

公的認証
病院機能評価認定 / 日本外科学会外科専門医制度修練施設 / 日本消化器内視鏡学会指導施設

特色
「健康に働き、健康に長生き」をモットーに、地域の皆様の健康作りと、生活習慣病の早期発見と予防を行っています。
特に、内視鏡検査は、ご希望により鎮静剤の注射を使用して、検査時の不快感や苦痛を減らします。
また、託児施設を併用していますので、ご希望により、お子様を預かることもできます。

医療法人香風会　こだま内科クリニック

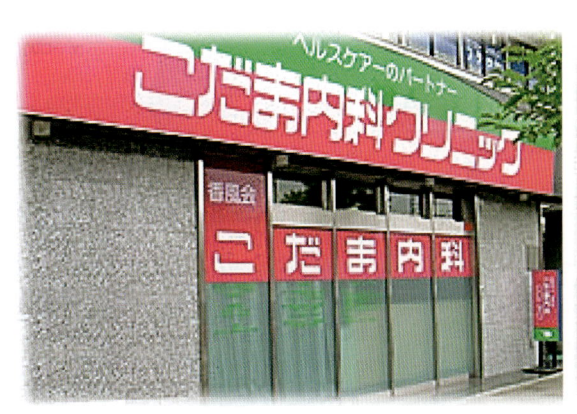

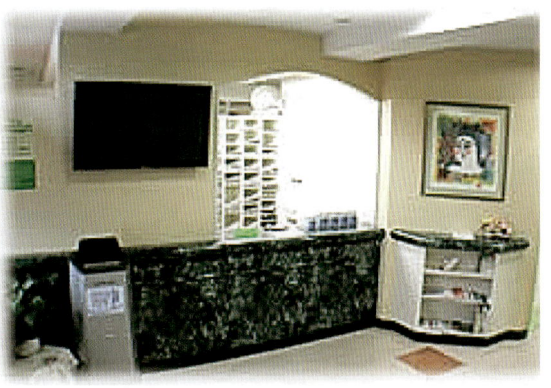

所在地
〒491-0858　愛知県一宮市栄 4-1-24
電話：0586-71-1270
FAX：0586-71-2270
ホームページ：http://www.kodama-naika.com
連絡先 E-mail：kodama-naika-clinic@ka2.so-net.ne.jp

交通
JR 尾張一宮駅東口　徒歩 1 分

健診実施日
月～土曜日

受診待機期間
お申込から 1 週間程度

申込方法
電話でお問い合わせください。

健診センター・人間ドック

健診項目
健診設備として、以下を備えています。
X 線テレビ装置／CT スキャン診断装置／超音波診断装置／血圧脈波検査装置／デジタルラジオグラフィティー装置／骨密度測定装置／心電図／ホルダー 24 時間心電図／血圧 24 時間測定器／眼底カメラ／眼圧測定装置／重心動揺計（めまいの検査機）／血球自動計測機／検尿自動分析機／防音聴力測定機など
また、以下の検査をオプションとして行っています。
人間ドック／定期健康診断／雇入時健康診断／特定健康診査を軸に各種腫瘍マーカー検査／喀痰細胞診／肝炎ウイルス検査／梅毒検査／エイズ検査／ピロリ菌抗体検査ほか

結果報告
後日、受診者に医師が面接して、健康診断報告書をお渡しします。郵送も可能です。

公的認証
医学博士／労働衛生コンサルタント／日本医師会認定産業医／健康スポーツ医／日本自律神経学会評議員

特色
科学的かつ適正な医療の普及を経営理念としています。
生活習慣病の予防、早期発見のための健診および事後アドバイスに力を入れています。
市立市民病院や名古屋第二赤十字病院、大雄会病院などと緊密に連携し、病診連携体制も確立しています。
また、労働衛生コンサルタントとして、労働条件が医療に及ぼす問題も扱っています。

医療法人　富田浜病院　健康増進センター

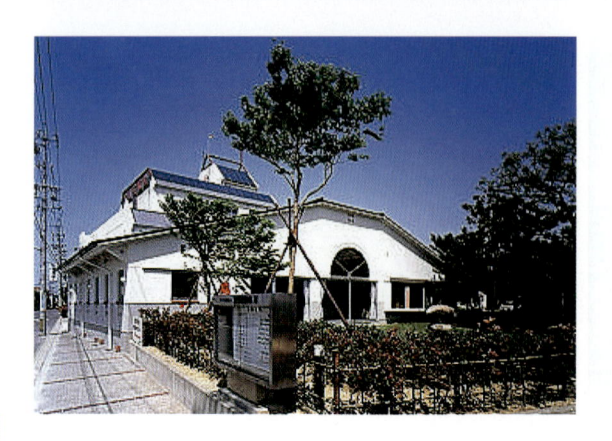

健診センター・人間ドック

所在地
〒510-8008　三重県四日市市富田浜町26-14
電話：059-365-0411
FAX：059-365-5121
ホームページ：http://tomidahama.jp
連絡先 E-mail：dock@tomidahama.jp

交通
JR関西線富田浜駅　徒歩2分
近鉄名古屋線富田駅　徒歩15分

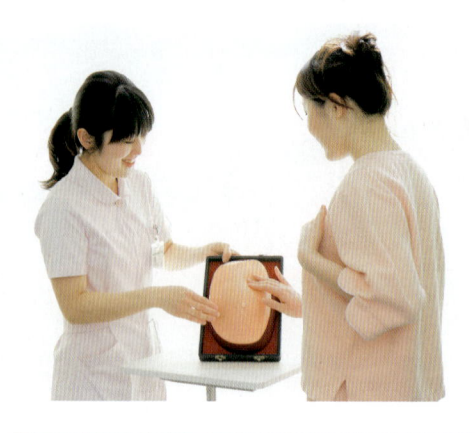

健診実施日
月～土曜日（木・日曜日・祝日除く）

受診待機期間
1か月

申込方法
電話・FAX・E-mailにて予約。予約後、健診準備資料一式を郵送します。

健診項目
日本総合健診医学会の基準項目に順じて実施しています。
また、希望により、脳ドック（MRI、MRA）、肺ドック（マルチCT検査、喀痰細胞診、腫瘍マーカー検査）、肝ドック（マルチCT検査、腫瘍マーカー検査）、骨ドック（骨塩定量検査）、乳がんドック（乳房超音波検査、マンモグラフィ検査）、ヒトパピローマ抗体検査、甲状腺ホルモン検査、頸動脈超音波検査、前立腺がん検査、前立腺超音波検査などをオプションとして行っています。

結果報告
当日、受診者全員に医師が面接して結果を説明した上で、後日結果報告書を郵送します。

公的認証
日本総合健診医学会／日本人間ドック学会／日本病院会／健康保険組合連合会／全国健康保険協会など

特色
病院から独立した健診スペースで、リラックスしながら受診いただけます。
当日に、医師および保健師、管理栄養士などとの個人面談による結果説明・問診・健康相談などを行っています。
また、検査精度に力を注いでおり、大学病院などの専門医との連携による厳重なダブルチェックを実施しています。
新設したレディースドックは2日コースで、女性スタッフのみが対応します。デリケートな検査や相談も安心して行えます。

財団法人　滋賀保健研究センター

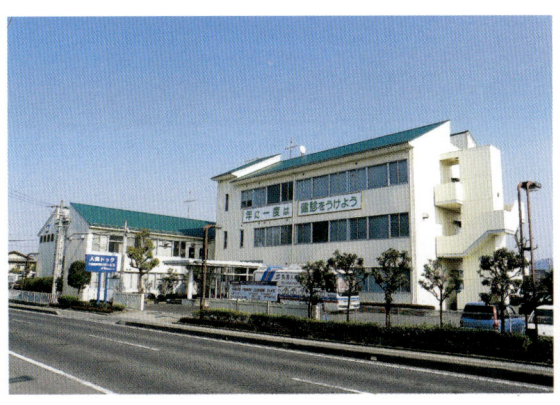

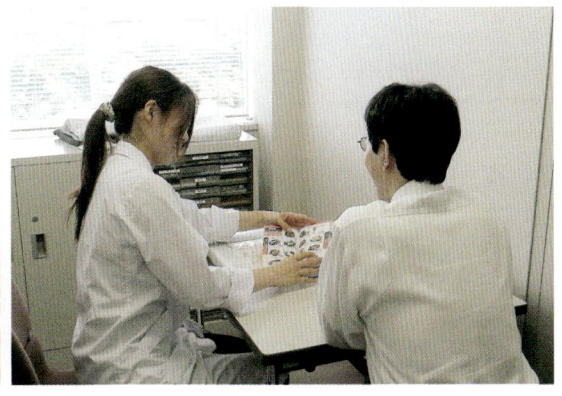

健診センター・人間ドック

所在地
〒520-2304　滋賀県野州市永原上町664
電話：077-587-3588
FAX：077-587-5441
ホームページ：http://www.shrc.or.jp
連絡先E-mail：info@shrc.or.jp

交通
JR琵琶湖線野洲駅より近江バス、永原住宅前 徒歩1分

健診実施日
年間約150日開催（カレンダーによる）

受診待機期間
2週間

申込方法
電話・FAX・ホームページからも予約可能です。予約後、健診準備物一式を郵送します。

健診項目
日本総合健診医学会の基準項目に加えて、希望によりさまざまなオプション検査を実施しています。主なものは、運動機能検査、子宮頸がん検診、乳がん検診（視触診＋エコーまたはマンモグラフィ）、骨粗しょう症検診、BNP検査、動脈硬化検査、睡眠時無呼吸症候群検査、ペプシノゲン検査、ヘリコバクターピロリ菌検査、各種腫瘍マーカーなどとなっています。

結果報告
当日のうちに医師が判定した結果を説明します。また、結果に基づく指導を医師、保健師、管理栄養士などが行います。

公的認証
日本総合健診医学会／日本病院会／マンモグラフィ精度管理中央委員会／日本消化器がん検診学会など

特色
「より快適に」をテーマに、1日の人間ドック受診人数の合計を20人までとし、ボディーソニックや脳年齢計、マッサージ器など、待ち時間を有効に活用できる設備の充実を図り、皆様が快適に受診いただけるよう環境作りを行っています。
また、受診された皆様の検査結果を集統計および分析した上で、健診結果と運動機能検査結果との有効性などを考察し、人間ドック学会においてその成果を発表するなどして、ドック健診の充実を図っています。

医療法人健康会　総合病院　京都南病院　健康管理センター

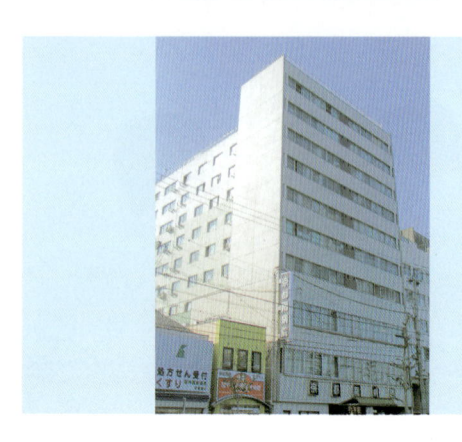

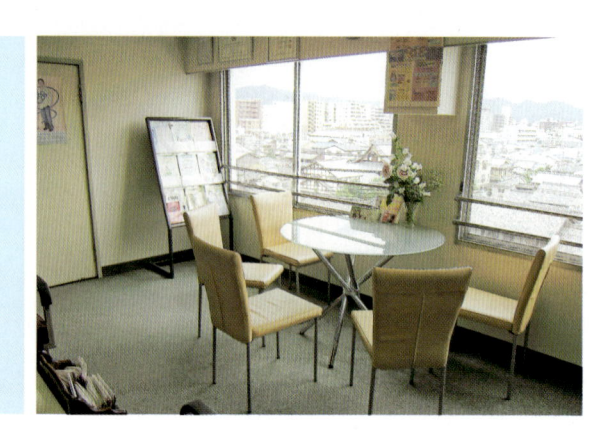

健診センター・人間ドック

所在地
〒600-8876　京都府京都市下京区西七条南中野町8
電話：075-312-7393
FAX：075-312-0720
ホームページ：http://www.kyotominami.or.jp/

交通
JR・近鉄・地下鉄京都駅より市バス33系統・205系統・208系統、七条御前通すぐ

健診実施日
月～土曜日（お盆・年末年始・祝日は除く）

受診待機期間
2週間～3か月

申込方法
電話・FAXにて予約。予約後、健診日の1週間前に問診票など一式を送付します。

健診項目
日本総合健診医学会の基準項目に加えて、乳房触診、マンモグラフィ、子宮頸がん検診も実施可能です。
オプションとして、前立腺がん検査（PSA検査）・BNP・甲状腺機能検査（TSH、FT4）、尿・便ピロリ菌検査、骨塩定量、ABI、UCGを行っています。
人間ドック（半日、1泊）以外に、生活習慣病健診、脳ドック、肺ドックも実施しています。

結果報告
当日、受診者全員に医師が面接し、結果を説明します。2週間以内に結果票を送付または、再度来院にて結果説明を行うことも可能です。

公的認証
日本総合健診医学会優良認定施設／日本人間ドック学会

特色
健康管理センターの待合室からは、京都市内が一望できます。
総合病院の併設であるため、精密検査や治療への移行がスムーズです。また、保健師による特定保健指導が健診当日に受けられます。
胃カメラは、経鼻内視鏡を導入しています（胃透視との差額負担なし）。
昼食には、管理栄養士による栄養量測定表示ありの「低カロリー減塩弁当」をご用意します。

社団法人全国社会保険協会連合会　社会保険京都病院 健康管理センター

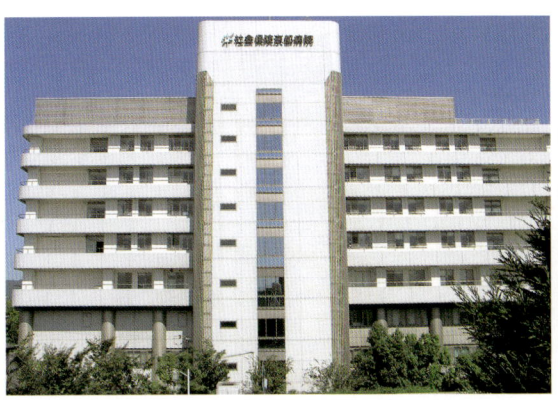

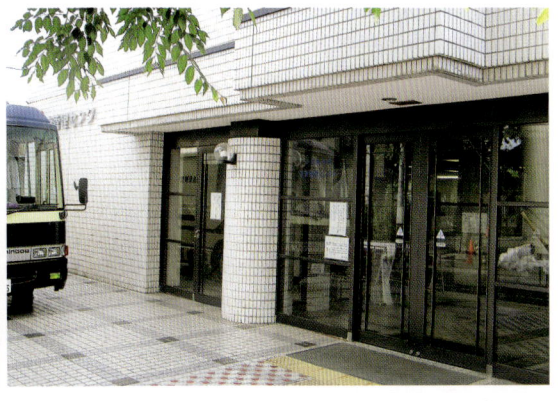

所在地
〒603-8151　京都府京都市北区小山下総町27
電話：075-441-6101
FAX：075-441-4923
ホームページ：http://www.shaho-kyothsp.jp/kenkancenter
連絡先 E-mail：kenkan1@shaho-kyothsp.jp

交通
京都市営地下鉄烏丸線鞍馬口駅2番出口
北へ50m

健診実施日
月～金曜日、土曜日（第1・第3）

受診待機期間
1か月（希望コースと時期によります）

申込方法
電話・FAX・E-mailにて直接予約、または、団体・保険者からの予約を承っています。
予約後、事前書類を送付します。

健診項目
ドックでは、日本人間ドック学会・健診施設機能評価認定を受け、「1日ドック」「2日ドック」の項目を基本に実施しており、生活習慣病健診では、協会けんぽ「生活習慣病予防健診」を基本に実施しています。
さらに、「脳ドック」や「肺がんドック」にも取り組み、各健診コースに伴う労働安全衛生法による健診、特定健診、特定保健指導を実施しています。
また、各種オプション検査の充実にも取り組んでおり、各コース内容も、健保・共済各組合、福利厚生各種団体の指定項目により、実施しています。

結果報告
健診後、約2週間にて送付します。当日結果分は、診察時に報告します。一部、当日保健指導を実施しています。

公的認証
日本人間ドック学会人間ドック・健診施設機能評価認定

特色
「未病の時代に」「自分の健康は、自分で守る」「健康は自分がつくる」をモットーに、健康づくりのお手伝いに取り組みます。日本人間ドック学会の人間ドック・健診施設機能評価認定を受けており、内容の充実にも取り組んでいます。
毎水曜日の午後には「レディースドック」を実施しており、受診は女性オンリーで、医師をはじめ全員女性スタッフが担当します。

医療法人和松会　大和健診センター

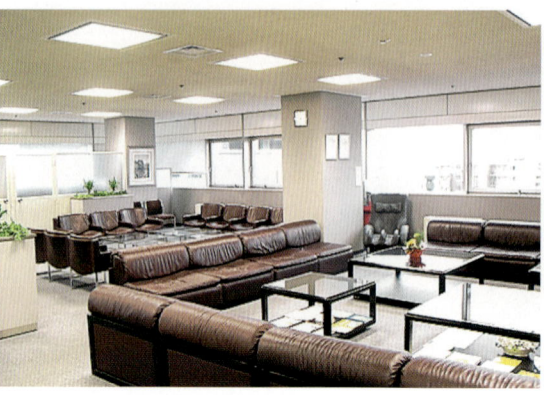

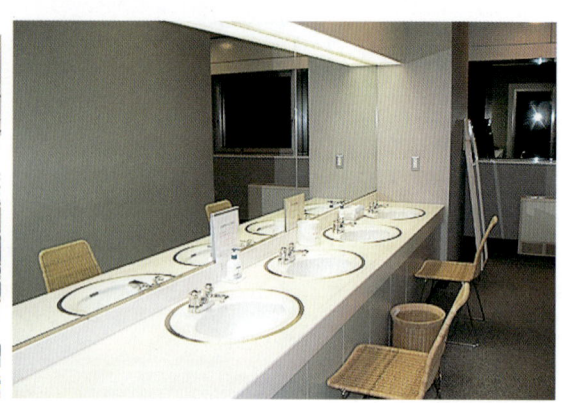

健診センター・人間ドック

所在地
〒604-8171　京都府京都市中京区烏丸通御池下ル虎屋町 577-2
太陽生命御池ビル 7 階・8 階・9 階
電話：075-256-4141
FAX：075-256-4235
ホームページ：http://www.rokujizogh.jp/yamato/
連絡先 E-mail：yamato-jimucho@etude.ocn.ne.jp

交通
京都市営地下鉄烏丸線・東西線より烏丸御池駅 3 番出口　徒歩 1 分

健診実施日
月〜土曜日

受診待機期間
予約状況により変動します。

申込方法
電話にて予約を受付けています。

健診項目
問診／身体測定／肺機能検査／眼科的検査／聴力検査／心電図検査／血圧測定／X 線検査（胸部・胃部）／腹部超音波検査／血液検査（血液学的検査・免疫学的検査・生化学的検査）／尿検査／便検査／内科診察／婦人科検診（乳がん・子宮がん）

結果報告
受診後 2〜3 週間で報告します。

公的認証
日本総合健診医学会優良総合健診施設認定

特色
皆様の健康長寿を願い、疾病に対する「予防」と「早期発見」を通じて、積極的な健康管理サービスを提供することを理念に掲げ、業務にあたっています。
また、施設立地条件においても交通の利便性に優れ、大手オフィスビル内で快適に受診していただけます。

財団法人京都工場保健会　総合健診センター

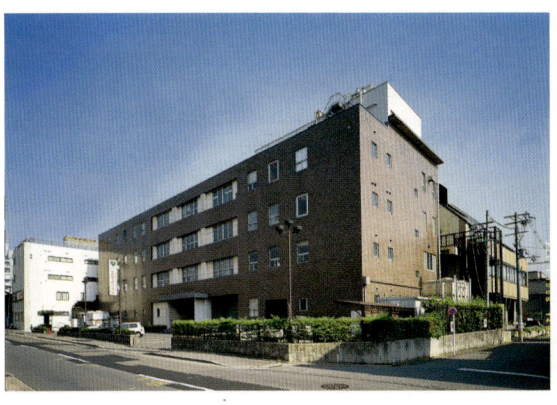

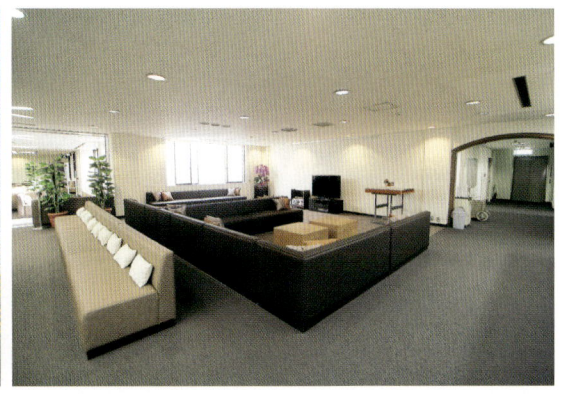

所在地
〒604-8472　京都府京都市中京区西ノ京北壺井町67
電話：075-823-0530
FAX：075-823-0531
ホームページ：http://www.kyotokenshin.jp
連絡先 E-mail：senter-y@hokenkai.jp

交通
JR嵯峨野線円町駅　南へ徒歩5分
市営地下鉄東西線西大路御池駅　北へ徒歩7分

健診実施日
月～日曜日　※土日は原則第1・3のみ

申込方法
電話・FAX・窓口にて予約。予約後、健診準備資料一式を郵送します。

健診項目
半日人間ドックの基本項目に、心臓機能検査であるNT-proBNP検査（全員）、腫瘍マーカー（CEA）検査（全員）、50歳以上の男性に前立腺腫瘍マーカー検査（PSA検査）を追加しています。
また、希望制で子宮頸がん検査、マンモグラフィ検査、乳房超音波検査、脳ドック、肺CT検査、各種腫瘍マーカー検査、骨塩定量検査、HPV検査、ピロリ菌抗体検査などをオプションで行っています。

結果報告
当日に血液結果説明（一部）を行い、成績票は後日郵送します。

特色
人間ドック専用フロアで実施しています。オプション検査も豊富です。平日が忙しい方のために、土日に人間ドックを受診することができます。生活習慣に合わせた多彩なコースがあります（半日・1日・1泊）。
検査で異変が見つかった場合は、精通した各科の医師が迅速に対応します。
レディースデー設定もあり（第1・2・4月曜日午後）、スタッフから医師まですべて女性で対応します。

健診センター・人間ドック

医療法人社団洛和会　洛和会音羽病院健診センター

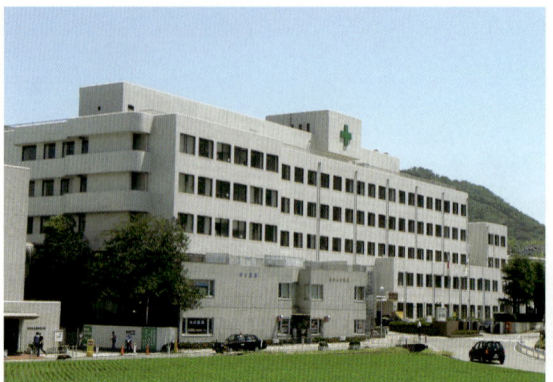

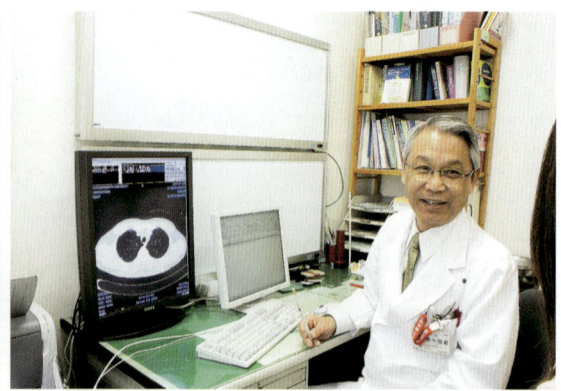

健診センター・人間ドック

所在地
〒607-8062　京都府京都市山科区音羽珍事町2
電話：075-593-7774
FAX：075-502-8716
ホームページ：http://www.rakuwa.or.jp
連絡先 E-mail：kenshin@rakuwa.or.jp

交通
京阪四宮駅　徒歩10分
JR・地下鉄・京阪山科駅　徒歩20分
山科駅前より無料巡回バスが出ています。

健診実施日
月～土曜日、第3日曜日（年末年始を除く）

受診待機期間
約1か月

申込方法
フリーダイヤル（0120-05-0108）にて受付けています。

健診項目
1泊人間ドック、半日人間ドックをはじめ、各種の専門ドックを行っています。
また、各種のオプション検査も実施しており、平成23年9月からはPET-CT検査も実施します。
お気軽にご相談ください。

結果報告
検査当日に専門医より総合診断を説明して、約2週間後に健診成績書を郵送します。

公的認証
日本総合健診医学会認定優良総合健診施設／日本人間ドック学会指定優良二日ドック施設ほか

特色
検査精度の高さや設備内容などの総合評価によって、日本総合健診医学会から「優良総合健診施設」に認められています。
生活習慣病健診をはじめ、人間ドック、各種専門ドックなど多彩なメニューをそろえ、先進の医療機器を駆使して専門医による精度の高い診断を行っています。

医療法人社団石鎚会　田辺中央病院

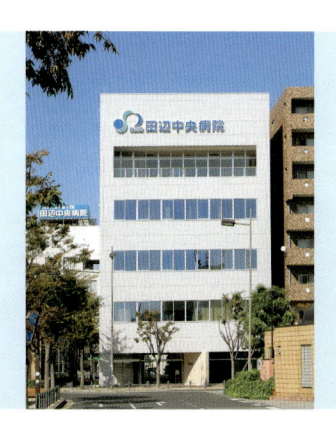

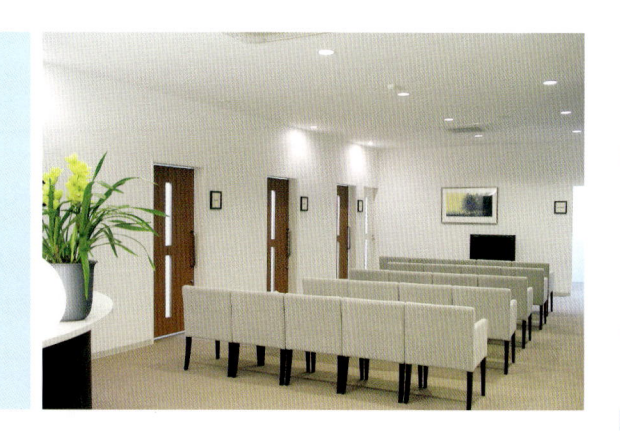

健診センター・人間ドック

所在地
〒610-0334　京都府京田辺市田辺中央 6-1-6
電話：0774-63-1116
FAX：0774-63-2803
ホームページ：http://www.sekitetsukai.or.jp
連絡先 E-mail：crane@sekitetsukai.or.jp

交通
近鉄京都線新田辺駅西口　徒歩1分
JR 学研都市線京田辺駅　徒歩3分

健診実施日
月～土曜日

受診待機期間
2週間

申込方法
窓口・電話・FAX・E-mail にて予約。予約後、健診準備資料一式を郵送します。

健診項目
日本人間ドック学会の基準項目に加えて、多数の血液検査項目を実施しており、腫瘍マーカー CEA、CA19-9、男性には前立腺がん検査（PSA 検査）、女性には SCC 抗原も含まれています。
胃部内視鏡検査においては、経口・経鼻カメラからお選びいただき、健診結果説明後には保健指導をご案内しています。
オプション検査としては、動脈硬化セット、前立腺セット、婦人科セット、骨密度検査（DEXA 法）、甲状腺セット、内臓脂肪量測定、また、脳ドック、肺ドック、心臓血管ドックの多数オプション検査をご用意しています。

また、女性の方には、乳がん検診（マンモグラフィ・マンモエコー・触診）、子宮がん検診（細胞診・経膣エコー）を行っています。

結果報告
当日、受診者全員に医師が結果を説明した上で、後日健診結果報告書を郵送します。

公的認証
人間ドック健診施設機能評価認定施設/日本脳ドック学会認定施設/マンモグラフィ検診施設画像認定

特色
人間ドック専用独立型の施設です。病院に隣接しており、異常所見があれば病院との連携を図り、2次検査を受けていただけます。
便潜血検査も医師の結果説明時に結果がわかるので、陽性の方は、その場で大腸検査の予約が可能です。
また、フォローアップ体制も充実しており、外来への予約や紹介状なども提供させていただいています。
受診後には、管理栄養士の献立によるお食事を和食・洋食（肉・魚）からお選びいただけます。

三菱京都病院

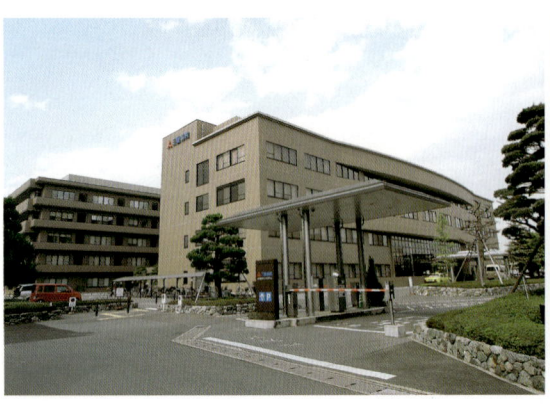

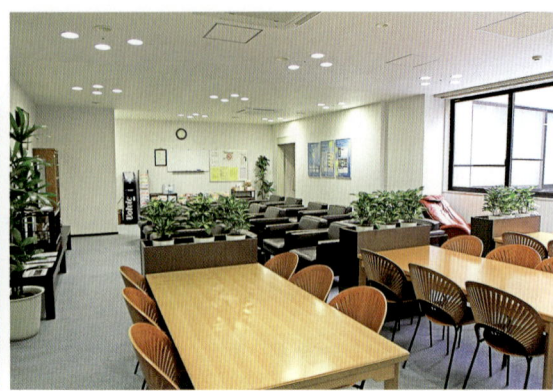

健診センター・人間ドック

所在地
〒 615-8087　京都府京都市西京区桂御所町 1
電話：075-381-2111（代表）
FAX：075-381-4411
ホームページ：http://www.mitsubishi-hp.jp

交通
阪急電車京都線桂駅　徒歩 15 分、桂駅より無料送迎バス 10 分
京都市バス 73 系統上桂前田町　徒歩 3 分

健診実施日
平日のみ（1 泊 2 日コース：曜日制限あり）

受診待機期間
3 〜 4 か月

申込方法
電話・人間ドックセンター窓口にて予約。受診日の約 1 か月前に、事前案内一式を郵送します。

健診項目
< 人間ドックコース >
日帰りコース 2 種類（A・B）/1 泊 2 日コース 2 種類（ノーマル・ダイヤモンド）/ がん検診コース / PET コース
※項目は健保連指定項目に準じています。詳しくは当院ホームページをご確認ください。
< オプション項目 >
脳（MRI・MRA・頸動脈エコー）/ 甲状腺（エコー・血液検査）/ 肺（CT）/ 心臓（負荷心電図・エコー・ホルター心電図）/ 全大腸内視鏡 / 骨塩定量 / マンモグラフィ（2 方向）/ 乳房超音波 / 子宮がん検査 / 腫瘍マーカー / 心不全検査（NT-proBNP）/ 尿中ヘリコバクターピロリ抗体 / 内臓脂肪 CT/ 経鼻内視鏡

結果報告
当日、検査終了後にドック担当医師による問診・結果説明があります。後日、成績報告書を郵送します。

公的認証
日本人間ドック学会

特色
当センターは、限られた方のための落ち着いた環境でドックを受けていただけるよう、少人数に限定しています。
迅速かつ丁寧な結果説明と、総合病院の利点を生かした専門外来受診や 2 次検査の予約をしていただけます。
また、定期的に外部機関（日本人間ドック学会）の評価を受けており、日本人間ドック学会機能評価認定施設および研修施設認定を取得しています。

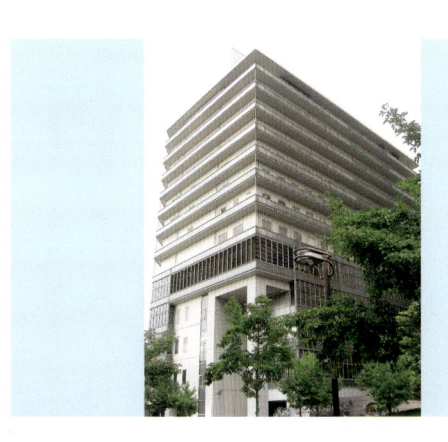

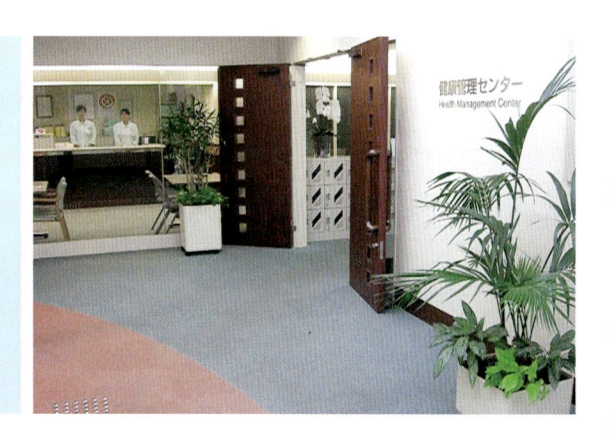

健康保険組合連合会　大阪中央病院

所在地
〒530-0001　大阪府大阪市北区梅田 3-3-30
電話：06-4795-5505
FAX：06-4795-5544
ホームページ：http://www.osaka-centralhp.jp/
連絡先 E-mail：k-iwabuchi@osaka-centralhp.jp

交通
JR 大阪駅・地下鉄西梅田駅・阪神梅田駅　徒歩 7 分
阪急梅田駅・地下鉄梅田駅　徒歩 12 分
JR 福島駅　徒歩 5 分

健診実施日
月～金曜日、第 2・4 土曜日

受診待機期間
胃カメラ希望は 6 か月、それ以外は 2 か月。

申込方法
電話・FAX・Web・来院にて予約。予約後、健診準備資料一式を郵送します。

健診項目
日本総合健診医学会の基準項目に加えて、HCV 抗体、乳房視触診（女性のみ）、前立腺がん検査（PSA 検査：男性のみ）を実施しています。
また、希望制で、乳房 X 線 2 方向（マンモグラフィ）、乳房超音波、頸部超音波、脳 MRI/MRA、胸部 CT（マルチスライス）、子宮がん（頸部細胞診・体部細胞診）、喀痰細胞診、各種腫瘍マーカー検査、ヘリコバクターピロリ菌検査、骨塩定量、そのほかさまざまな血液検査をオプションとして実施しています。

結果報告
当日、受診者全員に医師が面接して結果を説明し、健診結果成績票はほかの検査結果も含めて約 3 週間程度で郵送します。

公的認証
日本総合健診医学会優良施設（半日ドック）/ 健保連人間ドック指定施設 / 日本病院会指定施設

特色
昭和 34 年 4 月以来、受診希望者に対応しており、年間約 5 万人という豊富な健診実績があります。毎月第 2 土曜日は女性専用健診日に設定しており、6 階を女性健診フロアとして女性スタッフが対応しています。
清潔感あふれるフロアに最新機器を揃え、高精度の健診を行っています。胃カメラも、午前中は 3 人の医師が経鼻で実施しています。また、要精密検査・有所見者の院内紹介の便宜も図っています。

財団法人　住友病院　健康管理センター

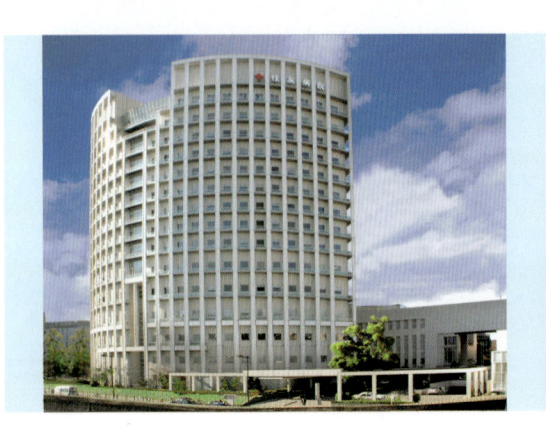

健診センター・人間ドック

所在地
〒530-0005　大阪府大阪市北区中之島 5-3-20
電話：06-6447-3013
FAX：06-3447-3085
ホームページ：http://www.sumitomo-hp.or.jp/

交通
大阪駅より市バス・京阪電車中之島駅・JR東西線新福島駅・阪神電車福島駅・JR環状線福島駅・地下鉄肥後橋駅・阿波座駅

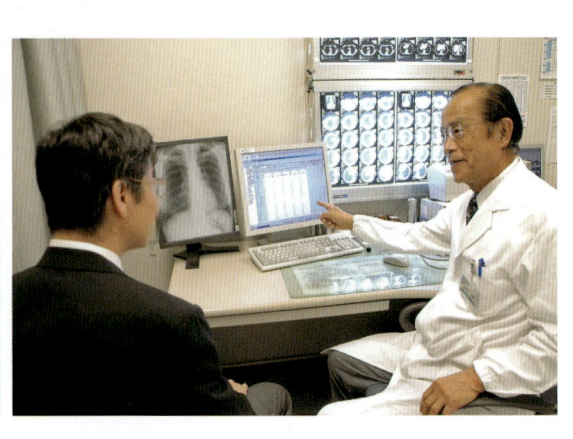

健診実施日
日帰り：月～金曜日　宿泊：月・水・金曜日

受診待機期間
2か月半～3か月

申込方法
全予約制。電話・インターネット・受付窓口にて受付けています。受診日1か月前に準備資料一式を郵送します。

健診項目
健康保険組合連合会の基本検査項目に加えて、アディポネクチン、骨密度（超音波法）、腫瘍マーカー2種類（CEA・CA19-9）および、前立腺がん検査（PSA検査：50歳以上男性）、CA125（女性）、希望によりマンモグラフィおよび乳腺エコー、肺らせんCT、脳MRI、胃カメラ（経口・経鼻選択）、内臓脂肪、頸動脈エコー、心臓エコー、注腸透視撮影（ドックと別の日に受診）をオプションとして実施しています。

結果報告
当日希望者には、結果速報（約40%）により、面談を実施しています。総合判定結果は、3週間後に発送します。後日面談も可能です。

公的認証
日本病院会／健康保険組合連合会／日本総合健診医学会／日本人間ドック学会

特色
当院では、がんや生活習慣病の早期発見に重点を置いた検査をいち早く取り入れたメニューにリニューアルし、受診者の皆様より好評を博しています。
ご希望のオプション検査を加えることにより、オーダーメードの健康チェックが可能です。
また、各科専門医が、画像・検査データを詳細にチェックし、過去データとの比較や生活スタイルを考慮した上で、お一人お一人に合った総合判定を行います。

社会医療法人大道会　帝国ホテルクリニック

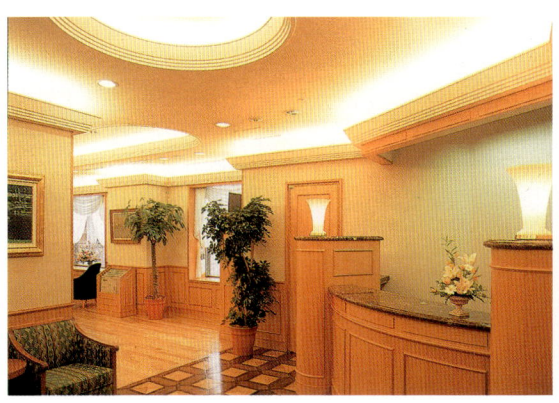

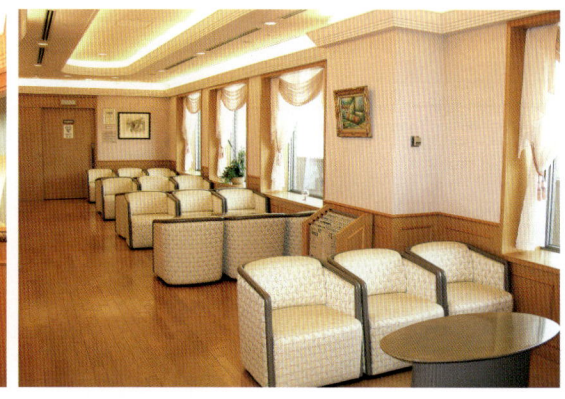

所在地
〒530-0042　大阪府大阪市北区天満橋1-8-50
帝国ホテル大阪3階
電話：06-6881-4000
FAX：06-6881-4008
ホームページ：http://www.omichikai.or.jp/ihclinic

交通
JR環状線桜ノ宮駅西出口　徒歩5分

健診実施日
月～土曜日（土曜日は半日営業）

受診待機期間
予約状況によります（1年前から予約可能）。

申込方法
完全予約制です。電話・FAXにて受付けています。

健診項目
血液検査 / 血圧測定 / 身体測定 / 眼科検査 / 聴力検査 / 肺機能検査 / 安静時心電図 / 腹部超音波 / 胸部X線 / 胃部X線

結果報告
当日、面談で医師が結果を説明し、書面で結果を送付します（10日～2週間で受診者の手元に届くよう発送）。

公的認証
日本総合健診医学会優良総合健診認定 / マンモグラフィ検診認定 / 日本人間ドック学会機能評価認定

特色
日本を代表する帝国ホテル大阪でのおもてなしで、くつろぎと心のふれあいを大切にした人間ドック専門施設です。
質の高い検査と診断を第一に考え、医師によるビジュアルでわかりやすい結果説明と指導を軸とし、充実した検査項目の設定と各種オプション検査も用意しています。
受診者の皆様のニーズに応え、健康管理を強力にバックアップさせていただく体制を整えています。特定の祝日もご利用いただけます。

健診センター・人間ドック

財団法人日本予防医学協会附属診療所　ウェルビーイング南森町

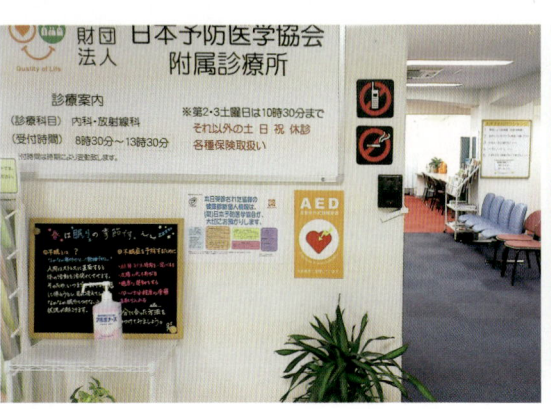

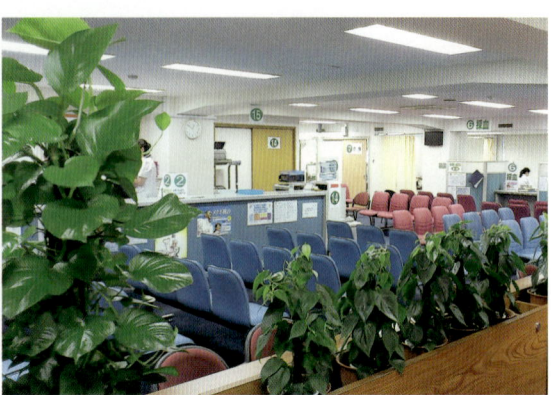

健診センター・人間ドック

所在地
〒530-0047　大阪府大阪市北区西天満5-2-18
　　　　　　三共ビル東館5階
電話：06-6362-9063
FAX：06-6362-1087
ホームページ：http://www.jpm1960.org
連絡先 E-mail：hiramatsu_syouzou@jpm1960.org

交通
地下鉄谷町線・堺筋線南森町駅1号出口　徒歩3分
JR東西線大阪天満宮駅3号出口　徒歩5分

健診実施日
月～金曜日、土曜日不定期（要確認）

受診待機期間
1週間～1か月程度

申込方法
電話にて予約を受付けています。予約終了後、健診準備資料一式を宅配で送付します。

健診項目
日本総合健診医学会基準項目／日本人間ドック学会基準項目／特定健康診査・特定保健指導住民健診／協会けんぽ／オリジナル健診など
婦人科検診：マンモグラフィ・乳房超音波検査（女性技師）／子宮頸部がん検診（女性医師選択可）
そのほか、オプション検査も行っています。

結果報告
原則、後日2週間～1か月までに送付します。

公的認証
日本総合健診医学会優良施設／日本人間ドック認定施設／マンモグラフィ認定施設／プライバシーマーク取得

特色
健康と元気、こころとからだの健康づくり支援をキーワードに、産業保健・職域保健事業の分野を中核事業とし、生涯にわたる健康づくり支援、健康社会の構築に貢献します。

医療法人メディカル春日会　革嶋クリニック

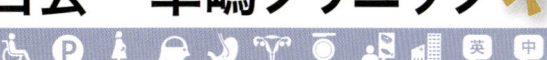

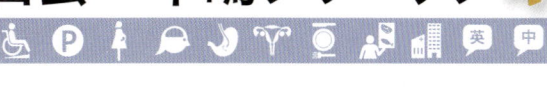

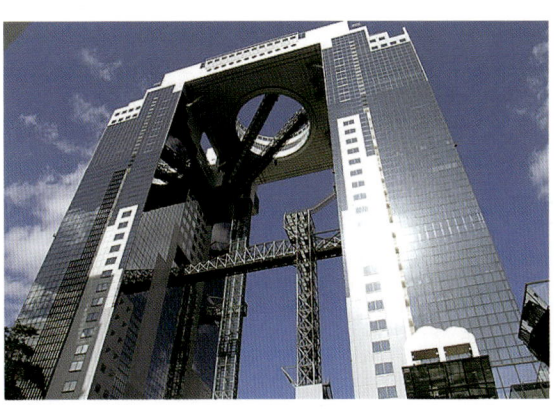

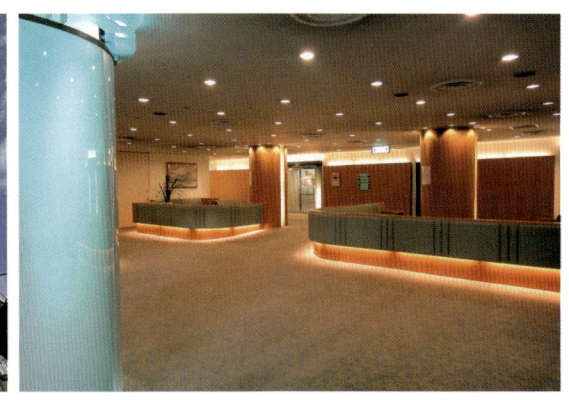

所在地
〒531-6007　大阪府大阪市北区大淀中1-1-88 梅田スカイビルタワーイースト7階
電話：06-6440-5001
FAX：06-6440-5006
ホームページ：http://www.kawashima.or.jp
連絡先 E-mail：kawasima@mua.biglobe.ne.jp

交通
JR大阪駅・地下鉄梅田駅・阪急梅田駅　徒歩9分
阪神梅田駅　徒歩13分

健診実施日
月～土曜日

受診待機期間
随時受付

申込方法
電話・FAX・はがきにて予約。予約後、健診準備資料一式を郵送します。

健診項目
日本総合健診医学会の基準項目に加えて、乳房超音波検査（女性全員）、甲状腺超音波検査（必要な時）、前立腺がん検査（PSA検査：50歳以上）、HCV抗体を実施しています。
また、希望制で、骨盤MRI（子宮がん、卵巣がん、内膜症）、頭部MRI・MRA検査、大腸内視鏡検査、各種腫瘍マーカー、喀痰細胞診、肝炎ウイルス検査、梅毒検査、エイズ検査、骨塩定量検査、ピロリ菌抗体検査をオプションとして行っています。

結果報告
当日、日本内科学会総合内科専門医・消化器専門医・糖尿病専門医の保有医師による診断と結果説明を行います。

公的認証
日本総合健診医学会優良認定施設／協会けんぽ（生活習慣予防健診）／大阪市国民健康保険一日人間ドック

特色
基準項目に加え、各種腫瘍マーカー測定や脳MRI検査による脳腫瘍、脳梗塞の検査を追加で行っています。
各分野の専門医（消化器内科、循環器内科、糖尿病、放射線科）が、血液検査・画像所見をもとに、生活習慣病（高血圧、糖尿病、高脂血症など）や胃がん、肺がん、婦人科がんなどの腫瘍性疾患の早期発見に努め、患者さんに適切な指導をしています。
各医療機関と連携し、必要に応じて各専門医療機関への紹介を行っています。

健診センター・人間ドック

医療法人起生会　新大阪健診クリニック

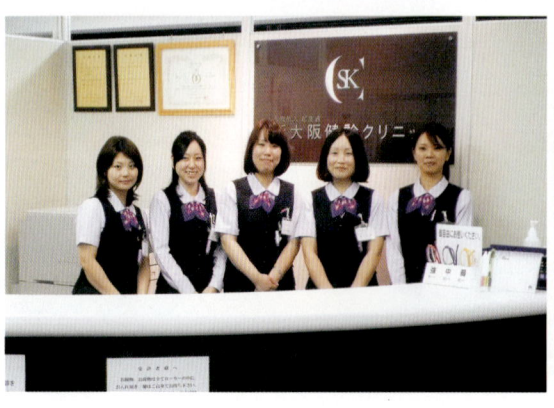

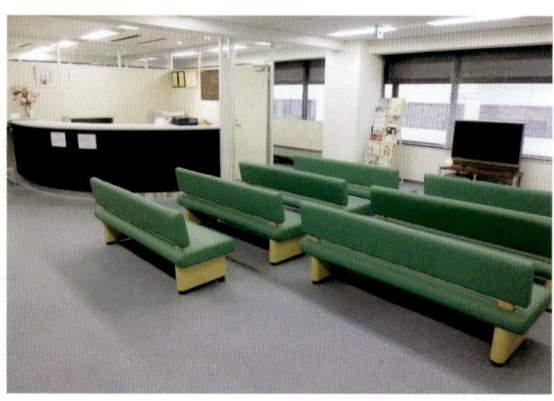

健診センター・人間ドック

所在地
〒532-0004　大阪府大阪市淀川区西宮原1-8-24
　　　　　　新大阪第3ドイビル4階
電話：06-6150-0661
FAX：06-6150-0666
ホームページ：http://www.sokc.jp
連絡先 E-mail：info@sokc.jp

交通
JR新大阪駅西口より地下鉄御堂筋線新大阪駅4番出口　徒歩約8分
JR新大阪駅　徒歩15分

健診実施日
月～金曜日（終日）、第1・3土曜日（午前中）

受診待機期間
2週間

申込方法
電話・FAX・E-mail・ホームページにて予約を受付けています。

健診項目
基準項目に加えて、乳がん検診（マンモグラフィ、乳腺超音波、触診）、婦人科検診（子宮頸部細胞診、経膣エコー、内診）を毎日実施しています（水・金・土曜日は女性医師が対応）。
また、近年要望の多い内視鏡検査についても、月・火・木・金曜日の週4日対応しています。
血液検査については、各種腫瘍マーカー、エイズ、肝炎、梅毒など、幅広い対応が可能です。
また、動脈硬化、骨密度、体組成などの各種測定も実施しています。

結果報告
10日～2週間にて発行します。ご希望により、医師による結果説明実施も可能です。

特色
当クリニックでは、専属の健康運動指導士による、健診当日に結果がわかる項目に関してのカウンセリングと、運動面での指導を含めたアドバイスを実施しています。
また、各種測定機器によって、肺、血管、骨、体内などの各器官の年齢を測定し、実年齢との比較から誘発される行動変容を基に、生活習慣改善への取り組みを提案しています。

財団法人　住友生命社会福祉事業団　住友生命総合健診システム

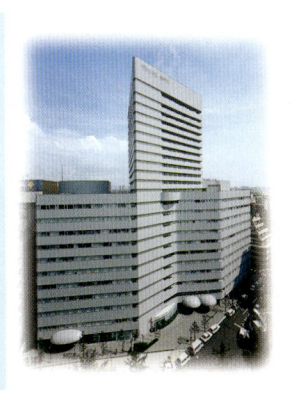

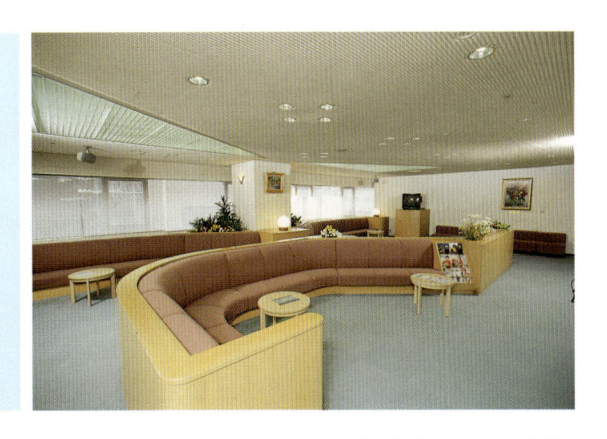

所在地
〒532-0011　大阪府大阪市淀川区西中島5-5-15
電話：06-6304-8141
FAX：06-6304-8041
ホームページ：http://www.ssj.or.jp

交通
JR・地下鉄御堂筋線新大阪駅　徒歩約3分
阪急京都線南方駅　徒歩約10分

健診実施日
月～金曜日、原則として第2土曜日

受診待機期間
おおむね1か月

申込方法
電話にて予約。受診の1か月ほど前に、健診準備資料一式を郵送します。
所属の健康保険組合により、申込方法が異なる場合があります。

健診項目
日本総合健診医学会の基準項目に加えて、腫瘍マーカー検査のAFP、CA19-9、CEA（45歳以上）、前立腺がん検査（PSA検査：男性50歳以上）、CA125（女性50歳以上）およびHCV抗体検査が含まれています。
また、希望制で、婦人科検診（子宮頸部細胞診、HPV検査）、乳がん検査、上部消化管内視鏡検査、甲状腺機能検査、ヘリコバクターピロリ抗体検査、骨密度検査、胸部CT検査、内臓脂肪検査、CAVI（動脈硬化検査）、心不全検査（NT-proBNP）、喀痰細胞診検査、ブドウ糖負荷検査、心臓超音波検査などをオプション検査として受診していただけます。

結果報告
当日の健診結果について、医師が面談を行います。
健診結果報告書は、受診後10日を目処に郵送します。

公的認証
日本総合健診医学会優良施設認定/人間ドック健診施設機能評価認定

特色
検査フロアは新大阪駅前にあり、約850坪の広々としたスペースで、ゆったりとリラックスして受診していただけます。
プライバシーを重視した女性だけの健診ゾーンが大好評で、くつろいで受診していただけます。
歴史と実績のあるハイレベルの健診体制をとっており、大阪大学医学部の協力のもと、昭和47年の創立以来、約66万人の方々にご利用いただいています。

健診センター・人間ドック

医療法人健昌会　淀川健康管理センター

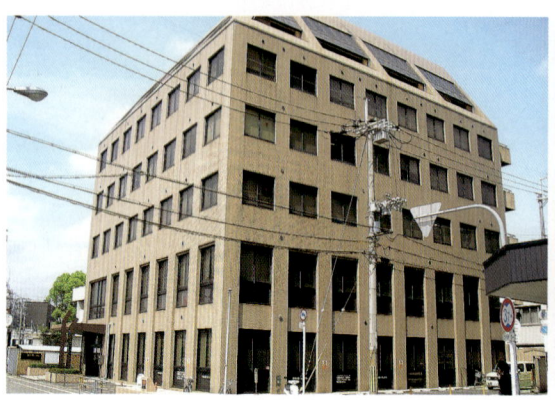

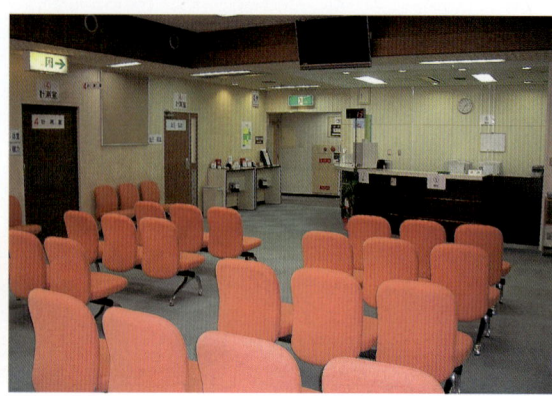

健診センター・人間ドック

所在地
〒532-0023　大阪府大阪市淀川区十三東1-18-11
電話：06-6303-7281
FAX：06-6303-7284
ホームページ：http://www.i-kenshoukai.or.jp/yodogawa/index.html
連絡先 E-mail：info@yodoken.net

交通
阪急神戸線・宝塚線・京都線十三駅　徒歩3分

健診実施日
月～金曜日（9:00～12:00）

受診待機期間
3か月

申込方法
電話・FAX・E-mailにて受付けています。

健診項目
主に全国健康保険協会管掌生活習慣病予防健診を行っています。
オプションとして、以下の検査を行っています。
腹部超音波検査/胃内視鏡/胃部X線/マンモグラフィ/胸部CT/内臓脂肪CT/骨密度検査/眼底検査/眼圧検査/肺機能検査/肝炎検査/子宮がん検査/喀痰細胞診/各種腫瘍マーカー検査（CEA・AFP・SCC・CA19-9・CA125・PSA）など

結果報告
法人、または個人宛に郵送にて健診結果票をお送りします。

特色
「丁寧な検査」・「安心の結果説明」を大切に、細やかに対応できるよう、健診は予約制で行っています。健診専用フロアでは、人間ドックをはじめ、生活習慣病健診、婦人科検診など、受診者のニーズに合わせたコース・オプション検査を行っています。
健康診断の結果、2次検査や治療が必要な場合、当院での診察や、ご希望の方には各医療機関へのご紹介も行っています。

財団医療法人　OMM メディカルセンター

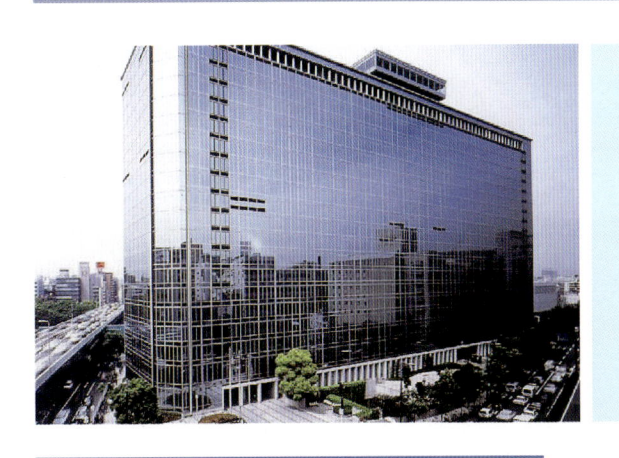

健診センター・人間ドック

所在地
〒540-0008　大阪府大阪市中央区大手前 1-7-31
　　　　　　OMM ビル 3 階
電話：06-6943-2260
FAX：06-6943-9827
ホームページ：http://ommmc.kmu.ac.jp
連絡先 E-mail：ommmc@takii.kmu.ac.jp

交通
大阪市営地下鉄谷町線・京阪電車天満橋駅すぐ

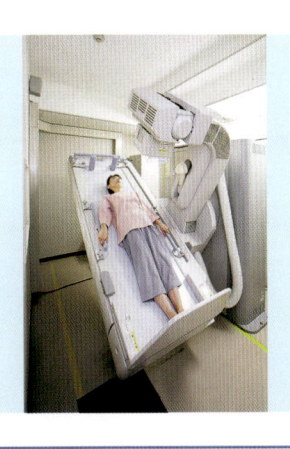

健診実施日
月～金曜日・土曜日

受診待機期間
2 週間から 1 か月

申込方法
電話にて予約を受付けています。

健診項目
人間ドックの検査では、日本総合健診医学会の基準項目に加え、50歳以上の男性には前立腺がん検査（PSA 検査）を、50 歳以上の女性には骨密度測定を実施しています。胃カメラへの差し替えも可能です（別途料金）。
オプションとして、女性検診では、婦人科の専門医による問診・子宮頸がん細胞診検査、専門医による乳房触診・マンモグラフィまたは乳房エコーのいずれかを実施します。そのほか、各種腫瘍マーカーやピロリ菌、甲状腺・頸動脈・婦人科エコーなども行っています。

結果報告
当日説明・後日の説明、郵送希望の中から選択いただいています。

特色
当センターは、学校法人関西医科大学が経営・全額出資する医療法人財団です。
当方の人間ドックは、内科の総合医を中心として、超音波認定医、放射線科、外科（乳がん検診）、婦人科の専門医を配しています。眼科、耳鼻咽喉科においても、それぞれの専門医が正確な診断にあたることで、がんの早期発見はもとより、生活習慣病の診断、さらに生活指導に努め、医科大学にふさわしい医療の提供を常々目指しています。

医療法人城見会　アムスニューオータニクリニック

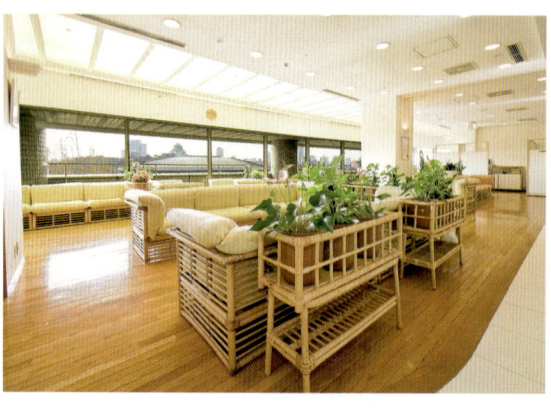

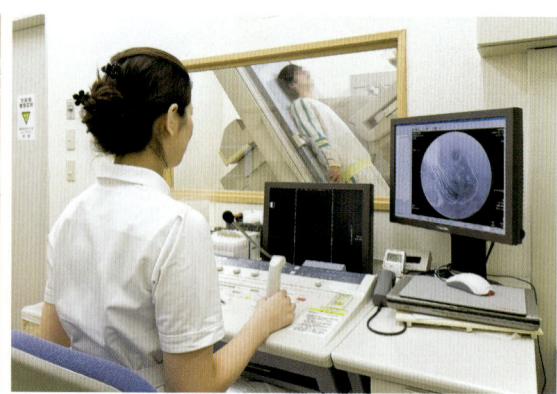

健診センター・人間ドック

所在地
〒540-8578　大阪府大阪市中央区城見1-4-1
　　　　　　ホテルニューオータニ大阪4階
電話：06-6949-0305
FAX：06-6949-0309
ホームページ：http://www.ams-dock.jp/newotani/
連絡先 E-mail：nocl@ams-group.jp

交通
JR 大阪城公園駅　徒歩3分
JR・京阪京橋駅　徒歩8分
地下鉄大阪ビジネスパーク駅　徒歩3分

健診実施日
月～土曜日・祝日・第2日曜日（午前）

受診待機期間
6～3月は2～3か月、4月・5月はなし

申込方法
電話で予約を受付けています。

健診項目
日本総合健診医学会の基準項目に加え、オプション項目を用意しています。

結果報告
検査当日、内科診察時に医師が結果を説明した上で、後日結果成績票を送付します。

公的認証
日本総合健診医学会優良総合健診施設認定

特色
当クリニックは、1986年に人間ドック専門施設として開設以来、受診者お一人お一人の健康を第一に考えています。
医師、読影医師、検査技師など、豊富な経験と高い技術を兼ね備えたスタッフによる、精度の高い検査。ホテルinドックにふさわしいゆったりと落ち着いた中での受診。そして万が一異常が発見された場合も、当クリニックが提携する各種専門病院・医師への紹介も行っており、皆様の健康管理に万全を期しています。

医療法人政明会　春次医院

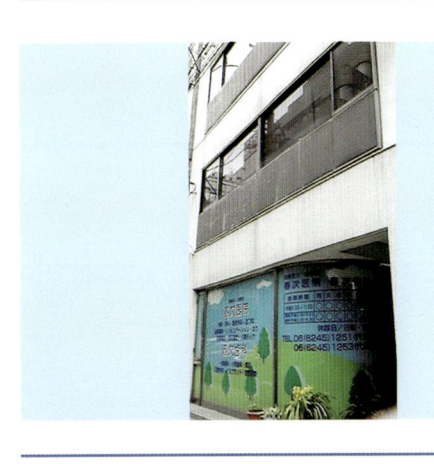

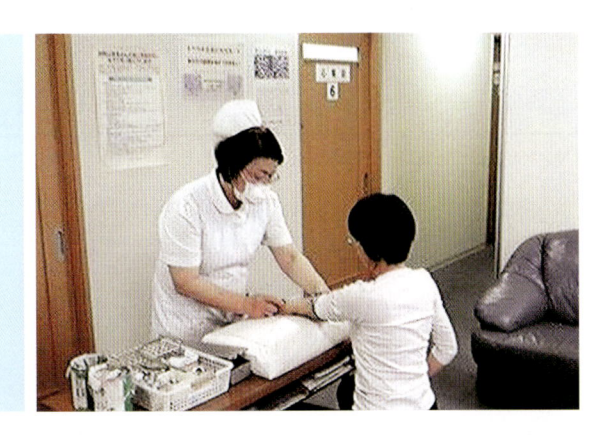

所在地
〒541-0059　大阪府大阪市中央区博労町 2-6-1
春次ビル
電話：06-6245-1251
FAX：06-6245-1255
ホームページ：http://www.harutsugu.or.jp/index1.html
連絡先 E-mail：harutugu@sepia.ocn.ne.jp

交通
地下鉄御堂筋線心斎橋駅　徒歩7分
長堀鶴見緑地線心斎橋駅・長堀橋駅　徒歩6分

健診実施日
毎週月～土曜日（日曜日・祝日休み）

受診待機期間
1か月まで

申込方法
電話・FAXにて予約。予約後、準備資料一式を郵送します。

健診項目
定期健康診断、人間ドックを行っています。
人間ドックでは、以下の検査を実施しています。
胃内視鏡（経口・経鼻）/ピロリ菌抗体検査/乳腺・甲状腺・体表・頸部・頸動脈超音波検査/腹部・前立腺超音波検査/心臓超音波検査/ホルダー（24時間）心電図/エイズ・梅毒検査/各種腫瘍マーカー/骨塩定量検査/肝炎ウイルス検査　その他

結果報告
当日、受診者全員に医師が面接して結果を説明した上で、後日健診結果票をお渡しするか、郵送します。

公的認証
日本総合医学会/日本産業医学会/日本外科学会

特色
当院は、昭和44年に開設以来、東洋医学と西洋医学のすぐれた所を取り入れ、欠点を排除し、そこに最大限自然治癒力を利用したもの、すなわち「東西自然医学」の概念に基づいて、予防医学を取り入れています。地域に根ざした診療と企業健診を中心とした無床診療所です。
レントゲン・エコー・心電図は、面接医と専門医によるダブルチェックを行い、健診後の適確な指導と治療がスムーズにできます。
スタッフ一同、全力で取り組んでいます。

健診センター・人間ドック

医療法人翔永会　飯島クリニック

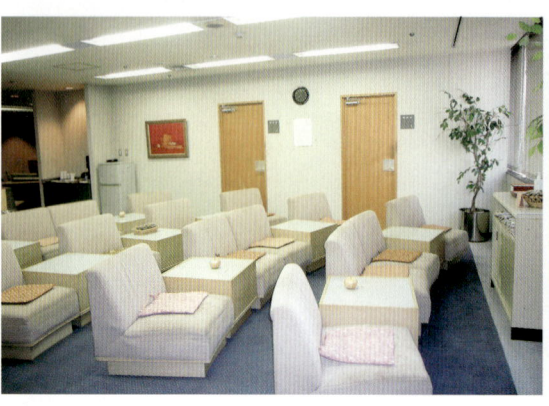

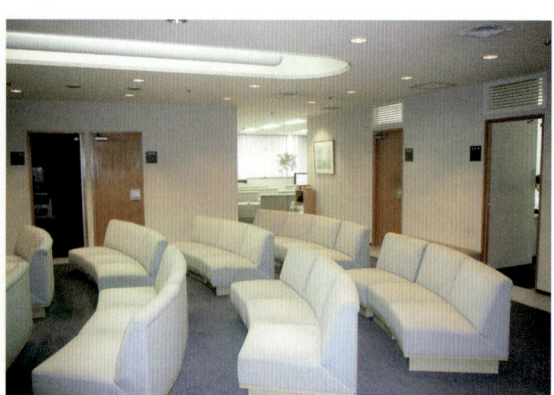

健診センター・人間ドック

所在地
〒542-0081　大阪府大阪市中央区南船場3-5-11
りそな心斎橋ビル9階
電話：06-6243-5401
FAX：06-6243-5404
ホームページ：http://www.iijima-clinic.jp

交通
地下鉄御堂筋線・長堀鶴見緑地線心斎橋駅　クリスタ長堀北8番出口よりすぐ
地下鉄堺筋線長堀橋駅2号出口　5分

健診実施日
月～土曜日

受診待機期間
1か月

申込方法
電話・FAXにて受付けています。

健診項目
当院オリジナル項目のほか、ヘリカルCT、ピロリ菌検査、腫瘍マーカー、婦人科検査など、多数のオプション項目もご用意しています。
じっくりと検査を行う1泊2日ドックもあります。

結果報告
当日検査終了時に、受診者に医師による面談・結果説明を行います。
詳細については、後日検査結果報告書を郵送します。

公的認証
日本総合健診医学会/日本人間ドック学会

特色
当院の臨床心理士と研究者が、独自に開発した「3E」メンタルチェックを行っています（希望者）。簡単なアンケート方式です。婦人科検診は、毎日行っています。受診後は、日本料理「和楽」にて昼食をお召し上がりいただけます。

医療法人福慈会　福慈クリニック

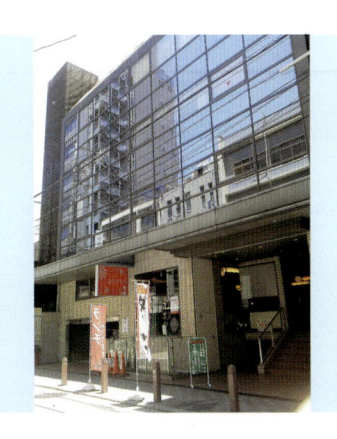

健診センター・人間ドック

所在地
〒542-0083　大阪府大阪市中央区東心斎橋1-12-20
心斎橋シキシマビル4階・5階
電話：06-6251-1789
FAX：06-6251-1752
ホームページ：http://www.fukujikai.or.jp
連絡先 E-mail：k-itou@fukujikai.or.jp

交通
大阪市営地下鉄御堂筋線心斎橋　徒歩5分
堺筋・今福鶴見緑地線長堀橋駅　徒歩5分

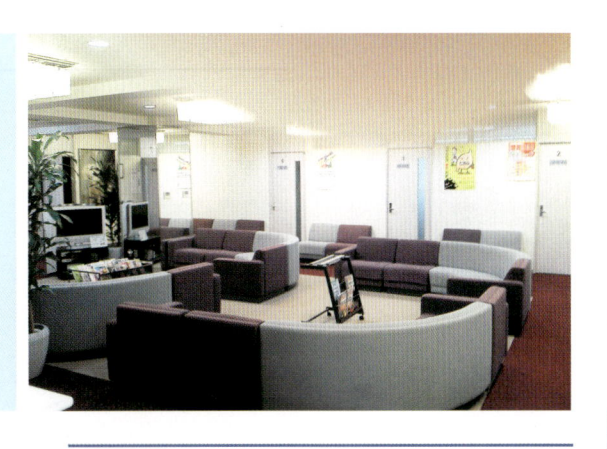

健診実施日
月～土曜日

受診待機期間
10～30日前後

申込方法
電話・ホームページの申込フォームより予約を受付けています。

健診項目
人間ドック（半日コース）/生活習慣病健診/定期健診/入社時健診/特殊健診（塵肺・有機溶剤ほか）

結果報告
当センターオリジナル結果票にて報告します。

公的認証
日本総合健診医学会優良総合健診施設認定/中央労働災害防止協会健康診断機関名簿登載

特色
私たちは、長年の経験を生かした確かな診断と健診技術で、これまで数多くの方々の信頼を得てきました。
特にがんの早期発見にウェートを置き、経験豊富なスタッフによって生活習慣病（成人病）の予防、疾患などの早期発見に努めており、診断効果を十二分に発揮できるよう取り組んでいます。

医療法人　聖授会　総合健診センター

健診センター・人間ドック

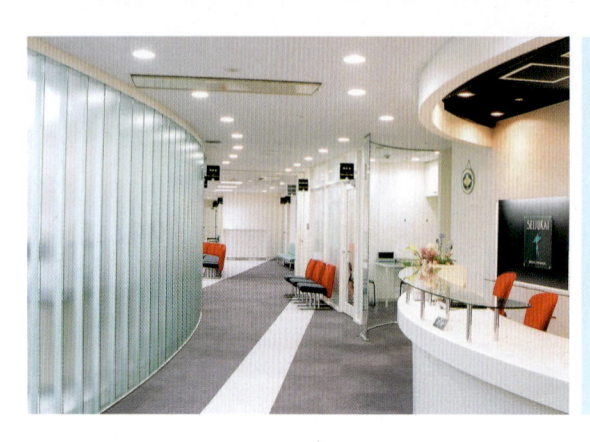

所在地
〒543-0021　大阪府大阪市天王寺区東高津町7-11
　　　　　　大阪府教育会館5階
電話：06-6761-2200
FAX：06-6761-0600
ホームページ：http://dock.seijukai.jp
連絡先 E-mail：info-ue6@seijukai.jp

交通
近鉄上本町駅　徒歩約3分
地下鉄谷町九丁目駅　徒歩約5分

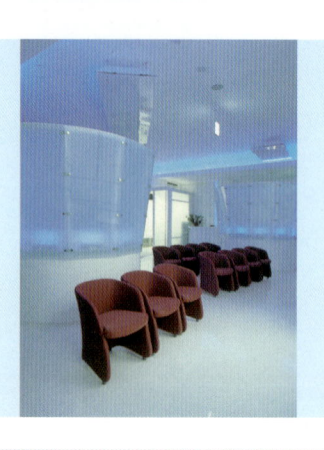

健診実施日
月～土曜日（1～3月土曜休診）

受診待機期間
1～2週間

申込方法
電話・FAX・E-mailにて予約を受付けています。

健診項目
日本総合健診医学会基準項目、各種健康保険組合指定契約項目で実施しています。
希望制で、頭部MRI検査、肺CT検査、マンモグラフィなど、各種オプション検査を行っています。

結果報告
当日、受診者に医師が面接して結果を説明します。後日、健診結果を郵送します。

公的認証
日本総合健診医学会優良施設認定

特色
当センターでは、創立以来40年間で、延べ60万人の方々の健康維持にかかわり、皆様方の信頼を築きあげています。
ヘリカルCT、高磁場MRIをはじめ、各種画像診断機器の導入を積極的に行っています。また、平成22年3月には新たに胃X線機器、マンモグラフィなどのデジタル化を実施し、検査精度の向上に努めています。

社会医療法人きつこう会　多根クリニック

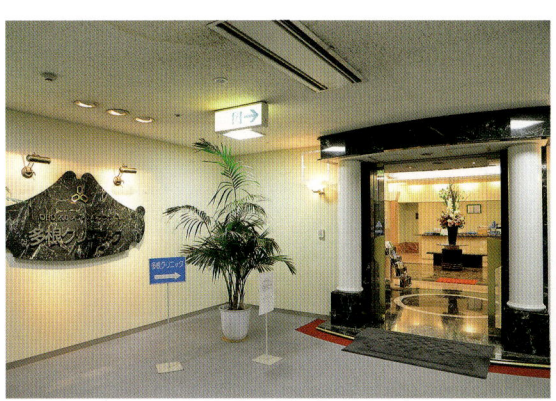

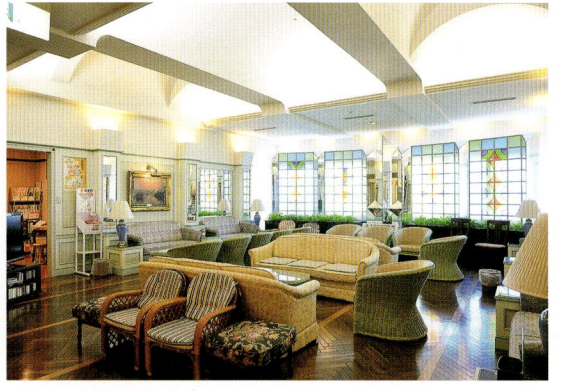

所在地
〒552-0007　大阪府大阪市港区弁天1-2　2-600号
オーク200　2番街6階
電話：06-6577-1881
FAX：06-6577-1771
ホームページ：http://www.taneclinic.or.jp/
連絡先 E-mail：info@taneclinic.or.jp

交通
地下鉄中央線・JR環状線弁天町駅　徒歩5分

健診実施日
月～土曜日、月1回日曜日

受診待機期間
1週間前後

申込方法
電話・FAX・窓口で受付けています。

健診項目
日本総合健診医学会指定検査項目に加え、そのほか各種オプション検査を用意しています。

結果報告
約2週間で報告します。

特色
明るく、ゆったりとした環境でくつろいで受診していただけます。万一病気が発見された時は、病気に合った病院を紹介します。

医療法人知音会　中之島クリニック

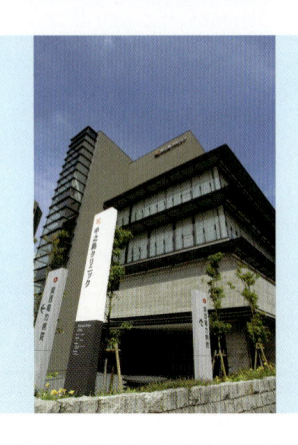

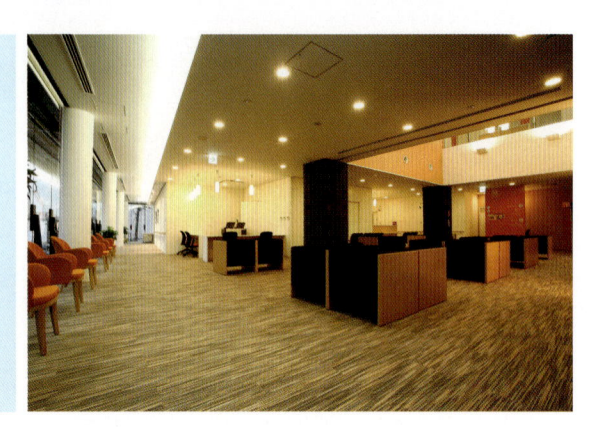

健診センター・人間ドック

所在地
〒553-0003　大阪府大阪市福島区福島 2-1-2
電話：06-6451-6100
FAX：06-6451-1234
ホームページ：http://www.nakanoshima-clinic.jp
連絡先 E-mail：yoyaku@nakanoshima-clinic.jp

交通
JR 東西線新福島駅・阪神本線福島駅・京阪中之島駅
徒歩 5 分
JR 環状線福島駅　徒歩 7 分

健診実施日
日曜日・祝日、年末年始を除くすべての日

受診待機期間
1 か月

申込方法
フリーダイヤル、E-mail にて予約。予約完了後、受診要項一式を送付します。

健診項目
日本総合健診医学会の基準項目を満たしたコースのほか、胸部CT、脳MRI、負荷心電図、胃カメラ選択、各種腫瘍マーカー、子宮細胞診、マンモグラフィなどを含むコースがあります。
また、PETを中心としたコースも用意しています。PET、MRI、CT、各種マーカー、エコーなど、いずれもオプションとしての対応も可能です。

結果報告
当日、結果を知りたい方には医師が面談し、結果報告書は1週間～10日以内に送付します。

公的認証
日本総合健診医学会 / 日本内科学会 / 日本消化器病学会 / 日本医学放射線学会 / 日本核医学会ほか

特色
2007年7月に人間ドックおよび画像診断専門施設として開設しました。ゆったりとした環境で、PET-CT、MRIをはじめ最新の医療機器を駆使した健診を受けていただいています。
また、すべての職員がおもてなしの心を持って応対し、身体にも心にも優しい施設として評価を得ています。

医療法人健昌会　福島健康管理センター

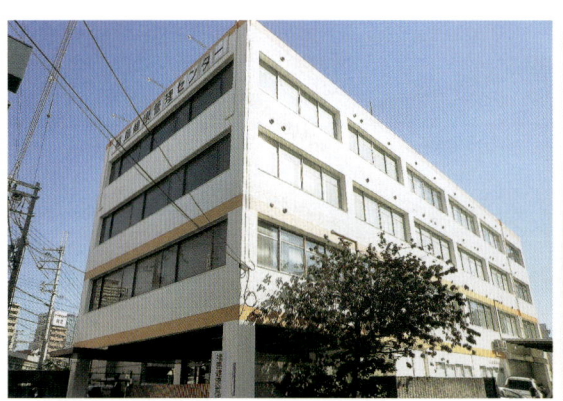

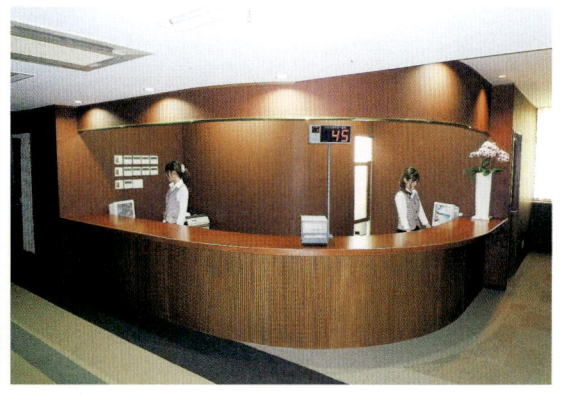

所在地
〒553-0004　大阪府大阪市福島区玉川2-12-16
電話：06-6441-6848
FAX：06-6441-6074
ホームページ：http://www.i-kenshoukai.or.jp/fukushima/index.html

交通
JR 野田駅　徒歩8分
大阪市営地下鉄千日前線玉川駅　徒歩6分

健診実施日
月～金曜日、土曜日（月2回実施）

受診待機期間
1～2か月

申込方法
電話・FAXにて予約。予約後、健診受診セット一式を郵送します。

健診項目
主に全国健康保険協会管掌生活習慣病予防健診を行っています。
オプションとして、乳房超音波検査、マンモグラフィ検査、胸部CT（肺がん）検査、腹部CT（内臓脂肪）検査、頭部MRA・MRI検査、頸動脈超音波検査、血圧脈波検査、眼底・眼圧検査、肺機能検査、各種腫瘍マーカー検査、骨塩定量検査などを行っています。

結果報告
健診受診後、2週間を目処に結果票を郵送します。

特色
「丁寧な検査」・「安心の結果説明」を大切に、細やかな対応ができるよう、健康診断は予約制で行っています。
健診専用フロアでは、人間ドックをはじめ、生活習慣病健診、婦人科健診など、受診者のニーズに合わせたコース、オプション検査を行っています。
健康診断の結果、2次検査や治療が必要な場合、当院では診察や、ご希望の方に各医療機関への紹介も行っています。

医療法人　聖授会　OCAT予防医療センター

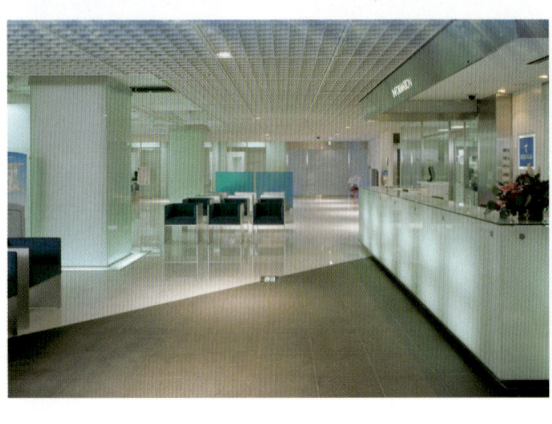

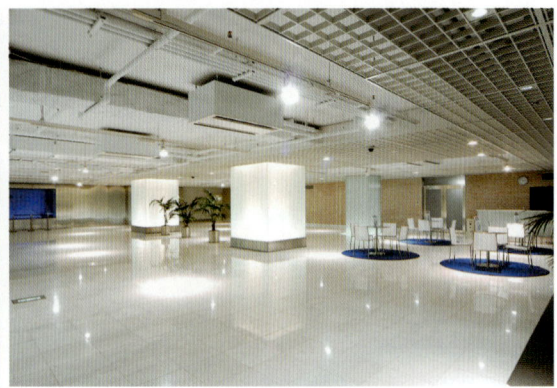

健診センター・人間ドック

所在地
〒556-0017　大阪府大阪市浪速区湊町1-4-1
　　　　　　OCATビル地下3階・4階
電話：0120-728-797
FAX：06-6641-3823
ホームページ：http://www.seijukai.jp
連絡先 E-mail：info-ocat@seijukai.jp

交通
JR大和路線（関西本線）・JR難波駅 OCATビル内（地下1階）直結
地下鉄各線なんば駅　5～7分

健診実施日
月～金曜日、土曜日（隔週）、日曜日（月1回）

受診待機期間
1～2週間

申込方法
電話・FAX・E-mailにて予約を受付けています。

健診項目
日本総合健診医学会基準項目、各種健康保険組合指定契約項目を行っています。
希望制で、頭部MRI検査、肺CT検査、マンモグラフィなど、各種オプション検査を実施しています。

結果報告
当日、受診者に医師が面接して結果を説明します。後日、健診結果を郵送します。

公的認証
日本総合健診医学会優良施設認定

特色
当センターでは、長年にわたる健診業務で積み重ねてきた高い技術と、「PET」センター用に導入した最新鋭のIT医療機器を併用して、より精度の高い検査結果を追究しています。日本人の三大生活習慣病はもとより、あらゆる成人病の早期発見に努め、皆様方のご期待に応える「信頼の医療」を目指します。

箕面市立医療保健センター

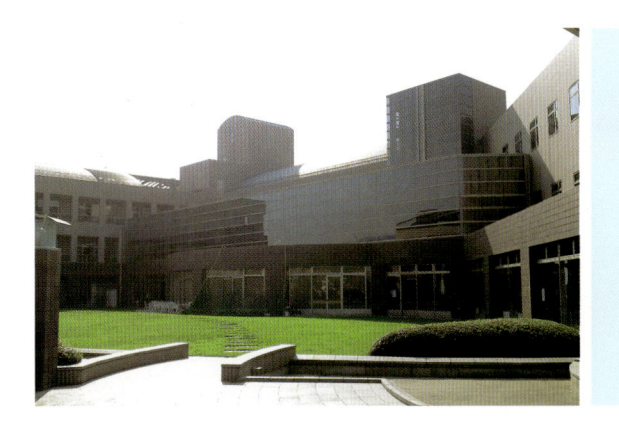

所在地
〒562-0014　大阪府箕面市萱野5-8-1
電話：072-727-9555
FAX：072-727-3532
ホームページ：http://www.mmhc.or.jp

交通
北大阪急行・千里中央駅より阪急バス、市立病院前徒歩5分

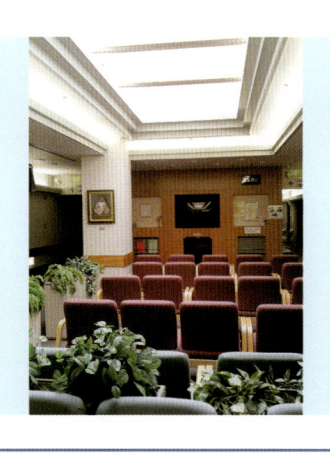

健診実施日
月～金曜日、土曜日は月1回健診実施

申込方法
電話による予約制です。平日午前10時～午後4時の間に受付けています。団体での受診は、団体経由での申込が必要です。

健診項目
皆様の健康を維持し、病気の予防、早期発見のために、総合健康診断や一般健康診断、特定健康診査、胃・乳（乳房X線）・子宮・大腸・肺がん・肺がんヘリカルCT・頭部MRI・PET-CT・腹部エコー・頸動脈エコー・動脈硬化度の検診、骨密度・腫瘍マーカー・ピロリ菌の検査などを行っています。

結果報告
健診内容によって異なりますので、詳しくはお問い合わせください。

公的認証
日本総合健診医学会優良総合健診施設認定・専門医研修施設

特色
当センターでは、成人病（生活習慣病）などの疾病の早期発見と早期治療に寄与し、地域住民の健康保持・増進を図るため、総合健康診断をはじめ、各種がん検診および特定健康診査などの事業を実施しています。
また、血液検査、放射線撮影、腹部エコーなどの検査体制も整え、診療内容の充実を図っています。これからも、さらに精度の高い診断ができるよう検診項目を見直し、皆様のお越しをお待ちしています。

健診センター・人間ドック

医療法人蒼龍会　井上病院附属診療所

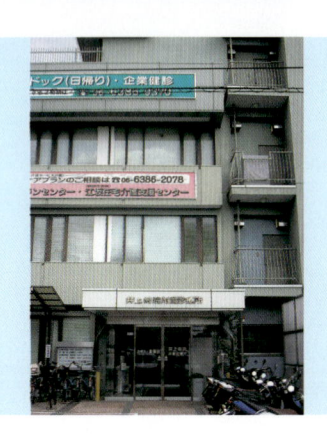

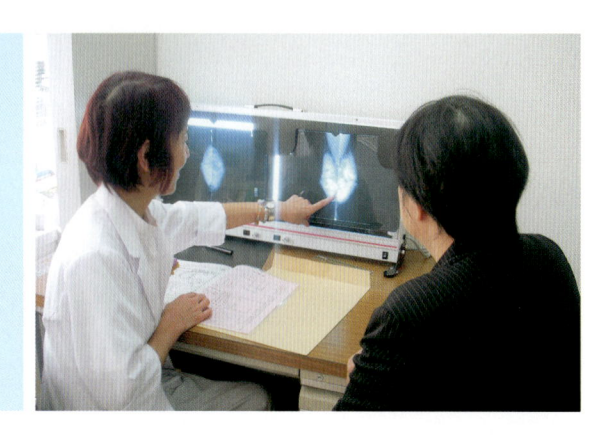

健診センター・人間ドック

所在地
〒564-0053　大阪府吹田市江の木町14-11
電話：06-6386-9370
FAX：06-6386-9260
ホームページ：http://www.soryu.jp
連絡先 E-mail：kenshin@soryu.or.jp

交通
大阪市営地下鉄御堂筋線江坂駅8番出口
南西に徒歩8分

健診実施日
健康診断：月～金曜日、人間ドック：月～土曜日

受診待機期間
4～11月：2か月、12～3月：1か月

申込方法
電話・FAX・E-mailにて予約。予約後、検査のご案内・検査容器などを送付します。

健診項目
人間ドック、レディースドック、肺がん検診、下部大腸がん検診、乳がん検診を用意しています。
また、マンモグラフィ・乳腺エコー・子宮がん検査、CT検査、MR検査、腫瘍マーカーなど、各種オプション検査にも対応しています。労働安全衛生法に基づく健診（定期健診、雇入時健診、塵肺健診、電離放射線健診など）も実施しています。

結果報告
後日郵送します。人間ドックは、当日に一部結果報告書を渡します。

公的認証
日本総合健診医学会優良施設認定／マンモグラフィ検診施設画像認定／ISO9001

特色
乳腺エコー・マンモグラフィ・子宮がん検査は、女性技師・女医が担当しています。
人間ドックでは、ただ「検査をするだけ」ではなく、お一人お一人のライフスタイルに合った、健康へのアドバイスをさせていただきたいと考え、保健指導・運動指導を実施しています。

高槻赤十字病院

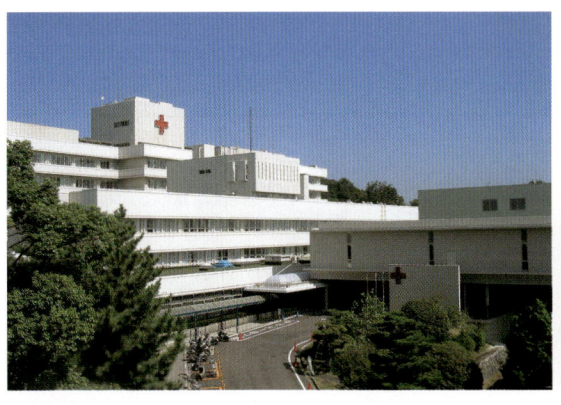

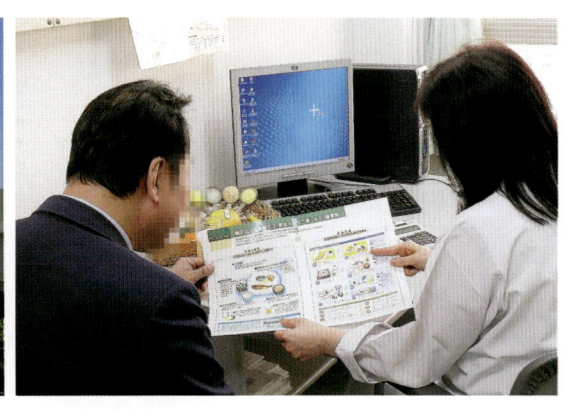

所在地
〒569-1096　大阪府高槻市阿武野1-1-1
電話：072-696-0571
FAX：072-696-1228
ホームページ：http://www.takatsuki.jrc.or.jp/
連絡先 E-mail：syakaika@takatsuki.jrc.or.jp

交通
JR摂津富田駅北口より市営バス約10分、日赤・公団阿武山止め行き、日赤病院

健診実施日
月～金曜日

受診待機期間
1か月

申込方法
電話（社会課）にて予約。予約後、健診準備資料一式を郵送します。

健診項目
日本人間ドック学会の基準項目に加えて、婦人科検診、骨密度検査、前立腺がん検査（PSA検査：男性）、HCV抗体検査を実施しています。また、希望制でマンモグラフィ、乳房超音波検査、肺CT検査、PET-CT検査をオプションとして行っています。

結果報告
当日受診者全員に医師が面接して結果を説明した上で、後日結果報告書を郵送します。

公的認証
人間ドック学会人間ドック健診施設機能評価認定

特色
昭和59年より健診事業を開始し、当院ドックの理念、基本方針、権利の尊重に基づいた健診に努めています。
当日の結果説明にて要精査・要加療の場合は、専門医への紹介状を手渡し、要経過観察の場合を含め、その後の受診勧奨にも努めています。当日の結果説明の後、1日ドックでは看護師による生活指導を、2日ドックでは管理栄養士による栄養指導を行っています。

社会医療法人愛仁会　愛仁会総合健康センター

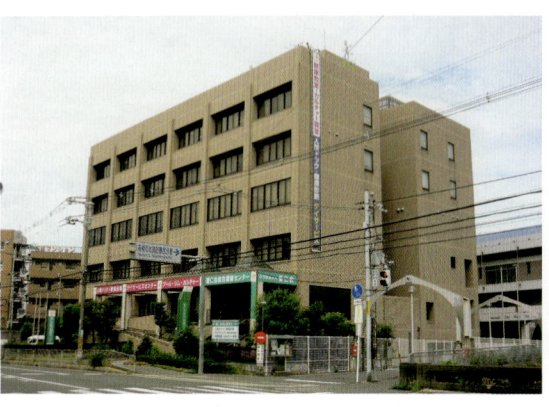

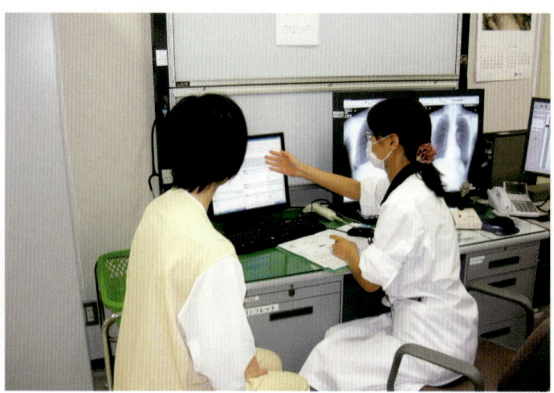

健診センター・人間ドック

所在地
〒569-1143　大阪府高槻市幸町4-3
電話：072-692-9291
FAX：072-692-9290
ホームページ：http://www.aijinkai.or.jp/k_center/
連絡先 E-mail：h-care2@bz03.plala.or.jp

交通
JR京都線摂津富田駅　徒歩10分
阪急京都線富田駅　徒歩15分
高槻市バス、パナソニック前　徒歩1分

健診実施日
月～土曜日午前、休診（日曜日・祝日）

受診待機期間
14日

申込方法
フリーダイヤル（0120-109-941 または 072-692-9291）で電話予約を行っています。

健診項目
日本総合健診医学会の基準項目を充足した半日ドックコース、さらに骨塩測定、内臓脂肪CT、動脈硬化検査、ブドウ糖負荷検査を加えた1泊2日コースがあります。また、肺、肝臓、腎臓、胆嚢、膵臓、脾臓のCT検査を含む全身CTコースを用意しています。
このほかオプションとしては、脳ドック、心臓超音波検査・マスター2階段昇降試験による運動負荷心電図・血液検査を選択して行う心臓ドック、女性の方には乳がん検診、子宮がん検診（女性医師による診察日もあります）、男性の方には前立腺がん検査（PSA検査）、心の健康チェックをご希望の方にはストレスドックがあります。そのほかにもさまざまなオプション検査を用意しています。

結果報告
人間ドック受診者には当日医師が面接します。
健診後、2～3週間で報告書を郵送します。

公的認証
ISO-9001認証取得／公益社団法人日本人間ドック学会人間ドック健診施設機能評価認定

特色
細径胃カメラ、CT、超音波検査装置、マンモグラフィなどの最新鋭機器を導入し、より精度の高い診断に努めています。また、人間ドック受診者の方には、受診当日に保健師や管理栄養士による健康相談を実施し、お弁当も用意しています。
なお、当センターはトレーニングジム、プール、健康体操、カルチャー教室、リラクセーションサロンも併設した複合施設です。健康の維持増進のため、是非ご利用ください。

医療法人愛成会　愛成クリニック

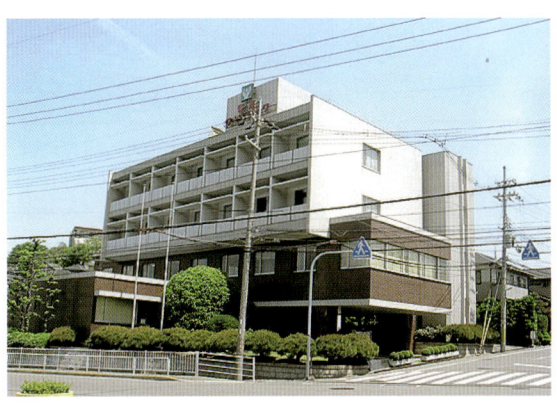

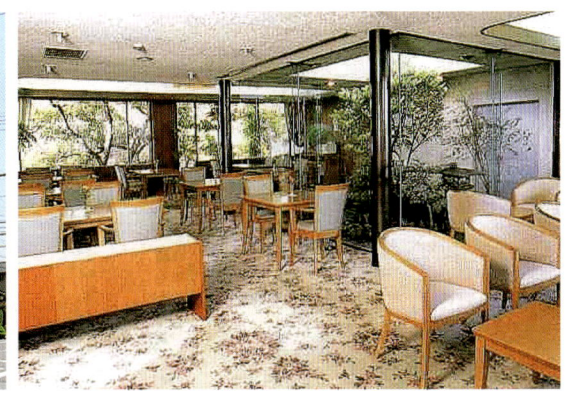

所在地
〒573-0048　大阪府枚方市山之上西町 32-15
電話：072-845-0888　　0120-180-360
FAX：072-845-1084
ホームページ：http://aisei-c.jp
連絡先 E-mail：aisei-info@aisei-c.jp

交通
京阪電車枚方公園駅よりバスで3つ目、さつき丘・愛成クリニック前
無料駐車場 30 台あり

健診実施日
月～土曜日

受診待機期間
10 日から 2 週間

申込方法
電話・FAX・E-mail・はがきにて受付けています。お問い合わせ後、資料をお送りします。

健診項目
日本総合健診医学会の基準項目以上を実施しており、そのほかにも、女性の方には、婦人科専門医による子宮頸部細胞診・乳房触診を無料で実施しています。
入所と同時に受けていただけるオプション検査も充実しており、動脈硬化度測定、MR、CT、各種細胞診、乳房超音波検査、各種腫瘍マーカー、エイズ検査、骨密度測定、ウイルス検査、アレルギー検査、細菌検査など、ご要望を承ります。ぜひお問い合わせください。

結果報告
当日、希望者全員に、担当医から結果説明・健康指導があります。

公的認証
日本総合健診医学会優良施設

特色
1972 年に人間ドックを目的として開設以来、皆様にご利用いただいている、緑に包まれた郊外型健診専門施設です。
健康保険組合連合会・全国健康保険協会・各共済組合などの契約施設として、よりよい人間ドックを目指しており、健診専門医・スタッフのサービス技術向上を常に心がけています。
アフターフォローは併設の外来にて行っており、ご希望に添い、提携上位医療機関にも紹介しています。ドックコースは昼食付です。

健診センター・人間ドック

社会医療法人　生長会　ベルクリニック

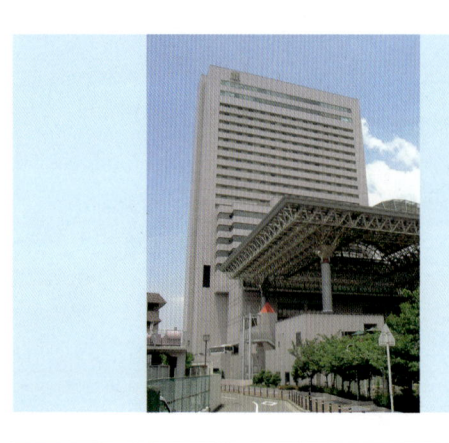

健診センター・人間ドック

所在地
〒590-0985　大阪府堺市堺区戎島町4-45-1
　　　　　　リーガロイヤルホテル堺11階
電話：072-224-1717
FAX：072-224-1500
ホームページ：http://www.bellclinic.ne.jp
連絡先 E-mail：bellcli@silver.ocn.ne.jp

交通
南海本線堺駅西口直結　徒歩すぐ

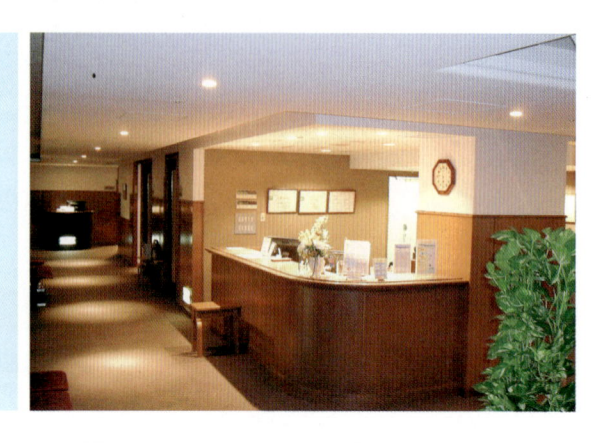

健診実施日
月～土曜日・日曜日（月1回程度）

受診待機期間
約1か月程度（予約状況による）

申込方法
電話・FAX・Webで受付けています（各健康保険組合・各国民健康保険・各事業所によって、ご本人より予約を承れない場合があります）。

健診項目
基本コースは以下のとおりです。
身体測定／血圧測定／血液検査（生化学・血球・免疫）／尿検査／糞便検査／腹部超音波検査（5臓器）／心電図検査／X線検査（胸部・胃透視）／聴力検査／眼科的検査／肺機能検査／内科診察／結果説明
そのほか、多数オプション検査をご用意しています（詳しくは、ご加入の健康保険組合・国民健康保険・事業所または当施設までご確認ください）。

結果報告
当日画像入りの報告書をお渡しし、医師が結果を説明します。

公的認証
ISO27001・ISO9001認証施設／健診施設機能評価認定施設／マンモグラフィ画像認定施設

特色
「リーガロイヤルホテル堺」11階の専用フロアで、「ホテル型の人間ドック専門施設」として健診を提供させていただいています。
当施設では、「婦人科検査」は女性医師が、「マンモグラフィ撮影・乳腺エコー検査・腹部超音波検査」は女性技師が行っていますので、女性の方でも安心して受診していただけます。
また「昼食券」のサービスもあり、ホテル内のレストランにてお食事していただけます。

社会医療法人ペガサス　馬場記念病院

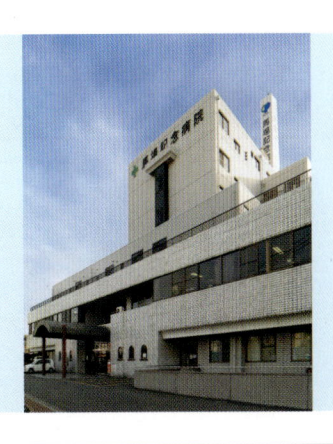

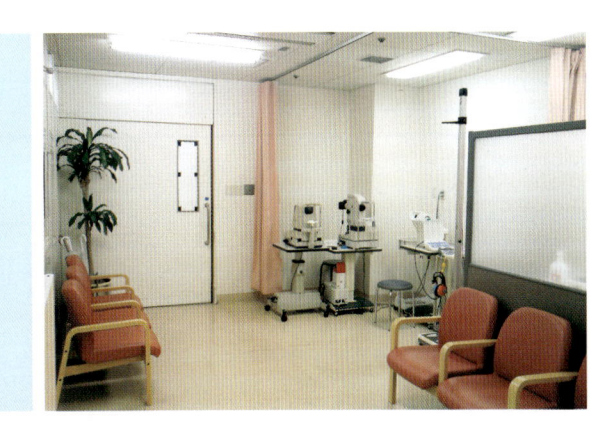

所在地
〒592-8555　大阪府堺市西区浜寺船尾町東4-244
電話：072-265-6006
FAX：072-265-9265
ホームページ：http://www.pegasus.or.jp/
連絡先E-mail：pegasus-kenshin@comet.ocn.ne.jp

交通
JR阪和線津久野駅　徒歩10分
鳳駅　車で5分
南海バスで神石市之町　徒歩3分

健診実施日
月～金曜日、土曜日（午前中）

受診待機期間
3週間

申込方法
電話にて予約。予約後に健診案内を郵送します。

健診項目
以下の検査を行っています。
法定定期健康診断／全国健康保険協会の加入者本人を対象とした生活習慣病予防健診／堺市・高石市在住の国民健康保険加入の方の特定健康診査や国保ドックコース／後期高齢者特定健康診査／堺市市民健診（乳がん・大腸がん検診）／当院オリジナルドック（一般コース・脳ドック・1日ドック・もの忘れドック）
また、オプション項目として以下の検査を実施しています。
心臓検診／肺がん検診／頭部MR／頸椎X線／頸動脈エコー／甲状腺検査／骨密度測定／HIV検査／睡眠時無呼吸症候群検査

結果報告
健診当日に受診者と医師が面接し、後日結果を郵送します。

公的認証
医療機能評価機構認定／人間ドック学会／脳ドック学会／地域医療支援病院

特色
社会医療法人ペガサスは、地域医療を包括的に支援する医療機関として、予防医療の分野に力を入れています。地域の人々の健康を支えるために、高度なレベル、充実したサービス、社会を見つめた内容にて、さまざまな健診を行っています。

医療法人盈進会　岸和田盈進会病院　健康管理センター

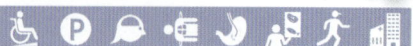

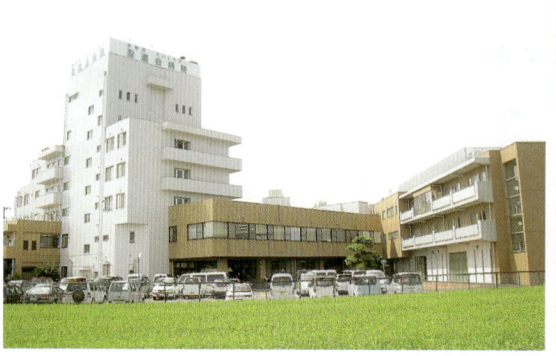

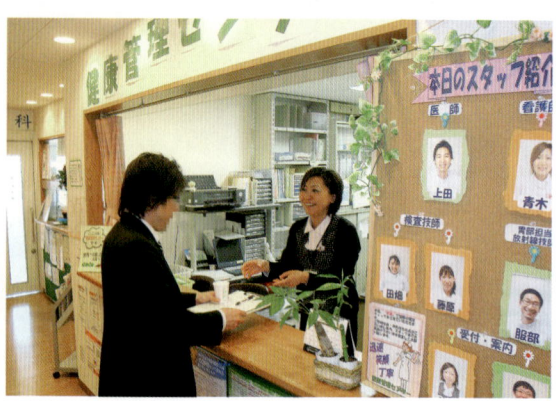

健診センター・人間ドック

所在地
〒596-0003　大阪府岸和田市中井町1-12-1
電話：072-443-0081
FAX：072-444-3504
ホームページ：http://www.eishinkaihsp.or.jp/
連絡先 E-mail：kenshin@eishinkaihsp.or.jp

交通
JR阪和線久米田駅　徒歩20分
南海本線春木駅　徒歩15分
各駅からの送迎バスも運行しています。

健診実施日
月・火・木・土曜日

受診待機期間
約1か月

申込方法
電話もしくは来院にて予約。予約完了後、案内文・検査容器一式を郵送します。

健診項目
法定項目の健診をはじめ、雇入時、簡易健診、有機溶剤、塵肺、電離などの特殊健診も行っています。人間ドック、脳ドック、肺ドックも実施しており、希望者には、各種オプション（心エコー、頸部エコー、腫瘍マーカー、ABIフォルム、骨塩定量、早期アルツハイマー型認知症検査など）も多数ご用意しています。
企業、受診者のニーズにお応えし、オリジナル内容での健診にも対応します。

結果報告
当日、採血・胃レントゲン・脳MRI所見以外は、診察時に医師から説明します。別日で、脳外科医より脳ドックの説明をします。

特色
迅速、丁寧、笑顔をモットーに、医師、看護師、臨床検査技師、診療放射線技師と連携を密にし、受診しやすい環境を整えています。レントゲンは、診察医と専門医のダブルチェックを強化しています。院内にフィットネス施設、栄養科があり、保健指導にも力を入れています。
また、2次健診として、当日外来受診も可能です。

財団法人兵庫県予防医学協会　健康ライフプラザ

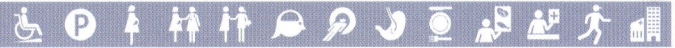

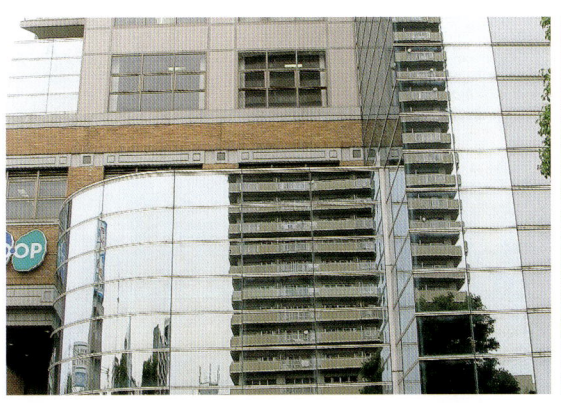

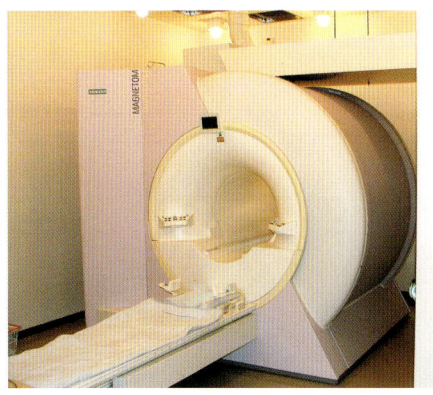

所在地
〒652-0897　兵庫県神戸市兵庫区駅南通5-1-2-300
電話：078-652-5207
FAX：078-652-5211
ホームページ：http://hyogo-yobouigaku.or.jp
連絡先 E-mail：life-gyoumu@hyogo-yobouigaku.or.jp

交通
JR兵庫駅南口　徒歩1分
国道2号　兵庫駅南信号北進左正面（地下有料駐車場あり）
神戸高速大開駅　南へ徒歩7分

健診実施日
火～日曜日（土・日曜日隔週、祝日除く）

受診待機期間
健診実施日の2週間前までにご予約ください。

申込方法
完全予約制です。電話または当協会ホームページよりE-mailでお申し込みください。

健診項目
半日ドック：診察／身体計測／眼科（視力・眼底・眼圧）／循環器（血圧・心電図）／呼吸器（胸部X線・肺機能）／消化器（胃部X線※・便潜血）／腹部超音波／血液検査（脂質・糖代謝・尿酸・肝胆膵機能・貧血ほか）／腎尿路
※胃部内視鏡はご相談ください
近隣ホテルに宿泊しての1泊ドックや、項目を省略した2時間ドックも選択できます。
オプション：PET・CT・MR検査／喀痰細胞診／婦人科（乳房視触診・マンモグラフィ・乳房超音波・子宮がん細胞診）／骨量測定（DXA法）／前立腺がん検査（PSA検査）／甲状腺機能／ヘリコバクタ―ピロリ／睡眠時無呼吸症候群
一般健診：労働安全衛生法による定期健康診断／診断証明書付健康診断など

結果報告
健康アドバイスを添えて、おおむね2週間で報告します。
希望者は、結果説明も受けられます。

公的認証
日本総合健診医学会優良総合健診施設認定機関／労働衛生サービス評価機構認定／プライバシーマーク

特色
（財）兵庫県予防医学協会は、兵庫県、神戸市、神戸市医師会が中心となり設立した公益法人です。（財）予防医学事業中央会の兵庫県支部（各都道府県に1機関）として、人間ドック、巡回による健康診断などを実施しており、年間20万人以上の豊富な実績があります。
健康ライフプラザは、健診施設に、トレーニングジム、各種教室をあわせ持つ施設で、県民・市民の総合的な健康づくりを推進しています。

丸山病院　健診部

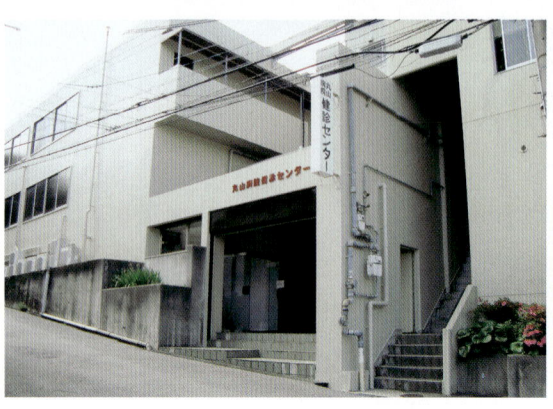

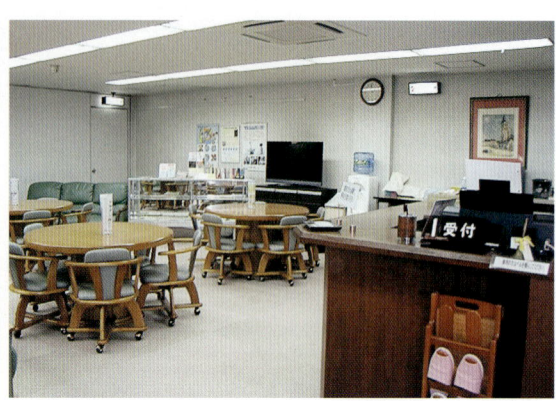

健診センター・人間ドック

所在地
〒653-0875　兵庫県神戸市長田区丸山町 3-4-22
電話：078-642-1131
FAX：078-641-3920
ホームページ：http://hwbb.gyao.ne.jp/maruyama-hospital-ct8
連絡先 E-mail：maruyama-kenshin@cmf.highway.ne.jp

交通
JR 兵庫駅より神戸市営バス大日丘住宅前行き約 20 分、丸山　徒歩 5 分

健診実施日
月～土曜日（ただし、土曜日は不定休で休診）

受診待機期間
2 週間

申込方法
電話・FAX・E-mail にて予約。予約後、健診準備資料一式を郵送します。

健診項目
日本総合健診医学会の基準項目に加えて、マンモグラフィをはじめ婦人科検診を行っています。
前立腺がん検査（PSA 検査）などを含む各種腫瘍マーカー検査、骨密度・ピロリ菌検査など、オプションでの検査項目も幅広くご用意させていただいています。

結果報告
当日、受診者全員に医師が面接して結果を説明し、後日結果を郵送します。

公的認証
日本総合健診医学会認定優良総合健診施設 / 日本病院会

特色
当施設は、兵庫県下において、コンピュータを活用した「自動化健診（日帰りドック）」を最初に導入した施設です。
豊富な経験とデータに基づき、専任医師・スタッフなどのもと、快適に受診していただけます。
また、事後指導として、保健指導やフォローアップなどにも対応しており、平成 20 年度より実施されている特定保健指導にも対応しています。

財団法人兵庫県予防医学協会　健診センター

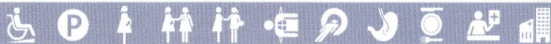

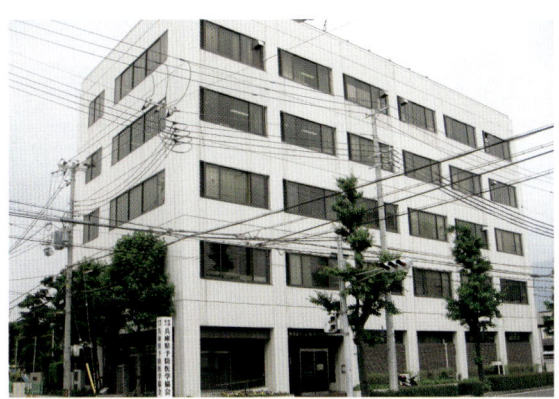

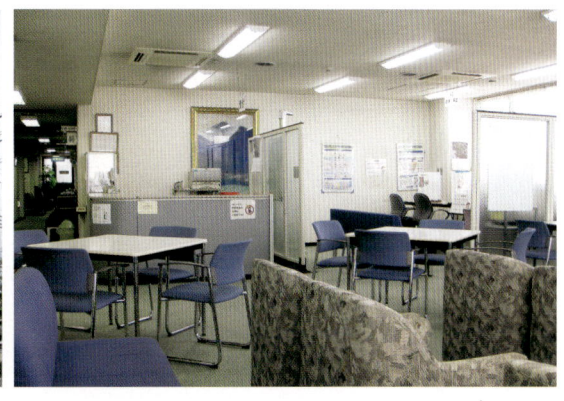

所在地
〒658-0046　兵庫県神戸市東灘区御影本町6-5-2
電話：078-856-7230
FAX：078-856-7222
ホームページ：http://hyogo-yobouigaku.or.jp
連絡先 E-mail：gairai@hyogo-yobouigaku.or.jp

交通
阪神電車御影駅　南西へ徒歩約4分
国道43号線　浜中交差点北進1つ目交差点角
近隣駐車場2時間補助

健診実施日
月～金曜日（祝日除く）　内容により異なります。

受診待機期間
健診実施日の2週間前までにご予約ください。

申込方法
電話および当協会ホームページよりE-mailでお申し込みください。

健診項目
半日ドック：診察／身体計測／眼科（視力・眼底・眼圧）／循環器（血圧・心電図）／呼吸器（胸部X線・肺機能）／消化器（胃部X線※・便潜血）／腹部超音波／血液検査（脂質・糖代謝・尿酸・肝胆膵機能・貧血ほか）／腎尿路
※胃部内視鏡はご相談ください
近隣ホテルに宿泊しての1泊ドックや、項目を省略した2時間ドックも選択できます。
オプション：PET・CT／胸部CT／喀痰細胞診／婦人科（乳房視触診・マンモグラフィ・乳房超音波・子宮がん細胞診）／骨量測定（DXA法）／前立腺がん検査（PSA検査）／甲状腺機能／ヘリコバクター ピロリ／睡眠時無呼吸症候群
一般健診：労働安全衛生法による健康診断／特殊健康診断／労災二次健康診断

結果報告
各検査結果と問診結果を踏まえた健康アドバイスを添えて、概ね2週間にて報告します。

公的認証
日本総合健診医学会優良総合健診施設認定機関／労働衛生サービス評価機構認定／プライバシーマーク

特色
兵庫県、神戸市、神戸市医師会が中心となって設立した公益法人です。
（財）予防医学事業中央会の兵庫県支部として、人間ドック・健康診断に各種のオプションを備えており、年間約3万人のご利用をいただいています。
JR兵庫駅前の健康ライフプラザの運営や、出張健診も実施しており、年間20万人以上の豊富な実績があります。
近隣行政機関とともに、県民・市民の総合的な健康づくりを推進しています。

財団法人尼崎健康・医療事業財団　市民健康開発センターハーティ21

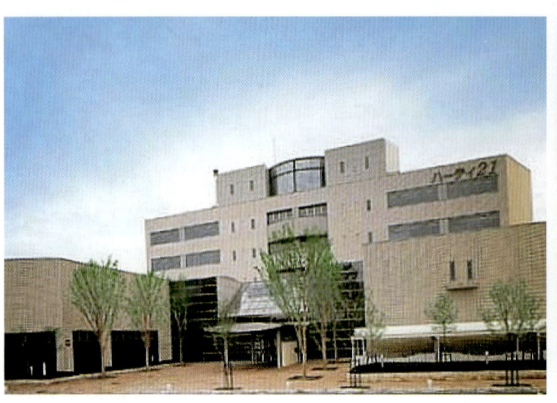

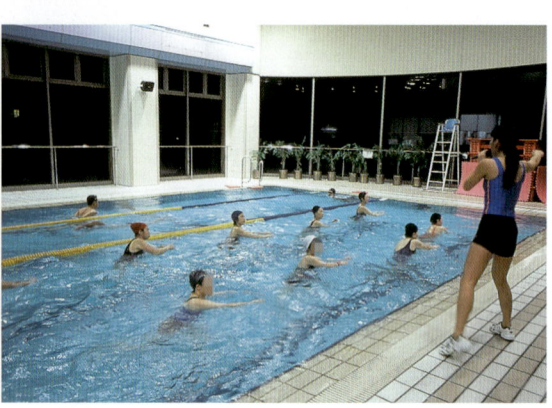

健診センター・人間ドック

所在地
〒661-0012　兵庫県尼崎市南塚口町4-4-8
電話：06-6426-6124
FAX：06-6428-2522
ホームページ：http://hccweb1.bai.ne.jp/hearty21/

交通
JR宝塚線塚口駅　徒歩約13分
阪急神戸線塚口駅　徒歩約13分
市バス市民健康開発センター　徒歩約4分

健診実施日
火～日曜日（祝日・年末年始を除く）

受診待機期間
予約の連絡をいただいた日より2週間以降

申込方法
事前に電話にて予約。乳がん検診、骨密度測定などの追加検査は、健診予約時にお申し込みください。

健診項目
ハーティ21泊ドック：ホテルニューアルカイックに宿泊していただく、ドックプランです。
ハーティ21半日人間ドック：3大生活習慣病（脳卒中、心臓病、がん）や糖尿病をはじめとするさまざまな病気の早期発見のため、ハーティ21が自信をもってお勧めするコースです。
兵庫県2時間人間ドック：兵庫県指定の項目を検査する、一般の方のための人間ドックです。
料金も兵庫県指定ですが、尼崎市内在住40歳以上の方には、がん検診として尼崎市が補助をしていますので、安価に受診していただけます。

結果報告
受診してから2週間以内に結果を郵送します。

公的認証
プライバシーマーク

特色
ハーティ21は、尼崎市と尼崎市医師会が共同設立した財団により運営している、公共性の高い専門機関です。
また、高性能の機器と優れた専門技術、経験豊かな医師陣で、人間ドックをはじめ、精度の高い各種健診を実施しています。
日頃お忙しい方のために、半日で終わる健診、土曜・日曜の健診も行っています。

尼崎医療生活協同組合　尼崎医療生協病院

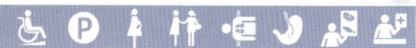

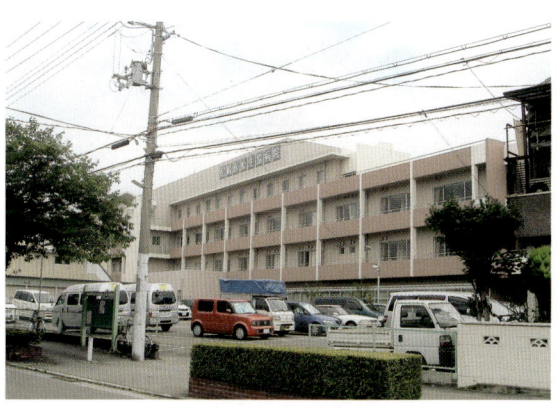

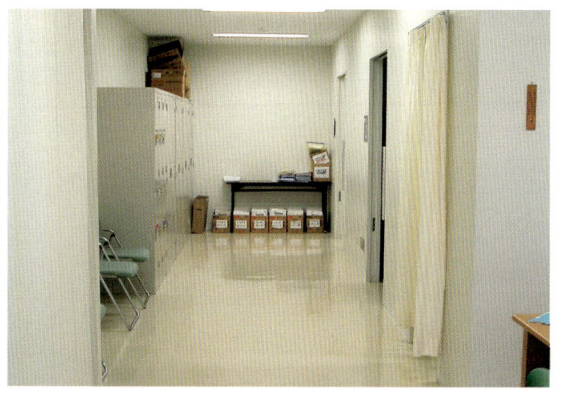

健診センター・人間ドック

所在地
〒661-0033　兵庫県尼崎市南武庫之荘 12-16-1
電話：06-6436-1701
FAX：06-6437-9153
ホームページ：http://www.amagasaki.coop
連絡先 E-mail：hp-kensin.c@amagasaki.coop

交通
JR 神戸線（東海道本線）立花駅　徒歩 15 分
阪神バス・市バス水堂町　徒歩 3 分

健診実施日
月～土曜日

受診待機期間
約 2 週間

申込方法
電話にて予約を受付けています。

健診項目
特定健診 / 全国健康保険協会生活習慣病予防健診 / 各市民検診（大腸がん検診・胃がん検診・乳がん検診・子宮がん検診・肝炎検診）/ 企業健診 / 塵肺健診 / 有機溶剤健診 / 日帰り人間ドックなど

結果報告
検査の所見だけでなく、所見に対するアドバイスも表記した、わかりやすい一覧表形式で結果を報告します。

公的認証
ISO9001 認証取得 / 日本病院機能評価

特色
尼崎医療生協病院は、特定健診・特定保健指導から、各市民検診、事業所健診、人間ドックまで、幅広いニーズに応える健診を提供します。

医療法人社団みどり会　にしき記念病院

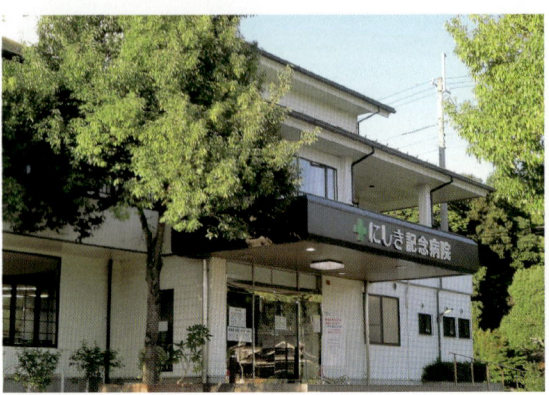

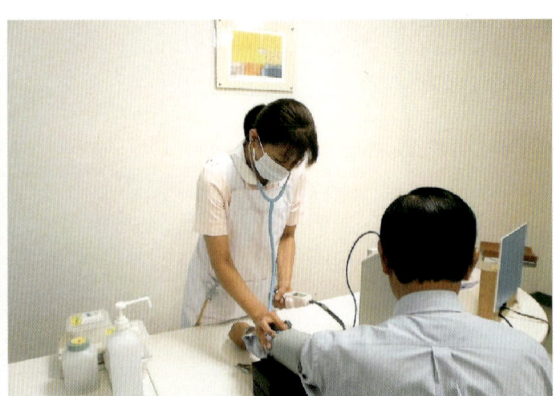

健診センター・人間ドック

所在地
〒669-2721　兵庫県篠山市西谷 575-1
電話：079-593-1352
FAX：079-593-1701
ホームページ：http://www.nishiki-mh.com
連絡先 E-mail：mnclinic@carrot.ocn.ne.jp

交通
舞鶴若狭道丹南篠山口 I.C　車で約 7 分
JR 福知山線（宝塚線）篠山口　車で約 10 分

健診実施日
月～金曜日

受診待機期間
1 週間～1 か月（健診の種類で異なる）

申込方法
電話・FAX にて予約可能。予約後、健診に必要な検査容器・問診票・注意事項などを郵送します。

健診項目
健診の種類としては、定期健康診断（一般・簡易）、生活習慣病予防健診、特定健診、人間ドックなどを行っています。
人間ドックには以下のコースがあります。
基本コース：一般的な健診/眼底カメラ/便潜血
脳ドックコース：頭部 MRI/MRA/頸動脈エコー
腹部コース：腹部エコー/CT/腫瘍マーカー
肺コース：胸部 CT/喀痰細胞診
前立腺コース：前立腺 MRI/PSA
オプションとして、胃部内視鏡、大腸内視鏡、骨塩定量、ピロリ菌検査なども追加可能です。

結果報告
人間ドックにおいては、結果が揃い次第来院していただき、医師による結果説明を行います。

公的認証
日本総合健診医学会/健康評価施設査定機構登録会員証第 0820124 番

特色
病院内での健診に加え、企業のご希望があれば、巡回健診も行っています。
乳がん・子宮がん検診については、提携病院の県立柏原病院にて受診可能です。

社団法人　日本健康倶楽部和田山診療所

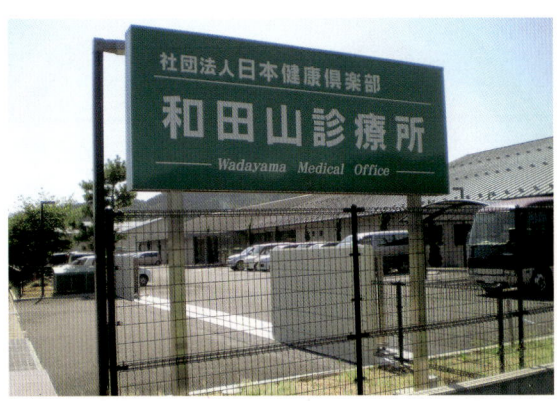

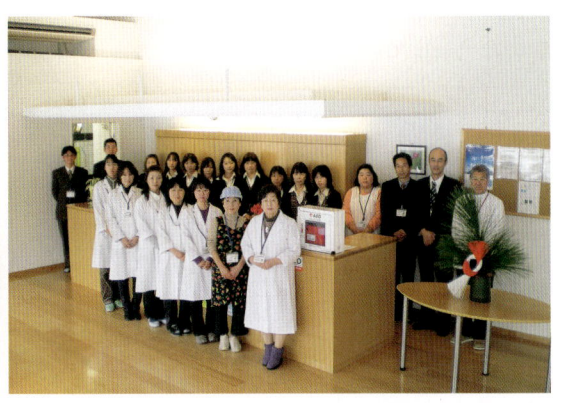

所在地
〒669-5203　兵庫県朝来市和田山町寺谷 353-1
電話：079-672-6100
FAX：079-672-6103
ホームページ：http://www.k-wadayama.com/
連絡先 E-mail：info@k-wadayama.com

交通
JR 山陰線和田山駅　徒歩 15 分

健診実施日
月～土曜日（祝日除く）、完全予約制

受診待機期間
1～3 か月

申込方法
来院または電話にてご予約ください。

健診項目
労働安全衛生法に基づく健診
行政指導に基づく健診（VDT・騒音など）
特定健康診査
生活習慣病予防健診（協会けんぽ）
オプション健診：各種腫瘍マーカー / 腹部エコー / 肺機能検査（肺年齢）/ 骨密度検査 / 睡眠時無呼吸検査 / ホルター心電図など

結果報告
健診後、2～3 週間後にお知らせします。

公的認証
健康評価施設査定機構 / 巡回健診査評価機構 / 全国労働衛生団体連合会総合精度管理調査

特色
近隣（兵庫県北部）で、唯一の健康診断・人間ドック専門の医療機関です。
検査に関しては、著しく基準値から逸脱している場合は、直ちに報告をするようにしています。
我々の最大の特色は、専用の調理室にて調理実習を行いながら、保健指導を行うことです。
さらに、長年にわたり、栄養士会・行政とタイアップ事業も行っており、幅広い年齢層への栄養指導ができると自負しています。

健診センター・人間ドック

松江保健生活協同組合　ふれあい診療所　健診センター

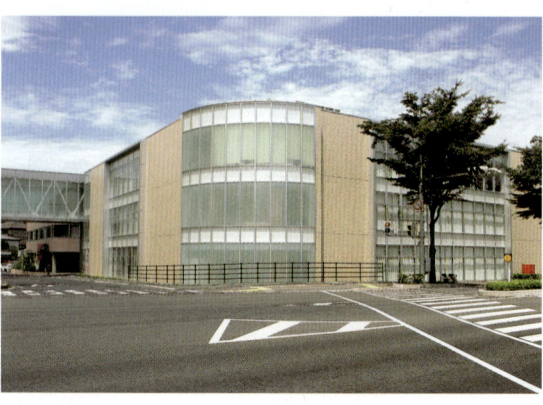

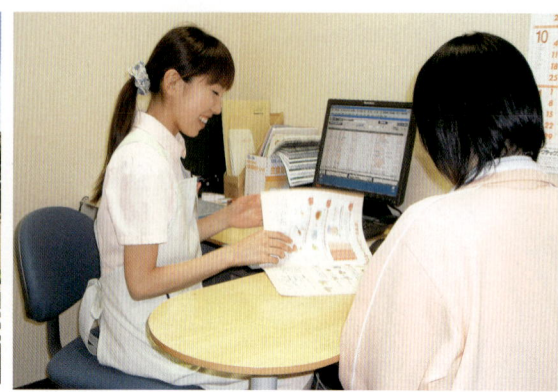

健診センター・人間ドック

所在地
〒690-0017　島根県松江市西津田7-14-21
電話：0852-22-0843
FAX：0852-21-7350
ホームページ：http://matsue-seikyo.jp
連絡先 E-mail：kenko-kensin-mf@healthcarenet.jp

交通
JR伯備線・山陰本線松江駅南口　徒歩15分

健診実施日
月～金曜日、第2・4土曜日

受診待機期間
申込時期により異なります。

申込方法
電話にて予約。予約後に、健診準備資料一式を郵送またはメール便でお送りします。

健診項目
日帰り、1泊、脳ドックをはじめ、全国協会健保、企業健診、特殊健診など、多種類の健診コースの実施が可能です。
胃検査は、胃透視、経鼻内視鏡、経口内視鏡からの選択制です。それに加えて、肺CT、頭部MR検査、頸動脈・甲状腺超音波検査、喀痰細胞診、骨塩定量検査、各種腫瘍マーカー検査、エイズ検査、ピロリ菌抗体検査、ペプシノゲン検査などのオプション検査を行っています。

結果報告
当日、受診者全員（脳ドックを除く）に、医師が面接して結果を説明した上で、後日結果報告書を郵送します。

公的認証
日本総合健診医学会/日本人間ドック学会

特色
隣接する総合病院と情報の連携をしています。
胃透視などのレントゲン検査や内視鏡検査は、ワンフロアに健診専用スペースを持っています。
婦人科は女性常勤医がおり、毎日婦人検診を行っています。また、マンモグラフィや乳房超音波検査もすべて女性が対応しています。
医師の面接・結果説明後、保健師・看護師による生活習慣改善などの相談時間も設けています。
年間総健診数は、人間ドック2,400件を含め、13,000件を行っています。

岡山済生会昭和町健康管理センター

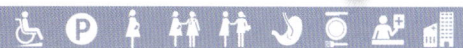

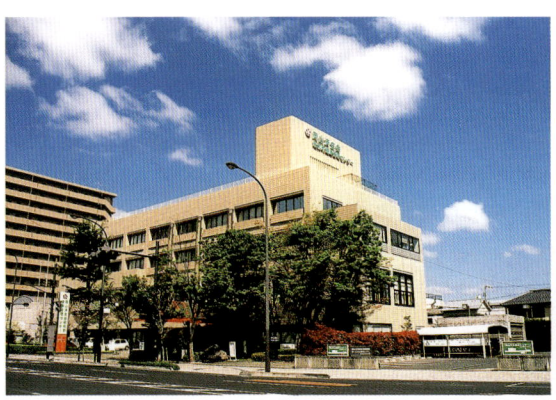

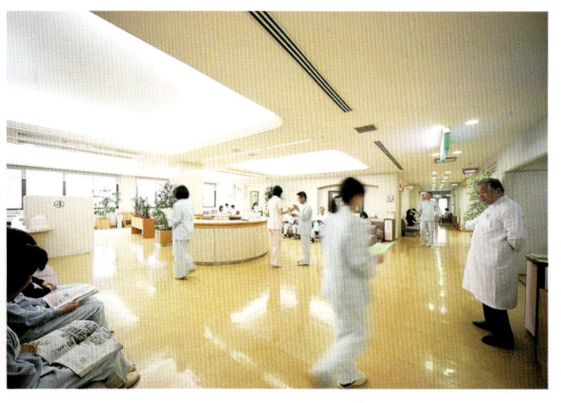

所在地
〒700-0032　岡山県岡山市北区昭和町12-15
電話：086-252-2200
FAX：086-252-2205
ホームページ：http://www.okayamasaiseikai-syowa.jp
連絡先 E-mail：kensin@okayamasaiseikai-syowa.jp

交通
JR岡山駅西口　徒歩8分

健診実施日
日曜日・祝日・年末年始を除く

申込方法
まずは電話でお問い合わせください。

健診項目
生活習慣病予防健診/日帰りドック/定期健康診断/雇用時健康診断/特定業務従事者健康診断/海外派遣労働者健診/塵肺健康診断/有機溶剤健康診断/特定健診/岡山市健康診査　など

結果報告
約2週間以内に郵送します。

公的認証
有限責任中間法人健康評価施設査定機構

特色
健診専門施設です。健診はワンフロアで行いますので、スムーズに検査でき、日帰りドックでも半日で終了します。

健診センター・人間ドック

岡山中央診療所　健康管理センター

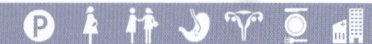

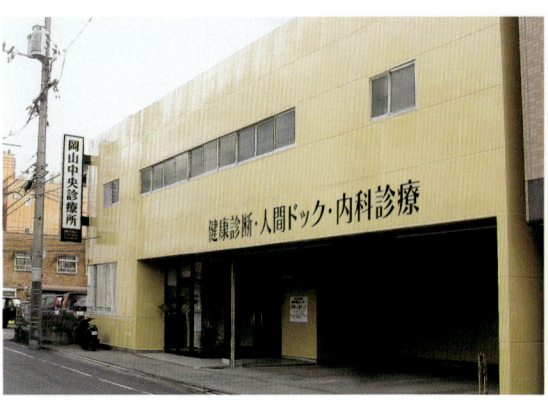

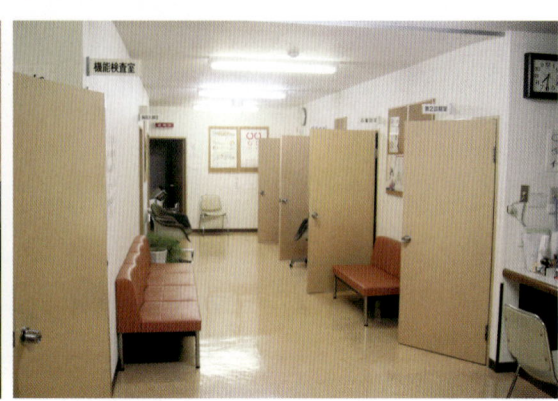

健診センター・人間ドック

所在地
〒700-0904　岡山県岡山市北区柳町1-13-7
電話：086-233-2222
FAX：086-233-2243
ホームページ：http://ww3.tiki.ne.jp/~kksugahara/
連絡先 E-mail：okayamachuuou-clinic@aioros.ocn.ne.jp

交通
JR岡山駅　徒歩10分
山陽新聞社前　徒歩5分

健診実施日
月〜水曜日・金曜日・土曜日

申込方法
電話・はがき・FAXにて予約。予約確定後、検査資料一式を郵送します。

健診項目
日本総合健診医学会の基準項目を主に実施しています。
オプションとして、動脈硬化検査、腫瘍マーカー、喀痰細胞診、甲状腺検査、特に女性には子宮がん検査、乳がん検査（超音波検査もしくはマンモグラフィ検査）、HPV検査、子宮膣エコー検査、骨塩定量検査をすすめています。

結果報告
当日、受診者全員に医師が面接し、結果説明・指導を行った上で、後日2週間前後で書面にて郵送します。

特色
街の中心部にあり、利便性を特徴としています。
レントゲン・超音波・心電図検査において、各専門の読影医と面接医のダブルチェックを行っています。また、消化器病専門医による胃部レントゲン検査、胃部内視鏡検査を実施しており、胃部レントゲン検査から胃部内視鏡検査への変更の差額料金はいただきません。

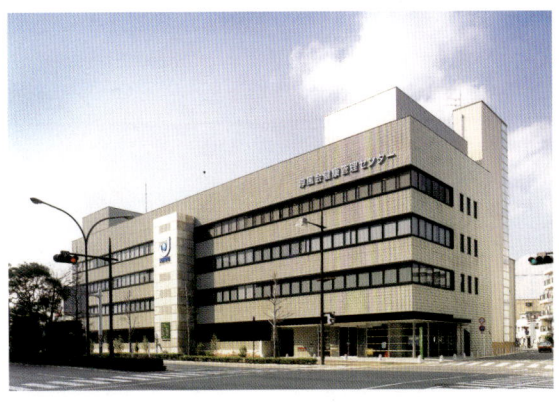

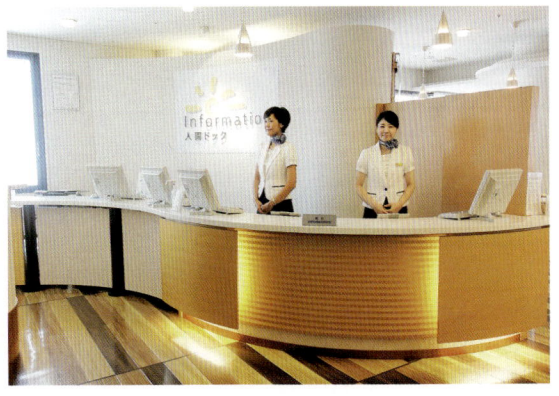

財団法人　淳風会　健康管理センター

健診センター・人間ドック

所在地
〒700-0913　岡山県岡山市北区大供2-3-1
電話：086-226-2666（代表）
FAX：086-226-0370
ホームページ：http://www.center.junpukai.or.jp
連絡先 E-mail：center-prom@junpukai.or.jp

交通
JR岡山駅東口　徒歩15分
バス市役所前すぐ

健診実施日
月～土曜日（土曜日午前のみ、祝日除く）

申込方法
電話・FAX・E-mail・インターネット（弊センターホームページ）・申込書郵送にて受付けています。

健診項目
一般的な人間ドック項目に加え、以下の検査を行っています。
MRI（MRA）：脳／腹部／婦人科
CT：肺／腹部／内臓脂肪
超音波：頸動脈／甲状腺／乳腺／腹部／経腟
マンモグラフィ／子宮頸部細胞診／HPV検査／骨密度測定
予防歯科／血圧脈波／体組成測定／フット健診
血液：生活習慣病遺伝子検査／甲状腺ホルモン／腫瘍マーカー／ピロリ菌／ペプシノゲン／肝炎／サプリメントドック　など

結果報告
当日、医師による結果説明と、コメディカルによる生活指導を行います。後日、結果票を郵送します。

公的認証
日本人間ドック学会認定施設／日本総合健診医学会優良健診施設／労働衛生機関評価機構認定　など

特色
初めて受診される方にも不安なく受診していただけるよう、アテンダントスタッフがご案内します。プライバシー保護のため、健診ブースは個別になっており、女性の方が安心して受診できるよう、レディースフロアを設置しました。
また、2次検査や治療が必要になった方は、センター内のクリニックにご案内します。
歯科クリニック、労災2次健診、特定健診・特定保健指導、メンタルヘルス、EAPサービス、心療内科・精神科などがあります。

岡山済生会総合病院健診センター

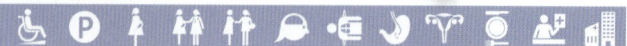

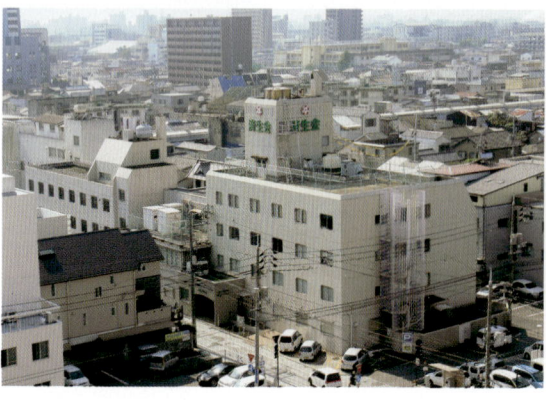

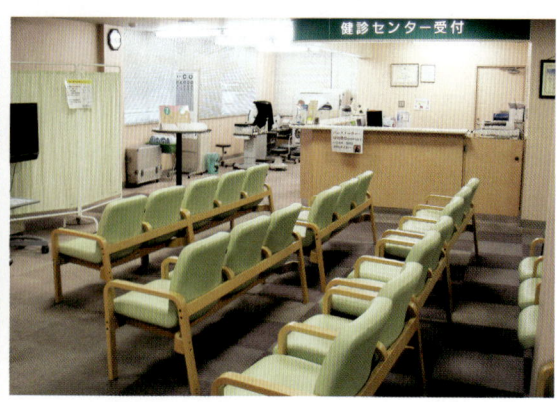

健診センター・人間ドック

所在地
〒700-8511　岡山県岡山市北区伊福町 1-17-18
　　　　　　（施設所在地：岡山県岡山市北区
　　　　　　奉還町 2-13-18）
電話：086-252-2231（直通）
FAX：086-251-1671（直通）
ホームページ：http://www.okayamasaiseikai.or.jp/
連絡先 E-mail：kenshin-oaksai@sky.megaegg.ne.jp

交通
JR 岡山駅西口　徒歩約 8 分

健診実施日
月～土曜日（土曜日は半日）

受診待機期間
時期により異なります。

申込方法
電話にてお申し込みください。健康保険組合または事業所との契約がある場合は、各ご担当の方にご確認ください。

健診項目
実施内容：日帰り人間ドック /1 泊 2 日人間ドック / 法定健診 / 岡山市健診 / 入学・雇入れ時健診 / 特定健康診査 / 特定保健指導など
健診項目：ドック身体計測 / 血圧 / 聴力 / 眼科検診 / 内科診察 / 胸部 X 線 / 心電図 / 上部消化管 X 線 / 血液検査（空腹時血糖 /HbA1c/ 尿酸 / 脂質 / 肝・膵・腎機能 / 血液一般 / 血清反応ほか）/ 便検査 / 尿検査 / 保健指導など / 腹部超音波 / 肺機能検査（ドックＡコース）
オプション：脳ドック（MRI）/ 子宮がん / マンモグラフィ / 胃カメラ / 胸部ヘリカル CT/ 前立腺がん検査 / ピロリ菌検査など

結果報告
健診後、医師からの説明と保健師からの指導があり、ご本人へ結果を送付します。

公的認証
健康評価施設査定機構認定施設 / 日本総合健診医学会優良総合健診施設 / 日本病院会優良自動化健診施設

特色
専用の施設で、専任スタッフによる健診を実施しています。
岡山済生会総合病院から、南西に約 60m に位置しています。
また、岡山済生会総合病院との連携により、さまざまなオプションや健診後の精密検査などにも対応しています。

財団法人淳風会　倉敷第一病院健康管理センター

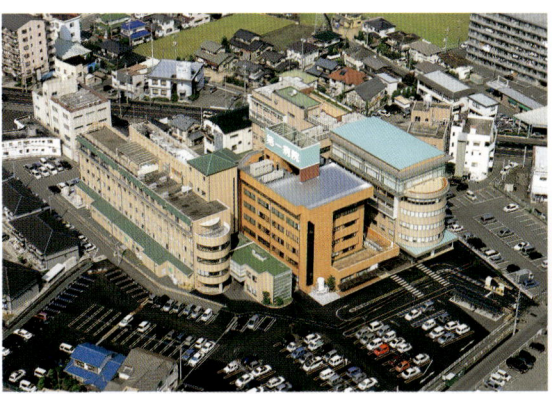

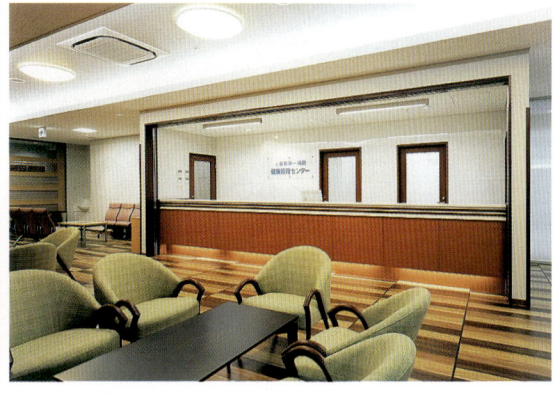

所在地
〒710-0826　岡山県倉敷市老松町5-3-10
電話：086-424-1006
FAX：086-421-4255
連絡先 E-mail：daiichi-kenkan@junpukai.or.jp

交通
JR倉敷駅　徒歩15分
倉敷バスターミナル2番（両備バス）乗り場より第一病院下車

健診実施日
月～土曜日（祝日を除く）

受診待機期間
6月・11月は、受診希望者が多く、予約が取りにくい時期です。

申込方法
電話・FAX・インターネット（ホームページ申込）にて受付けています。

健診項目
以下の検査を行っています。
雇入時健康診断／各種健康診断／各種特殊健康診断（塵肺2次検査実施可）／人間ドック（公益社団法人日本人間ドック学会（標準コース1日ドック／2日ドック（院内泊・ホテル泊）機能評価Ver2認定施設））／肺がんヘリカルCTドック・脳ドック（3.0テスラ70cmボア）ドック（安衛法有害物質特殊健康診断など）との併用実施が可能です。
レディース＆レディースは、女性スタッフのみで実施しています。
昼からドックでは、胃検査を経鼻内視鏡で実施しており、午前受診不可の方にご案内させていただいています。詳細はホームページを参照ください。

結果報告
雇入時健康診断は4日後、一般健康診断は7日後、人間ドックは7日後に報告します。

公的認証
全国健康保険協会生活習慣病健診指定機関／倉敷市自治体健診（全項目）指定機関／倉敷市国保ドック指定機関

特色
病院併設型（予防医学と治療医学）の健康管理センターです。
2008年11月に、病院併設型のメリットを生かした健康管理センターとしてリニューアルしました。
併設の倉敷第一病院は、24時間体制の倉敷市救急指定病院です。
人間ドックの受付時間は午前8時です（婦人科・マンモグラフィ対応可）。
胃内視鏡検査は経鼻内視鏡、肺がん検診はヘリカルCT、脳ドックは70cmボア（入り口）3.0テスラで実施しています。

医療法人健康倶楽部　健康倶楽部健診クリニック

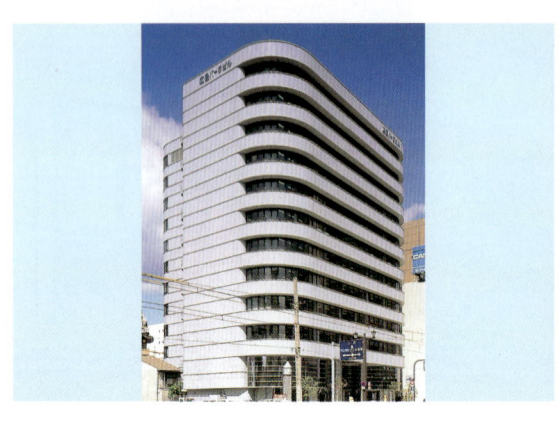

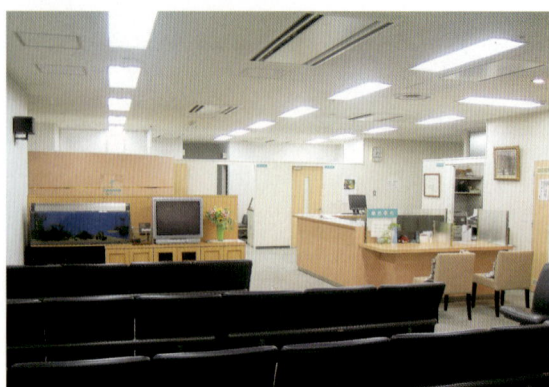

健診センター・人間ドック

所在地
〒730-0051　広島県広島市中区大手町3-7-5
　　　　　　広島パークビル3階
電話：082-249-7011
FAX：082-249-7006
ホームページ：http://www.kenkouclub.or.jp
連絡先E-mail：ask@kenkouclub.or.jp

交通
市内電車・バス中電前　徒歩1分

健診実施日
月～土曜日

受診待機期間
1か月

申込方法
完全予約制です。電話・E-mailなどで事前に予約をお願いします。

健診項目
日本総合健診医学会の基準項目に加え、以下の追加検査を行っています。
婦人科検診：子宮がん検査/乳がん検査（乳房超音波検査・マンモグラフィ検査）
腫瘍マーカー：PSA/CEA/CA19-9/AFP/CA125およびCA72-4ほか
肝炎ウイルス検査/HIV抗体検査/ヘリコバクターピロリ抗体検査/骨密度検査
肺がん検査：喀痰細胞診検査/CT検査
脳ドック
肺CT、脳MRIは、提携先医療機関で受診していただきます。

結果報告
当日、医師による検査結果の説明を行います。
結果票の発送は約2週間後になります。

公的認証
日本総合健診医学会/全国労働衛生団体連合会/健康保険組合連合会/全国健康保険協会

特色
1973年の開設以来、健康を通して社会に貢献することを理念として、年間1万人以上の方々に、人間ドックを受診していただいています。
当クリニックでは検査データのみではなく、担当医が診察を行った上で総合的に診断し、今後の適切な健康管理の説明をします。
なお、2次検査を必要とする場合は、引き続き当クリニックで対応します。特殊な検査や入院治療を必要とする場合は、速やかに特定機能病院、専門医をご紹介します。

中国電力株式会社中電病院

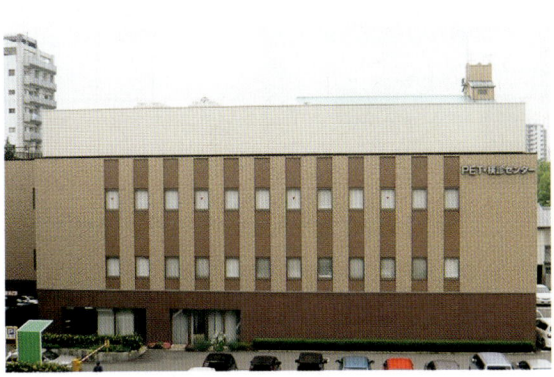

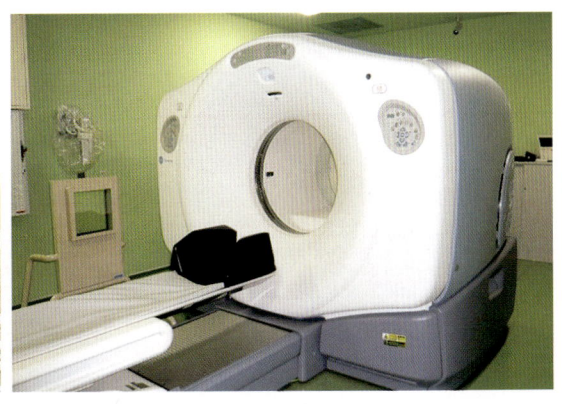

所在地
〒730-8562　広島県広島市中区大手町 3-4-27
電話：082-241-8221
FAX：082-541-4083
ホームページ：http://www.energia.co.jp/hospital/index.html

交通
市内電車・バス中電前　徒歩約3分
紙屋町バスセンター　徒歩約10分

健診実施日
月～金曜日、PETは第1・3土曜日あり

受診待機期間
1か月

申込方法
電話にて予約。予約後、健診資料一式を郵送します。

健診項目
PET
人間ドック：身長／体重／血圧／血液検査（血液一般（リウマチ反応・血液型）・血清学的検査・肝機能（蛋白分画）・肝炎ウイルス・血糖・腎機能・電解質・腫瘍マーカー）／尿／便（潜血免疫2日法）／肺機能／心電図／腹部超音波／胸部X線／胃部X線または胃内視鏡（選択）／視力／眼圧／眼底／聴力
健康診断
脳ドック
オプション：子宮がん（内診・頸部細胞診）／乳がん（マンモグラフィ・触診）／胸部ヘリカルCTなど

結果報告
受診後、2週間程度で結果報告書を郵送します。

公的認証
社団法人日本病院会人間ドック学会人間ドック健診施設機能評価認定

特色
地域医療への貢献を目的として、がんの早期発見を可能にする陽電子断層撮影装置「PET」を3台導入しています。いずれもPETとCTスキャンを一体化した最新鋭の機器PET-CTです。
同時に検診センターの機能も充実させ、予防医学のさらなる向上を図っていきます。
われわれスタッフ一同は、高い技術を駆使して、地域の皆様に安心とアメニティ（心地よさ）をお届けするため、最善の努力を行っていきます。

社団法人　広島市医師会臨床検査センター

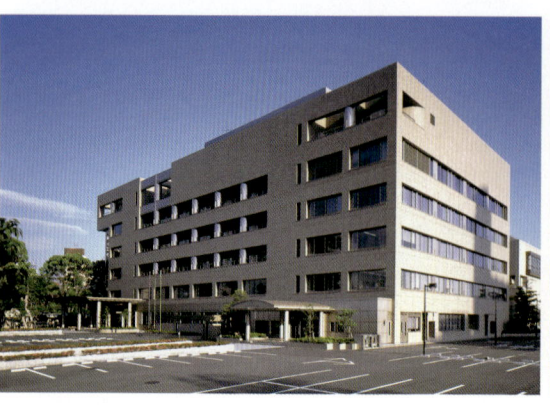

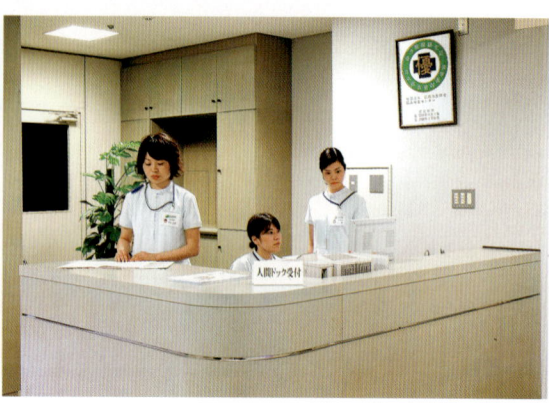

健診センター・人間ドック

所在地
〒730-8611　広島県広島市中区千田町 3-8-6
電話：082-247-9601
FAX：082-542-9607
ホームページ：http://www.city.hiroshima.med.or.jp/hma/center/index.html

交通
電車：紙屋町経由宇品線広電本社前　徒歩3分
広島バス広電本社前　徒歩3分
広電バス御幸橋　徒歩5分

健診実施日
祝日除く月～金曜日（婦人科曜日指定有）

受診待機期間
1～3か月以内

申込方法
電話申込・病院紹介にて受付けています。

健診項目
日本総合健診医学会の基準項目に加え、HCV抗体検査を実施しています。
オプションとして、脳ドック（頭部MRI、MRA、頸部MRA）、胸部CT、各種腫瘍マーカー、ペプシノゲン、乳がん検診、子宮がん検診、骨密度検査、健康増進コースを行っています。

結果報告
希望者には、受診日に医師が面接し、仮報告書をお渡しします。本報告書は、2週間後に郵送します。

公的認証
日本総合健診医学会認定優良総合健診施設

特色
1日の受診者数を24人に限定し、健診はマンツーマンでスタッフが案内します。
精度については、日本医師会などの精度管理サーベイで常に上位を保っています。
また、CT、MRIは新鋭の機器で検査を行います。
広島市を中心とする県内約1,000の医療機関と連携し、皆様方の健康管理のお手伝いをしています。
胃部X線、胸部X線の画像診断は、広島市医師会に任命された専門医が行います。

社会福祉法人　恩賜財団広島県済生会　済生会広島病院健康管理センター

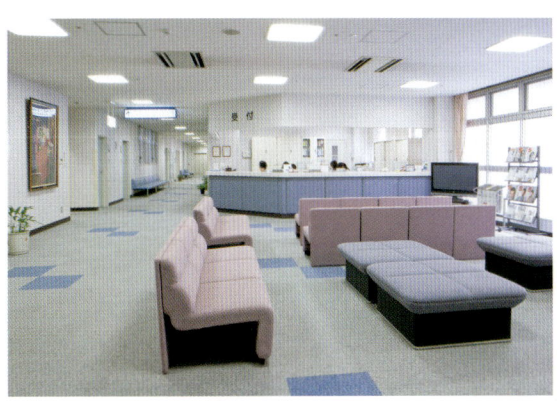

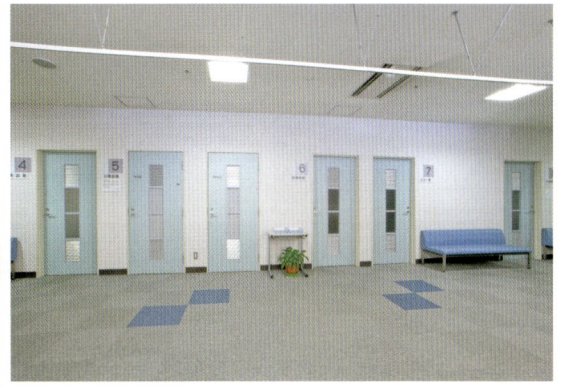

所在地
〒731-4311　広島県安芸郡坂町北新地 2-3-10
電話：082-820-1870
FAX：082-820-1871
ホームページ：http://www.saiseikai.com/
連絡先 E-mail：kenshin-c@saiseikai.com

交通
JR 呉線矢野駅　徒歩 20 分
バスにて済生会病院前

健診実施日
平日（土・日曜日、祝日を除く）

受診待機期間
1〜3か月前の予約が望ましい

申込方法
電話（082-820-1870）にて受付けています。

健診項目
一般検診 / 原爆検診 / 原爆がん検診 / 市町検診 / 企業検診 / 特定健診・指導 / 人間ドック / 脳ドック / 生活習慣病検診

結果報告
原則として当日に報告し、特殊なものは後日郵送します。複数の医師による説明を行っています。

公的認証
ISO27001 取得 / 人間ドック学会認定施設

特色
病院と隣接した独立した敷地内にあります。
検査は院内で施行するので結果が早く出ます。
管理栄養士による当日の指導が可能です。希望者は、引き続き医療保険による精査、治療もできます。説明医師がそのまま主治医となることも可能です。検診としての精査もできます。
施設内に1泊2日の入院ドック施設があります。

財団法人　広島県地域保健医療推進機構

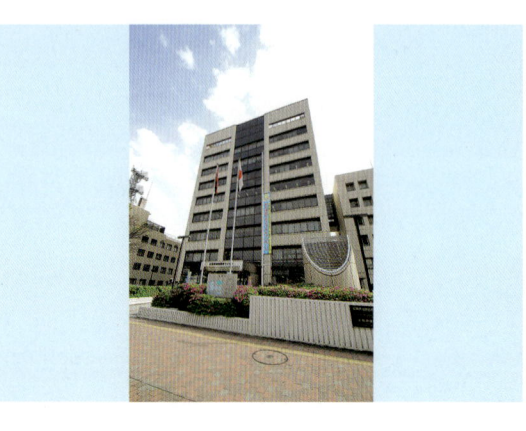

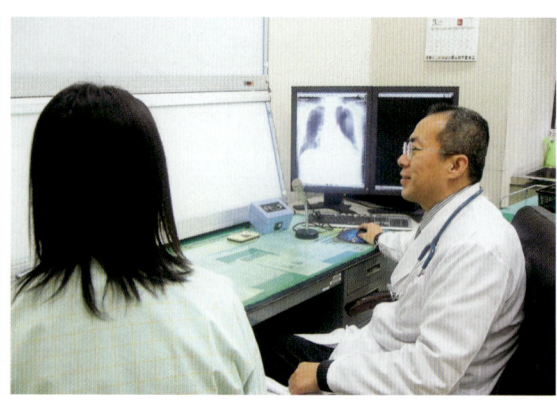

健診センター・人間ドック

所在地
〒734-0007　広島県広島市南区皆実町1-6-29
電話：082-254-7111
FAX：082-254-1168
ホームページ：http://www.hiroshima-hm.or.jp
連絡先 E-mail：t-sako0013@hiroshima-hm.or.jp

交通
広島駅より広島電鉄比治山線南区役所前　徒歩1分

健診実施日
月～金曜日（祝日を除く）

受診待機期間
30日

申込方法
電話にて予約を受付けています。

健診項目
各健康保険組合が助成する人間ドック、全国健康保険協会が助成する生活習慣病予防健診のほか、婦人科、マンモグラフィ、乳腺超音波、前立腺特異抗原（PSA）、骨粗しょう症検査、各種腫瘍マーカー検査などをオプションとして実施しています。

結果報告
当日受診者に医師が面談・説明の上、後日全結果を送付します。

公的認証
日本総合健診医学会

特色
当法人は、企業における一般・特殊健診から生活習慣病予防健診、人間ドック、市町住民のがん検診まで幅広く実施しており、また、集合契約などに基づく特定健康診査、特定保健指導も実施できる体制を整えています。

社団法人　山口総合健診センター

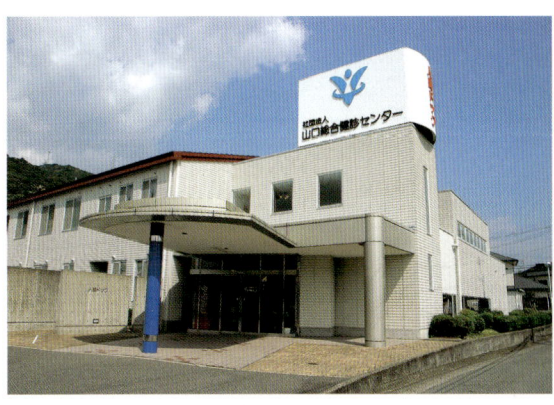

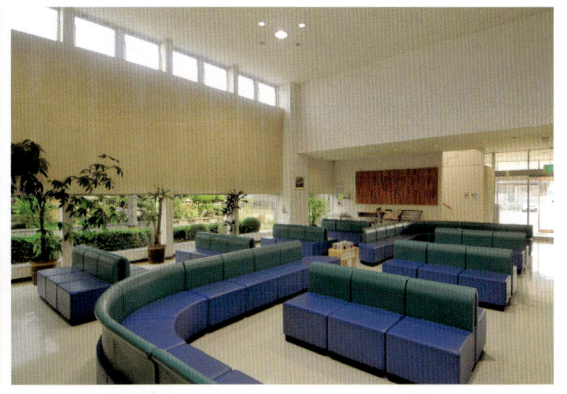

所在地
〒754-0002　山口県山口市小郡下郷1773-1
電話：083-972-4325
FAX：083-972-3367
ホームページ：http://www.y-kenshin.or.jp
連絡先E-mail：info@y-kenshin.or.jp

交通
JR新山口駅　徒歩15分
中国道小郡IC・山陽道山口南IC　車で10分

健診実施日
月～土曜日（1～3月のみ一部日曜日実施）

受診待機期間
2週間程度

申込方法
電話・FAX・E-mailにて予約可能です。予約後、問診票など一式を郵送します。

健診項目
日帰り人間ドック：39,900円
1泊人間ドック：64,050円
レディースドック：19,950円

オプション検査：前立腺がん検査（PSA検査）/乳房視触診検査/乳房超音波検査/マンモグラフィ検査/動脈硬化検査/体組成計検査/骨粗しょう症検査/ストレスチェック検査

結果報告
受診後2週間程度で、郵送します。

公的認証
日本総合健診医学会/日本人間ドック学会

特色
昭和55年に健診・人間ドック専門施設を開設し、「健康こそ人生の宝」を基本理念に、「人間ドック」「総合健診」をはじめ、各種健診を実施しています。
専門施設のため、一般患者さんとの接触はまったくありません。
県央部に位置し、新幹線駅・高速道路ICにも近く交通至便です。
健診結果票には、複数年のデータを記載しますので、経年比較が容易です。

健診センター・人間ドック

医療法人三輝会　徳島検診クリニック

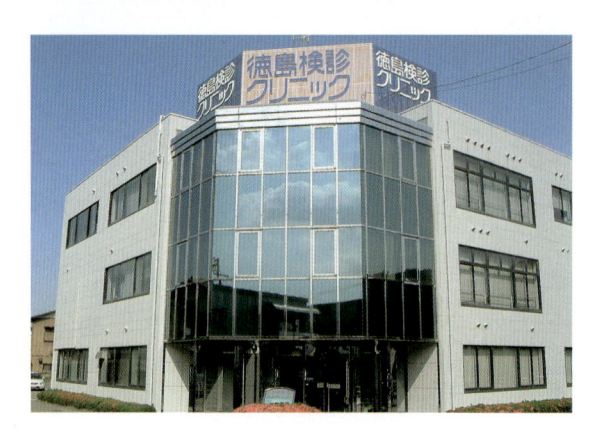

所在地
〒770-0004　徳島県徳島市南田宮4-8-56
電話：088-632-9111
FAX：088-632-9211
ホームページ：http://wwwa.pikara.ne.jp/sankikai/sankikai/index.htm
連絡先 E-mail：kenshinclinic@mb.tcn.ne.jp

交通
JR高徳線・徳島本線佐古駅　徒歩10分
バス：佐古三番町　徒歩10分
　　　城北高校前　徒歩5分

健診実施日
月～土曜日、日曜日（隔週）

受診待機期間
約1か月

申込方法
電話・FAXにて予約を受付けています。

健診項目
人間ドック基本項目・各種健診に加えて、乳がん検診（マンモグラフィ、乳房超音波）、子宮がん検診、甲状腺超音波検査、各種腫瘍マーカー検査、肝炎ウイルス検査、ピロリ菌検査、骨密度（骨粗しょう症）検査、頭部・胸部・腹部CTなどをオプションとして行っています。

結果報告
検査内容により、当日に報告するか、後日郵送します。

公的認証
日本総合健診医学会／日本人間ドック／健康保険組合連合会／全国健康保険協会

特色
専門スタッフを充実させ、皆様の健康状態を正確に把握し、チェックしています。
また、健診結果報告書も数時間で得られるようになり、データを目の前にして医師との面談ができます。
さらに、複数の医師によるダブルチェックシステムをとっており、再検査、精密検査についても正確に指示ができます。

財団法人　徳島県総合健診センター

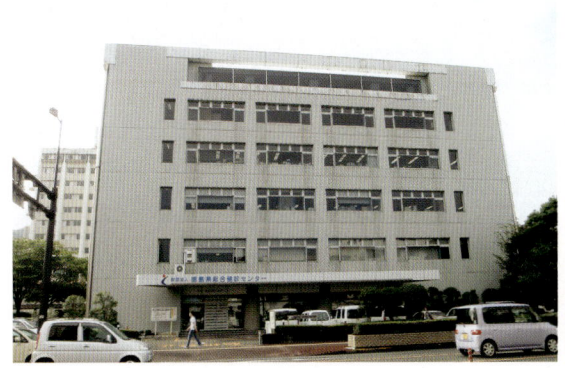

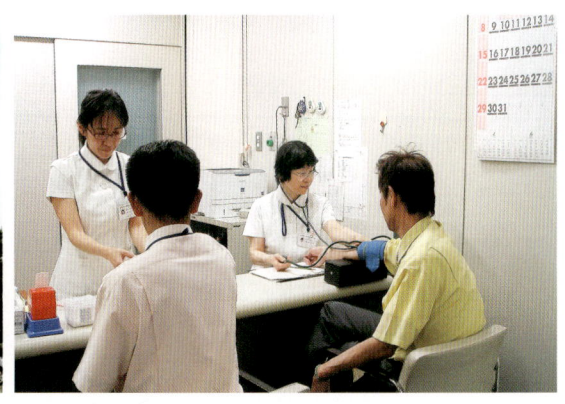

所在地
〒770-0042　徳島県徳島市蔵本町 1-10-3
電話：088-678-7128（予約専用）
FAX：088-633-1811
ホームページ：http://homepage2.nifty.com/tokusoken/
連絡先 E-mail：tokusoken@nifty.com

交通
徳島バス・市営バス中央病院前　徒歩 1 分
JR 蔵本駅　徒歩 3 分

健診実施日
月～金曜日、第 1 土曜日・第 3 日曜日（6～11 月）

受診待機期間
1 か月

申込方法
電話・FAX にて予約。予約後、健診準備資料一式を郵送します。

健診項目
人間ドックには、問診、診察、身体計測、生理学的検査、X 線等検査、尿検査、糞便検査、血液学的検査、生化学的検査を実施するすこやかコースと、これに、眼底検査、眼圧検査、肺機能検査、超音波検査、骨粗しょう症検査、ペプシノゲン・ヘリコバクターピロリ菌抗体検査などの免疫学的検査を追加したしっかりコースの2種類のコースがあります。
また、血圧脈波検査（動脈硬化検査）、前立腺腫瘍マーカー検査（男性のみ）、喀痰細胞診検査、乳腺エコー検査をオプションとして実施しています。

結果報告
当日、受診者全員に医師が診察して結果を説明した上で、後日結果通知書を郵送します。

特色
6月から11月までの間は、平日受診できない方を対象に、第 1 土曜日、第 3 日曜日をドック開設日とするほか、受診者の方に少しでも待ち時間を少なく、快適に受診していただけるよう、検査開始時間を午前 8 時開始と午前 9 時開始の 2 班に分けて実施しています。また、1 年を通して第 1・第 3 月曜日をレディースデー（受診者は女性のみ、スタッフについては男性も含まれます）とし、女性が受診しやすい環境を提供しています。

健診センター・人間ドック

医療法人なぎさ会　沖の洲病院併設健診センター

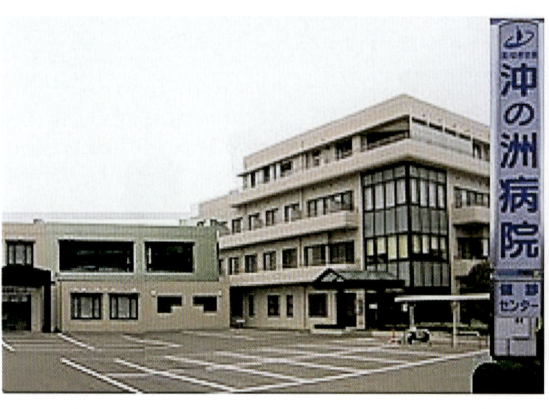

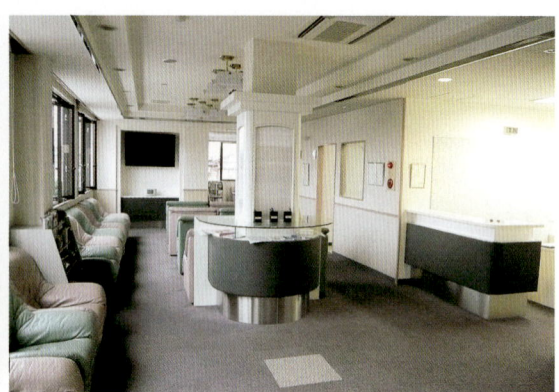

健診センター・人間ドック

所在地
〒770-0862　徳島県徳島市城東町1-8-8
電話：088-622-7112
FAX：088-622-7716
ホームページ：http://www.nmt.ne.jp/~nagioo/
連絡先 E-mail：kenshin@nmt.ne.jp

交通
JR徳島駅より市営バス、徳島商業高校前　南へ徒歩2分

健診実施日
月～土曜日

受診待機期間
1か月前にお問い合わせください。

申込方法
健診希望日の1か月前後に電話にて予約。予約後、健診受診票を送付します。

健診項目
1泊ドック、日帰り人間ドック、脳ドック、法定健診など、各企業や個人の受診者の方に受診しやすい項目を揃えており、各種腫瘍マーカーや女性婦人科検診などのオプション検査も多数取り揃えています。また、胃透視検査や胸部X線は、すべてダブルチェックにて読影しています。

結果報告
受診当日、医師が面談します。また、受診後2週間前後で書面でも郵送します。

公的認証
日本人間ドック学会 / 日本病院会 / 全日本病院協会 / 協会けんぽ生活習慣病予防健診認定施設

特色
当健診センターは、平成11年11月11日に沖の洲病院併設健診センターとして設立されて以来、地域住民はもとより、県外からも受診者を多く受け入れ、地域住民の方々や地元企業の健康管理を担ってきました。
また、2006年8月には、県内初となる人間ドック学会認定施設および人間ドック健診専門医制度研修施設となりました。
今後とも地域に貢献できるように邁進していきます。

NTT 西日本高松診療所予防医療センタ

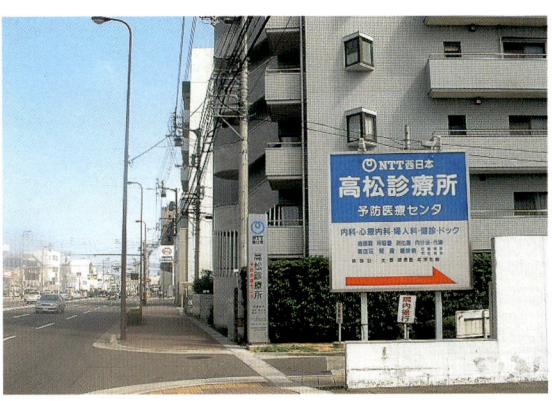

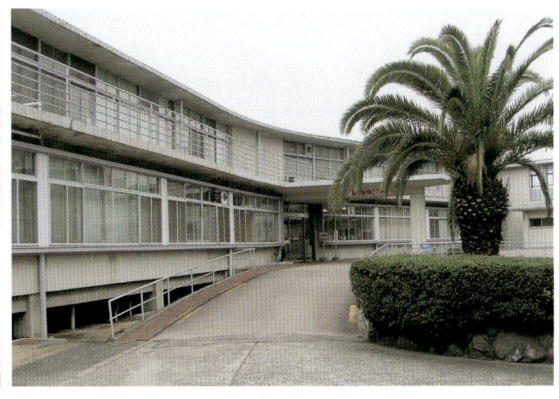

健診センター・人間ドック

所在地
〒760-0076　香川県高松市観光町649-8
電話：087-839-9620
FAX：087-861-7079
ホームページ：http://www.ntt-hospital.jp
連絡先 E-mail：kajiwara.kazuya@kagawa.west.ntt.co.jp

交通
ことでんバス、セシール前すぐ
ことでん長尾線花園駅　東へ徒歩5分

健診実施日
月～金曜日（土・日曜日・祝日・年末年始休み）

申込方法
電話・FAXにて予約。予約後、健診準備資料一式を郵送します。

健診項目
成人病を中心とした、手軽で充実した検査内容（腹部エコー、肝炎ウイルス検査、高感度前立腺がん検査（PSA検査）、乳がん・子宮がん検査など）の総合健康診断である日帰りコースの「1日ドック」と、1日ドックに腹部CT検査や動脈硬化検査などを加え、成人病を中心に全身を総合診断する、より充実した「2日ドック」があります。
また、1日ドック、2日ドックをさらに充実させたオプションドックとして、「肺がんドック」「循環器ドック」「動脈硬化ドック」「メタボ対策ドック」があり、異常の早期発見に役立っています。
追加実施できる「オプション検査」では、内臓脂肪検査、骨密度検査、血管動脈硬化検査、睡眠時無呼吸検査など、多数実施しています。

結果報告
当日、受診者全員に、医師が診察して健診結果を説明した上で、2週間以内に結果票を郵送します。

公的認証
人間ドック・健診施設機能評価認定/協会けんぽ指定医療機関/健保連一日・二日ドック指定施設など

特色
健診を受ける「健診実施施設」と、健診結果に基づいて「事後指導を行う施設」、そして場合によってはさらに必要な精密検査や再検査を受け、治療が必要と判断された場合に「実際の治療を受ける施設」が、同施設内で綿密な連携をとり、運営しています。

財団法人　香川成人医学研究所　ウェルチェックセンター

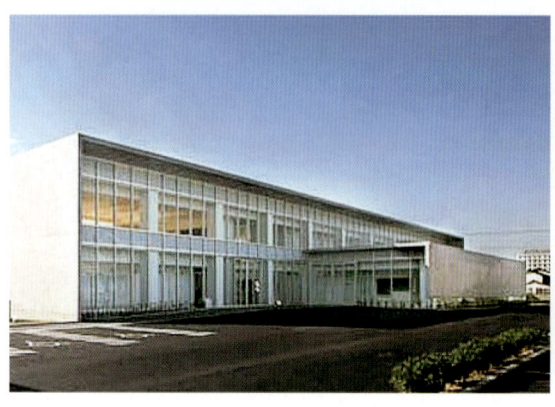

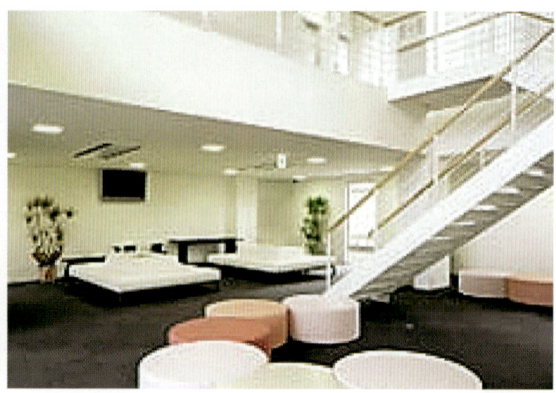

健診センター・人間ドック

所在地
〒762-0005　香川県坂出市横津町 3-2-31
電話：0877-45-2311
FAX：0877-45-2314
ホームページ：http://www.kagawa.seijin.or.jp/
連絡先 E-mail：kamsrf@mail.kbn.ne.jp

交通
JR 瀬戸大橋線坂出駅北口　徒歩 20 分
高松自動車道坂出インター　車で 10 分

健診実施日
月～土曜日、毎月第 3 日曜日

受診待機期間
1 ～ 2 か月

申込方法
電話にてお申し込みください。

健診項目
コース：生活習慣病コース／日帰りコース／ウェルチェックコース／1 泊 2 日コース／がん検診／婦人科検診／骨密度検診／定期健康診断／特殊健診
オプション項目：運動負荷心電図（要予約）／心臓超音波検査（要予約）／心不全検査（NT-proBNP）／頸動脈超音波検査／胃内視鏡検査（経口・経鼻）／肺 CT 検査／喀痰細胞診／睡眠時無呼吸検査／前立腺特異抗原（PSA）検査／乳腺超音波検査／マンモグラフィ検査／婦人科検診／HPV 検査／CT による内臓脂肪測定／骨密度測定／血圧脈波検査／ホルモン年齢測定／サプリメントナビ測定　など

結果報告
当日受診者全員に医師が面接して、結果説明を行います。
健診結果は、2 週間後に郵送します。

公的認証
日本総合健診医学会／日本病院会／全日本病院協会

特色
創立 30 年を記念して、平成 20 年 11 月に新たな建物を構築し、健診センター（ウェルチェックセンター）を増強しました。
附属診療所（ウェルクリニック）も充実しており、かつ医療法第 42 条施設に適合した疾病予防の運動療法も可能にするメディカルフィットネス施設を備えた「総合疾病予防施設」です。

財団法人　愛媛県総合保健協会

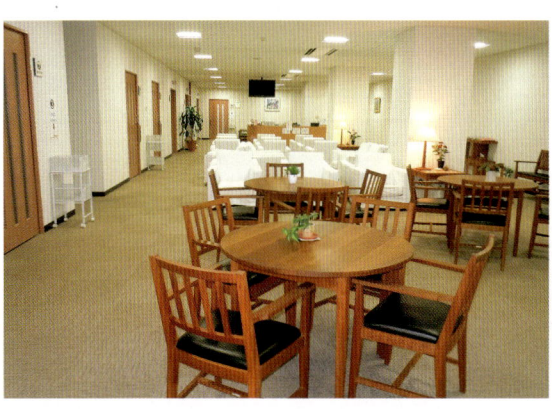

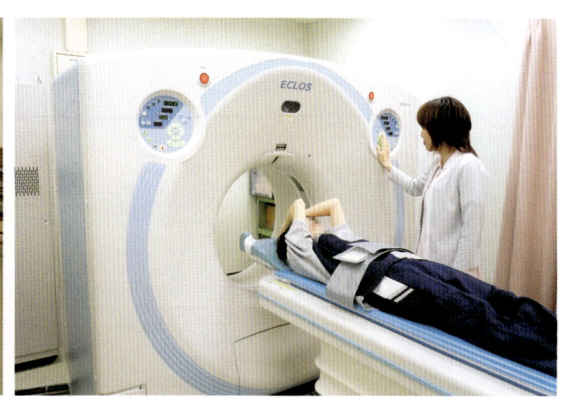

所在地
〒790-0814　愛媛県松山市味酒町1-10-5
電話：089-987-8201
FAX：089-915-6057
ホームページ：http://www.eghca.or.jp
連絡先E-mail：doc@eghca.or.jp

交通
JR松山駅　徒歩10分
伊予鉄大手町駅　徒歩5分

健診実施日
月～金曜日、月に1～2回土日の実施有

申込方法
2週間前までに電話にて予約。予約完了後に事前案内を送付します。

健診項目
以下の検査を実施しています。
診察/身長/体重/体格指数/体脂肪率/腹囲/視力/聴力/眼底/眼圧/血圧/心電図/尿検査/胸部CT検査/胃部X線検査/大腸がん検査(便潜血2日法)/腹部超音波検査/生化学検査/血液学検査/HBs抗原/HCV抗体/CRP※/リウマチ検査※/子宮頸がん検査※/乳がん検査※/骨密度検査※/保健相談/栄養相談
(※レディースコースのみ)

結果報告
受診2週間後くらいに冊子をお送りします。

公的認証
人間ドック・健診施設機能評価認定施設

特色
ドック専用のフロアにて検査を実施しており、血液検査などの結果を速報として当日診察前にお渡ししますので、医師や保健師とご相談いただけます。
毎週木曜日は、レディースデーになっています。

医療法人順風会　健診センター

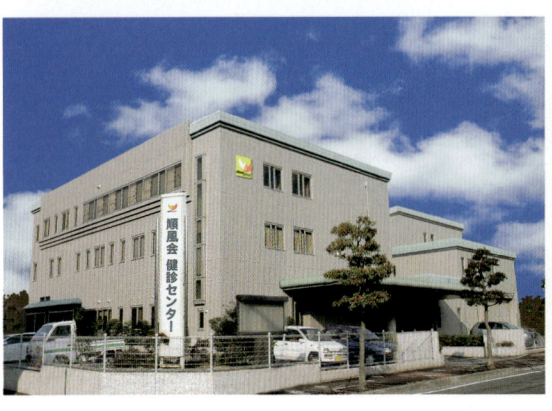

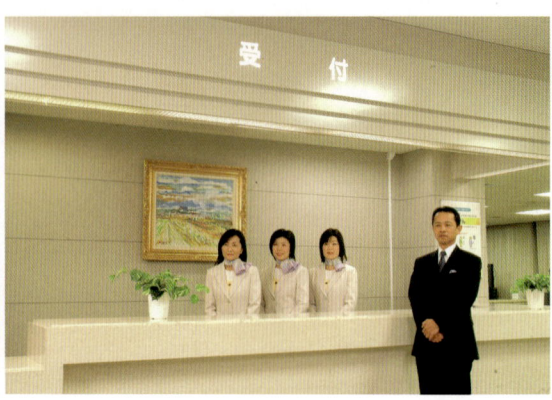

健診センター・人間ドック

所在地
〒790-0822　愛媛県松山市高砂町2-3-1
電話：089-911-2111
FAX：089-911-2100
ホームページ：http://www.junpu.or.jp/hc-center/

交通
伊予鉄城北線高砂町駅　徒歩1分

健診実施日
月〜土曜日、元旦および祝日を除く

受診待機期間
1か月

申込方法
電話（健診予約センター：089-915-0002）・FAX（健診予約センター：089-915-2203）にて受付けています。

健診項目
日本総合健診医学会の基準項目に加えて、婦人科検診（子宮頸がん・HPV検査、経膣エコー・マンモグラフィ・乳房超音波検査）、前立腺がん検査、各種腫瘍マーカー検査、頸動脈エコー、骨密度検査などのオプション検査があります。

結果報告
希望者には、当日に医師による健診結果の説明を行います。

公的認証
全国健康保険協会 / 生活習慣病予防健診施設 / マンモグラフィ検診精度管理中央委員会認定施設

特色
当センターは、松山市の中心地にほど近い城北地区のすばらしい環境の下、明るく広々としたロビーや快適な各種検査室を設け、スタッフ一同「おもてなし」の心を第一に、ホテル仕様の一流サービスの提供を目指しています。
県民や松山市民の皆様の健康管理のよきパートナーとして、企業健診のご提案から健診後のフォローアップまで、最新の医療設備とスタッフによる万全の体制を整えています。

医療法人健会　高知検診クリニック

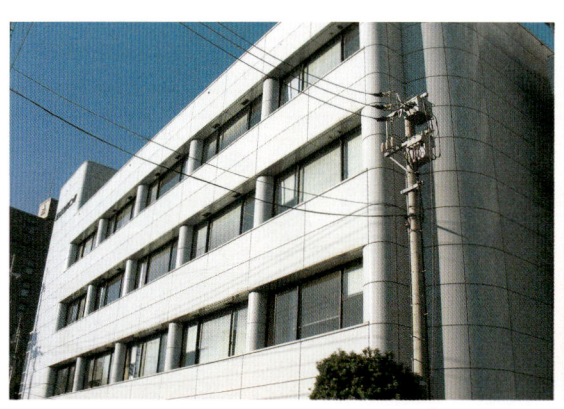

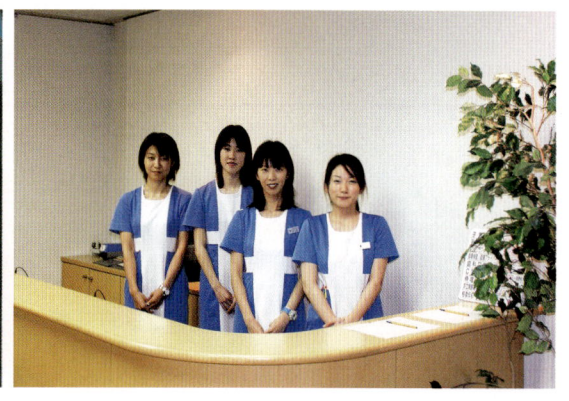

所在地
〒780-0806　高知県高知市知寄町2-4-36
電話：088-883-9711
FAX：088-884-2450
ホームページ：http://www.kenshin.or.jp/
連絡先 E-mail：yoyaku01@i-kochi.or.jp

交通
土佐電鉄知寄町2丁目　徒歩1分

健診実施日
月～金曜日、毎月第1・3土曜日

受診待機期間
1～3か月

申込方法
電話・FAXによる申込。または、ホームページよりE-mailにて申込が可能です。

健診センター・人間ドック

健診項目
健康保険組合連合会指定の人間ドック（総合健診）基準項目に加えて、年齢（節目）により胸部マルチスライスCTを、初診の方にはC型肝炎検査を実施しています。

結果報告
健診当日に医師の面談による結果説明を行い、後日総合結果通知書を送付します。

公的認証
人間ドック健診施設機能評価認定

特色
昭和49年に人間ドック専門施設として開設しました。
画像診断においては、当初より専門医によるダブルチェックを実施し、精度管理は最重要事項と捉えています。
また、オプション検査である脳ドックも、高性能MRI装置と専門医による診断で、大きな特色となっています。
そのほかのオプション検査も、婦人科検査、乳房検査、胸部マルチスライスCT、歯科口腔検診など、さまざまな検査が受診可能となっており、受診者のご要望にお応えしています。

社団法人北九州市小倉医師会　小倉医師会健診センター

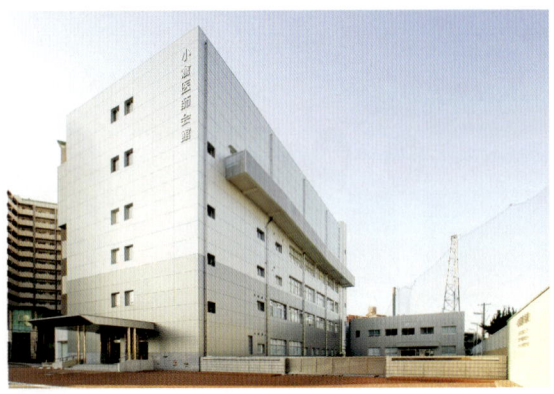

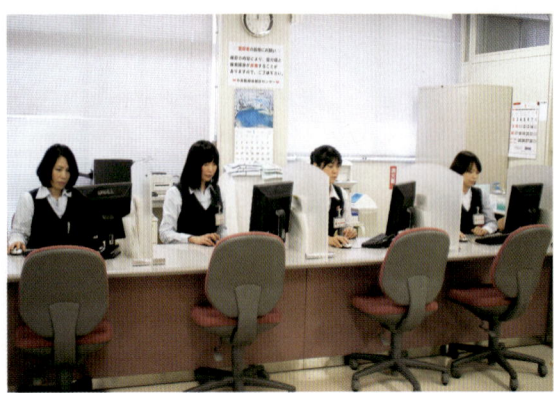

健診センター・人間ドック

所在地
〒802-0076　福岡県北九州市小倉北区中島1-19-17
電話：093-551-3185
FAX：093-551-6936
ホームページ：http://www.kokura-med.or.jp
連絡先 E-mail：k-kenshin@kokura-med.or.jp

交通
JR小倉駅南口より西鉄バス、香春口　徒歩5分

健診実施日
月～金曜日（祝日除く）

受診待機期間
2週間

申込方法
電話・FAXにて予約を受付けています。

健診項目
日本総合健診医学会の基準項目に加え、婦人科検診（マンモグラフィ、乳房超音波検査、子宮頸がん検査）を実施しています。

結果報告
受診日から約2週間後に郵送します。

公的認証
日本総合健診医学会／日本人間ドック学会

特色
100年以上の歴史を有する小倉医師会が設立した健診センターです。館内健診はもちろんのこと、バスによる巡回健診も行っています。検査結果は複数の各専門医が責任を持って判定します。
近年増加傾向の乳がんに関しては、マンモグラフィや乳腺超音波で女性スタッフが検査しますので、いつでも安心して受けられます。メタボリック健診後の保健指導に関しても、豊富な経験を持つ医師、保健師、管理栄養士が対応します。

財団法人　九州健康総合センター

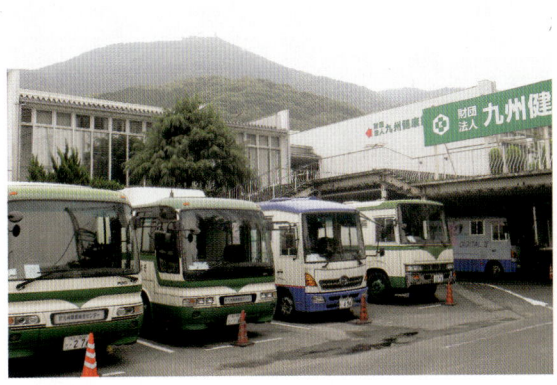

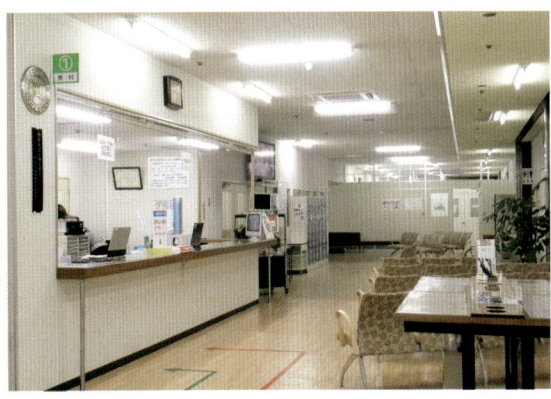

所在地
〒805-0062　福岡県北九州市八幡東区平野3-2-1
電話：093-672-6210
FAX：093-681-3495
ホームページ：http://www.kyuken.or.jp/
連絡先 E-mail：kyuken03@kyuken.or.jp

交通
JR八幡駅　徒歩15分
西鉄バス40、97系統平野1丁目　徒歩1分
都市高速大谷インター　車で5分

健診実施日
祝日を除く月～金曜日

受診待機期間
1か月

申込方法
新規の方、事業所・個人の方、ともに電話・FAX・E-mailにてお問い合わせください。担当が対応させていただきます。

健診項目
人間ドックについては、日本総合健診医学会の基準項目に加えて、ご希望により各種オプション検査を取り揃えています（各種腫瘍マーカー検査、胸部ヘリカルCT検査、乳房超音波検査、骨塩定量検査など）。
生活習慣病検査についても、ご予算に応じた数種類のコース＋オプション検査で、ニーズに合った健康診断をご提案します。
法定健診については、すべて対応可能です。

結果報告
人間ドックは1週間以内、そのほかの健診は2週間以内に報告します。

公的認証
労働衛生機関評価機構評価基準認定／日本総合健診医学会優良総合健診施設認定

特色
「正確・迅速・親切」と「献身的な健診実施」をモットーに、「あなたの健康づくりを支える」技術・設備の完備された、健康診断の専門機関です。
各種学会より認定を受けた専門スタッフを取り揃え、各種精度管理活動に意欲的に取り組み、全国レベルで高い評価をいただいています。
お客様に満足していただける、質の高い健診サービスを提供すべく取り組んでいます。

健診センター・人間ドック

財団法人　福岡県すこやか健康事業団　福岡国際総合健診センター

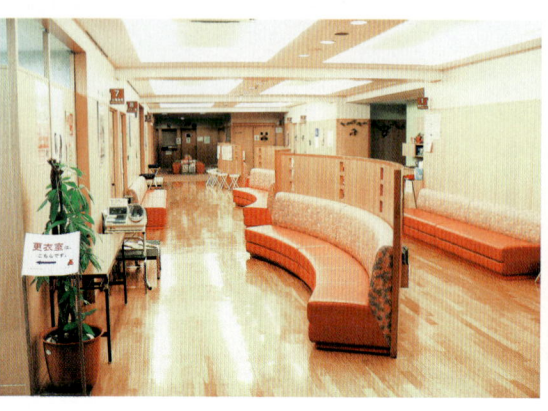

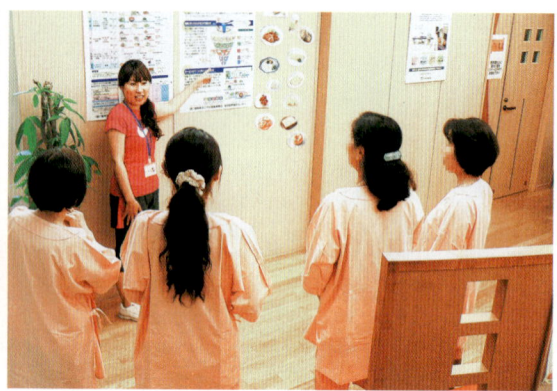

健診センター・人間ドック

所在地
〒810-0001　福岡県福岡市中央区天神2-13-7
　　　　　　福岡平和ビル2階
電話：092-712-7776
FAX：092-714-1059
ホームページ：http://www.sukoken.or.jp/
連絡先 E-mail：j-wakita@sukoken.or.jp

交通
西鉄電車福岡天神駅　徒歩5分
地下鉄天神駅4番出口直結
西鉄バス天神3丁目　徒歩3分

健診実施日
毎週月～土曜日（木曜日の午後は休診）

受診待機期間
受診票送付のため、1～2週間

申込方法
電話連絡にて対応しています。予約制です。

健診項目
日帰り人間ドック／協会けんぽ生活習慣病予防健診／労働安全衛生法に基づく定期健康診断／学校保健法に基づく健康診断／特定健康診査／特定保健指導／各種がん検診／特殊健康診断／女性検診（子宮頸がん検診・乳がん検診（乳腺視触診・乳腺超音波検査・マンモグラフィ）・骨検査（骨密度測定）・腫瘍マーカー）／更年期外来／そのほか健康診断

結果報告
日帰り人間ドックは2週間以内、そのほかの健診は2～4週間でご報告します。

公的認証
全日本病院会／日本人間ドック学会／協会けんぽ／日本総合健診医学会／ホームページ参照

特色
人間ドックでは、内視鏡検査（胃・大腸）を実施しており、受けられた方には、当日医師による結果説明を行います。
また、基本コースをはじめ、さまざまなオプション検査を選択できます。
さらに、女性医師などによる女性検診および更年期外来を実施しています。なお、健診後は健康相談および保健指導にも力を入れ、健康づくりのサポートをしています。

医療法人親愛　天神クリニック・ディア天神

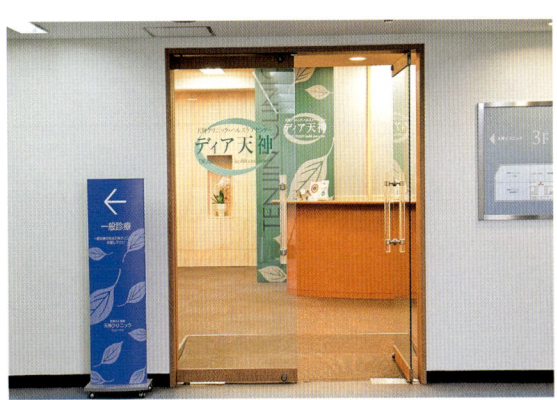

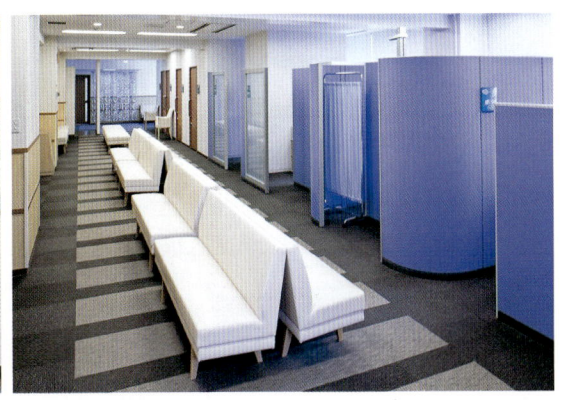

所在地
〒810-0001　福岡県福岡市中央区天神 2-12-1
　　　　　　天神ビル 3 階
電話：092-721-3571（代表電話）
FAX：092-722-7988
ホームページ：http://www.tenjin-c.jp/
連絡先 E-mail：toi@tenjin-c.jp

交通
西鉄福岡駅　徒歩 2 分
地下鉄空港線天神駅直結　徒歩 1 分

健診実施日
月～金曜日、土曜日の午前中

受診待機期間
1 か月

申込方法
電話・E-mail にて予約を受付けています。

健診項目
日本総合健診医学会の基準項目に沿って検査を行っています。
さらに、希望者には、女性特有の病気に焦点をあてた乳房超音波、マンモグラフィ、子宮頸部細胞診、経膣エコー、骨塩定量検査などを実施しています。
そのほか、胸部 CT 検査、喀痰細胞診、上部消化管内視鏡検査、大腸内視鏡検査、甲状腺超音波検査、頭部 MR 検査、各種腫瘍マーカー検査、血清梅毒検査、エイズ検査、ピロリ菌抗体などもオプションとして行っています。
また、定期健康診断、福岡市がん検診、福岡市特定健診を実施しています。

結果報告
検査終了後に医師が結果説明を行い、最終的な結果報告書を約 2 週間後に自宅に郵送します。

公的認証
日本総合健診医学会認定優良総合健診施設 / マンモグラフィ検診施設画像認定

特色
福岡市中央区天神の中心に位置する天神クリニック・ディア天神は、2010 年 9 月に創立 50 周年を迎えました。
当施設では、人間ドック、健康診断に加え、企業の健康管理をサポートする産業保健を実施しています。
経験豊富な専門スタッフが、予防医療や早期発見、健康維持・増進のため総力を挙げて奉仕しています。
また、ディア天神では、第 2・4・5 土曜日を女性専用のレディースデーとし、リラックスして受診できるよう配慮しています。

社会医療法人雪の聖母会　聖マリア福岡健診センター

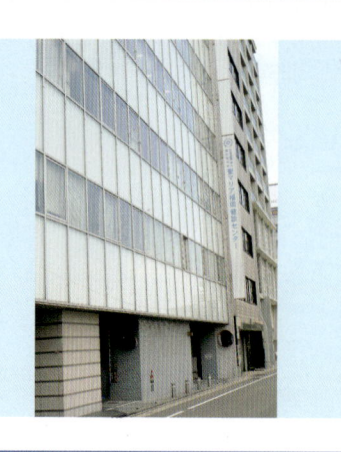

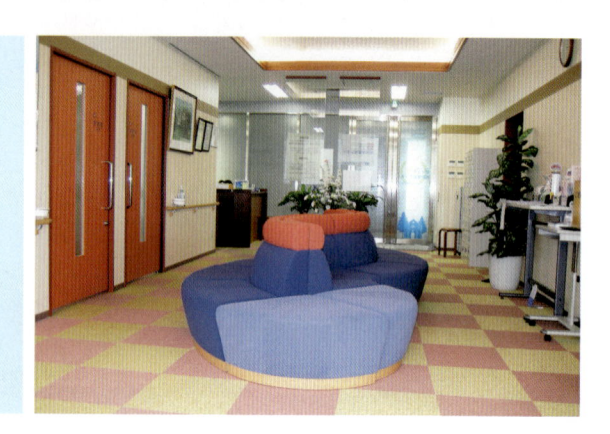

健診センター・人間ドック

所在地
〒810-0001　福岡県福岡市中央区天神4-1-32
　　　　　　損保ジャパン福岡天神ビル
電話：092-722-3621
FAX：092-726-2113
ホームページ：http://www.st-mary-med.or.jp/
　　　　　　　fukuken/index.html
連絡先 E-mail：st-nakata@way.ocn.ne.jp

交通
西鉄天神大牟田線福岡天神駅　徒歩9分

健診実施日
月～金曜日、土曜日は第2・4の午前

受診待機期間
約半月

申込方法
電話・FAXにて予約。予約後、健診準備資料一式を郵送します。

健診項目
定期健康診断、人間ドック、雇入健診、特殊健康診断および生活習慣病予防健診を行っています。また、子宮がん検査、HPV検査、乳がん検査など、女性特有の検診は豊富です。
そのほか、肺CT検査、頭部MRI＋MRA検査、上部消化管内視鏡検査、大腸内視鏡検査、各種腫瘍マーカー検査、肝炎ウイルス検査、喀痰細胞診、骨密度検査など、多くのオプション検査があります。

結果報告
当日受診者全員に医師による問診・診察を行い、後日健診結果票を郵送します。

公的認証
全日本病院協会/日本総合健診医学会/健康評価施設審査機構/全国健康保険協会管掌健康保険指定

特色
専門医（呼吸器、消化器、免疫アレルギー、感染症）が常勤しており、専門学会の基準に準拠した精度の高い診断を行っています。
健診業務と並行して、病気にならない体づくり、専門スタッフによる保健指導、栄養指導、運動指導、心理指導を実施しています。
毎月第4月曜日の午後にレディースデーを設け、すべて女性の医師およびスタッフが対応します。禁煙外来も実施しています。

社会医療法人財団池友会　福岡和白総合健診クリニック

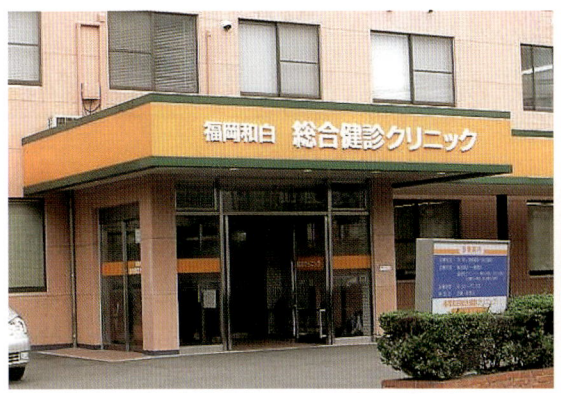

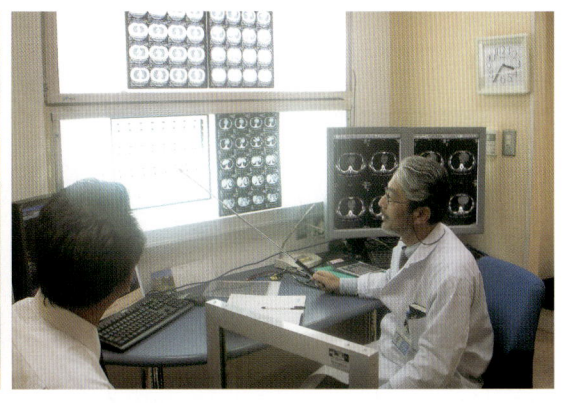

所在地
〒 811-0213　福岡県福岡市東区和白丘 2-11-17
電話：092-608-0138
FAX：092-607-5504
ホームページ：http://www.fw-kenshin.net
連絡先 E-mail：fw-doc@fw-kenshin.net

交通
JR 鹿児島本線福工大前駅　徒歩 15 分
JR 香椎線和白駅　徒歩 10 分
都市高速香椎出口　約 10 分

健診実施日
月～土曜日（日曜日・祝日は休み）

受診待機期間
約 2 週間（受診コースにより異なります）

申込方法
電話・インターネット（E-mail）にて受付けています。

健診項目
身体測定／視力／眼底／聴力／血圧／心電図／長時間心電図／負荷心電図／心臓超音波／心臓 CT／血圧脈波／胸部 X 線／胸部 CT／喀痰／肺機能／胃透視または内視鏡／腹部 CT／腹部超音波／便潜血／大腸内視鏡／子宮頸がん検査／乳房触診／マンモグラフィ／乳房超音波／甲状腺触診（女性）／甲状腺超音波／骨密度測定／頭部 MRI・MRA／頸部 X 線／尿検査／血液検査一般／生化学検査／血清検査／糖代謝（空腹時血糖）／ペプシノゲン検査／腫瘍マーカー／問診／内科診察／PET-CT 検査

結果報告
約 2～3 週間で郵送します。

公的認証
日本人間ドック学会機能評価取得／日本総合健診医学会／福岡市医師会など

特色
当クリニックは、PET ドックをはじめ、全 22 コース、多種多様なコースをご用意しています。
2005 年 4 月に、福岡和白病院から人間ドック・健康診断専門施設として独立しました。
PET ドックでは、2011 年に PET-CT の機種更新を行い、年間 2,500 人以上の方々に対して、また、女性を対象としたマンモグラフィ検診も、年間 8,000 人以上の方々に対して検査を行っています。
年間約 35,000 人を超えるお客様にご利用いただいています。

健診センター・人間ドック

財団法人　日本予防医学協会　附属診療所　ウェルビーイング博多

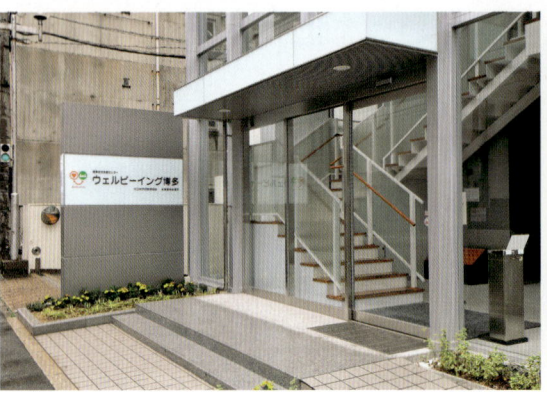

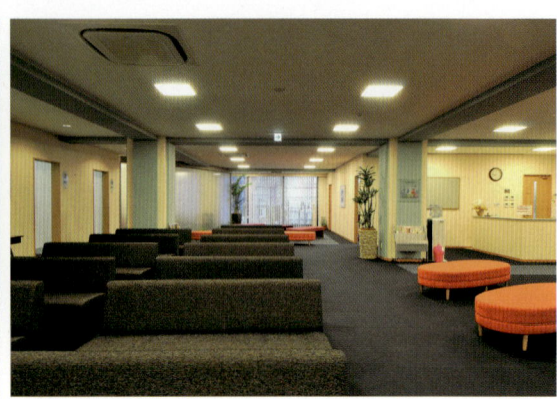

健診センター・人間ドック

所在地
〒812-0011　福岡県福岡市博多区博多駅前3-19-5　博多石川ビル2階
電話：092-472-0222
FAX：092-481-3242
ホームページ：http://www.jpm1960.org
連絡先 E-mail：q_fcl@jpm1960.org

交通
JR・地下鉄博多駅博多口　徒歩7分

健診実施日
月～金曜日（土・日曜日は不定期）

受診待機期間
2週間

申込方法
健診予約専用ダイヤル（092-472-0222　予約受付時間　平日8：30～17：00）にて予約。予約後、健診準備一式を郵送します。

健診項目
以下の検査を実施しています。
人間ドック健診／婦人科検診／生活習慣病健診／家族健診／特定健診／特定保健指導／特定業務従事者健診／一般健診／採用時健診／住民健診／特殊検診／骨粗しょう症健診／CT肺がん検診／VDT検診／健康相談（保健・歯科・管理栄養）など
また、精密検査として専門医による胃部内視鏡検査を行っています。

結果報告
2～3週間で、受診者へ結果をお送りします。

公的認証
全衛連総合精度管理事業参加機関／日本総合健診医学会優良認定機関／プライバシーマーク制度認定機関

特色
平成22年、4月に健康生活のトータルサポート拠点として、リニューアルオープンしました。新しい診療所では、皆様に快適なひとときを過ごしていただけるよう、ゆとりある空間や女性専用スペースなどを用意しました。
検査項目では、16列ヘリカルCT・胃内視鏡を導入し、再検査・精密検査への対応範囲の拡充を図りました。
また、年9回の女性専用日を設定しています。

医療法人親愛　ステーションクリニック

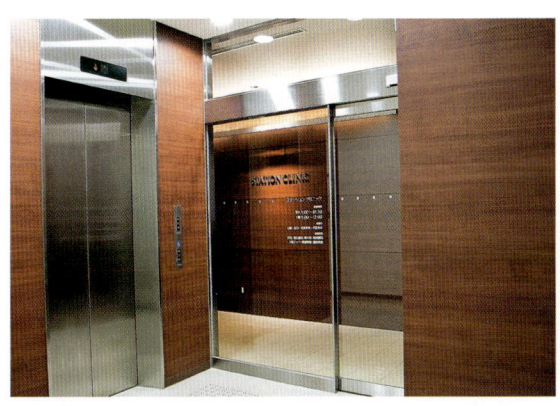

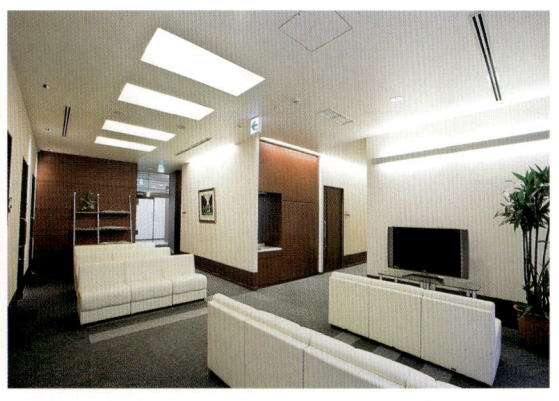

所在地
〒812-0012　福岡県福岡市博多区博多駅中央街1-1 エキサイド博多3階
電話：092-441-5446（代表電話）
FAX：092-482-1571
ホームページ：http://www.tenjin-c.jp/
連絡先 E-mail：toi@station-c.jp

交通
博多駅筑紫口　徒歩1分

健診実施日
月～金曜日、土曜日の午前中

受診待機期間
1か月

申込方法
電話・E-mailにて予約を受付けています。

健診項目
日本総合健診医学会の基準項目に沿って検査を行っています。
さらに、希望者には、女性特有の病気に焦点をあてた乳房超音波、マンモグラフィ、子宮頸部細胞診、経腟エコー、骨塩定量検査などを実施しています。
そのほか、上部消化管内視鏡検査、大腸内視鏡検査、甲状腺超音波検査、頭部MR検査、各種腫瘍マーカー検査、血清梅毒検査、エイズ検査、ピロリ菌抗体などもオプションとして行っています。
また、定期健康診断、福岡市がん検診、福岡市特定健診を実施しています。

結果報告
検査終了後に医師より結果説明を行い、最終的な結果報告書を約2週間後に自宅に郵送します。

公的認証
日本人間ドック学会認定優良人間ドック・健診施設/マンモグラフィ検診施設画像認定

特色
2008年、当施設は博多駅筑紫口に隣接したエキサイド博多ビルに新築移転しました。アクセスがよく、ビジネスマンや忙しい方でも気軽に利用できます。
人間ドック、健康診断に加え、企業の健康管理をサポートする産業保健を実施し、経験豊富な専門スタッフが、予防医療や早期発見、健康維持・増進のため、総力を挙げて奉仕しています。
また、落ち着いた雰囲気のなかで快適に受診できるよう、心地よい環境づくりに努めています。

糸島医師会病院

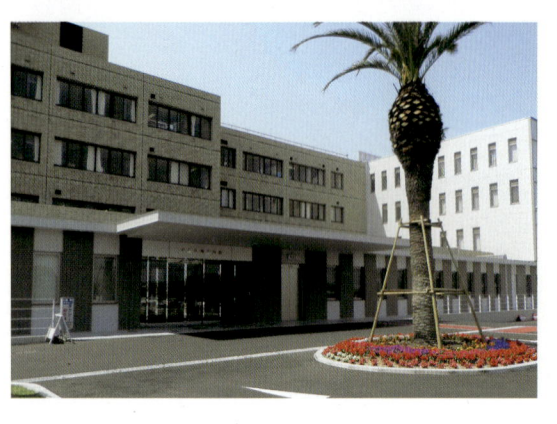

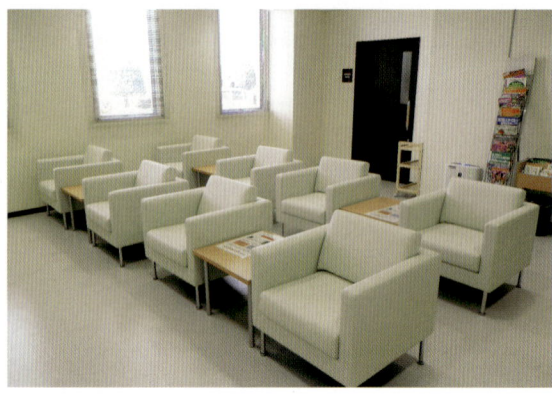

健診センター・人間ドック

所在地
〒819-1112　福岡県糸島市浦志 532-1
電話：092-322-3677
FAX：092-322-3677
ホームページ：http://itomedhp.jp/
連絡先 E-mail：kawaida@itomedhp.jp

交通
JR 筑肥線筑前前原駅　タクシーで約 5 分

健診実施日
月～金曜日

受診待機期間
1～2 か月

申込方法
電話にて予約。予約後、健診準備物資料一式を郵送します。

健診項目
当院オリジナルの日帰り人間ドックでは、胸部X線検査をCTで実施しています。
また、上部消化管検査は、経鼻内視鏡検査でも行うことができます。
希望制で、各種の腫瘍マーカー検査をオプションとして行っています。

結果報告
希望者には医師が面接して結果を説明し、成績書は後日送付します。

公的認証
日本医療機能評価機構認定病院／地域医療支援病院

特色
2011年5月に健康診断室を改装し、落ち着いた雰囲気で健診を受けていただけるようになりました。
また、受診者の移動をなるべくなくし、少ない負担で健診を行っています。

社会医療法人雪の聖母会　聖マリア病院

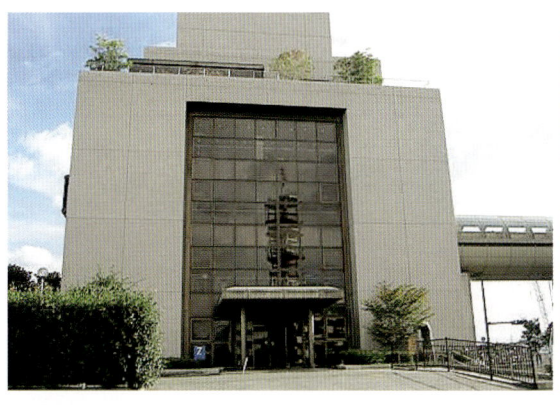

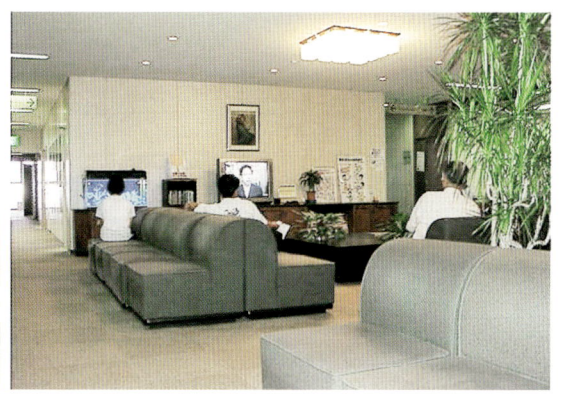

健診センター・人間ドック

所在地
〒830-8543　福岡県久留米市津福本町422
電話：0942-36-0721
FAX：0942-31-3216
ホームページ：http://www.st-mary-med.or.jp/index.html

交通
西鉄電車試験場前駅　徒歩5分
JR久留米駅より西鉄バス50番路線、聖マリア病院前　徒歩0分

人間ドック駐車場（無料）あり

健診実施日
月～土曜日（コースによって異なる場合あり）

受診待機期間
1か月程度（シーズンによって異なります）

申込方法
電話にてお申し込みください。

健診項目
日帰りコース、宿泊コースの人間ドックを基本とし、PET-CTによる総合がん検診や、脳ドック（頭部MR検査）などの専門コースも用意しています。
協会けんぽの生活習慣病予防健診や、法定の健康診断、特定健康診査も受け付けています。
各種オプション検査はもちろんのこと、臨床心理士や運動指導士、栄養士などによる専門指導を受けていただくことが可能です。
また、レストランや宿泊室（宿泊ドック受診者用）も施設内に保有していますので、コースに合わせてご利用ください。
地域の企業に対しては、巡回バスによる健康診断も実施しています。

結果報告
希望者には、当日医師が面接した上、結果を説明します。

公的認証
ISO15189 臨床検査室 / 日本総合健診医学会優良健診施設 / 全日本病院協会日帰りドック　ほか

特色
当センターは、「保健」「医療」「福祉」を包括して行う聖マリア病院という1つのメディカルタウンにあり、広く地域の方々の健康維持に貢献することを第一の使命と考え活動してきました。
当院は、「がん」「脳神経・血管系疾患」「循環器系疾患」「糖尿病」など、さまざまな分野の医療に力を注いでいます。
2次精密検査や治療が必要となった方には、当院での受診はもちろん、地域開業医の先生方と連携したフォローアップを行うことが可能です。

社会保険大牟田天領病院　健診センター

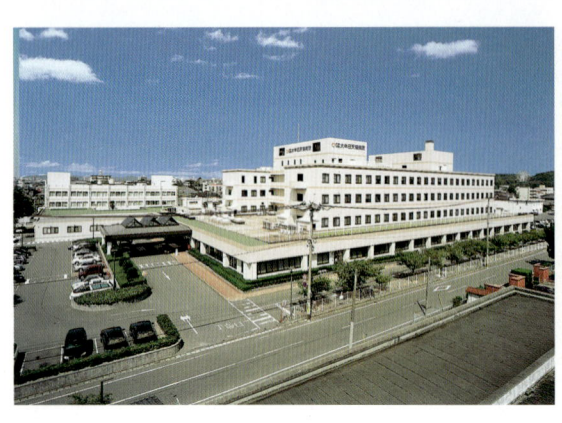

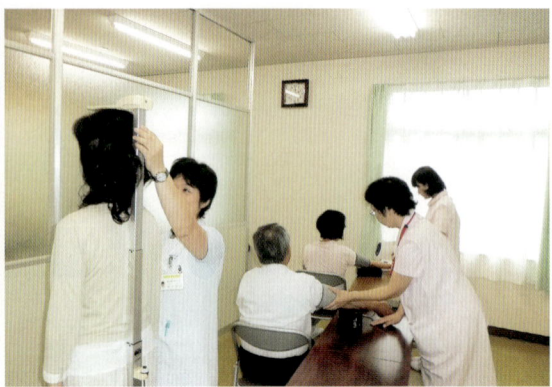

健診センター・人間ドック

所在地
〒836-8566　福岡県大牟田市天領町1-113-1
電話：0944-53-6220
FAX：0944-53-6350
ホームページ：http://omutatenryo-hp.jp
連絡先 E-mail：kensin@omutatenryo-hp.jp

交通
JR鹿児島本線大牟田駅　徒歩20分
西鉄天神大牟田線大牟田駅　徒歩20分

健診実施日
火～金曜日

受診待機期間
時期により異なりますが、2か月前後

申込方法
電話・FAX・E-mailにて予約を受付けています。

健診項目
日本総合健診医学会の基本項目を基準に、人間ドックを気軽に受診できるよう、半日コースを設定しました。
検査判定の精度を高めるため、男性では、前立腺特異抗原、腫瘍マーカー、女性では、血鉄、腫瘍マーカー、乳がん検診（マンモグラフィ、触診）、婦人科検診（内診、経腟超音波検査、頸部細胞診）を基本項目に取り込んでいます。
胃X線は内視鏡検査を取り入れ、検査途中で病変部があれば、その場で組織検査をします（事前に、同意を確認した方のみ）。
そのほか、希望者には血液検査を追加することも可能です。

結果報告
当日、受診者全員に医師による結果説明があります。結果報告書は、後日郵送します。

公的認証
日本内科学会／日本外科学会／日本呼吸器科学会／日本産科婦人科学会／日本眼科学会／日本放射線学会

特色
地域事業所の保険者により、1973年4月に保健衛生係として発足しました。1983年9月に健診センターと名称を改め、長い歴史と培ってきた経験を生かし、信頼ある健診施設をめざして地域に貢献してきました。以来、時代背景に沿うよう、より充実した健診内容を提供できるよう努力しています。
結果判定は、面接医師と各分野での専門医師によるダブルチェックを行っており、より精度の高い結果をお渡しできるよう努めています。

社会医療法人財団白十字会　佐世保中央病院　健康増進センター

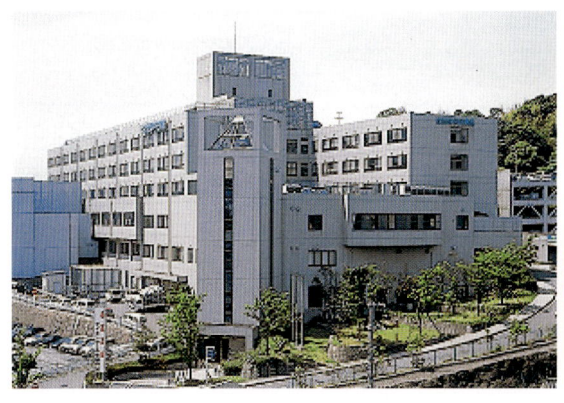

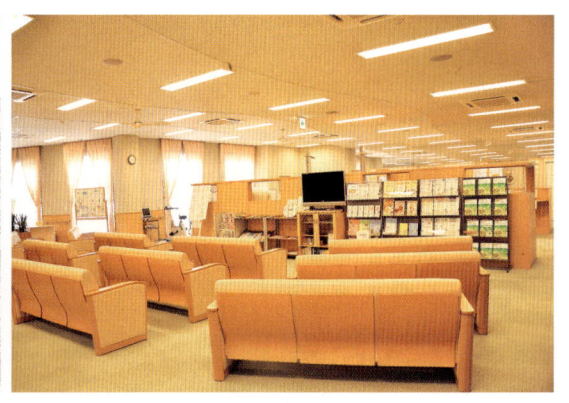

所在地
〒857-1195　長崎県佐世保市大和町15
電話：0956-33-5335
FAX：0956-33-5336
ホームページ：http://www2.hakujyujikai.or.jp/chuo/03_kenkou/01_kenkou_center/index.html
連絡先 E-mail：sch-kenkoh@hakujyujikai.or.jp

交通
西九州自動車道大塔IC・佐世保みなとIC　車で10分
佐世保駅　タクシーで8分
日宇駅　タクシーで4分

健診実施日
月～金曜日

受診待機期間
1～2か月（シーズンで違いあり）

申込方法
電話にて予約。予約完了後、健診準備資料一式を郵送します。

健診項目
人間ドックは、日本人間ドック学会の基準項目に加え、2日ドックにおいては、胸部CT検査、ABI（血管年齢検査）を実施しています。
また、希望制で、子宮がん検診、乳がん検診（マンモグラフィ・超音波検査）、脳MR検査、各種腫瘍マーカー検査、肝炎検査（HBs抗原・HCV抗体）などをオプション検査として行っています。

結果報告
人間ドックについては、当日医師が結果説明した上で、後日健診成績書を送付します。

公的認証
人間ドック学会健診施設機能評価（Ver.2）認定施設 / マンモグラフィ検診画像認定施設

特色
当健康増進センターは、佐世保中央病院に併設された健診施設で、平成14年に新たにゆとりのある空間での快適な受診環境へと整備されました。
ドック基本項目の上部消化管検査と乳がん子宮がん検診などを除いては、ワンフロアで受診可能な環境となっています。
また、日本人間ドック学会による健診施設機能評価認定をいただきました。
これからも、利用者目線で、質とサービスの向上に取り組んでいきます。

財団法人　沖縄県総合保健協会

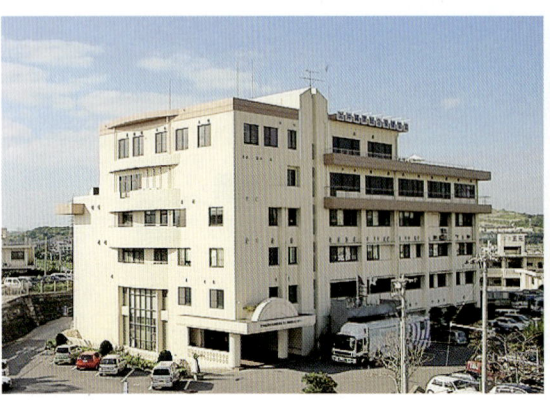

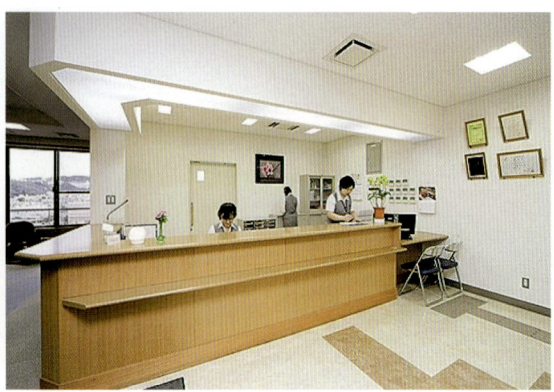

健診センター・人間ドック

所在地
〒901-1192　沖縄県島尻郡南風原町字宮平212
電話：098-889-6474（代表）
FAX：098-889-6463
ホームページ：http://www.ganjuu.or.jp/

交通
那覇空港より国道329号線を南風原町兼城経由与那原町向け（所要時間30分）

健診実施日
月～土曜日

受診待機期間
3週間

申込方法
電話・FAX・E-mail（人間ドック専用）にて予約。
予約後、健診準備資料を郵送します。

健診項目
人間ドックは、一般ドック、脳ドック、アンチエイジングドックの3種を設定しています。
また、基本検査項目以外にオプション検査として、脳検査、頸部超音波検査、動脈硬化検査（血圧脈波検査）、喀痰細胞診検査、胸部ヘリカルCT検査、胃内視鏡検査、体組成検査、内臓脂肪量検査、前立腺がん検査（PSA検査）、骨粗しょう症検査、子宮頸がん検査、子宮体がん検査、乳がんマンモグラフィ検査、乳がん乳腺超音波検査などがあります。

結果報告
当日検査結果がでる項目については診察時に説明を行い、すべての健診結果については後日郵送します。

公的認証
日本総合健診医学会優良総合健診認定施設 / 日本抗加齢医学会認定医療施設 / 日本脳ドック学会施設認定

特色
県内の総合的健康づくりの拠点として、沖縄県の「健康おきなわ21」の施策に対応しています。
肥満に起因する高血圧症、糖尿病、高脂血症などの発症を未然に防止するために、肥満教室の開設や栄養指導、運動指導を実践させるためのトレーニング施設を整備しています。
単に疾病の予防にとどまらず、より高い健康度を維持させるための指導と治療に取り組んでいます。

社会医療法人敬愛会　ちばなクリニック　健康管理センター

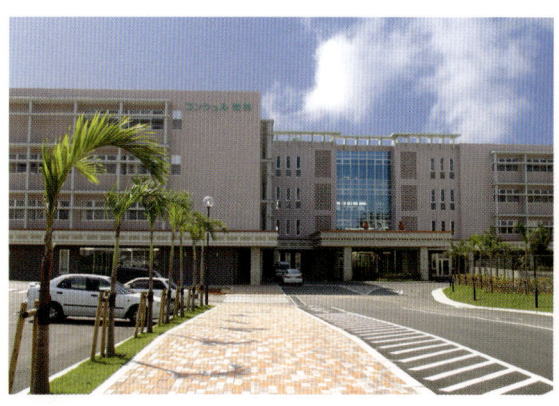

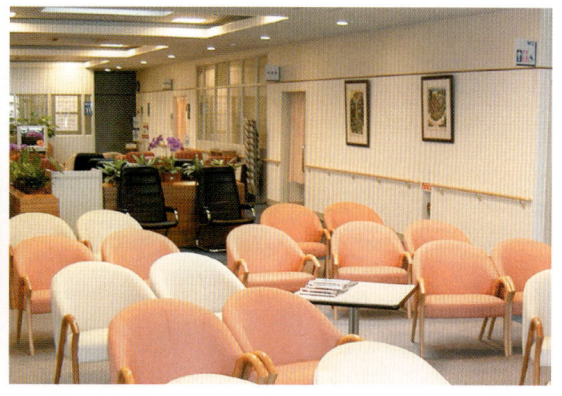

所在地
〒904-2143　沖縄県沖縄市知花6-25-15
電話：098-939-5477
FAX：098-934-5159
ホームページ：http://www.nakagami.or.jp
連絡先 E-mail：kenshin@nakagami.or.jp

交通
沖縄北インターチェンジ　車で約5分
国道329号線中頭病院入口　徒歩約5分

健診実施日
月～土曜日（日曜日・祝日除く）

受診待機期間
約1週間（検査容器などの郵送日数含む）

申込方法
完全予約制です。お申し込みの際は、電話かFAXまたは直接健康管理センター窓口へお越しください。

健診項目
標準ドック（人間ドック）／全国健康保険協会管掌健康保険生活習慣病予防健診（一般健診・付加健診）／企業健診／脳ドック／肺がんドック／動脈硬化ドック／心臓ドック／ダイバー検診／各種診断書発行

結果報告
健康診断は当日発行もしくは約10日以内、そのほかの健診は約2～3週間以内にご自宅に郵送します。

公的認証
日本病院会指定／日本総合健診医学会優良施設認定／人間ドック・健診施設機能評価認定

特色
社会医療法人敬愛会ちばなクリニックは沖縄県中部地区にあり、診療科目21、1日平均外来患者数1,300人の大規模クリニックです。その中に位置する健康管理センターでは、1日約63人の人間ドックを実施しています。
健康の管理・増進、病気の早期発見と予防（病気をいち早く発見し、早期治療に役立てる！）をモットーに取り組んでいます。

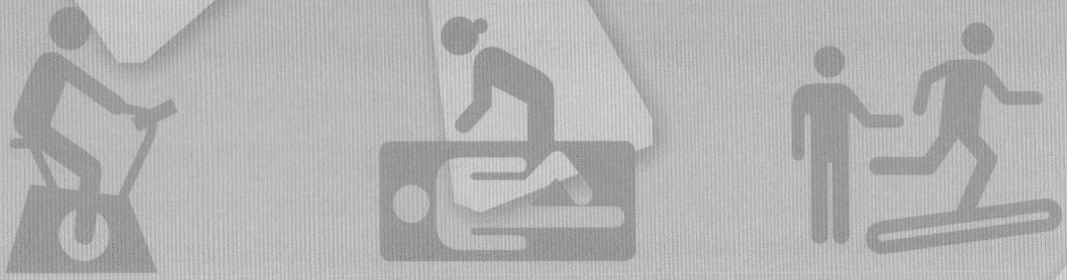

GUIDE
2011-12
施設案内

スポーツ施設

財団法人岩手県予防医学協会

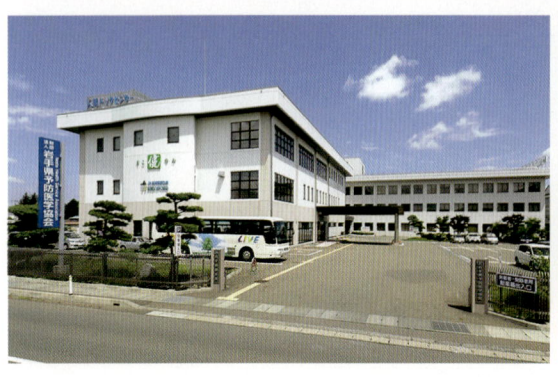

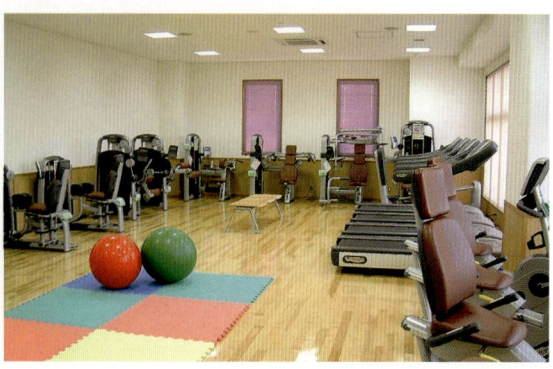

スポーツ施設

所在地
〒020-8585　岩手県盛岡市永井 14-42
電話：019-638-7185
FAX：019-637-1239
ホームページ：http://www.aogiri.org
連絡先 E-mail：genki@aogiri.org

交通
盛岡南インター　車で 3 分
盛岡駅　車で 20 分
JR 岩手飯岡駅西口　徒歩 20 分

申込方法
電話・FAX・E-mail などでお問い合わせください。申込書を送付します。

トレーニングプログラム
ダイエットプログラム/生活習慣病予防プログラム（糖尿病予防・高血圧予防・脂質異常症予防）/健脚プログラム/転倒予防プログラム/貯骨プログラム/腰痛・肩こり予防プログラム

施設
ウェルネスルーム「気良楽（きらら）」/各種マシン（有酸素系 9 台・筋トレ系 10 台）
営業時間
平日　10：00 ～ 21：00
土曜日 12：00 ～ 17：00

利用料金
年会費　13,650 円　※当協会のドック・健康診断を受診した方には、割引が適用されます。
内容　　血液検査/CT による内臓脂肪量測定/専門スタッフによる指導・支援メールなど

ウェルネスルーム「気良楽（きらら）」
利用料　1 回：500 円
※お得なパスポート・回数券もあります。

特色
健康げんき倶楽部は、健診機関である当協会の特徴を生かし、CT による内臓脂肪量測定や血液検査を行い、その結果に基づき専門のスタッフによる指導を行います。
さらに、個々の状態に合わせたトレーニングプログラムを提供することから、フィットネスクラブの要素を併せ持つヘルスサポートシステムです。

医療法人社団筑波記念会　筑波記念病院　つくばトータルヘルスプラザ　フェニックス

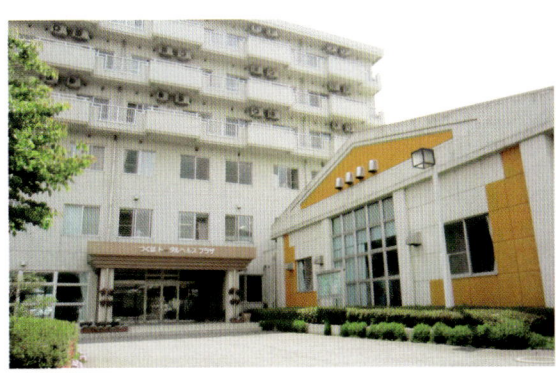

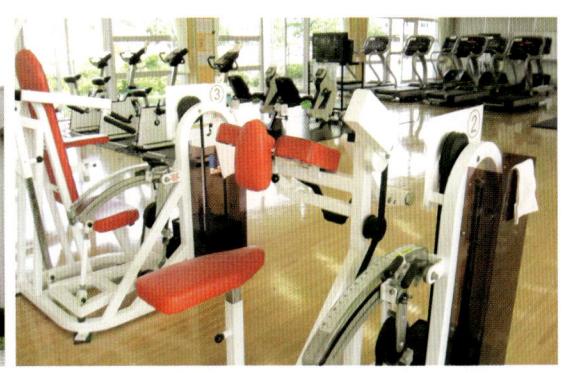

スポーツ施設

所在地
〒300-2622　茨城県つくば市要1187-299
電話：029-864-7080
FAX：029-864-8585
ホームページ：http://www.tsukuba-kinen.or.jp
連絡先 E-mail：plaza@tsukuba-kinen.or.jp

交通
つくばエクスプレスつくば駅　車で10分（当院無料送迎バス有）

申込方法
受付にて申込書および同意書に記入していただき、体育館内でメディカルチェックを行います。申込書はインターネットからでも取得できます。

トレーニングプログラム
- トレッドミル/バイク/筋力トレーニング
- エアロビクス（ダンスエクササイズ・ボクササイズ・ステップ・ZUMBAなど）
- コア系プログラム（ヨガ、ピラティスなど）
- リラクゼーション系プログラム
- 高齢者向けプログラム
- 親子エアロビクス（1〜3歳対象）

利用料金
入会金・年会費無料
- 利用料
  1日：1,000円　回数券（11枚つづり）：10,000円
  3か月コース：33,600円

＜利用時間＞
月〜金曜日　10：00〜21：00
土曜日　　　10：00〜20：00
日曜日　　　10：00〜19：00
休館日　　　祝日

施設
トレッドミル/バイク/筋力トレーニングなど各種マシン/フィットネススタジオ/シャワールーム

特色
広々とした体育館は、外側が窓ガラスになっていて、明るく開放的です。病院と併設している施設です。
体力づくりや筋力アップ、シェイプアップを目的とする方はもちろん、生活習慣病予防・改善などさまざまな目的に応じて運動を行える健康増進のための施設です。

スポーツクラブ&スパ　ルネサンス　曳舟

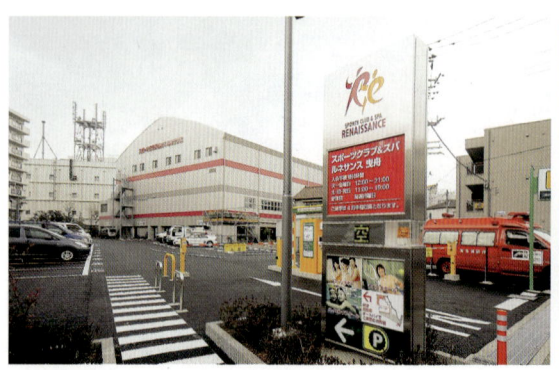

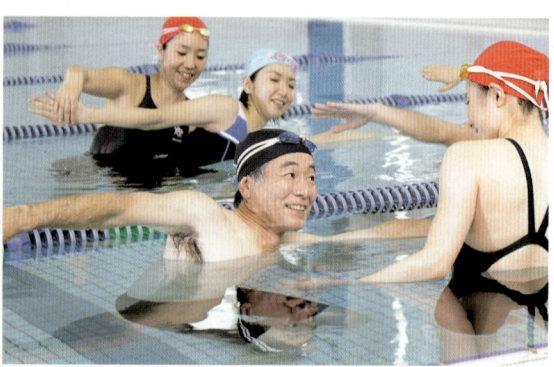

所在地
〒131-0046　東京都墨田区京島1-46-2
電話：03-5655-3676
ホームページ：http://3230.s-re.jp/

交通
京成線京成曳舟駅　徒歩1分
東武線曳舟駅　徒歩5分

申込方法
以下をご用意ください。
入会金／月会費（2か月分）／事務手数料／印鑑／写真1枚（タテ3cm×ヨコ2.5cm）／本人確認書類（運転免許証・保険証など）

トレーニングプログラム
ルネサンスでは、スポーツクラブが初めての方でも楽しくトレーニングしていただけるよう、さまざまなサポートシステムをご用意しています。
そのひとつが、入会後の「グループオリエンテーション」です。スポーツクラブでのトレーニング方法や目標達成までのプロセスがよくわかり、皆様に合わせたトレーニングをスタートすることができます。

利用料金
・正会員
　10,500円／月
　営業期間内いつでもご利用いただけます。
・ホリデー会員
　8,190円／月
　土・日曜日・祝日のみ営業期間内いつでもご利用いただけます。

そのほか、豊富な会員プランをご用意しています。詳細はホームページにてご確認ください。

施設
フィットネスクラブ（ジム・スタジオ・プール）／テニススクール／ゴルフスクール／温浴施設（露天風呂・サウナ）／駐車場

特色
フィットネスジム、プール、ゴルフレンジ、インドアテニスコートのスポーツエリアのほか、外の風を感じながらリラックスできる露天風呂も完備した充実のスポーツクラブです。
京成曳舟駅から徒歩1分、東武曳舟駅から徒歩5分、会社帰りにも通える好立地です。

スポーツクラブ&スパ　ルネサンス　亀戸

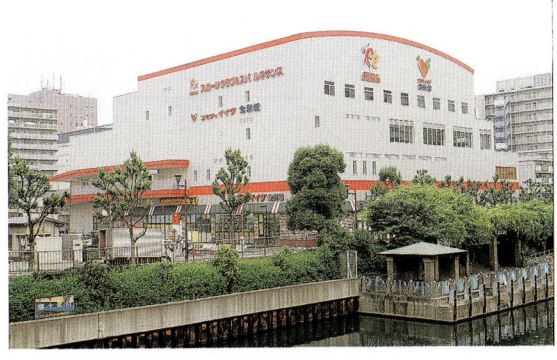

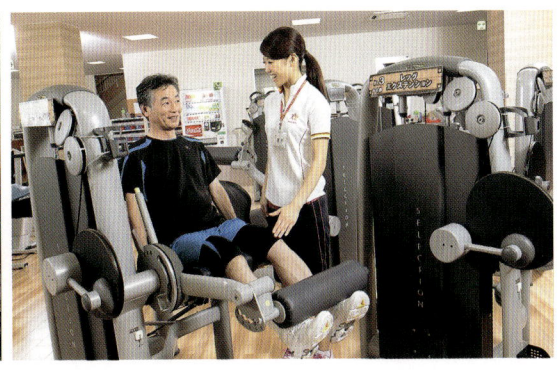

所在地
〒136-0071　東京都江東区亀戸 2-1-1
　　　　　　2-4 階（コモディイイダ上）
電話：03-5836-1301
ホームページ：http://3170.s-re.jp/

交通
JR 亀戸駅・錦糸町駅北口　徒歩 5 分

申込方法
以下をご用意ください。
入会金 / 月会費（2 か月分）/ 事務手数料 / 印鑑 / 写真 1 枚（タテ 3cm×ヨコ 2.5cm）/ 本人確認書類（運転免許証・保険証など）

トレーニングプログラム

ルネサンスでは、スポーツクラブが初めての方でも楽しくトレーニングしていただけるよう、さまざまなサポートシステムをご用意しています。
そのひとつが、入会後の「グループオリエンテーション」です。スポーツクラブでのトレーニング方法や目標達成までのプロセスがよくわかり、皆様に合わせたトレーニングをスタートすることができます。

施設

フィットネスクラブ（ジム・スタジオ・プール）/ テニススクール / ゴルフスクール / 温浴施設（露天風呂・サウナ）/ 駐車場

特色

地域最大級のスパ施設を備えた大型スポーツクラブです。
【スパ施設内容】
・広々とした内湯
・ドライ（男性）・ミスト（女性）のサウナ
・足湯
・アトラクションバス
・露天風呂

利用料金

・正会員
11,865 円 / 月
営業期間内いつでもご利用いただけます。
・ホリデー会員
8,190 円 / 月
土・日曜日・祝日のみ営業期間内いつでもご利用いただけます。

そのほか、豊富な会員プランをご用意しています。詳細はホームページにてご確認ください。

スポーツクラブ&スパ　ルネサンス　経堂

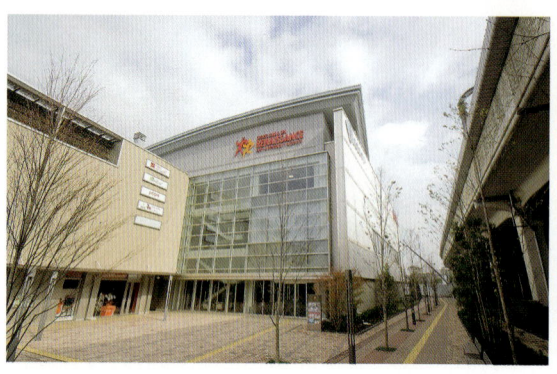

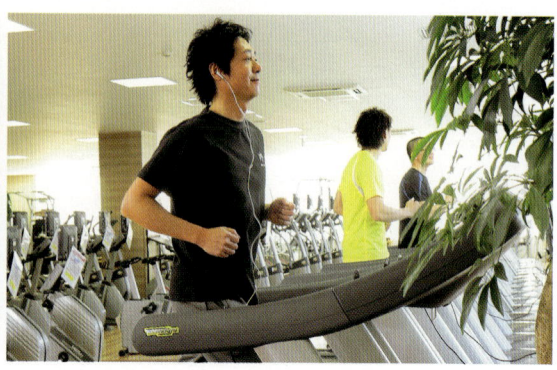

所在地
〒156-0051　東京都世田谷区宮坂3-1-45
電話：03-5426-5080
ホームページ：http://3080.s-re.jp/

交通
小田急線経堂駅北口　徒歩約2分

申込方法
以下をご用意ください。
入会金/月会費(2か月分)/事務手数料/印鑑/写真1枚(タテ3cm×ヨコ2.5cm)/本人確認書類(運転免許証・保険証など)

トレーニングプログラム
ルネサンスでは、スポーツクラブが初めての方でも楽しくトレーニングしていただけるよう、さまざまなサポートシステムをご用意しています。
そのひとつが、入会後の「グループオリエンテーション」です。スポーツクラブでのトレーニング方法や目標達成までのプロセスがよくわかり、皆様に合わせたトレーニングをスタートすることができます。

利用料金
・正会員
　11,550円/月
　営業期間内いつでもご利用いただけます。
・ホリデー会員
　8,400円/月
　土・日曜日・祝日のみ営業期間内いつでもご利用いただけます。

そのほか、豊富な会員プランをご用意しています。詳細はホームページにてご確認ください。

施設
フィットネスクラブ(ジム・スタジオ・プール)/テニススクール/ゴルフスクール/温浴施設(露天風呂・サウナ)

特色
小田急線、経堂駅北口から徒歩約2分で、会社帰りや買い物帰りにも気軽に通えるスポーツクラブです。
2009年11月にオープンした当クラブは、最新のマシンを取り揃えています。25m×6コースの広々温水プール、露天風呂やサウナのある充実した温浴設備を兼ね備えており、心地よいフィットネスと癒しの空間を提供しています。
いつでもご見学いただけますので、お気軽にお越しください。

スポーツクラブ　ルネサンス　富士見台

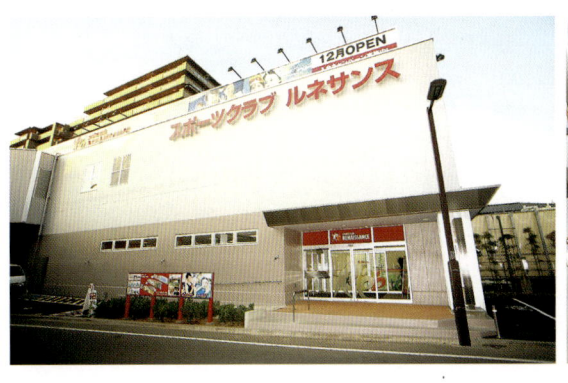

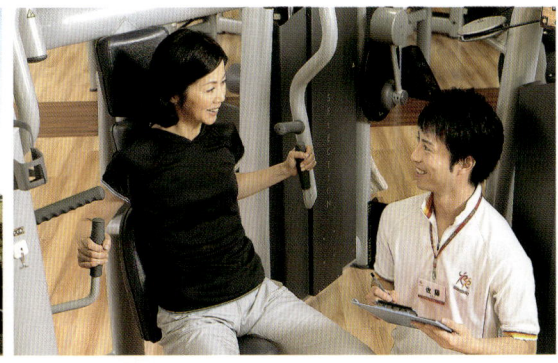

所在地
〒176-0021　東京都練馬区貫井 3-12-33
電話：03-5987-2433
ホームページ：http://3220.s-re.jp/

交通
西武池袋線富士見台駅北口　徒歩 1 分

申込方法
以下をご用意ください。
入会金 / 月会費（2 か月分）/ 事務手数料 / 印鑑 / 写真 1 枚（タテ 3cm× ヨコ 2.5cm）/ 本人確認書類（運転免許証・保険証など）

トレーニングプログラム
ルネサンスでは、スポーツクラブが初めての方でも楽しくトレーニングしていただけるよう、さまざまなサポートシステムをご用意しています。
そのひとつが、入会後の「グループオリエンテーション」です。スポーツクラブでのトレーニング方法や目標達成までのプロセスがよくわかり、皆様に合わせたトレーニングをスタートすることができます。

利用料金
・正会員
　10,290 円 / 月
　営業期間内いつでもご利用いただけます。
・ホリデー会員
　8,190 円 / 月
　土・日曜日・祝日のみ営業期間内いつでもご利用いただけます。

そのほか、豊富な会員プランをご用意しています。詳細はホームページにてご確認ください。

施設
フィットネスクラブ（ジム・スタジオ・プール）/ スイミングスクール / お風呂 / サウナ

特色
オープン 3 周年を迎えた清潔感あふれるスポーツクラブです。
西武池袋線富士見台駅北口から徒歩 1 分の好立地で、専用駐輪場も完備しており、通いやすいです。天然石を浴槽内にはりめぐらせたストーンバスや、細かい蒸気を散布した女性専用の低温サウナ（ミストラーゼ）は、新陳代謝を促します。体も心も元気になれるスポーツクラブへ、ぜひお越しください。

スポーツクラブ&スパ　ルネサンス　国立

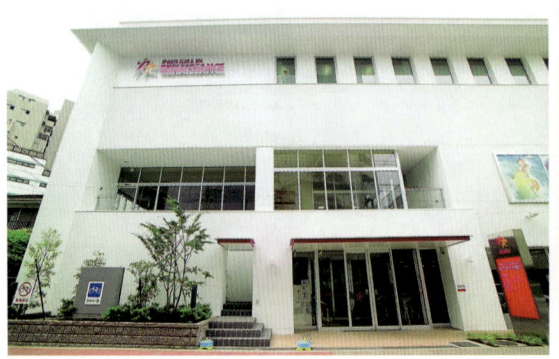

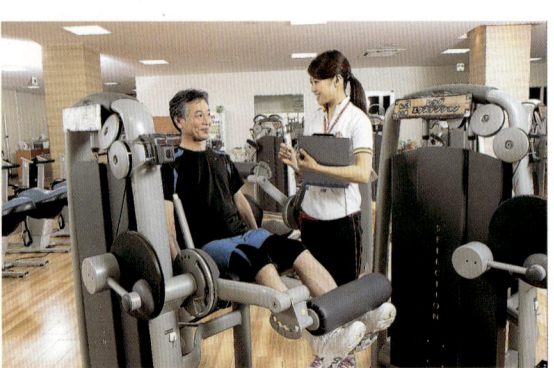

所在地
〒186-0002　東京都国立市東 1-7-1
電話：042-580-4100
ホームページ：http://3160.s-re.jp/

交通
JR国立駅南口　徒歩3分（立川より中央線で1駅）
JR谷保駅　バス10分（立川より南武線で3駅）

申込方法
以下をご用意ください。
入会金 / 月会費（2か月分）/ 事務手数料 / 印鑑 / 写真1枚（タテ3cm×ヨコ2.5cm）/ 本人確認書類（運転免許証・保険証など）

トレーニングプログラム
ルネサンスでは、スポーツクラブが初めての方でも楽しくトレーニングしていただけるよう、さまざまなサポートシステムをご用意しています。
そのひとつが、入会後の「グループオリエンテーション」です。スポーツクラブでのトレーニング方法や目標達成までのプロセスがよくわかり、皆様に合わせたトレーニングをスタートすることができます。

利用料金
・正会員
11,340円 / 月
営業期間内いつでもご利用いただけます。
・ホリデー会員
8,715円 / 月
土・日曜日・祝日のみ営業期間内いつでもご利用いただけます。

そのほか、豊富な会員プランをご用意しています。詳細はホームページにてご確認ください。

施設
フィットネスクラブ（ジム・スタジオ・プール）/ スイミングスクール / 温浴施設（露天風呂・サウナ）

特色
国立駅南口から徒歩3分にあります。
ジム、スタジオ、プールのスポーツエリアと自慢の温浴施設を備えた、地域最大級の大人専用スポーツクラブです。
広々としたトレーニングジムには、どなたでも使いやすい最新のマシンがあり、専門知識をもったトレーナーが、あなたの目的に合わせた運動メニューを提案します。

公益財団法人藤沢市保健医療財団　藤沢市保健医療センター

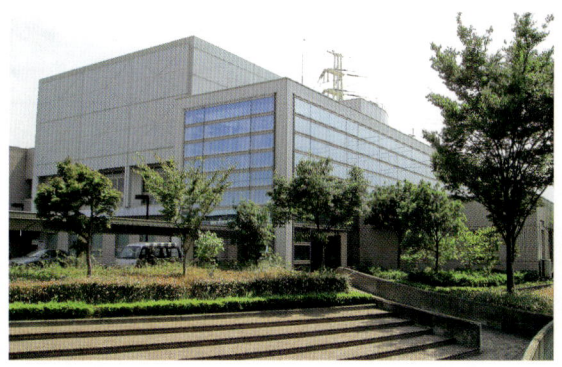

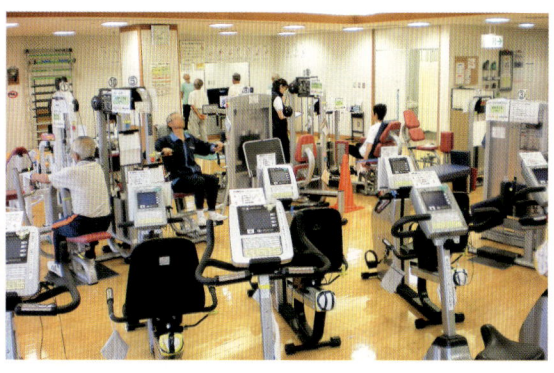

所在地
〒251-0861　神奈川県藤沢市大庭 5527-1
電話：0466-88-7300（代表）
FAX：0466-88-7353
ホームページ：http://iryo.city.fujisawa.kanagawa.jp

交通
辻堂駅北口　バスで約 10 分
湘南台駅西口よりバスで約 18 分、二番構保健医療センター

申込方法
電話、または保健医療センター 3 階保健事業課窓口へお越しください。

トレーニングプログラム
- 健康づくりトレーニング：マシンを使った有酸素・筋力づくり運動で生活習慣病予防改善
- セルフトレーニングサポート：ウォーキングや筋力づくり運動の自己実践法を学ぶ
- ボディメイクプロ：食習慣と運動習慣を見直すことで、自分の健康をつくりあげる短期集中型
- バラエティ教室：さまざまなテーマで楽しく、健康づくりエクササイズを実践
- いきいきクラブ：介護を受けない体づくりのコース

利用料金
健康度チェック：10,500円
体力度チェック：8,750円
健康づくりトレーニング・いきいきクラブ：525円/1回
ボディメイクプロ：30,000円
バラエティ教室：1,000円

施設
各種トレーニングマシン / シャワー / 多目的フロア / カンファレンスルーム / 個別相談室

特色
健康診断を受けた方に保健師・看護師が健康相談を実施して健康状態を確認し、体力度チェックを受けていただきます。その結果をもとに、健康運動指導士が安全で効果的な運動プログラムを個別提供します。
生活習慣病の予防・改善、介護を受けない体力づくりなどを目指していきます。さらに、管理栄養士や理学療法士による個別対応により、安心して健康づくりが行える支援もしています。
当センターは、健診センターと連動した健康づくりを進めています。

スポーツ施設

富山県国際健康プラザ（愛称：とやま健康パーク）

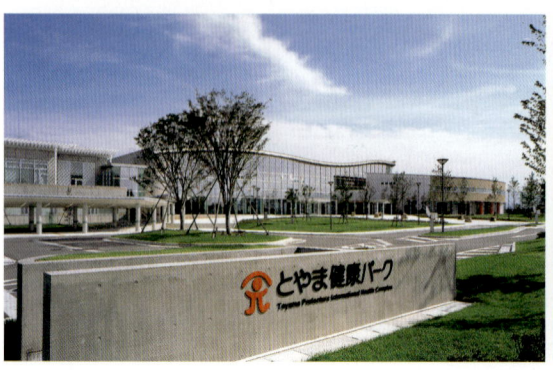

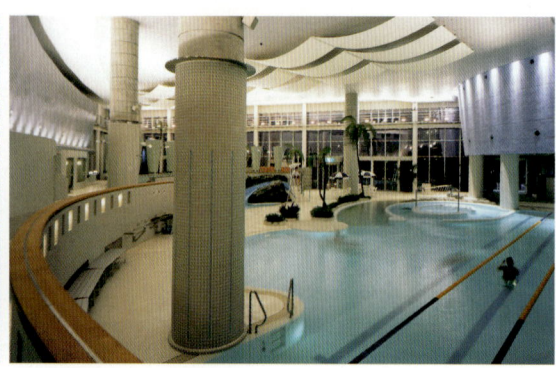

スポーツ施設

所在地
〒939-8224　富山県富山市友杉151
電話：076-428-0809
FAX：076-428-0831
ホームページ：http://www.toyama-pref-ihc.or.jp/
連絡先 E-mail：plaza@toyama-pref-ihc.or.jp

交通
富山IC　約5分
JR富山駅　タクシーで約20分
JR富山駅　バスで約30分

申込方法
1回（体験）利用は、直接健康スタジアム受付へお越しください。健康づくり専門コース受講・団体利用は、予約が必要です。

トレーニングプログラム
症状、目的に応じたメニューを取り揃えています。
生活習慣病予防/肥満解消/筋力・筋持久力向上/敏捷性・バランス能力向上/けが・腰痛・転倒など予防/疲労回復/心や身体のリラックス　など

施設
各種トレーニングマシン / 温水プール / バーデ / スタジオ / 走路 / マッサージ機 / ボディソニック /
瞑想室 / 内湯 / 薬湯 / 露天風呂

特色
健康づくりの実践の場「健康スタジアム」では、自由利用や専門コースも受講できます。
一人一人の健康状態に応じたアドバイスも、医師と専門スタッフ（保健師・栄養士・健康運動指導士）が対応します。
そのほかにも、「生命科学館」や「屋外健康づくり施設」など、ファミリーで無料利用できる施設もあります。

利用料金
・1回利用料
　大人　　：2時間 1,000円　　3時間 1,500円　　1日 1,800円
　小中学生：2時間 500円　　　3時間 750円　　　1日 900円
　　　　※定期券タイプもあり
・健康づくり専門コース
　いきいきコース　2,800円（昼食付）
　体力測定コース　2,000円
　介護予防健康づくりコース　2,800円（昼食付）
　脱メタボ！お試しコース　2,500円（昼食付）

財団法人北陸体力科学研究所　スポーツコミュニティ　ダイナミック

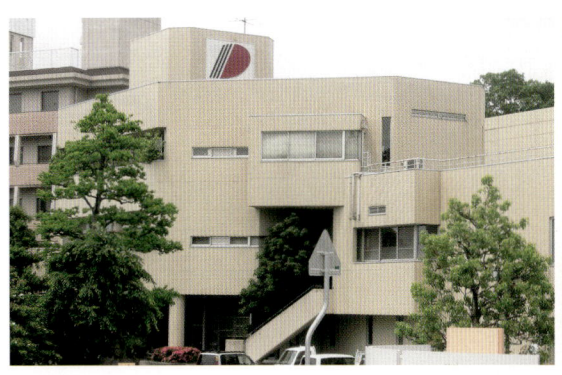

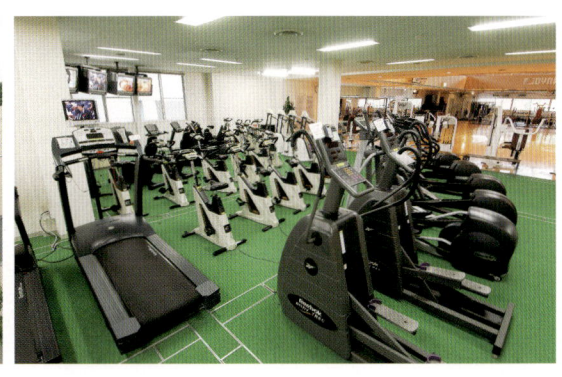

所在地
〒923-8601　石川県小松市八幡イ 13-1
電話：0761-47-1214
FAX：0761-47-0656
ホームページ：http://www.sc-dynamic.com/
連絡先 E-mail：info@sc-dynamic.com

交通
JR 小松駅　車で 10 分
小松 IC　車で 20 分

申込方法
以下を持参いただき、フロントまでお越しください。
入会金・1 か月目の月会費 / 預金口座番号 / 預金口座お届け印

トレーニングプログラム
- 個別トレーニングプログラム
　目的別プログラム：シェイプアップコース/メタボ改善コース/腰痛・膝痛予防コースなど
- パーソナルトレーニングプログラム
- レッスンプログラム：エアロビクス/ステップエクササイズ/ヨガ/腰痛スイミング/水中ウォーキング　など

利用料金
入会金　15,750円（ご家族の入会は5,250円）
- フレッシュ会員：9,450円　⇒　全営業時間内
- ファミリー会員：8,400円　⇒　全営業時間内
- デイタイム会員：7,350円　⇒　9:30～17:00
- ホリデイ会員：5,250円　⇒　土・日曜日・祝日

＜営業時間＞
平日　9:30～22:30　　土曜日　9:30～22:00
日曜日・祝日　9:30～18:00
休館日：毎月第4土・日曜日（月に2回）、お盆、年末年始

施設
各種マシン / アリーナ / スタジオ / プール / マッサージルーム / コミュニケーションルーム / 栄養調理実習室 / お風呂 / サウナ

特色
ダイナミックは、全国初の厚生労働省認定の「指定運動療法施設」です。医療と連携しながら、お一人お一人に合った運動のご提案とサポートをしており、幅広い年齢層の方に安心してご利用いただけます。
また、心豊かな "ウェルネスライフ" を送っていただけるよう、エアロビクスやヨガなどの楽しいレッスンやイベント、書道や水彩画、社交ダンスなどのカルチャー教室も充実しています。

財団法人　福井県労働衛生センター附属診療所　ふくい総合健康プラザ

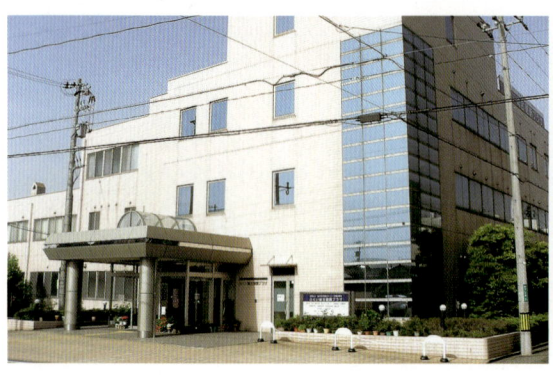

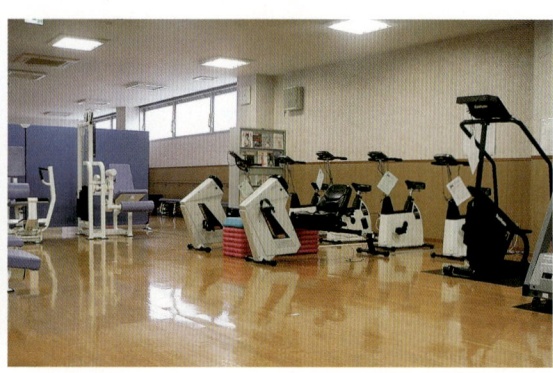

スポーツ施設

所在地
〒910-0029　福井県福井市日光1-3-10
電話：0776-25-2206
FAX：0776-25-4386
ホームページ：http://www.fukui-kenkou.com
連絡先 E-mail：fitness@fukui-kenkou.com

交通
福井北IC　車で15分
えちぜん鉄道三国芦原線福大前西福井駅　徒歩10分
京福バス鮎川線、川西・三国線湊新町　徒歩2分

申込方法
電話などにて予約。健康管理料をご持参していただき、当日1階受付までお越しください。

トレーニングプログラム
リフレッシュ＆リラックスエクササイズ/ヨガ/ピラティス/パーソナルトレーニングプログラム/プールでの身体機能回復・筋力アッププログラム/プールでの音楽に合わせた有酸素運動プログラム

施設
各種マシン / フィットネススタジオ / 温水プール / マッサージ機 / 浴室 / サウナ

利用料金
＜利用時間＞
9:30～21:00

・一般会員
健康管理料：5,250円（1年ごとに要）
1回券：680円
12回券：6,900円
24回券：10,500円
・ヘルスケアサポートコース
27,405円～（3か月利用回数制限なし）
体力測定、運動プログラム作成・指導、栄養指導などを含む

特色
健診施設に併設しており、医師などの医療スタッフが常駐していますので、高齢者や健康に不安のある方も安心して運動ができます。初回利用時および1年ごとに、運動時心電図や血圧を測定して、より安全に運動できる環境を提供しています。
各種マシンを揃え、介護予防から本格的なトレーニングまで対応可能です。
浴室やサウナも完備しており、運動で疲れた身体を癒します。
（厚生労働大臣認定健康増進施設・指定運動療法施設）

あいち健康の森健康科学総合センター

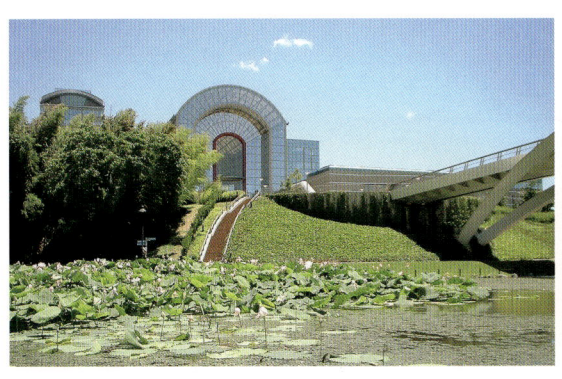

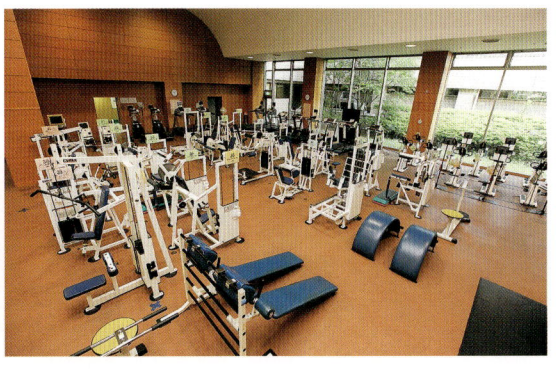

所在地
〒470-2101　愛知県知多郡東浦町大字森岡字源吾山1-1
電話：0562-82-0211
FAX：0562-82-0239
ホームページ：http://www.ahv.pref.aichi.jp/
連絡先 E-mail：ahvadmin@ahv.pref.aichi.jp

交通
JR東海道本線大府駅よりバスで10分、徒歩25分
団体利用には送迎バス（予約制）あり

申込方法
随時受付：健康度評価簡易コース・運動施設
予約受付：健康度評価A・B・総合コース

スポーツ施設

トレーニングプログラム
・健康度評価A・B・総合コース：生活習慣などの問診、診察、身体計測、血液検査、安静・負荷心電図などの医学的検査と体力測定を実施し、対象者の医学的所見、体力、身体状況を踏まえて運動処方しています。
・健康度評価簡易コース：生活習慣などの問診と身長、体重、BMI、腹囲、血圧および体力測定を実施し、対象者の健康状態や体力、身体状況を踏まえて運動メニューを提供しています。

利用料金
・健康度評価Aコース：6,200円
　　　　　　　Bコース：10,900円
　　　　　　　総合コース：14,700円
　　　　　　　簡易コース：400円
・トレーニング施設券：1回券（600円）　回数券（6,000円）
　　　　　　　　　　　1か月定期券（3,000円）
・温水プール券　　　：1回券（500円）　回数券（5,000円）
・運動施設共通券　　：1回券（700円）

施設
アスレチックジム/25mプール/フィットネスプール（可動床）/180mウォーキングコース/体育館/スタジオ

特色
医師、保健師、管理栄養士、健康運動指導士が常駐しており、有疾患者や高齢者も安全に運動できます。1日型、1泊2日型、通所型（3か月）の健康づくり教室を開催しています。また、運動施設だけではなく、健康科学館（常設展示）、宿泊施設（ホール、会議室、和室、レストラン、天然温泉）、リラクセーションルーム、情報ライブラリー（健康に関する書籍などの閲覧）、売店をもつ複合大型施設です。
広大な敷地のあいち健康の森公園内にあります。

社会医療法人愛仁会　愛仁会総合健康センター

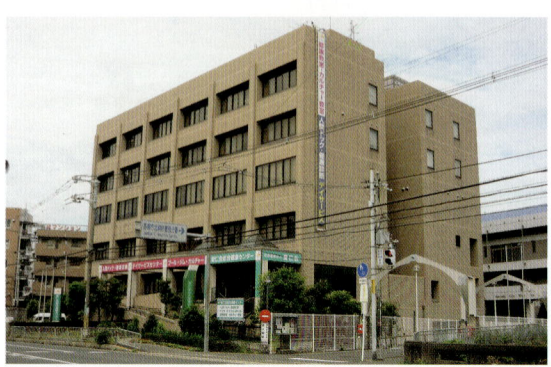

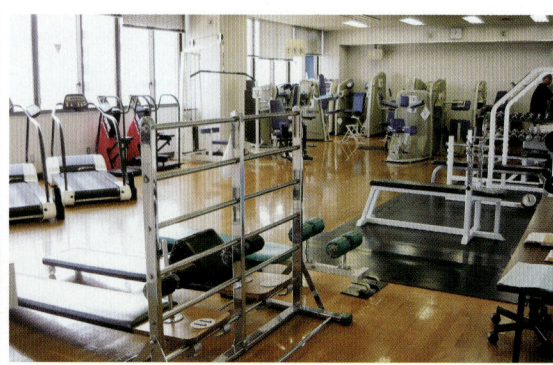

スポーツ施設

所在地
〒569-1143　大阪府高槻市幸町4-3
電話：072-692-9281
FAX：072-692-9280
ホームページ：http://www.aijinkai.or.jp/k_center/
連絡先 E-mail：ashc1@voice.ocn.ne.jp

交通
JR京都線摂津富田駅　徒歩10分
阪急京都線富田駅　徒歩15分
高槻市バス、パナソニック前　徒歩1分

申込方法
トレーニングジム：利用券を購入してください。初めての方は、1回目のみ入門コースを受けていただきます。
講座：申込書にご記入の上、受講料をお支払いいただきます。

トレーニングプログラム
- トレーニングジム：入門コースを受けていただいた時に、個人の目的、体力に合ったトレーニングプログラムを作成します。
- プール：水泳・水中ウォーク/マタニティ/アクアビクス/こども水泳教室/ベビースイミング（親子）
- 多目的ルーム：エアロビクス/ピラティス/ヨガ/マタニティヨガ/気功/太極拳/合気道/フラダンス/ストレッチ＆ダンス/バレエなど

利用料金
入会金なし
- トレーニングジム
  1回券：600円（税込）　回数券（11枚つづり・6か月有効）：6,000円
  定期券（1か月）：4,500円　定期券（3か月）：11,000円
- プール
  受講料（6か月/22回）：23,100円〜26,400円
- 多目的ルーム
  受講料（6か月/22回）：24,200円〜36,960円

施設
トレーニングジム（フリーウェート有）/プール/スタジオ/リラクセーション（マッサージ・エステ）

特色
トレーニングジムは、フリータイム制です。プール、多目的ルームは講座制（6か月単位/22回）です。
また、カルチャー教室（英会話、中国語、俳句、茶の湯、生け花、書道、写真、パソコン、墨彩画、絵画、はがき絵、手編み、木彫、カルトナージュ、サンドブラスト、ピアノ、三味線、コーラスなど）も講座制（6か月単位）で行っています。
地域密着型の施設で、中高齢者の方のご利用が多いのが特徴です。

南大阪スポーツメディカル&ヘルスケアセンター

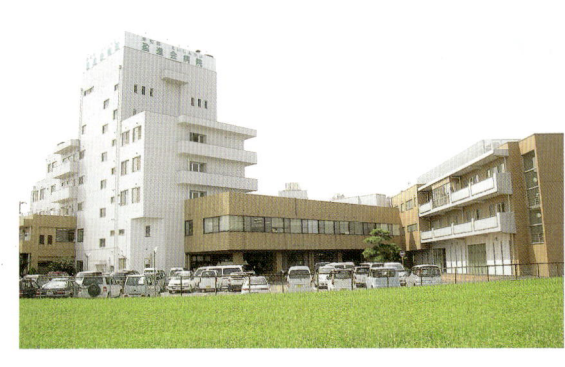

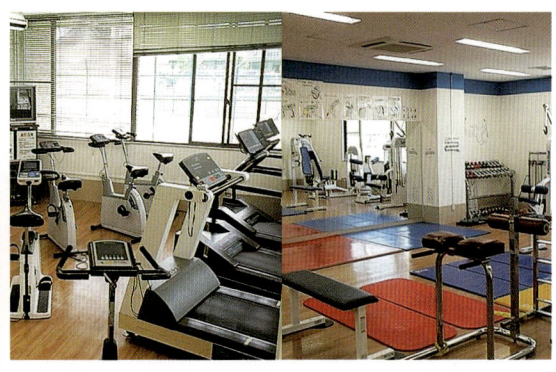

所在地
〒596-0003　大阪府岸和田市中井町1-12-1
電話：072-443-0081
FAX：072-443-4614
ホームページ：http://www.eishinkaihsp.or.jp/sosmhc/index.htm
連絡先 E-mail：m_reha@eishinkaihsp.or.jp

交通
JR阪和線久米田駅　徒歩20分
南海本線春木駅　徒歩15分
各駅からの送迎バスも運行しています。

申込方法
1か月分の会費と印鑑をご持参の上、当施設フィットネスルームまでお越しください。

トレーニングプログラム
生活習慣病の改善・予防プログラム/身体機能向上（柔軟性・筋力など）プログラム/競技力向上のためのトレーニングプログラム/パーソナルトレーニング（個別指導）/各種健康体操教室/体力測定

利用料金

利用種別	会費
一般会員	5,500円
ナイト・土曜会員	4,500円
スチューデント会員	3,500円
親子会員（親子2人分）	6,000円

生活習慣病管理料（医療保険を使った利用）

施設
各種マシン/ストレッチングエリア/有酸素エリア（エルゴメータ・トレッドミル）/屋外運動スペース

特色
病院に併設する健康増進施設（厚生労働大臣認定）です。
理学療法士、健康運動指導士が指導しますので、安全で効果的な運動が実施できます。
また、医療機関と連携していますので、痛みのある方、疾患をお持ちの方でも安心してご利用いただけます。
子どもから高齢者まで、幅広い年齢層の方々にご利用いただいており、親子での利用も可能です。
皆様の健康増進をお手伝いさせてください。

財団法人尼崎健康・医療事業財団　市民健康開発センターハーティ21

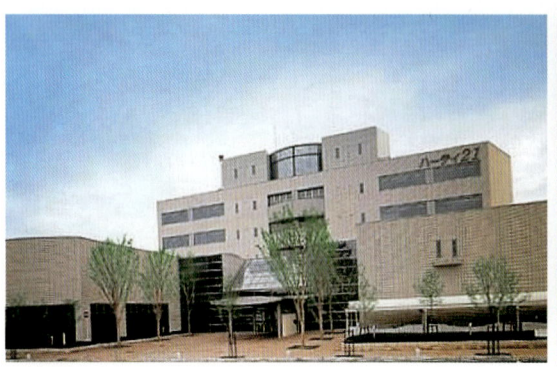

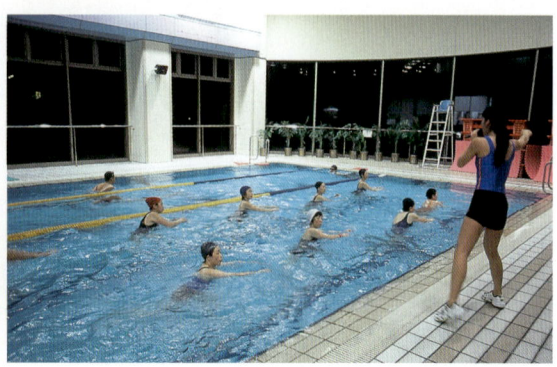

スポーツ施設

所在地
〒661-0012　兵庫県尼崎市南塚口町4-4-8
電話：06-6426-6102
FAX：06-6428-2005
ホームページ：http://hccweb1.bai.ne.jp/hearty21/

交通
JR宝塚線塚口駅　徒歩約13分
阪急神戸線塚口駅　徒歩約13分
市バス市民健康開発センター　徒歩約4分

申込方法
各運動教室への入会には所定の手続きが必要です。詳しくは1階健康増進事業担当までお問い合わせください。

トレーニングプログラム
短期運動教室：スイミング/水中ウォーキング/アクアビクス/太極拳/ヨガ　など
健康運動教室（肥満予防解消コース/腰痛膝痛予防改善コース）：健康運動教室は3か月が1期間となっており、週1回の専門的な教室指導に加え、期間中は何度でもプール・トレーニングホールの個人利用ができる教室です。医師・運動指導員・管理栄養士が連携して、安全かつ効果的に疾患の予防改善に有効なプログラムを提供します。

利用料金
・短期運動教室
　スイミング/水中ウォーキング（2か月全8回）：各8,400円
　アクアビクス/太極拳/ヨガ（全4回）：各4,200円
・健康運動教室
　肥満予防解消コース（水曜日・日曜日クラス各11回）：16,500円
　腰痛膝痛予防改善コース（火曜日・木曜日クラス各11回）：16,500円
・一般利用
　プール（15歳以上）：800円
　トレーニングホール（15歳以上）：700円
　それぞれ併用で1,000円

施設
温水プール（25m×4コース）/トレーニングホール（トレーニングマシン20種類40機）

特色
一般利用では、ハーティ21のプール・トレーニングホールはどなたでもご利用いただけます。事前にお申込の必要はありませんので、ご自分のペースで運動したい方におすすめです。
一般利用には、入会金不要の月額会員制もあります。
ご利用は午前・午後・夜間の部の入替制です。
温水プールは、塩素系薬剤を使用しない水浄化システムで、塩素臭が少なく、髪・肌・目に優しいプールです。

財団法人　香川成人医学研究所　メディカルフィットネス　ウェルフィットネス

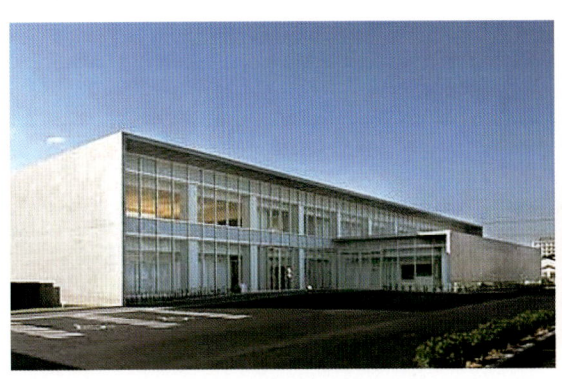

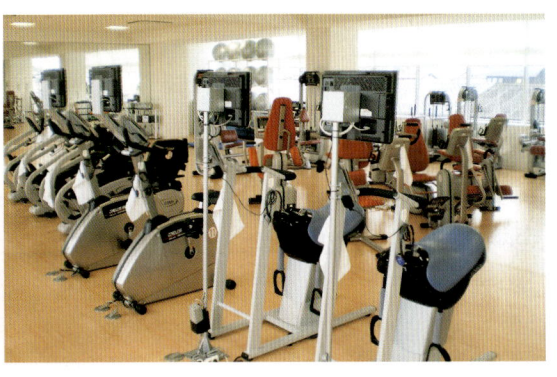

所在地
〒762-0005　香川県坂出市横津町3-2-31
電話：0877-45-2313
FAX：0877-45-6561
ホームページ：http://www.kagawa-seijin.or.jp/
連絡先 E-mail：kagawawell@hotmail.co.jp

交通
JR瀬戸大橋線坂出駅北口　徒歩20分

申込方法
以下をご持参ください。
入会金/2か月分の会費/事務手数料/口座引き落とし銀行または郵便局の通帳と届出印鑑/ご本人確認証明書（免許証・保険証）

トレーニングプログラム
リラクセーションエクササイズ/ステップエクササイズ/ダンスエクササイズ/かんたんトレーニングエクササイズ/パーソナルトレーニングプログラム/体力測定プログラム/栄養指導プログラム/血液検査プログラム

利用料金

	利用時間	入会金	月会費
メディカルA会員	9:00～21:00	5,250円	1,050円
一般会員	9:00～21:00	5,250円	4,725円
同伴ビジター（会員と同伴）	9:00～21:00	料金1回：525円	
法人会員（1口）カード5枚発行	9:00～21:00	10,500円	17,325円

・一般会員　年一括払会費：47,250円
・法人会員　年一括払会費：173,250円

施設
各種マシン/オープンスタジオ/シャワールーム/マッサージ機/リラクセーションルーム

特色
健診・診療・栄養指導・運動療法の整った環境の中で、安心して運動していただける会員制のメディカルフィットネスクラブです。
マシントレーニングをはじめ、フィットネススタジオ、リラクセーションルームを完備し、また随時予約をすれば、併設の健診センター・クリニックで各検査項目が受けられ、若年から老年の方まで幅広く楽しんでいただけるメディカルフィットネスクラブです。

全国 健診・スポーツ施設一覧

金 ✿ ＝ 実地審査施設
プラチナ ✿ ＝ 書面審査施設（健康評価施設査定機構の登録施設）
白 ✿ ＝ 上記以外の施設

健診センター

施設名	郵便番号	住所	電話番号
医療法人社団明日佳　白石江仁会病院 ✿	003-0005	北海道札幌市白石区東札幌5条5-2-5	011-823-5151
医療法人徳洲会　札幌徳洲会病院 ✿	003-0021	北海道札幌市白石区栄通18-4-10	011-851-1583
財団法人北海道労働保健管理協会 ✿	003-0024	北海道札幌市白石区本郷通3丁目南2-13	011-862-5088
社団法人全国社会保険協会連合会 札幌社会保険総合病院	004-8618	北海道札幌市厚別区厚別中央2条6-2-1	011-893-3000
小笠原クリニック札幌病院附属外来プラザ 健診センター ✿	005-0012	北海道札幌市南区真駒内上町1-1-25	011-582-1200
函館赤十字病院	040-8631	北海道函館市堀川町6-21	0138-51-5315
JA北海道厚生連　倶知安厚生病院 ✿	044-0004	北海道虻田郡倶知安町北4条東1-2	0136-22-1141
財団法人　室蘭・登別総合健診センター ✿	050-0083	北海道室蘭市東町4-20-6	0143-45-5759
壮瞥町保健センター ✿	052-0101	北海道有珠郡壮瞥町字滝之町284-2	0142-66-2340
総合病院 伊達赤十字病院　健診部 ✿	052-8511	北海道伊達市末永町81	0142-23-2211
一般財団法人　苫小牧市保健センター ✿	053-0018	北海道苫小牧市旭町2-5-4	0144-35-0081
医療法人社団苫仁会　神谷病院 ✿	053-0832	北海道苫小牧市桜木町2-25-1	0144-71-2351
医療法人社団　東邦内科クリニック ✿	060-0001	北海道札幌市中央区北1条4-2-2 札幌ノースプラザ3階	011-222-5040
財団法人船員保険会 船員保険北海道健康管理センター ✿	060-0002	北海道札幌市中央区北2条西1-1 マルイト札幌ビル4階・5階	011-218-1655
札幌フジクリニック ✿	060-0004	北海道札幌市中央区北4条西5-1 アスティ45ビル5階	011-281-4355
医療法人社団 光星メディカルプラザ札幌健診クリニック ✿	060-0005	北海道札幌市中央区北5条西2-5 8階	011-209-5450
医療法人社団　札幌循環器クリニック 札幌循環器病院 ✿	060-0011	北海道札幌市中央区北11条西14-29-15	011-747-5821
JA北海道厚生連　札幌厚生病院 ✿	060-0033	北海道札幌市中央区北3条東8-5	011-261-5331
財団法人　パブリックヘルスリサーチセンター 北海道支部　札幌商工診療所 ✿	060-0061	北海道札幌市中央区南1条西6-11 札幌北辰ビル2階	011-551-8801
医療法人社団北海道恵愛会　札幌南一条病院 ✿	060-0061	北海道札幌市中央区南1条西13-317-1	011-271-3711
財団法人北海道労働保健管理協会 札幌総合健診センター ✿	060-0062	北海道札幌市中央区南2条西2-18-1 NBF札幌南2条ビル	011-862-5030
医療法人社団北海道恵愛会　札幌南三条病院 ✿	060-0063	北海道札幌市中央区南3条6-4-2	011-233-3711
特定医療法人社団即仁会　北広島病院 ✿	061-1133	北海道北広島市栄町1-5-2	011-373-5811
医療法人新産健会　月寒東内科クリニック ✿	062-0053	北海道札幌市豊平区月寒東3条16-3-10	011-854-8508
KKR札幌医療センター　健康管理センター ✿	062-0931	北海道札幌市豊平区平岸1条6	011-832-3099
社会法人全国社会保険協会連合会 北海道社会保険病院	062-8618	北海道札幌市豊平区中の島1条8-3-18	011-831-5151
特定医療法人社団碩心会 心臓血管センター北海道大野病院 ✿	063-0034	北海道札幌市西区西野4条1-1-30	011-665-0020
医療法人社団明日佳　札幌健診センター ✿	064-0810	北海道札幌市中央区南10条西1-1-30 ホテルライフフォート札幌5階	011-531-2226
医療法人渓仁会　渓仁会円山クリニック ✿	064-0820	北海道札幌市中央区大通西26-3-16	011-611-7766
医療法人　北海道循環器病院 ✿	064-8622	北海道札幌市中央区南27条西13-1-30	011-563-3911
医療法人社団　道都病院 ✿	065-8555	北海道札幌市東区北17条東14-3-2	011-731-1155
医療法人社団慶友会　吉田病院 ✿	070-0054	北海道旭川市4条西4-1-2	0166-25-1115
医療法人社団慶友会　Keiクリニック 健康相談センター ✿	070-0054	北海道旭川市4条西4-2-16	0166-24-1551
日本赤十字社　旭川赤十字病院 ✿	070-8530	北海道旭川市曙1条1	0166-22-8111
JA北海道厚生連　旭川厚生病院 ✿	078-8211	北海道旭川市1条通24-111-3	0166-33-7171
道北勤医協　一条通病院　一条クリニック ✿	078-8231	北海道旭川市豊岡1条1-7-3	0166-33-3306

施設名	郵便番号	住所	電話番号
JA北海道厚生連　帯広厚生病院　✽	080-0016	北海道帯広市西6条南8-1番地	0155-24-4161
医療法人社団北斗　北斗病院　✽	080-0833	北海道帯広市稲田町基線7-5	0155-48-8000
医療法人　太平洋記念みなみ病院　✽	085-0813	北海道釧路市春採7-9-9	0154-46-3162
日本赤十字社　北見赤十字病院　✽	090-8666	北海道北見市北6条東2	0157-24-3115
JA北海道厚生連　網走厚生病院　健診センター　✽	093-0076	北海道網走市北6条西1-9	0152-43-3157
JA北海道厚生連　遠軽厚生病院　健診センター　✽	099-0494	北海道紋別郡遠軽町大通北3-1-5	0158-42-4101
財団法人　青森県総合健診センター　✽	030-0962	青森県青森市佃2-19-12	017-741-2336
財団法人　八戸市総合健診センター　✽	031-0804	青森県八戸市青葉2-17-4	0178-45-9131
黒石市国民健康保険　黒石病院　✽	036-0541	青森県黒石市北美町1-70	0172-52-2121
津軽保健生活協同組合　健生病院　✽	036-8045	青森県弘前市大字野田2-2-1	0172-32-1171
社団法人慈恵会　疾病予防施設慈恵クリニック　✽	038-0021	青森県青森市大字安田字近野160-3	017-782-8711
三戸町国民健康保険　三戸中央病院　✽	039-0141	青森県三戸郡三戸町大字川守田字沖中9-1	0179-20-1131
財団法人シルバーリハビリテーション協会 八戸西健診プラザ　✽	039-1103	青森県八戸市大字長苗代字中坪74-1	0178-21-1717
盛岡繋温泉病院　✽	020-0055	岩手県盛岡市繋字尾入野64-9	019-689-2101
財団法人岩手県対ガン協会 いわて健康管理センター	020-0864	岩手県盛岡市西仙北1-17-18	019-635-8850
財団法人岩手県予防医学協会　✽	020-8585	岩手県盛岡市永井14-42	019-638-4835
医療法人楽山会 せいてつ記念病院健診管理センター　✽	026-0052	岩手県釜石市小佐野町4-3-7	0193-23-2030
財団法人宮城県予防医学協会附属 勾当台診療所　✽	980-0011	宮城県仙台市青葉区上杉1-6-10 仙台北辰ビル2階・3階	022-262-2621
医療法人財団明理会　イムス仙台クリニック　✽	980-0802	宮城県仙台市青葉区1番町2-4-1 仙台興和ビル4階	022-262-9331
東北公済病院附属診療所　✽	980-0804	宮城県仙台市青葉区大町1-3-5	022-227-2244
医療法人社団進興会 せんだい総合健診クリニック　✽	980-0811	宮城県仙台市青葉区1番町1-9-1 仙台トラストタワー4階	022-221-0066
財団法人宮城県成人病予防協会　中央診療所　✽	980-6112	宮城県仙台市青葉区中央1-3-1	022-263-4050
社団法人全国社会保険協会連合会 宮城社会保険病院　健康管理センター　✽	981-1103	宮城県仙台市太白区中田町字前沖143	022-306-1711
財団法人宮城県成人病予防協会　市名坂診療所　✽	981-3107	宮城県仙台市泉区本田町8-12	022-375-7113
特定医療法人徳洲会　仙台徳洲会病院	981-3131	宮城県仙台市泉区七北田字駕籠沢15	022-218-0510
社団法人全国社会保険協会連合会　仙台社会保険病院 健診センター	981-8501	宮城県仙台市青葉区堤町3-16-1	022-275-3528
財団法人杜の都産業保健会　✽	983-0031	宮城県仙台市宮城野区小鶴1-21-8	022-251-8211
財団法人　仙台市医療センター　仙台オープン病院 健診センター	983-0824	宮城県仙台市宮城野区鶴ケ谷5-22-1	022-252-1111
社団法人　宮城県医師会健康センター　✽	983-0832	宮城県仙台市宮城野区安養寺3-7-5	022-256-8600
医療法人社団康陽会　中嶋病院　✽	983-0835	宮城県仙台市宮城野区大梶15-27	022-291-5191
仙台市立病院	984-8501	宮城県仙台市若林区清水小路3-1	022-266-7111
NTT東日本　東北病院　✽	984-8560	宮城県仙台市若林区大和町2-29-1	022-236-5911
財団法人宮城厚生協会　坂総合病院　✽	985-0024	宮城県塩釜市錦町16-5	022-365-5175
塩竈市立病院	985-0054	宮城県塩竈市香津町7-1	022-364-5521
涌谷町国民健康保険病院　✽	987-0121	宮城県遠田郡涌谷町涌谷字中江南278	0229-43-5111
財団法人結核予防会宮城県支部 複十字健診センター　✽	989-3203	宮城県仙台市青葉区中山吉成2-3-1	022-719-5161
秋田県総合保健センター　✽	010-0874	秋田県秋田市千秋久保田町6-6	018-831-2011
日本赤十字社　秋田赤十字病院　健康増進センター　✽	010-1495	秋田県秋田市上北手猿田字苗代沢222-1	018-829-5220
秋田組合総合病院　✽	011-0948	秋田県秋田市飯島西袋1-1-1	018-880-3013
市立横手病院　✽	013-8602	秋田県横手市根岸町5-31	0182-32-5001
秋田県厚生農業協同組合連合会 平鹿総合病院健診センター　✽	013-8610	秋田県横手市前郷字八ツ口3-1	0182-33-0630
医療法人青嵐会　本荘第一病院	015-0001	秋田県由利本荘市岩渕下110	0184-22-0111
秋田社会保険病院　✽	016-0851	秋田県能代市緑町5-22	0185-52-3271
北秋田市国民健康保険組合川診療所　✽	018-4282	秋田県北秋田市李岱字下豊田20	0186-78-3161
医療法人社団清永会　矢吹病院　✽	990-0043	山形県山形市本町1-6-17	023-641-7330
財団法人　東日本労働衛生センター 山形健康管理センター	990-0813	山形県山形市桧町4-8-30	023-681-7760
財団法人全日本労働福祉協会東北支部 山形診診センター	990-0853	山形県山形市西崎49-6	023-643-6778
社団法人山形市医師会 山形市医師会健診センター　✽	990-2462	山形県山形市深町1-7-57	023-645-7222
社会福祉法人恩賜財団済生会　山形済生病院　✽	990-8545	山形県山形市沖町79-1	023-682-1111
財団法人　山形県成人病検査センター　✽	991-0024	山形県寒河江市六供町2-5-13	0237-86-4291

施設名	郵便番号	住所	電話番号
医療法人　舟山病院　✽	992-0027	山形県米沢市駅前2-4-8	0238-23-4435
三友堂病院　健康管理センター　✽	992-0045	山形県米沢市中央6-1-219	0238-24-3710
庄内医療生活協同組合　鶴岡協立病院　✽	997-0816	山形県鶴岡市文園町9-34	0235-23-6060
北福島医療センター予防健診センター　✽	960-0596	福島県伊達市箱崎字東23-1	024-551-0109
医療法人秀公会　あづま脳神経外科病院	960-1101	福島県福島市大森字柳下16-1	024-546-3911
財団法人　脳神経疾患研究所　附属南東北福島病院　✽	960-2102	福島県福島市荒井北3-1-13	024-593-5100
綜合病院　福島赤十字病院	960-8530	福島県福島市入江町11-31	024-534-6101
財団法人福島県保健衛生協会　総合健診センター　✽	960-8550	福島県福島市方木田字水戸内19-6	024-546-3533
新白河中央病院　健診ドックセンター　✽	961-0835	福島県白河市白坂三輪台15	0248-28-1111
財団法人慈山会　医学研究所付属　坪井病院　✽	963-0197	福島県郡山市安積町長久保1-10-13	024-946-0808
財団法人　太田綜合病院附属　太田熱海病院 予防医学センター　✽	963-1309	福島県郡山市熱海町熱海5-240	024-984-0088
財団法人湯浅報恩会　寿泉堂クリニック　✽	963-8002	福島県郡山市駅前1-5-7	024-939-4616
財団法人　郡山市健康振興財団診療所　✽	963-8024	福島県郡山市朝日2-15-1	024-924-2911
星総合病院　✽	963-8501	福島県郡山市大町2-1-16	024-923-3711
医療法人慈繁会　付属土屋病院　✽	963-8831	福島県郡山市七ツ池町26-19	024-932-5425
竹田綜合病院健診センター　✽	965-8585	福島県会津若松市山鹿町3-27	0242-29-9877
会津中央病院　✽	965-8611	福島県会津若松市鶴賀町1-1	0242-24-6881
会田病院	969-0213	福島県西白河郡矢吹町本町216	0248-42-3592
松村健診センター　✽	970-8026	福島県いわき市平字小太郎町1-8	0246-22-9915
財団法人ときわ会　竹林病院　✽	970-8026	福島県いわき市平字堂根町2-3	0246-23-2331
社団医療法人養生会　かしま病院　✽	971-8143	福島県いわき市鹿島町下蔵持字中沢目22-1	0246-58-8010
社団医療法人至誠会　こうじま慈愛病院　✽	974-8232	福島県いわき市錦町鈴鹿103-1	0246-63-5141
医療法人相雲会　小野田病院　✽	975-0004	福島県南相馬市原町区旭町3-21	0244-24-1111
医療法人伸裕会　渡辺病院　✽	975-0014	福島県南相馬市原町区西町1-50	0244-22-7000
神立病院健診センター　✽	300-0011	茨城県土浦市神立中央5-11-2	029-831-9711
株式会社日立製作所　土浦診療健診センター　✽	300-0012	茨城県土浦市神立東2-27-8	029-831-5830
総合病院土浦協同病院　健康管理センター　✽	300-0053	茨城県土浦市真鍋新町11-7	029-823-3111
財団法人霞ヶ浦成人病研究事業団　健診センター　✽	300-0332	茨城県稲敷郡阿見町中央3-20-1	029-887-4563
医療法人　つくばセントラル病院　✽	300-1211	茨城県牛久市柏田町1589-3	029-872-1771
つくば双愛病院　✽	300-1245	茨城県つくば市高崎1008	029-873-2511
牛久愛和総合病院　✽	300-1296	茨城県牛久市猪子町896	029-873-4334
医療法人社団筑波記念会　筑波記念病院 つくばトータルヘルスプラザ	300-2622	茨城県つくば市要1187-299	029-864-3588
社会福祉法人恩賜財団済生会支部茨城県済生会 龍ケ崎済生会病院	301-0854	茨城県龍ケ崎市中里1-1	0297-63-7111
取手北相馬保健医療センター　医師会病院　✽	302-0032	茨城県取手市野々井1926	0297-71-9501
財団法人　筑波メディカルセンター つくば総合健診センター　✽	305-0005	茨城県つくば市天久保1-2	029-856-3500
医療法人社団雄好会　つくばシティア内科 クリニック（附属）人間ドック・健診センター　MARS　✽	305-0031	茨城県つくば市吾妻2-8-8 つくばシティアビル4階	029-860-5700
筑波病院　✽	305-0043	茨城県つくば市大角豆1761	029-855-0777
茨城県民生活協同組合 友愛記念病院総合健診センター　✽	306-0232	茨城県古河市東牛谷707	0280-97-3400
医療法人厚友会　城西総合健診センター　✽	307-0001	茨城県結城市大字結城10745-24	0296-33-0115
医療法人恒貴会 協和中央病院健康医学管理センター	309-1195	茨城県筑西市門井1676-1	0296-57-9959
医療法人社団北水会　北水会記念病院　✽	310-0035	茨城県水戸市東原3-2-1	029-303-3005
医療法人社団啓和会　東関東クリニック　✽	310-0804	茨城県水戸市白梅3-4-8	029-221-1200
財団法人　茨城県メディカルセンター　✽	310-8581	茨城県水戸市笠原町489-4	029-243-1111
大洗海岸病院　✽	311-1311	茨城県東茨城郡大洗町大貫町915	029-267-2191
水戸済生会総合病院　総合健診センター　✽	311-4145	茨城県水戸市双葉台3-3-10	029-254-9044
株式会社日立製作所　ひたちなか総合病院 総合健診センター　✽	312-0057	茨城県ひたちなか市石川町20-1	029-354-6795
医療法人社団善仁会　小山記念病院　✽	314-0030	茨城県鹿嶋市厨5-1-2	0299-85-1111
独立行政法人　労働者健康福祉機構鹿島労災病院　✽	314-0343	茨城県神栖市土合本町1-9108-2	0479-48-4111
公益財団法人日立メディカルセンター	316-0004	茨城県日立市東多賀町5-1-1	0294-34-2105
株式会社日立製作所　日立健康管理センター　✽	317-0076	茨城県日立市会瀬町4-3-16	0294-34-1020
株式会社日立製作所　日立総合病院 日立総合健診センター	317-0077	茨城県日立市城南町2-1-1	0294-23-3971
財団法人　栃木県保健衛生事業団　✽	320-0065	栃木県宇都宮市駒生町3337-1 とちぎ健康の森3階	028-623-8282
医療法人中山会　宇都宮記念病院　✽	320-0811	栃木県宇都宮市大通り1-3-16	028-622-1991

施設名	郵便番号	住所	電話番号
医療法人社団大衛会　比企病院 ✿	320-0812	栃木県宇都宮市一番町2-11	028-635-4161
社団法人全国社会保険協会連合会 宇都宮社会保険病院	321-0143	栃木県宇都宮市南高砂町11-17	028-653-1001
医療法人社団晴澄会　鷲谷病院健診センター ✿	321-0346	栃木県宇都宮市下荒針町3618	028-648-0484
社会福祉法人恩賜財団済生会栃木県済生会 宇都宮病院健診センター ✿	321-0974	栃木県宇都宮市竹林町911-1	028-626-5500
医療法人英静会　森病院 ✿	321-1261	栃木県日光市今市674	0288-22-1024
医療法人明倫会　今市病院 ✿	321-1261	栃木県日光市今市381	0288-22-2200
特定医療法人社団厚生会 西方病院総合健診センター	322-0601	栃木県上都賀郡西方町金崎273	0282-92-0970
医療法人社団亮仁会 那須中央病院付属総合健診センター ✿	324-0036	栃木県大田原市下石上1453	0287-29-2525
佐野厚生農業協同組合連合会　佐野厚生総合病院 ✿	327-8511	栃木県佐野市堀米町1728	0283-22-5222
医療法人陽気会　とちの木病院 ✿	328-0071	栃木県栃木市大町39-5	0282-22-7722
自治医科大学健診センター ✿	329-0434	栃木県下野市祇園2-35	0285-44-2100
日産自動車健康保険組合　栃木地区診療所 栃木地区健康推進センター	329-0692	栃木県河内郡上三川町上蒲生2500	0285-56-1216
医療法人恵生会　黒須病院 ✿	329-1311	栃木県さくら市氏家2650	028-681-8811
学校法人国際医療福祉大学　国際医療福祉大学病院 ✿	329-2763	栃木県那須塩原市井口537-3	0287-38-2751
医療法人社団日高会　日高病院 ✿	370-0001	群馬県高崎市中尾町886	027-362-1944
医療法人鶴谷会　鶴谷病院　健診センター ✿	370-0117	群馬県伊勢崎市境百々421	0270-74-1800
医療法人社団美心会　黒沢病院附属 ヘルスパーククリニック　高崎健康管理センター ✿	370-0852	群馬県高崎市中居町3-19-2	027-353-2277
医療法人社団千栄会　昭和病院 ✿	370-1207	群馬県高崎市綿貫町1341	027-347-1171
財団法人榛名荘　榛名荘病院 ✿	370-3347	群馬県高崎市中室田町5989	027-374-1135
医療法人社団三愛会　三愛クリニック ✿	370-3511	群馬県高崎市金古1758	027-373-3111
医療法人　関越中央病院 ✿	370-3513	群馬県高崎市北原町71	027-373-1198
前橋赤十字病院　健診管理センター ✿	371-0014	群馬県前橋市朝日町3-21-36	027-224-2585
社団法人　全国社会保険協会連合会 社会保険群馬中央総合病院 ✿	371-0025	群馬県前橋市紅雲町1-7-13	027-243-2212
社団法人伊勢崎佐波医師会附属 成人病検診センター診療所 ✿	372-0024	群馬県伊勢崎市下植木町502	0270-26-7878
一般財団法人　東日本労働衛生センター 北関東支部　総合健診センター ✿	372-0825	群馬県伊勢崎市戸谷塚町629-1	0270-31-1004
富士重工業健康保険組合　総合太田病院 総合健診部 ✿	373-8585	群馬県太田市八幡町29-5	0276-22-1031
特定医療法人慶友会　慶友健診センター ✿	374-0016	群馬県館林市松原1-10-30	0276-75-7000
医療法人社団慶友会 慶友健診センター（宇沢整形外科）✿	374-0016	群馬県館林市松原1-10-30	0276-75-7000
公立藤岡総合病院附属外来センター 健康管理センター ✿	375-8503	群馬県藤岡市中栗須813-1	0274-22-3311
医療法人社団全仁会　高木病院 ✿	376-0011	群馬県桐生市相生町5-754	0277-53-7711
東吾妻町　国民健康保険診療所 ✿	377-0301	群馬県吾妻郡東吾妻町大字箱島1266-2	0279-59-3010
医療法人弥生会　吾妻さくら病院 ✿	377-0423	群馬県吾妻郡中之条町大字伊勢町782-1	0279-75-3011
長生病院	377-1304	群馬県吾妻郡長野原町大字長野原71	0279-82-2188
社会医療法人輝城会　沼田脳神経外科循環器科病院 ✿	378-0014	群馬県沼田市栄町8	0278-22-5052
利根保健生活協同組合　利根中央病院 ✿	378-0053	群馬県沼田市東原新町1855-1	0278-22-4321
安中市公立碓氷病院	379-0133	群馬県安中市原町1-9-10	027-385-8221
医療法人　川久保病院　健診センター ✿	330-0055	埼玉県さいたま市浦和区東高砂町29-18	048-883-2253
社団法人浦和医師会　健診センター ✿	330-0061	埼玉県さいたま市浦和区常盤6-4-18	048-824-1772
社団法人全国社会保険協会連合会 埼玉社会保険病院	330-0074	埼玉県さいたま市浦和区北浦和4-9-3	048-832-4951
医療法人　大宮シティクリニック ✿	330-8669	埼玉県さいたま市大宮区桜木町1-7-5 ソニックシティビル30階	048-645-1256
恩賜財団埼玉県済生会　川口健診センター ✿	332-0021	埼玉県川口市西川口6-4-14	048-257-2211
川口市立医療センター　総合健診センター ✿	333-0833	埼玉県川口市西新井宿180	048-280-1539
医療法人財団健隆会 戸田中央　総合健康管理センター ✿	335-0022	埼玉県戸田市上戸田2-32-20	048-442-1118
医療法人財団新生会　大宮共立病院 総合健診プログラム ✿	337-0024	埼玉県さいたま市見沼区片柳1550	048-686-7155
東大宮総合病院 ✿	337-0051	埼玉県さいたま市見沼区東大宮5-18	048-684-7111
医療法人慈正会　丸山記念総合病院 レインボークリニック ✿	339-0047	埼玉県さいたま市岩槻区原町14-1 岩槻健康プラザ3階	048-758-3891
埼玉県厚生農業協同組合連合会　幸手総合病院 ✿	340-0114	埼玉県幸手市東4-14-24	0480-42-1211

施設名	郵便番号	住所	電話番号
医療法人社団協友会 八潮中央総合病院附属みどり診療所 ✻	340-0808	埼玉県八潮市緑町1-23-24	048-998-8001
医療法人　梅原病院 ✻	344-0007	埼玉県春日部市大字小渕455-1	048-752-2152
白岡中央総合病院 ✻	349-0217	埼玉県南埼玉郡白岡町大字小久喜938-12	0480-93-0661
医療法人豊仁会　三井病院 ✻	350-0066	埼玉県川越市連雀町19-3	049-222-5321
医療法人若葉会　若葉病院 ✻	350-0208	埼玉県坂戸市戸宮609	049-283-3633
医療法人刀仁会　坂戸中央病院 ✻	350-0233	埼玉県坂戸市南町30-8	049-283-0019
埼玉医科大学病院　健康管理センター ✻	350-0495	埼玉県入間郡毛呂山町毛呂本郷38	049-276-1550
医療法人　行定病院	350-1123	埼玉県川越市脇田本町4-13	049-242-0382
医療法人社団誠会　尚誠クリニック 赤心堂総合健診センター ✻	350-1123	埼玉県川越市脇田本町23-1	049-243-5550
医療法人　武蔵野総合病院	350-1167	埼玉県川越市大字大袋新田977-9	049-237-6099
医療法人尚寿会　大生病院 ✻	350-1317	埼玉県狭山市水野600	04-2957-1141
特定医療法人社団清心会　至聖病院	350-1332	埼玉県狭山市下奥富1221	04-2952-1002
社会医療法人社団新都市医療研究会〔関越〕会 関越病院	350-2213	埼玉県鶴ヶ島市脚折145-1	049-285-3161
医療法人社団武蔵野会　朝霞台中央総合病院 ✻	351-8551	埼玉県朝霞市西弁財1-8-10	048-466-2055
新座志木中央総合病院 ✻	352-0001	埼玉県新座市東北1-7-2	048-474-7211
医療法人社団　堀ノ内病院 ✻	352-0023	埼玉県新座市堀ノ内2-9-31	048-481-5168
志木市立市民病院　総合健診センター ✻	353-0001	埼玉県志木市上宗岡5-14-50	048-475-2955
社団法人　東松山医師会病院　健診センター ✻	355-0021	埼玉県東松山市神明町1-15-10	0493-25-0232
医療法人　埼玉成恵会病院 ✻	355-0072	埼玉県東松山市石橋1721	0493-23-0277
医療法人永仁会　入間ハート病院 ✻	358-0026	埼玉県入間市小谷田1258-1	04-2935-0320
医療法人社団秀栄会　所沢第一病院 ✻	359-0024	埼玉県所沢市下安松1559-1	04-2944-5800
所沢市市民医療センター	359-0025	埼玉県所沢市上安松1224-1	04-2992-1151
かがやきクリニック ✻	359-1131	埼玉県所沢市久米593-8	04-2991-7511
医療生協さいたま　熊谷生協病院 ✻	360-0012	埼玉県熊谷市上之3854	048-524-3841
医療法人藤和会　藤間病院総合健診システム ✻	360-0031	埼玉県熊谷市末広2-138	048-523-9608
社会福祉法人埼玉慈恵会　埼玉慈恵病院	360-0816	埼玉県熊谷市石原3-208	048-521-0321
医療法人社団紘智会　籠原病院	360-0845	埼玉県熊谷市美土里町3-136	048-532-6747
藤村病院附属健康管理センター ✻	362-0036	埼玉県上尾市宮本町3-1　第2大松ビル4階	048-777-2511
医療法人社団愛友会　上尾中央総合病院 ✻	362-0075	埼玉県上尾市柏座1-10-10	048-773-1111
伊奈病院健康管理センター ✻	362-0806	埼玉県北足立郡伊奈町小室9419	048-721-3692
医療法人財団聖蹟会　埼玉県央病院 ✻	363-0008	埼玉県桶川市坂田1726	048-776-0022
医療法人誠昇会　北本共済病院 人間ドック検診センター	363-0027	埼玉県桶川市大字川田谷6222-3	048-787-3017
北里大学　北里研究所メディカルセンター病院 ✻	364-8501	埼玉県北本市荒井6-100	048-593-1212
社団法人深谷市・大里郡医師会　メヂカルセンター 深谷市総合健診センター ✻	366-0034	埼玉県深谷市常盤町62-2	048-572-2411
医療生協さいたま生活協同組合　秩父生協病院 ✻	368-0016	埼玉県秩父市阿保町1-11	0494-23-1300
医療法人花仁会　秩父病院　健診センター ✻	368-0046	埼玉県秩父市宮側町16-12	0494-22-3023
医療法人福生会　斎藤労災病院 ✻	260-0005	千葉県千葉市中央区道場南1-12-7	043-227-7437
ポートスクエア柏戸クリニック ✻	260-0025	千葉県千葉市中央区問屋町1-35	043-245-6051
医療法人社団普照会　井上記念病院 ✻	260-0027	千葉県千葉市中央区新田町1-16	043-245-8811
医療法人財団明理会　千葉ロイヤルクリニック ✻	260-0028	千葉県千葉市中央区新町1000 センシティタワー8階	043-204-5511
社団法人全国社会保険協会連合会　千葉社会保険病院 健康管理センター	260-8710	千葉県千葉市中央区仁戸名町682	043-261-2228
財団法人　ちば県民保健予防財団　総合健診センター ✻	261-0002	千葉県千葉市美浜区新港32-14	043-242-6131
医療法人社団扇心会　幕張マリブクリニック ✻	261-7102	千葉県千葉市美浜区中瀬2-6-1 ワールドビジネスガーデンマリブウエスト2階	043-297-0188
医療法人鉄蕉会 亀田総合病院附属幕張クリニック ✻	261-8501	千葉県千葉市美浜区中瀬1-3CD2 幕張テクノガーデン2階	043-296-2321
医療法人社団有相会　最成病院ヘルスケアセンター ✻	262-8506	千葉県千葉市花見川区柏井町800-1	043-257-8111
医療法人社団誠馨会　千葉中央メディカルセンター ✻	264-0017	千葉県千葉市若葉区加曽利町1835-1	043-232-9748
医療法人社団成風会　タカハシクリニック ✻	270-0001	千葉県松戸市幸田2-72	047-394-2211
医療法人社団誠高会　小金原健診クリニック ✻	270-0014	千葉県松戸市小金3　高橋ビル6階	047-348-7201
医療法人社団育誠會　北総栄病院 ✻	270-1516	千葉県印旛郡栄町安食2421	0476-95-6811
社会医療法人社団木下会　千葉西総合病院 健康管理センター ✻	270-2251	千葉県松戸市金ヶ作107-1	047-384-8074
新東京病院東京健康管理クリニック ✻	271-0063	千葉県松戸市北松戸2-7-8	047-365-6670
医療法人成春会　花輪クリニック ✻	273-0005	千葉県船橋市本町1-3-1　船橋フェイスビル8階	047-422-2202
医療法人弘仁会　板倉病院 ✻	273-0005	千葉県船橋市本町2-10-1	047-431-2662

施設名	〒	住所	電話
近藤クリニック ✻	273-0032	千葉県船橋市葛飾町2-337	047-434-6000
医療法人社団 ディーオーアイ 土居内科医院 ✻	273-0036	千葉県船橋市東中山1-18-10	047-334-2686
東邦鎌谷病院 ✻	273-0132	千葉県鎌ケ谷市粟野594	0474-45-6411
医療法人社団良知会 共立習志野台病院 ✻	274-0063	千葉県船橋市習志野台4-13-16	047-466-3018
医療法人社団千葉秀心会 東船橋病院 健康管理センター ✻	274-0065	千葉県船橋市高根台4-29-1	047-468-0011
社会医療法人社団千葉県勤労者医療協会 二和ふれあいクリニック ✻	274-0805	千葉県船橋市二和東5-1-1	047-448-7118
医療法人康生会 吉田医院	274-0825	千葉県船橋市前原西6-1-23	047-472-2905
千葉徳洲会病院 ✻	274-8503	千葉県船橋市習志野台1-27-1	047-464-6500
社会福祉法人恩賜財団済生会支部千葉県済生会 千葉県済生会習志野病院	275-8580	千葉県習志野市泉町1-1-1	047-473-1281
勝田台病院 ✻	276-0024	千葉県八千代市勝田622-2	047-482-3020
医療法人社団天宣会 柏健診クリニック ✻	277-0005	千葉県柏市柏4-5-21	047-167-4119
医療法人社団協友会 柏厚生クリニック ✻	277-0841	千葉県柏市あけぼの3-8-20	047-145-1811
医療法人社団葵会 千葉・柏たなか病院 ✻	277-0871	千葉県柏市若柴110	047-131-4131
キッコーマン総合病院 ✻	278-0005	千葉県野田市宮崎100	04-7123-5911
小張総合病院 ✻	278-8501	千葉県野田市横内29-1	04-7124-7427
第2上田クリニック附属 上田クリニック検診センター ✻	279-0004	千葉県浦安市猫実3-18-17	047-316-6006
医療法人社団新虎の門会 新浦安虎の門クリニック ✻	279-0013	千葉県浦安市日の出2-1-5	047-381-2088
医療法人静和会 浅井病院 ✻	283-8650	千葉県東金市家徳38-1	047-558-1407
医療法人沖縄徳洲会 四街道徳洲会病院 ✻	284-0032	千葉県四街道市吉岡1830-1	043-214-0326
社会福祉法人聖隷福祉事業団 聖隷佐倉市民病院 ✻	285-8765	千葉県佐倉市江原台2-36-2	043-486-0006
日本赤十字社 成田赤十字病院 ✻	286-8523	千葉県成田市飯田町90-1	0476-22-2311
医療法人社団華光会 山野病院 ✻	287-0003	千葉県香取市佐原イ3416	0478-55-1225
医療法人芙蓉会 五井病院 ✻	290-0056	千葉県市原市五井5155	0436-25-5151
社会医療法人社団さつき会 かずさアカデミアクリニック ✻	292-0818	千葉県木更津市かずさ鎌足2-3-9	0438-52-0211
医療法人博道会 館山病院 ✻	294-0037	千葉県館山市長須賀196	0470-22-1122
医療法人鉄蕉会 亀田クリニック ✻	296-0041	千葉県鴨川市東町1344	0470-99-2211
学校法人帝京大学ちば総合医療センター 健診センター	299-0111	千葉県市原市姉崎3426-3	0436-62-1268
社会医療法人社団さつき会 袖ケ浦さつき台病院 ✻	299-0246	千葉県袖ケ浦市長浦駅前5-21	0438-60-7391
財団法人 君津健康センター ✻	299-1141	千葉県君津市君津1	0439-55-6889
医療法人社団 丸の内クリニック ✻	100-0005	東京都千代田区丸の内1-6-2 新丸の内センタービル4階	03-5223-8822
医療法人社団榊原厚生会 榊原サピアタワークリニック ✻	100-0005	東京都千代田区丸の内1-7-12 サピアタワー7階	03-5288-0011
医療法人財団医親会 海上ビル診療所 ✻	100-0005	東京都千代田区丸の内1-2-1 東京海上日動ビル新館3階	03-3212-7610
財団法人日本がん知識普及協会 付属有楽町電気ビルクリニック	100-0006	東京都千代田区有楽町1-7-1	03-3213-0091
医療法人社団六医会 内幸町診療所 ✻	100-0011	東京都千代田区内幸町1-1-1 帝国ホテルタワー7階	03-3501-5567
財団法人健康医学協会 霞が関ビル診療所 ✻	100-6012	東京都千代田区霞が関3-2-5 霞ヶ関ビル3階	03-3581-6031
社会福祉法人 三井記念病院総合健診センター ✻	101-0024	東京都千代田区神田和泉町1	03-5687-6331
医療法人社団裕健会 神田クリニック 健康管理センター	101-0047	東京都千代田区内神田2-4-1	03-3252-0763
医療法人社団知誠会 ユアーズクリニック ✻	101-0047	東京都千代田区内神田3-12-8	03-3258-8222
医療法人財団福音医療会 神田キリスト教診療所 ✻	101-0052	東京都千代田区神田小川町1-5-1	03-5283-8119
公益財団法人結核予防会 第一健康相談所総合健診センター ✻	101-0061	東京都千代田区三崎町1-3-12	03-3292-9215
医療法人財団小畑会 浜田病院付属クリニック ✻	101-0062	東京都千代田区神田駿河台2-1-45 ニュー駿河台ビル6階・7階	03-5280-1080
日本大学医学部 総合健診センター ✻	101-0062	東京都千代田区神田駿河台1-7-3	03-3293-1701
社団法人東京都教職員互助会 三楽病院附属生活習慣クリニック ✻	101-8326	東京都千代田区神田駿河台2-5	03-3292-3981
国家公務員共済組合連合会 九段坂病院 ✻	102-0074	東京都千代田区九段南2-1-39	03-3262-9191
財団法人健康医学協会 東都クリニック ✻	102-0094	東京都千代田区紀尾井町4-1 ホテルニューオータニ 新館2階	03-3239-0301
医療法人社団 こころとからだの元氣プラザ ✻	102-8508	東京都千代田区飯田橋3-6-5	03-5210-6666
医療法人社団東京ハート会 日本橋ハートクリニック ✻	103-0021	東京都中央区日本橋石町3-2-12 社労士ビル2階	03-3244-4810

施設名	郵便番号	住所	電話番号
中島クリニック *	103-0026	東京都中央区日本橋兜町8-8	03-3666-0881
財団法人日本健康開発財団 東京・八重洲総合健診センター *	103-0028	東京都中央区八重洲1-5-20 石塚八重洲ビル7階	03-3274-2861
東京センタークリニック *	103-0028	東京都中央区八重洲1-5-4　共同ビル1階	03-3276-6935
医療法人財団明理会　イムス八重洲クリニック *	103-0028	東京都中央区八重洲1-4-21　共同ビル6階	03-3274-4351
東京実業健康保険組合　東実総合健診センター *	103-8465	東京都中央区東日本橋3-10-4	03-3669-3861
財団法人　松翁会診療所　松翁会健診プラザ *	104-0031	東京都中央区京橋1-3-1 八重洲口大栄ビル3館・4階	03-3201-3225
医療法人社団湖聖会　銀座医院健康管理センター *	104-0061	東京都中央区銀座7-13-15	03-3541-3340
聖路加国際病院附属クリニック・予防医療センター *	104-6591	東京都中央区明石町8-1 聖路加タワー3階・4階・5階	03-5550-2400
医療法人社団進興会　セラヴィ新橋クリニック *	105-0003	東京都港区西新橋2-39-3 スバックス西新橋ビル	03-5408-8181
医療法人社団潤康会　芝パーククリニック *	105-0011	東京都港区芝公園2-4-1 芝パークビルA館2階	03-3434-4485
医療法人社団天宣会　汐留健診クリニック *	105-0013	東京都港区浜松町1-17-10	03-3432-8888
アジュール竹芝総合健診センター *	105-0022	東京都港区海岸1-11-2　アジュール竹芝17階	03-3437-2701
船員保険芝浦健康管理センター *	105-0023	東京都港区芝浦1-11-18	03-3452-3382
医療法人社団上善会　ペディ汐留クリニック *	105-7390	東京都港区東新橋1-9-1 東京汐留ビルディング地下2階	03-6274-5074
東京慈恵会医科大学附属病院　新橋健診センター *	105-8461	東京都港区西新橋3-25-8	03-3433-1111
国家公務員共済組合連合会 虎の門病院付属健康管理センター・画像診断センター *	105-8470	東京都港区虎ノ門1-2-3 虎ノ門清和ビル	03-3560-7777
新赤坂クリニック *	106-0032	東京都港区六本木5-5-1 六本木ロアビル11階	03-5770-1250
永沢クリニック *	107-0052	東京都港区赤坂3-5-2 サンヨー赤坂ビル2階	03-3583-6710
医療法人社団好日会　南赤坂クリニック *	107-0052	東京都港区赤坂1-11-36 レジデンスバイカウンテス420	03-5561-9258
東健メディカルクリニック *	107-0052	東京都港区赤坂3-21-13　昭栄赤坂ビル2階	03-3505-3151
医療法人財団順和会　山王病院 *	107-0052	東京都港区赤坂8-10-16	03-3402-3151
鈴木胃腸消化器クリニック　健診センター *	108-0014	東京都港区芝5-27-1	03-3455-6188
北里大学北里研究所病院 *	108-0072	東京都港区白金5-9-1	03-3444-6161
一般財団法人　ライフ・プランニング・センター *	108-0073	東京都港区三田3-12-12 笹川記念会館11階	03-3454-5068
せんぽ東京高輪病院健康管理センター *	108-0074	東京都港区高輪3-10-11	03-3443-9191
学校法人　武蔵野女子学院 武蔵野大学メディカルセンター *	108-0075	東京都港区港南2-5-3 オリックス品川ビル2階	03-5781-5020
医療法人社団同友会　品川クリニック *	108-0075	東京都港区港南2-16-3 品川グランドセントラルタワー1階	03-6718-2816
国際医療福祉大学三田病院　予防医学センター *	108-8329	東京都港区三田1-4-3	03-3451-8127
財団法人船員保険会　せんぽ東京高輪病院 健康管理センター *	108-8606	東京都港区高輪3-10-11	03-3443-9555
医療法人社団青鷲会　鶯谷健診センター *	110-0003	東京都台東区根岸2-19-19	03-3873-9164
社団法人オリエンタル労働衛生協会東京支部 オリエンタル上野健診センター	110-0005	東京都台東区上野1-20-11	03-5816-0711
公益財団法人愛世会　愛誠病院　上野クリニック *	110-0015	東京都台東区東上野2-18-6　常磐ビル2階・3階	03-3834-3518
財団法人　ライフ・エクステンション研究所付属 永寿総合病院 *	110-8645	東京都台東区東上野2-23-16	03-3833-8381
医療法人社団康裕会　浅草クリニック *	111-0032	東京都台東区浅草4-11-6	03-3876-3600
聖愛クリニック *	111-0032	東京都台東区浅草5-64-6	03-3874-5341
医療法人社団同友会　春日クリニック第二 *	112-0002	東京都文京区小石川1-12-16　TGビル	03-3816-5840
財団法人有馬・近藤記念医学財団　富坂診療所 *	112-0002	東京都文京区小石川2-5-7	03-3814-2662
医療法人社団静晴会　山田胃腸科外科医院 総合健診センター *	113-0031	東京都文京区根津1-16-10	03-3821-3381
株式会社日立製作所　小平記念 東京日立病院 *	113-0034	東京都文京区湯島3-5-7	03-3831-2181
国立印刷局東京病院 *	114-0024	東京都北区西ヶ原2-3-6	03-5567-1332
医療法人社団博栄会　赤羽中央病院 *	115-0044	東京都北区赤羽南2-5-12	03-3902-0348
医療法人社団埴原会　赤羽病院 *	115-0045	東京都北区赤羽2-2-1	03-3901-4941
医療法人社団哲仁会　井口病院 *	120-0034	東京都足立区千住2-19	03-3881-2470
医療法人社団昭愛会　水野病院 *	123-0841	東京都足立区西新井6-32-10	03-3898-8080
医療法人社団成和会　西新井病院 *	123-0845	東京都足立区西新井本町5-7-14	03-3840-7111
いずみ記念病院 *	123-0853	東京都足立区本木1-3-7	03-5888-2111
医療法人社団さわやか済世　葛飾健診センター *	124-0012	東京都葛飾区立石2-36-9	03-3693-7676

施設名	〒	住所	電話
医療法人財団謙仁会　亀有病院 ✽	125-0061	東京都葛飾区亀有3-36-3	03-3601-0186
3Sメディカルクリニック ✽	130-0022	東京都墨田区江東橋2-19-7　富士ソフトビル15階	03-5624-5320
社会福祉法人同愛記念病院財団　同愛記念病院 ✽	130-8587	東京都墨田区横網2-1-11	03-3625-6381
医療法人社団誠和会　白鬚橋クリニック総合健診センター ✽	131-0032	東京都墨田区東向島4-5-10　グランドメディカルビル2階	03-3611-3100
社会福祉法人仁生社　江戸川病院総合健診センターMAXLIFE ✽	133-0052	東京都江戸川区東小岩2-24-18	03-3673-1045
日本私立学校振興・共済事業団　東京臨海病院健康医学センター ✽	134-0086	東京都江戸川区臨海町1-4-2	03-5605-8822
医療法人財団綜友会　第二臨海クリニック ✽	134-0088	東京都江戸川区西葛西7-28-8	03-5658-3558
社団法人江戸川区医師会　医療検査センター ✽	134-0091	東京都江戸川区船堀4-1-1　タワーホール6階	03-5676-8811
財団法人日本予防医学協会附属診療所　ウェルビーイング毛利 ✽	135-0001	東京都江東区毛利1-19-10　江間忠錦糸町ビル5階	03-3635-5711
あそか病院 ✽	135-0002	東京都江東区住吉1-18-1	03-3632-0290
同友会　深川クリニック ✽	135-0022	東京都江東区三好2-15-10	03-3630-0003
医療法人社団修世会　木場病院 ✽	135-0042	東京都江東区木場5-8-7	03-3642-0032
医療法人社団優人会　東西線メディカルクリニック ✽	135-0048	東京都江東区門前仲町1-4-8　プラザ門前仲町9階	03-3643-0077
医療法人社団　藤﨑病院 ✽	136-0076	東京都江東区南砂1-25-11	03-3648-2111
医療法人財団寿康会診療所　健診センター・クリニック ✽	136-0076	東京都江東区南砂7-13-5	03-3615-3020
財団法人河野臨牀医学研究所　附属北品川クリニック ✽	140-0001	東京都品川区北品川1-28-15	03-3474-1351
日立造船健康保険組合　東京診療所 ✽	140-0013	東京都品川区南大井6-26-3　大森ベルポートD15階	03-6404-0132
株式会社　東芝　東芝病院総合健診センター ✽	140-8522	東京都品川区東大井6-3-22	03-3761-4260
医療法人社団進興会　進興クリニック ✽	141-6003	東京都品川区大崎2-1-1　ThinkPark Tower 3階	03-5745-3003
NTT東日本関東病院 ✽	141-8625	東京都品川区東五反田5-9-22	03-3448-6275
財団法人緋本労働福祉協会　旗の台健診センター ✽	142-0064	東京都品川区旗の台6-16-11	03-3783-9411
ヘルスケアリフォームセンター健康館　鈴木クリニック ✽	143-0015	東京都大田区大森西5-25-11　2階	03-3765-9536
医療法人財団　安田病院 ✽	143-0016	東京都大田区大森北1-11-18	03-3761-1023
医療法人財団仁医会　牧田総合病院附属健診センター ✽	143-0016	東京都大田区大森北1-34-6	03-3762-3379
医療法人社団松英会 ✽	143-0027	東京都大田区中馬込1-5-8	03-3775-5631
社会保険蒲田総合病院　健康管理センター ✽	144-0035	東京都大田区南蒲田2-19-2	03-3738-8221
医療法人社団　渡辺病院 ✽	144-0043	東京都大田区羽田1-5-16	03-3741-0223
パナソニック健康保険組合　東京健康管理センター ✽	144-8614	東京都大田区東六郷2-15-12	03-3737-5311
医療法人社団松和会　池上総合病院健診センター ✽	146-0082	東京都大田区池上6-1-9	03-3755-2950
木村病院 ✽	146-0083	東京都大田区千鳥2-39-10	03-3758-2671
財団法人日本労働文化協会　恵比寿ハートビル診療所	150-0013	東京都渋谷区恵比寿1-24-4	03-5420-8021
医療法人社団明生会　セントラル病院 ✽	150-0046	東京都渋谷区松濤2-18-1	03-3467-5131
医療法人　宝生会　PL病院東京診療所（PL東京健康管理センター） ✽	150-0047	東京都渋谷区神山町17-8	03-3469-1161
日本赤十字社医療センター ✽	150-8935	東京都渋谷区広尾4-1-22	03-3400-1311
医療法人社団鳳凰会　フェニックスメディカルクリニック ✽	151-0051	東京都渋谷区千駄ケ谷3-41-6	03-3478-3535
医療法人社団鶴亀会　新宿海上ビル診療所 ✽	151-0053	東京都渋谷区代々木2-11-15　新宿東京海上日動ビル4階	03-3299-8900
東海大学医学部付東京病院 ✽	151-0053	東京都渋谷区代々木1-2-5	03-3370-2321
医療法人財団明理会　新宿ロイヤル診療所 ✽	151-0053	東京都渋谷区代々木2-9　久保ビル2階	03-3375-3371
代々木病院	151-8556	東京都渋谷区千駄ケ谷1-30-7	03-3478-7038
医療法人社団アルコ会　アルコクリニック総合健診センター ✽	153-0064	東京都目黒区下目黒1-8-1　アルコタワー12階	03-5434-8181
医療法人社団優愛会　目黒ゆうあいクリニック ✽	153-0065	東京都目黒区中町2-30-5　敦岡ビル	03-3710-6119
全国土木建築国民健康保険組合　総合病院厚生中央病院　健康管理センター ✽	153-8581	東京都目黒区三田1-11-7	03-3713-2141
財団法人平和協会　駒沢診療所　駒沢健康管理センター	154-0012	東京都世田谷区上馬4-5-8	03-3424-8562
医療法人社団大坪会　三軒茶屋病院 ✽	154-0024	東京都世田谷区三軒茶屋1-21-5	03-3410-7321
公益財団法人　世田谷区保健センター ✽	154-0024	東京都世田谷区三軒茶屋2-53-16	03-3410-9101
久我山病院	157-0061	東京都世田谷区北烏山2-14-20	03-3309-1111

施設名	〒	住所	電話
医療法人社団緑眞会　世田谷下田総合病院	157-0062	東京都世田谷区南烏山4-9-23	03-3308-5221
一般財団法人 東日本労働衛生センター 新宿健診センター	160-0021	東京都新宿区歌舞伎町2-31-12	03-3209-0211
医療法人社団敬昭会　芙蓉診療所 成人病医学センター	160-0022	東京都新宿区新宿5-14-5	03-3350-6731
医療法人社団順正会　ヒロオカクリニック	160-0022	東京都新宿区新宿2-5-12 フォーキャスト新宿アヴェニュー3階	03-3225-1720
医療法人創健会　新宿追分クリニック	160-0022	東京都新宿区新宿3-1-13 京王新宿追分ビル7階	03-5363-3334
公益財団法人三越厚生事業団 三越総合健診センター	160-0023	東京都新宿区西新宿1-24-1 エステック情報ビル5階	03-3348-5791
財団法人明治安田厚生事業団　新宿健診センター	160-0023	東京都新宿区西新宿1-8-3 小田急明治安田生命ビル10階	03-3349-2741
医療法人社団菱秀会　金内メディカルクリニック	160-0023	東京都新宿区西新宿7-5-25 西新宿木村屋ビル2階	03-3365-5521
医療法人社団善仁会 新宿西口ヘルチェッククリニック	160-0023	東京都新宿区西新宿3-2-4 親和ビルディング7階	03-5339-3306
医療法人社団新友会　プラザ30階クリニック	160-0023	東京都新宿区西新宿2-2-1 京王プラザホテル本館30階	03-5323-4330
社会福祉法人聖母会　聖母病院	161-8521	東京都新宿区中落合2-5-1	03-3951-1111
財団法人東京都予防医学協会　人間ドック	162-8402	東京都新宿区市谷砂土原町1-2　保健会館	03-3269-1141
医療法人社団成山会　楠樹記念クリニック	163-0206	東京都新宿区西新宿2-6-1　新宿住友ビル6階	03-3344-6666
医療法人社団榊原厚生会　新宿三井ビルクリニック	163-0404	東京都新宿区西新宿2-1-1　新宿三井ビル4階	03-3344-3311
公益財団法人日本心臓血圧研究振興会 榊原記念クリニック分院　検診センター	163-0804	東京都新宿区西新宿2-4-1　新宿NSビル4階	03-3344-4677
東京医科大学病院　健診予防医学センター	163-1307	東京都新宿区西新宿6-5-1 新宿アイランドタワー7階	03-5323-0320
立正佼成会附属佼成病院　健診センター	164-0013	東京都中野区弥生町5-25-15	03-5340-5102
河北総合病院　健診センター	166-0003	東京都杉並区高円寺南4-27-12	03-5377-2511
社団法人衛生文化協会　城西病院 予防医学本部健診センター	167-0043	東京都杉並区上荻2-42-11　城西病院6階	03-3390-6910
医療法人財団アドベンチスト会　東京衛生病院	167-8507	東京都杉並区天沼3-17-3	03-3392-6151
戸塚ロイヤルクリニック	169-0071	東京都新宿区戸塚町1-104-19 リーガロイヤルホテル東京5階	03-5285-8960
山口病院	170-0001	東京都豊島区西巣鴨1-19-17	03-3915-5885
池袋病院	170-0013	東京都豊島区東池袋3-5-4	03-3971-2836
医療法人社団明芳会　池袋ロイヤルクリニック	170-0013	東京都豊島区東池袋1-21-11 オーク池袋ビル10階	03-3989-1112
医療法人社団燦壽会　サン虎の門クリニック	170-6007	東京都豊島区東池袋3-1-1 サンシャイン60 7階	03-3988-3421
医療法人社団卓秀会　平塚胃腸クリニック	171-0021	東京都豊島区西池袋3-28-1	03-3984-4316
医療法人社団卓秀会 平塚胃腸病院附属池袋藤久ビルクリニック	171-0021	東京都豊島区西池袋1-18-2 藤久ビル西1号館9階	03-5951-1201
大同病院	171-0033	東京都豊島区高田3-22-8	03-3981-3213
医療法人社団桃栄会　木村牧角病院	173-0026	東京都板橋区中丸町21-3	03-3959-3121
社団法人労働保健協会　附属診療所	173-0027	東京都板橋区南町9-11	03-3530-2131
公益財団法人愛世会　愛誠病院	173-8588	東京都板橋区加賀1-3-1	03-3961-5125
医療法人社団明芳会　板橋中央総合病院	174-0051	東京都板橋区小豆沢2-12-7	03-3967-1181
医療法人社団慈誠会　上板橋第二病院	174-0071	東京都板橋区常盤台4-35-9	03-3937-7991
医療法人社団浩生会　スズキ病院健診センター	176-0006	東京都練馬区栄町7-1	03-3557-3003
医療法人社団榊原厚生会　吉祥寺榊原クリニック	180-0003	東京都武蔵野市吉祥寺南町1-8-6 カーサカルム吉祥寺2階	0422-48-6311
医療法人社団陽和会　武蔵野陽和会病院	180-0012	東京都武蔵野市緑町2-1-33	0422-52-3212
医療法人啓仁会　吉祥寺南病院	180-8551	東京都武蔵野市吉祥寺南町3-14-4	0422-45-2161
武蔵野赤十字病院健診センター	180-8610	東京都武蔵野市境南町1-26-1	0422-32-3111
医療法人財団慈生会　野村病院　予防医学センター	181-8503	東京都三鷹市下連雀8-3-6	0422-47-4848
医療法人社団大坪会　北多摩病院	182-0021	東京都調布市調布ヶ丘4-1-1	042-486-8111
医療法人社団　飯野病院	182-0024	東京都調布市布田4-3-2	042-483-8811
医療法人社団共済会　共済会櫻井病院	183-0014	東京都府中市是政2-36	042-362-5141
医療法人社団寛政会　武蔵小金井クリニック 総合健診センター	184-0004	東京都小金井市本町5-19-33	042-384-0080
医療法人社団鶴亀会　小金井つるかめクリニック	184-0004	東京都小金井市本町6-14-28-301	042-386-3757
桜町病院	184-8511	東京都小金井市桜町1-2-20	042-383-4111
公立昭和病院	187-0004	東京都小平市天神町2-450	0424-61-0052

施設名	〒	住所	電話
医療法人財団緑秀会　田無病院　*	188-0002	東京都西東京市緑町3-6-1	0424-61-2682
特別医療法人社団時正会　佐々総合病院	188-0011	東京都西東京市田無町4-24-15	0424-61-1535
医療法人社団愛有会　久米川病院　*	189-0012	東京都東村山市萩山町3-3-10	042-397-8811
公益財団法人　結核予防会　新山手病院　*	189-0021	東京都東村山市諏訪町3-6-1	042-391-1425
東京白十字病院　健康管理センター　*	189-0021	東京都東村山市諏訪町2-26-1	042-393-7486
医療法人社団進興会　立川北口健診館　*	190-0012	東京都立川市曙町2-37-7 コアシティ立川ビル9階	042-521-1099
社団法人東京都総合組合保健施設振興協会 多摩健康管理センター	190-0022	東京都立川市錦町3-7-10	042-528-2011
医療法人財団　立川中央病院附属健康クリニック	190-0023	東京都立川市柴崎町3-14-2　BOSEN 4階	042-526-3222
厚生連クリニック　JA東京健康管理センター　*	190-0023	東京都立川市柴崎町3-6-10	042-528-1381
医療法人社団崎陽会　日の出ケ丘病院健診部　*	190-0181	東京都西多摩郡日の出町大久野310	042-588-8666
医療法人社団青雲会　北野台病院　*	190-0911	東京都八王子市打越町1068	0426-37-1001
医療法人社団厚潤会　花輪病院　*	191-0011	東京都日野市日野本町3-14-15	042-582-0061
東海大学八王子病院　健康管理センター　*	192-0032	東京都八王子市石川町1838	042-639-1177
学校法人　東海大学　東海大学医学部付属八王子病院　*	192-0032	東京都八王子市石川町1838	042-639-1111
八王子健康管理センター　*	192-0046	東京都八王子市明神町4-30-2	042-648-1622
医療法人財団興和会　右田病院　*	192-0066	東京都八王子市本町13-2	042-622-5155
医療法人社団厚誠会　孫田クリニック　*	192-0083	東京都八王子市朝日町6-6　ピオスビル5階	042-627-1175
医療法人社団正志会　南町田病院　*	194-0004	東京都町田市鶴間1008-1	042-799-6161
医療法人康心会　ふれあい町田ホスピタル　*	194-0215	東京都町田市小山ヶ丘1-3-8	042-798-1121
医療法人幸隆会　多摩丘陵病院　*	194-0297	東京都町田市下小山田1491	042-797-1512
医療法人財団暁　あきる台病院　*	197-0804	東京都あきる野市秋川6-5-1	042-559-5449
新町クリニック　*	198-0024	東京都青梅市新町3-53-5	042-831-5301
西部保健生活協同組合　清瀬診療所　*	204-0021	東京都清瀬市元町1-13-27	042-493-2727
結核予防会　複十字病院　健康管理センター　*	204-8522	東京都清瀬市松山3-1-24	042-491-4712
稲城市立病院	206-0801	東京都稲城市大丸1171	042-377-1421
医療法人財団大和会　東大和病院　*	207-0014	東京都東大和市南街1-13-12	042-562-1490
川崎医療生活協同組合　京町診療所　*	210-0848	神奈川県川崎市川崎区京町2-15-6　神和ビル	044-333-9516
医療法人社団こうかん会　日本鋼管病院　*	210-0852	神奈川県川崎市川崎区鋼管通1-2-1	044-333-6674
医大前内科クリニック　*	211-0063	神奈川県川崎市中原区小杉町1-509-1	044-739-0088
独立行政法人労働者健康福祉機構　関東労災病院　*	211-8510	神奈川県川崎市中原区木月住吉町1-1	044-434-6333
日本医科大学武蔵小杉病院	211-8533	神奈川県川崎市中原区小杉町1-396	044-733-5181
社会医療法人財団石心会 アルファメディック・クリニック　*	212-0013	神奈川県川崎市幸区堀川町580-16 川崎テックセンター8階	044-511-6115
高津中央クリニック　*	213-0001	神奈川県川崎市高津区溝口1-16-3	044-822-1278
医療法人社団黎明会　新百合健康管理センター　*	215-0021	神奈川県川崎市麻生区上麻生1-20-1 小田急アコルデ新百合ヶ丘6階	044-959-3121
医療法人社団善仁会 ヘルチェックレディース横浜クリニック　*	220-0004	神奈川県横浜市西区北幸1-4-1 横浜天理ビル23階	045-317-8577
医療法人社団善仁会 横浜西口ヘルチェッククリニック　*	220-0004	神奈川県横浜市西区北幸1-11-15 横浜STビル3階	045-325-0077
医療法人社団善仁会 ヘルチェックファーストプレイス横浜クリニック　*	220-0011	神奈川県横浜市西区高島2-7-1 ファーストプレイス横浜6階	045-450-6226
横浜東口クリニック　*	220-0011	神奈川県横浜市西区高島2-19-12 スカイビル17階	045-453-3366
医療法人社団相和会 みなとみらいメディカルスクエア　*	220-0012	神奈川県横浜市西区みなとみらい3-6-3 MMパークビル	045-228-2000
医療法人財団　コンフォート　コンフォート病院　*	220-0023	神奈川県横浜市西区平沼2-8-25	045-453-6060
医療法人城見会　アムスランドマーククリニック　*	220-8107	神奈川県横浜市西区みなとみらい2-2-1-1 ランドマークタワー7階	045-222-5588
財団法人神奈川県警友会　けいゆう病院　*	220-8521	神奈川県横浜市西区みなとみらい3-7-3	045-221-8181
医療法人社団善仁会 横浜東口ヘルチェッククリニック　*	221-0056	神奈川県横浜市神奈川区金港町6-20	045-453-7797
横浜北幸クリニック　*	221-0835	神奈川県横浜市神奈川区鶴屋町3-32-13 第2安田ビル9階	045-325-1212
医療法人社団相和会　横浜総合健診センター　*	222-0023	神奈川県横浜市港北区仲手原2-43-48	045-433-8511
医療法人社団三喜会　横浜新緑総合病院　*	226-0025	神奈川県横浜市緑区十日市場町1726-7	045-984-3003
社団法人日本厚生団　長津田厚生総合病院　*	226-0027	神奈川県横浜市緑区長津田4-23-1	045-989-3123
医療法人社団興生会　相模台病院 相模台健診クリニック	228-0001	神奈川県座間市相模が丘6-27-49	046-256-0011
日産自動車健康保険組合　座間地区診療所　*	228-0012	神奈川県座間市広野台2-10-1	046-252-3208
医療法人社団相和会　産業健診センター　*	229-0036	神奈川県相模原市中央区富士見4-9-5	042-756-2666

施設名	郵便番号	住所	電話番号
神奈川県厚生農業協同組合連合会　保健福祉センター JA健康管理センターさがみはら　✽	229-1103	神奈川県相模原市緑区橋本6-1-14 THE HASHIMOTO TOWER　3階・4階	042-772-3296
医療法人社団哺育会 さがみリハビリテーション病院　✽	229-1134	神奈川県相模原市中央区下九沢54-2	042-773-3211
社会福祉法人相模更生会　総合相模更生病院　✽	229-8555	神奈川県相模原市中央区小山3429	042-752-1808
財団法人結核予防会神奈川県支部 かながわクリニック　✽	231-0004	神奈川県横浜市中区元浜町4-32 県民共済馬車道ビル	045-201-8521
財団法人神奈川県予防医学協会　中央診療所　✽	231-0021	神奈川県横浜市中区日本大通58	045-641-8501
医療法人回生会　ふれあい横浜ホスピタル 健康管理センター　✽	231-0031	神奈川県横浜市中区万代町2-3-3	045-662-2489
財団法人結核予防会神奈川県支部　中央健康相談所　✽	232-0033	神奈川県横浜市南区中村町3-191-7	045-251-2364
上大岡総合健診センター　✽	233-0002	神奈川県横浜市港南区上大岡西1-13-18	045-845-5543
医療法人社団成澤会　清水橋クリニック　✽	234-0053	神奈川県横浜市港南区日野中央1-19-4	045-847-5533
京浜健診クリニック　✽	236-0026	神奈川県横浜市金沢区柳町3-9	045-782-3222
社会福祉法人恩賜財団済生会　若草病院　✽	236-8653	神奈川県横浜市金沢区平潟町12-1	045-781-8811
財団法人神奈川県労働衛生福祉協会 神奈川総合健診センター　✽	240-0003	神奈川県横浜市保土ケ谷区天王町2-44-9	045-335-6900
船員保険　健康管理センター　✽	240-0066	神奈川県横浜市保土ケ谷区釜台町43-2	045-335-2263
公益社団法人地域医療振興協会 横須賀市立市民病院　✽	240-0195	神奈川県横須賀市長坂1-3-2	046-856-3136
医療法人順正会　横浜鶴ヶ峰病院　✽	241-0011	神奈川県横浜市旭区川島町1764	045-371-0055
財団法人健康予防医学財団 ヘルスケアクリニック厚木　✽	243-0018	神奈川県厚木市中町3-6-17	046-223-1150
神奈川県厚生農業協同組合連合会保健福祉センター JA健康管理センターあつぎ　✽	243-0022	神奈川県厚木市酒井3132	046-229-7115
社会医療法人社団三思会 東名厚木メディカルサテライトクリニック　✽	243-0034	神奈川県厚木市船子224	046-229-1937
東名厚木メディカルサテライト総合健診センター　✽	243-0034	神奈川県厚木市船子232	046-229-1937
社会医療法人　ジャパンメディカルアライアンス 海老名総合病院附属　海老名メディカルサポート センター　ヘルスサポートセンター　✽	243-0433	神奈川県海老名市河原口1519	046-292-1311
医療法人社団愛心会　湘南あつぎクリニック　✽	243-8550	神奈川県厚木市温水49-1	046-223-7722
株式会社日立製作所　日立横浜病院 総合健診センター　✽	244-0003	神奈川県横浜市戸塚区戸塚町550	045-864-5851
社会医療法人財団互恵会 大船中央病院健康管理センター　✽	247-0056	神奈川県鎌倉市大船6-2-24	0467-47-7761
医療法人社団愛心会　湘南鎌倉総合病院　✽	247-8533	神奈川県鎌倉市山崎1202-1	0467-44-1454
横浜栄共済病院　✽	247-8581	神奈川県横浜市栄区桂町132	045-891-2171
医療法人財団報徳会　西湘病院　✽	250-0001	神奈川県小田原市扇町1-16-35	0465-35-5773
医療法人社団帰陽会　丹羽病院　✽	250-0042	神奈川県小田原市荻窪406	0465-34-3444
医療法人社団藤順会　藤沢総合健診センター　✽	251-0024	神奈川県藤沢市鵠沼橋1-17-11	0466-23-3211
白木内科医院　✽	251-0024	神奈川県藤沢市鵠沼橋1-5-1-201	0466-26-5578
公益財団法人藤沢市保健医療財団 藤沢市保健医療センター　✽	251-0861	神奈川県藤沢市大庭5527-1	0466-88-7300
社会保険　相模野病院　健康管理センター　✽	252-0206	神奈川県相模原市中央区淵野辺1-2-30	042-751-1265
医療法人社団相和会　相模原総合健診センター　✽	252-0206	神奈川県相模原市中央区淵野辺3-2-8	042-753-3301
医療法人社団徳寿会　相模原中央病院　✽	252-0236	神奈川県相模原市中央区富士見6-4-20	042-751-5348
財団法人　ヘルス・サイエンス・センター　✽	252-0303	神奈川県相模原市南区相模大野3-13-15	042-740-6203
学校法人　北里研究所　北里大学健康管理センター　✽	252-0329	神奈川県相模原市南区北里1-15-1	042-778-7601
東芝林間病院　健康管理センター　✽	252-0385	神奈川県相模原市南区上鶴間7-9-1	042-742-3521
藤沢湘南台病院　健康管理センター　✽	252-0802	神奈川県藤沢市高倉2345	0466-41-3055
医療法人社団康心会　湘南健康管理センター　✽	253-0041	神奈川県茅ヶ崎市茅ヶ崎2-2-3	0467-86-6570
茅ヶ崎市立病院　健康管理センター　✽	253-0042	神奈川県茅ヶ崎市本村5-15-1	0467-52-1111
医療法人徳洲会　茅ヶ崎徳洲会総合病院 健康管理センター　✽	253-0052	神奈川県茅ヶ崎市幸町14-1	0467-85-4880
財団法人　佐々木研究所　附設湘南健診センター　✽	254-0034	神奈川県平塚市宝町10-4	0463-21-3811
国家公務員共済組合連合会　平塚共済病院　✽	254-8502	神奈川県平塚市追分9-11	0463-32-1950
東海大学医学部付属病院健診センター　✽	259-1193	神奈川県伊勢原市下糟屋143	0463-93-1121
平園クリニック　✽	259-1212	神奈川県平塚市岡崎4415-1	0463-50-1105
ながおか医療生活協同組合　ながおか生協診療所	940-0042	新潟県長岡市前田1-6-7	0258-38-0813
たちかわ総合健診センター　✽	940-0053	新潟県長岡市長町2-2-16	0258-36-6221
医療法人誠心会　吉田病院　✽	940-0053	新潟県長岡市長町1-1668	0258-32-0490
一般財団法人健康医学予防協会 長岡健康管理センター　✽	940-2108	新潟県長岡市千秋2-229-1	0258-28-3666

施設名	〒	住所	電話番号
柏崎市刈羽郡医師会　柏崎メジカルセンター　✽	945-0061	新潟県柏崎市栄町18-7	0257-23-2111
財団法人　小千谷総合病院　✽	947-8601	新潟県小千谷市本町1-13-33	0258-83-3600
財団法人　上村病院　✽	949-8407	新潟県十日町市田中口468-1	025-761-3003
新潟医療生活協同組合木戸病院健診センター　✽	950-0862	新潟県新潟市東区竹尾4-13-3	025-270-1831
一般財団法人　健康医学予防協会　✽	950-0893	新潟県新潟市東区はなみずき2-10-35	025-279-1100
社団法人新潟県労働衛生医学協会 プラーカ検診センター　✽	950-0917	新潟県新潟市中央区天神1-1　プラーカ3階	025-247-4101
社団法人新潟県健康管理協会　✽	950-0965	新潟県新潟市中央区新光町11-1	025-283-3939
総合リハビリテーションセンター　みどり病院　✽	950-0983	新潟県新潟市中央区神道寺2-5-1	025-244-0080
社会福祉法人恩賜財団済生会支部新潟県済生会 済生会新潟第二病院	950-1104	新潟県新潟市西区寺地280-7	025-233-6161
社団法人新潟県労働衛生医学協会 新潟健康増進センター	951-8133	新潟県新潟市中央区川岸町1-47-7	025-232-0151
財団法人　新潟県保健衛生センター 成人病検診センター　✽	951-8680	新潟県新潟市中央区川岸町2-11-11	025-267-8191
財団法人新潟県保健衛生センター　✽	951-8680	新潟県新潟市中央区白山浦2-180-5	025-267-8191
財団法人　下越総合健康開発センター　✽	957-8577	新潟県新発田市本町4-16-83	0254-24-1145
新潟県厚生農業協同組合連合会　村上総合病院	958-8533	新潟県村上市田端町2-17	0254-53-2141
医療法人社団真仁会　南部郷総合病院　✽	959-1707	新潟県五泉市村松1404-1	0250-58-6118
財団法人北陸予防医学協会　健康管理センター　✽	930-0177	富山県富山市西二俣277-3	076-436-1238
日本赤十字社　富山赤十字病院	930-0859	富山県富山市牛島本町2-1-58	076-433-2222
社団法人富山市医師会　健康管理センター　✽	930-0951	富山県富山市経堂4-1-36	076-422-4811
社団法人全国社会保険協会連合会 社会保険高岡病院	933-0115	富山県高岡市伏木古府元町8-5	0766-44-1181
医療法人社団紫蘭会　サンシャインメドック	933-0824	富山県高岡市西藤平蔵313	0766-63-3040
財団法人北陸予防医学協会　高岡総合健診センター　✽	933-0945	富山県高岡市金屋本町1-3	0766-24-3131
金沢医科大学　氷見市民病院　✽	935-8531	富山県氷見市幸町31-9	0766-74-1900
滑川市民健康センター　✽	936-0056	富山県滑川市田中新町127	076-475-8011
魚津市健康センター　✽	937-0041	富山県魚津市吉島1165	0765-24-3999
入善町保健センター　✽	939-0642	富山県下新川郡入善町上野2793-1	0765-72-0343
医療法人社団藤聖会　八尾総合病院　✽	939-2376	富山県富山市八尾町福島7-42	076-454-5000
公益財団法人　友愛健康医学センター　✽	939-2741	富山県富山市婦中町中名1554-17	076-466-5544
財団法人財団博仁会　横田病院　✽	939-8085	富山県富山市中野新町1-1-11	076-425-2800
財団法人富山県健康スポーツ財団 富山県健康増進センター	939-8555	富山県富山市蜷川373	076-429-7575
医療法人社団博友会　金沢西病院　✽	920-0025	石川県金沢市駅西本町6-15-41	076-233-1811
金沢大学病院　健康管理センター　✽	920-0265	石川県河北郡内灘町大学1-1	076-218-8261
財団法人石川県予防医学協会　✽	920-0365	石川県金沢市神野町東115	076-249-7225
医療法人社団藤聖会 金沢メディカルステーション　ヴィーク	920-0858	石川県金沢市木ノ新保町1-1 金沢駅西口ビル4階	076-235-4114
国家公務員共済組合連合会　北陸病院	921-8035	石川県金沢市泉が丘2-13-43	076-243-1191
国民健康保険　小松市民病院　健診センター	923-8560	石川県小松市向本折町ホ60	0761-22-7115
公立松任石川中央病院	924-8588	石川県白山市倉光3-8	076-275-2222
恵寿健康管理センター　✽	926-8605	石川県七尾市富岡町94	0767-52-3211
七尾市健康福祉部健康推進課保健センター　✽	926-8611	石川県七尾市袖ケ江町イ-25	0767-53-8420
財団法人　福井県労働衛生センター附属診療所 ふくい総合健康プラザ	910-0029	福井県福井市日光1-3-10	0776-25-2206
福井県立病院　✽	910-0846	福井県福井市四ツ井2-8-1	0776-54-5151
福井県厚生農業協同組合連合会　✽	910-8564	福井県福井市大手3-2-18	0776-27-8291
広瀬病院　✽	916-0025	福井県鯖江市旭町1-2-8	0778-51-3030
財団法人福井県予防医学協会　✽	918-8238	福井県福井市和田2-1006	0776-23-4810
日本赤十字社　福井赤十字病院　健診センター　✽	918-8501	福井県福井市月見2-4-1	0776-36-3667
社会福祉法人　恩賜財団　福井県済生会病院	918-8503	福井県福井市和田中町舟橋7-1	0776-23-1111
山梨県厚生連健康管理センター　✽	400-0003	山梨県甲府市飯田1-1-26	0120-28-5592
医療法人　石和温泉病院　クアハウス石和	406-0023	山梨県笛吹市石和町八田330-5	055-263-7071
医療法人康麗会　笛吹中央病院	406-0031	山梨県笛吹市石和町四日市場47-1	055-262-2185
栗田病院　✽	380-0921	長野県長野市栗田695	026-226-0007
長野県厚生農業協同組合連合会　長野松代総合病院　✽	381-1231	長野県長野市松代町松代183	026-278-2031
長野県厚生農業協同組合連合会　佐久総合病院	384-0301	長野県佐久市臼田197	0267-82-2688
特別医療法人恵仁会　くろさわ病院	385-0051	長野県佐久市中込3-15-6	0267-64-1741
医療法人丸山会　丸子中央総合病院　✽	386-0404	長野県上田市上丸子335-5	0268-42-1111
医療法人共和会　塩田病院	386-1325	長野県上田市大字中野29-2	0268-38-2221

施設名	郵便番号	住所	電話番号
長野県厚生農業協同組合連合会 篠ノ井総合病院健康管理センター ✱	388-8004	長野県長野市篠ノ井会666-1	026-292-2261
医療法人藤森医療財団　藤森病院 ✱	390-0811	長野県松本市中央2-9-8	0263-33-3672
社会医療法人財団慈泉会　相澤健康センター ✱	390-0814	長野県松本市本庄2-5-1	0263-34-6360
丸の内病院　健診センター ✱	390-8601	長野県松本市渚1-7-45	0263-28-0055
日本赤十字社　諏訪赤十字病院 ✱	392-8510	長野県諏訪市湖岸通り5-11-50	0266-57-6042
財団法人　中部公衆医学研究所　診療所 ✱	395-0051	長野県飯田市高羽町6-2-2	0265-24-1777
医療法人輝山会　総合健診センター ✱	395-8558	長野県飯田市毛賀1707	0265-26-6711
長野県厚生農業協同組合連合会　富士見高原病院 ✱	399-0214	長野県諏訪郡富士見町落合11100	0266-62-3030
松本歯科大学病院健診・健康づくりセンター ✱	399-0781	長野県塩尻市広丘郷原1780	0263-51-2365
医療法人仁雄会　穂高病院 ✱	399-8303	長野県安曇野市穂高4634	0263-82-2474
JA長野厚生連　安曇総合病院 ✱	399-8695	長野県北安曇郡池田町池田3207-1	0261-62-3166
社団医療法人かなめ会 山内ホスピタル人間ドック・健診センター ✱	500-8381	岐阜県岐阜市市橋3-7-22	058-276-2135
医療法人社団　操健康クリニック ✱	500-8384	岐阜県岐阜市薮田南1-4-20	058-274-0330
朝日大学歯学部附属村上記念病院 総合健診センター	500-8523	岐阜県岐阜市橋本町3-23	058-251-8001
医療法人幸紀会　安江病院	501-0114	岐阜県岐阜市西鏡島1-93	058-253-7745
美濃市立美濃病院	501-3746	岐阜県美濃市中央4-3	0575-33-1221
岐阜県厚生農業協同組合連合会　中濃厚生病院 ✱	501-3802	岐阜県関市若草通5-1	0575-22-2135
医療法人香徳会　関中央病院	501-3919	岐阜県関市平成通2-6-18	0575-22-0012
医療法人社団白鳳会　鷲見病院　郡上健診センター ✱	501-5121	岐阜県郡上市白鳥町白鳥2-1	0575-83-0272
医療法人岐陽会　サンライズクリニック	501-6004	岐阜県羽島郡岐南町野中3-220	058-247-3307
社会医療法人蘇西厚生会　まつなみ健康増進クリニック 人間ドック・健診センター	501-6061	岐阜県羽島郡笠松町泉町10	058-387-2128
社団法人　岐阜県労働基準協会連合会 労働衛生センター ✱	501-6133	岐阜県岐阜市日置江4-47	058-279-3399
羽島市民病院 ✱	501-6206	岐阜県羽島市新生町3-246	058-393-0111
医療法人社団昭知会　中島洋診療所 ✱	502-0909	岐阜県岐阜市白菊町2-39	058-232-1493
医療法人香柏会　渡辺内科クリニック ✱	503-0801	岐阜県大垣市御殿町2-21	0584-78-2266
岐阜県厚生農業協同組合連合会　西美濃厚生病院 ✱	503-1394	岐阜県養老郡養老町押越986	0584-32-1161
特定・特別医療法人博愛会　博愛健康クラブ ✱	503-2121	岐阜県不破郡垂井町2210-42	0584-23-1120
公立学校共済組合　東海中央病院	504-8601	岐阜県各務原市蘇原東島町4-6-2	058-382-3101
坂祝町保健センター ✱	505-8501	岐阜県加茂郡坂祝町取組46-18	0574-26-7201
木沢記念病院 ✱	505-8503	岐阜県美濃加茂市古井町下古井590	0574-27-1777
岐阜県厚生農業協同組合連合会　久美愛厚生病院 ✱	506-8502	岐阜県高山市大新町5-68	0577-32-1115
財団法人　岐阜県産業保健センター ✱	507-0801	岐阜県多治見市東町1-9-3	0572-22-0115
社団法人全国社会保険協会連合会 岐阜社会保険病院 ✱	509-0206	岐阜県可児市土田1221-5	0574-25-3113
岐阜県厚生農業協同組合連合会　東濃厚生病院 ✱	509-6101	岐阜県瑞浪市土岐町76-1	0572-68-4426
財団法人　東海検診センター診療所 ✱	410-0003	静岡県沼津市新沢田町8-7	055-922-1157
財団法人芙蓉協会　聖隷沼津第一クリニック 聖隷沼津健康診断センター	410-0867	静岡県沼津市本字下一丁田895-1	055-962-9882
財団法人田方保健医療対策協会 伊豆保健医療センター	410-2315	静岡県伊豆の国市田京270-1	0558-76-6820
芹沢病院 ✱	411-0031	静岡県三島市幸原町2-3-1	055-988-2750
社団法人全国社会保険協会連合会 三島社会保険病院	411-0801	静岡県三島市谷田字藤久保2276	055-975-8841
池田病院 ✱	411-0945	静岡県駿東郡長泉町本宿411-5	055-986-8600
医療法人社団駿栄会　御殿場石川病院 ✱	412-0023	静岡県御殿場市深沢1285-2	0550-83-1987
社団法人有隣厚生会　東部病院 ✱	412-0041	静岡県御殿場市ぐみ沢1180-2	0550-89-8000
社団法人有隣厚生会・富士病院 ✱	412-0043	静岡県御殿場市新橋1784	0550-83-3333
学校法人　国際医療福祉大学熱海病院 ✱	413-0012	静岡県熱海市東海岸町13-1	0557-81-9176
医療法人社団　富士健診センター ✱	416-0908	静岡県富士市柚木392-5	0545-64-4421
医療法人社団正秀会　三村クリニック 健康管理センター ✱	417-0055	静岡県富士市永田町2-60	0545-53-0033
東部メディカル健康管理センター ✱	419-0114	静岡県田方郡函南町仁田楠台777-4	055-979-2657
NTT東日本伊豆病院 ✱	419-0193	静岡県田方郡函南町平井750	055-978-2320
JA静岡厚生連　静岡厚生病院 ✱	420-0005	静岡県静岡市葵区北番町23	054-272-1466
医療法人社団聖仁会　聖隷静岡健診クリニック	420-0851	静岡県静岡市葵区黒金町55	054-283-1961
社団法人　静岡市静岡医師会健診センター ✱	420-0859	静岡県静岡市葵区栄町1-17	054-273-1921
医療法人沖縄徳洲会　静岡徳洲会病院 ✱	421-0193	静岡県静岡市駿河区下川原南11-1	054-256-8008
共立蒲原総合病院 ✱	421-3306	静岡県富士市中之郷2500-1	0545-81-3325

施設名	郵便番号	住所	電話番号
社会福祉法人聖隷福祉事業団 聖隷健康サポートセンターShizuoka ✽	422-8006	静岡県静岡市駿河区曲金6-8-5-2	054-280-6211
財団法人 静岡健康管理センター ✽	422-8033	静岡県静岡市駿河区登呂3-1-1 静岡新聞放送会館15階	054-282-1109
社団法人 静岡市清水医師会健診センター ✽	424-0053	静岡県静岡市清水区渋川2-12-1	054-348-0515
医療法人社団駿甲会　CommunityHospital 甲賀病院 ✽	425-0088	静岡県焼津市大覚寺655	054-628-5500
志太医師会検診センター	426-0078	静岡県藤枝市南駿河台1-14-2	054-645-1678
医療法人社団聖稜会　聖稜リハビリテーション病院 ✽	426-0133	静岡県藤枝市宮原676-1	054-639-0112
財団法人静岡県予防医学協会　総合健診センター ✽	426-8638	静岡県藤枝市善左衛門2-19-8	054-636-6460
藤枝市立総合病院 ✽	426-8677	静岡県藤枝市駿河台4-1-11	054-646-1117
市立島田市民病院	427-8502	静岡県島田市野田1200-5	0547-35-1601
社会福祉法人聖隷福祉事業団 聖隷健康診断センター ✽	430-0906	静岡県浜松市中区住吉2-35-8	053-473-5506
JA静岡厚生連 遠州病院　健康管理センター ✽	430-0929	静岡県浜松市中区中央1-1-1	053-401-0088
中部健診　大瀬診療所	431-3113	静岡県浜松市東区大瀬町1508-1	053-433-5521
沖健康クリニック	432-8036	静岡県浜松市中区東伊場2-7-1	053-452-3483
社会福祉法人聖隷福祉事業団予防検診センター ✽	433-8558	静岡県浜松市北区三方原町3453-1	053-439-1111
社会福祉法人聖隷福祉事業団 聖隷予防検診センター ✽	433-8558	静岡県浜松市北区三方原町3453-1	053-439-8161
協立十全病院 ✽	434-0041	静岡県浜北区平口1975	053-586-1115
総合病院　浜松赤十字病院 ✽	434-8533	静岡県浜松市北区小林1088-1	053-401-1140
財団法人静岡県予防医学協会　西部検査所	435-0041	静岡県浜松市東区下石田町951	053-422-7800
医療法人光生会病院　総合健診センター	440-0045	愛知県豊橋市吾妻町137	0532-61-3000
医療法人青雲会　佐野病院	440-0897	愛知県豊橋市松葉町3-10	0532-52-3906
医療法人社団卓和会　ユリクリニック	441-0312	愛知県豊川市御津町西方広田49	0533-76-3220
医療法人十全会　三嶋内科病院	444-0072	愛知県岡崎市六供町字3-8-2	0564-22-3232
医療法人鉄友会　宇野病院 ✽	444-0921	愛知県岡崎市中岡崎町1-10	0564-24-2217
社団法人西尾幡豆医師会　健康管理センター ✽	445-0071	愛知県西尾市熊味町小松島32 西尾市保健センター3階	0563-57-1451
三河安城クリニック ✽	446-0037	愛知県安城市相生町14-14	0566-77-5555
医療法人　愛生館小林記念病院　健康管理センター ✽	447-8510	愛知県碧南市新川町3-88	0566-41-6548
医療法人社団同仁会　一里山・今井クリニック	448-0002	愛知県刈谷市一里山町中本山88	0566-26-6702
医療法人松柏会　国際セントラルクリニック ✽	450-0001	愛知県名古屋市中村区那古野1-47-1 国際センタービル10階	052-561-0633
財団法人毎日成人病研究会　毎日ドクター ✽	450-0002	愛知県名古屋市中村区名駅2-45-19 桑山ビル5階	052-581-2526
財団法人全日本労働福祉協会　東海診療所 ✽	450-0003	愛知県名古屋市中村区名駅南1-27-2 日本生命笹島ビル6階	052-582-0751
東海旅客鉄道株式会社　名古屋セントラル病院 人間ドックセンター	453-0801	愛知県名古屋市中村区太閤3-7-7	052-452-3188
財団法人公衆保健協会	453-0813	愛知県名古屋市中村区二ツ橋町4-4	052-481-2161
名古屋第一赤十字病院　健康管理センター ✽	453-8511	愛知県名古屋市中村区道下町3-35	052-471-3855
独立行政法人労働者健康福祉機構 中部ろうさい病院健康診断部	455-8530	愛知県名古屋市港区港明1-10-6	052-652-5511
医療法人名翔会　名古屋セントラルクリニック ✽	457-0071	愛知県名古屋市南区千竃通7-16-1	052-821-0090
社団法人全国社会保険協会連合会 中京病院　健康管理センター ✽	457-8510	愛知県名古屋市南区三条1-1-10	052-691-7151
医療法人宏潤会　だいどうクリニック健診センター ✽	457-8511	愛知県名古屋市南区白水町8	052-611-8680
医療法人財団健和会　マリンクリニック ✽	460-0002	愛知県名古屋市中区丸の内3-20-17 中外東京海上ビル4階	052-954-8001
中日新聞社健康保険組合　中日病院健診センター ✽	460-0002	愛知県名古屋市中区丸の内3-12-3	052-961-2496
医療法人　勝又病院 ✽	460-0007	愛知県名古屋市中区新栄1-32-22	052-241-0408
医療法人　葛谷クリニック ✽	460-0008	愛知県名古屋市中区栄4-17-20	052-261-3700
医療法人　名古屋東栄クリニック ✽	460-0008	愛知県名古屋市中区栄2-11-25	052-201-1111
医療法人鹿志会　エルズメディケア名古屋 ✽	460-0008	愛知県名古屋市中区栄2-1-1 日土地名古屋ビル3階	052-737-6500
財団法人　近畿健康管理センター ウエルネス名古屋健診クリニック ✽	460-0012	愛知県名古屋市中区千代田3-8-5	052-331-2325
日本郵政株式会社　名古屋逓信病院　健診センター ✽	461-8798	愛知県名古屋市東区泉2-2-5	052-932-7174
北医療生活協同組合　北病院 ✽	462-0804	愛知県名古屋市北区上飯田北町1-20 すまいるハートビル2階	052-914-4554
財団法人　愛知健康増進財団 ✽	462-0844	愛知県名古屋市北区清水1-18-4	052-951-3919
医療法人有仁会　守山友愛病院 ✽	463-0090	愛知県名古屋市守山区瀬古東2-411	052-793-7655

施設名	郵便番号	住所	電話番号
医療法人順秀会　東山健康管理センター　✳	464-0807	愛知県名古屋市千種区東山通5-103	052-781-2112
医療法人　オリエンタルクリニック　✳	464-8691	愛知県名古屋市千種区今池1-8-5	052-741-5181
名古屋医師協同組合 名古屋臨床検査センター附属診療所　✳	466-0053	愛知県名古屋市昭和区滝子町27-22	052-871-2726
医療法人　メドック健康クリニック　✳	466-0857	愛知県名古屋市昭和区安田通4-3	052-752-1125
名古屋記念病院　✳	468-8520	愛知県名古屋市天白区平針4-305	052-804-1111
医療法人大医会　日進おりど病院 予防医学推進・研究センター　✳	470-0115	愛知県日進市折戸町西山面110	0561-73-3030
医療法人瑞心会　渡辺病院健診センター　✳	470-3235	愛知県知多郡美浜町大字野間字上川田45-2	0569-87-2111
豊田地域医療センター　✳	471-0062	愛知県豊田市西山町3-30-1	0565-34-3000
医療法人社団以心会　中野胃腸病院　✳	473-0926	愛知県豊田市駒新町金山1-12	0565-57-3366
社団法人半田市医師会　健康管理センター　✳	475-8511	愛知県半田市神田町1-1	0569-27-7881
愛知県厚生農業協同組合連合会　江南厚生病院　✳	483-8704	愛知県江南市高屋町大松原137	0587-51-3311
医療法人社団志聖会　犬山中央病院　✳	484-8511	愛知県犬山市大字五郎丸字二タ子塚6	0568-62-8111
小牧市民病院　✳	485-8520	愛知県小牧市常普請1-20	0568-76-4131
医療法人社団喜峰会　東海記念病院 健康管理センター	487-0031	愛知県春日井市廻間町大洞681-47	0568-88-0568
公立陶生病院　健康管理部	489-8642	愛知県瀬戸市西追分町160	0561-82-5101
医療法人香風会　こだま内科クリニック　✳	491-0858	愛知県一宮市栄4-1-24	0586-71-1270
医療法人　山下病院　健診センター　✳	491-8531	愛知県一宮市中町1-3-5	0586-45-4511
医療法人大雄会　大雄会第一病院　健診センター　✳	491-8551	愛知県一宮市羽衣1-6-12	0586-26-2008
愛知県厚生農業協同組合連合会　尾西病院	495-8531	愛知県稲沢市祖父江町本甲拾町野7	0587-97-2131
四日市社会保険病院　健康管理センター	510-0016	三重県四日市市羽津山町10-8	0593-31-1211
医療法人　富田浜病院　健康増進センター　✳	510-8008	三重県四日市市富田浜町26-14	059-365-0411
三重県厚生農業協同組合連合会　いなべ総合病院　✳	511-0428	三重県いなべ市北勢町阿下喜771	0594-72-8711
医療法人　ヨナハ総合病院	511-0838	三重県桑名市和泉8-264-3	0594-23-2415
医療法人尚豊会　四日市健診クリニック　✳	512-0911	三重県四日市市生桑町字菰池450-3	0593-30-7722
特定医療法人斎寿会　鈴鹿回生病院 健康管理センター　✳	513-0836	三重県鈴鹿市国府町112-1	059-375-1300
三重県厚生農業協同組合連合会 鈴鹿中央総合病院　健診センター　オリーブ　✳	513-8630	三重県鈴鹿市安塚町山之花1275-53	0593-84-1017
財団法人　近畿健康管理センター KKCウエルネス三重診療所　✳	514-0051	三重県津市納所町42-1	059-225-7426
医療法人　桜木記念病院　✳	515-0034	三重県松阪市南町443-4	0598-21-5522
三重県厚生農業協同組合連合会　松阪中央総合病院 健康管理施設　エポック　✳	515-0818	三重県松阪市川井町小望102	0598-21-5252
社会福祉法人恩賜財団　済生会松阪総合病院 健診センターあさひ	515-8557	三重県松阪市朝日町一区15-6	0598-52-6052
特定医療法人明和会　琵琶湖病院　✳	520-0113	滋賀県大津市坂本1-8-5	077-578-2023
マキノ病院	520-1822	滋賀県高島郡マキノ町新保1097	0740-27-0099
財団法人　滋賀保健研究センター　✳	520-2304	滋賀県野洲市永原上町664	077-587-3588
財団法人　近畿健康管理センター ウエルネス滋賀診療所　✳	520-3016	滋賀県栗東市小野501-1	077-551-0500
社会福祉法人恩賜財団済生会　滋賀県病院　✳	520-3046	滋賀県栗東市大橋2-4-1	077-552-1221
近江八幡市立総合医療センター	523-0082	滋賀県近江八幡市土田町1379	0748-33-3151
医療法人徳洲会　近江草津徳洲会病院　✳	525-0054	滋賀県草津市東矢倉3-34-52	077-567-3610
草津総合病院　✳	525-8585	滋賀県草津市矢橋町1660	077-516-2500
長浜市立長浜病院　健診センター　✳	526-8580	滋賀県長浜市大戌亥町313	0749-68-2335
東近江敬愛病院　✳	527-0025	滋賀県八日市市東本町8-16	0748-22-2222
医療法人創健会　西村診療所　✳	600-8216	京都府京都市下京区烏丸通塩小路下ル 東塩小路町901　ホテルグランヴィア京都3階	075-365-3339
医療法人財団康生会　武田病院　健診センター　✳	600-8216	京都府京都市下京区塩小路通西洞院東入 東塩小路町608　日本生命京都三哲ビル3階	075-365-0825
京都回生病院　✳	600-8814	京都府京都市下京区中堂寺庄ノ内町8-1	075-311-5121
医療法人健康会　総合病院 京都南病院　健康管理センター　✳	600-8876	京都府京都市下京区西七条南中野町8	075-312-7393
明石病院　✳	600-8884	京都府京都市下京区西七条南衣田町93	075-313-1453
NTT西日本京都病院　✳	601-8441	京都府京都市南区西九条南田町1	075-672-7500
医療法人同仁会　京都九条病院　✳	601-8453	京都府京都市南区唐橋羅城門町10	075-691-7121
医療法人同仁会　同仁会クリニック　✳	601-8453	京都府京都市南区唐橋羅城門町30 京都メディックスビル1階	075-691-7766
京都保健会　上京病院　✳	602-8304	京都府京都市上京区千本通上立売上ル作庵町504	075-415-7881

名称	郵便番号	住所	電話番号
社団法人全国社会保険協会連合会　社会保険京都病院 健康管理センター　*	603-8151	京都府京都市北区小山下総町27	075-441-6101
医療法人和松会　大和健診センター　*	604-8171	京都府京都市中京区烏丸通御池下ル虎屋町577-2　太陽生命御池ビル7階・8階・9階	075-256-4141
医療法人社団洛和会　洛和会丸太町病院　*	604-8405	京都府京都市中京区西ノ京車坂町9	075-801-0351
医療法人知音会　御池クリニック　*	604-8436	京都府京都市中京区西ノ京下合町11	075-823-3000
財団法人京都工場保健会　総合健診センター　*	604-8472	京都府京都市中京区西ノ京北壺井町67	075-823-0530
財団法人　京都予防医学センター　*	604-8491	京都府京都市中京区西ノ京左馬寮町28	075-811-9137
地方独立行政法人京都市立病院機構　京都市立病院 健診センター　*	604-8845	京都府京都市中京区壬生東高田町1-2	075-311-5311
医療法人財団康生会　東山武田病院　*	605-0932	京都府京都市東山区東大路渋谷下ル 妙法院前側町447	075-561-6121
医療法人社団洛和会 洛和会音羽病院健診センター　*	607-8062	京都府京都市山科区音羽珍事町2	075-593-7774
医療法人財団康生会　ラクトクリニック　*	607-8080	京都府京都市山科区竹鼻竹ノ街道町92 ラクトC301	075-581-0910
うめかわ内科クリニック　*	610-0121	京都府城陽市寺田高田55	0774-54-7808
医療法人社団石鎚会　田辺中央病院　*	610-0334	京都府京田辺市田辺中央6-1-6	0774-63-1116
宇治武田病院　*	611-0021	京都府宇治市宇治里尻36-26	0774-25-2500
医療法人徳洲会　宇治徳洲会病院　*	611-0042	京都府宇治市小倉町春日森86	0774-20-1111
三菱京都病院	615-8087	京都府京都市西京区桂御所町1	075-381-2111
医療法人清仁会　シミズ病院　*	615-8237	京都府京都市西京区山田中吉見町11-2	075-381-5161
京都桂病院　*	615-8256	京都府京都市西京区山田平尾町17	075-392-3501
第二京都回生病院	617-0001	京都府向日市物集女町中海道92-12	075-934-6881
市立福知山市民病院　*	620-8505	京都府福知山市厚中町231	0773-22-2101
健康保険組合連合会　大阪中央病院　*	530-0001	大阪府大阪市北区梅田3-3-30	06-4795-5505
財団法人関西労働保健協会　アクティ健診センター　*	530-0001	大阪府大阪市北区梅田3-1-1 大阪ターミナルビル17階	06-6345-2210
財団法人　住友病院　健康管理センター　*	530-0005	大阪府大阪市北区中之島5-3-20	06-6447-3013
社会福祉法人恩賜財団済生会支部 大阪府済生会中津病院　*	530-0012	大阪府大阪市北区芝田2-10-39	06-6372-0750
医療法人恵生会 恵生会アプローズタワークリニック　*	530-0013	大阪府大阪市北区茶屋町19-19 阪急茶屋町ビルディング7階	06-6377-5620
社会医療法人大道会　帝国ホテルクリニック　*	530-0042	大阪府大阪市北区天満橋1-8-50 帝国ホテル大阪3階	06-6881-4000
医療法人健昌会　近畿健診センター　*	530-0044	大阪府大阪市北区東天満2-8-1 若杉センタービル別館2階	06-6353-3379
財団法人日本予防医学協会附属診療所 ウェルビーイング南森町　*	530-0047	大阪府大阪市北区西天満5-2-18 三共ビル東館5階	06-6362-9063
財団法人田附興風会　医学研究所　北野病院　*	530-8480	大阪府大阪市北区扇町2-40-20	06-6312-8841
特定・特別医療法人　協和会　加納総合病院 健康管理センター　*	531-0041	大阪府大阪市北区天神橋7-5-15	06-6351-5381
医療法人メディカル春日会　革嶋クリニック　*	531-6007	大阪府大阪市北区大淀中1-1-88 梅田スカイビルタワーイースト7階	06-6440-5001
医療法人起生会　新大阪健診クリニック　*	532-0004	大阪府大阪市淀川区西宮原1-8-24 新大阪第3ドイビル4階	06-6150-0661
東淀川病院　*	532-0005	大阪府大阪市淀川区三国本町3-18-3	06-6394-0551
財団法人　住友生命社会福祉事業団 住友生命総合健診システム　*	532-0011	大阪府大阪市淀川区西中島5-5-15	06-6304-8141
財団法人　近畿健康管理センター KKCウエルネス新大阪健診クリニック　*	532-0011	大阪府大阪市淀川区西中島6-1-1 新大阪プライムタワー7階	06-6304-1532
医療法人敬節会　西中島クリニック　*	532-0011	大阪府大阪市淀川区西中島3-2-11	06-6301-5586
医療法人健人会　那須クリニック　*	532-0011	大阪府大阪市淀川区西中島4-4-21	06-6308-3908
医療法人健昌会　淀川健康管理センター　*	532-0023	大阪府大阪市淀川区十三東1-18-11	06-6303-7281
よどがわ保健生活協同組合 コープこぶし通り診療所　*	533-0014	大阪府大阪市東淀川区豊新1-3-1	06-6379-6466
医療法人泰仁会　白山病院　*	533-0014	大阪府大阪市東淀川区豊新5-15-25	06-6327-0871
医療法人医誠会　医誠会病院 SOPHIA健康増進センター　*	533-0022	大阪府大阪市東淀川区菅原6-2-25	06-6379-6701
宗教法人　淀川キリスト教病院 健康管理増進センター　*	533-0032	大阪府大阪市東淀川区淡路2-9-26	06-6324-6530
医療法人藤仁会　藤立病院	535-0002	大阪府大阪市旭区大宮5-4-24	06-6955-1221
塩田クリニック	536-0002	大阪府大阪市城東区今福東1-7-5	06-6930-0015
生活協同組合ヘルスコープ おおさかコープおおさか病院　*	538-0053	大阪府大阪市鶴見区鶴見3-6-22	06-6914-1100

施設名	郵便番号	住所	電話番号
財団医療法人　OMMメディカルセンター　*	540-0008	大阪府大阪市中央区大手前1-7-31　OMMビル3階	06-6943-2260
国家公務員共済組合連合会　大手前病院　健康管理センター　*	540-0008	大阪府大阪市中央区大手前1-5-34	06-6941-9620
医療法人城見会　アムスニューオータニクリニック　*	540-8578	大阪府大阪市中央区城見1-4-1　ホテルニューオータニ大阪4階	06-6949-0305
財団法人結核予防会大阪府支部　相談診療所　大阪総合健診センター　*	541-0045	大阪府大阪市中央区道修町4-6-5	06-6202-6666
財団法人大阪市環境保健協会　附設診療所　*	541-0055	大阪府大阪市中央区船場中央3-1　船場センタービル7号館3階 326	06-6245-7982
社団法人オリエンタル労働衛生協会　大阪支部メディカルクリニック　*	541-0056	大阪府大阪市中央区久太郎町1-9-26	06-6266-6440
医療法人政明会　春次医院　*	541-0059	大阪府大阪市中央区博労町2-6-1　春次ビル	06-6245-1251
医療法人崇孝会　長堀分院　*	541-0082	大阪府大阪市中央区島之内1-21-24　ファーストケイ・島之内ビル	06-6252-6750
医療法人寿楽会　大野クリニック　*	542-0076	大阪府大阪市中央区難波2-2-3　御堂筋グランドビル7階	06-6213-7230
医療法人翔永会　飯島クリニック　*	542-0081	大阪府大阪市中央区南船場3-5-11　りそな心斎橋ビル9階	06-6243-5401
医療法人福慈会　福慈クリニック　*	542-0083	大阪府大阪市中央区東心斎橋1-12-20　心斎橋シキシマビル4階・5階	06-6251-1789
医療法人 聖授会　総合健診センター　*	543-0021	大阪府大阪市天王寺区東高津町7-11　大阪教育会館5階	06-6761-2200
日本赤十字社　大阪赤十字病院　健診センター　*	543-0027	大阪府大阪市天王寺区筆ヶ崎町5-30	06-6774-5114
大阪警察病院付属　人間ドッククリニック　*	543-0031	大阪府大阪市天王寺区石ヶ辻町15-15	06-6775-3131
医療法人社団　湯川胃腸病院　*	543-0033	大阪府大阪市天王寺区堂ケ芝2-10-2	06-6771-4861
西日本電信電話株式会社　関西健康管理センタ　*	543-8922	大阪府大阪市天王寺区烏ヶ辻2-6-40	06-6773-7111
医療法人寺西報恩会　長吉総合病院　*	547-0016	大阪府大阪市平野区長吉長原1-2-34	06-6709-0301
財団法人日本生命済生会　総合健診クリニック　ニッセイ予防医学センター　*	550-0012	大阪府大阪市西区立売堀6-5-15	06-6532-6401
医療法人寿楽会　m.Oクリニック産業医学予防健診センター　*	550-0015	大阪府大阪市西区南堀江1-18-21	06-6533-6760
多根総合病院　検診事業部　*	550-0025	大阪府大阪市西区九条南1-12-21	06-6586-3377
みなと生協診療所　*	552-0003	大阪府大阪市港区磯路3-3-4	06-6571-5594
社会医療法人きつこう会　多根クリニック　*	552-0007	大阪府大阪市港区弁天1-2　2-600号　オーク200　2番街6階	06-6577-1881
船員保険　大阪健康管理センター　*	552-0021	大阪府大阪市港区築港1-8-22	06-6576-1011
医療法人知音会　中之島クリニック　*	553-0003	大阪府大阪市福島区福島2-1-2	06-6451-6100
医療法人健昌会　福島健康管理センター　*	553-0004	大阪府大阪市福島区玉川2-12-16	06-6441-6848
社会医療法人愛仁会　千船病院　*	555-0001	大阪府大阪市西淀川区佃2-2-45	06-6471-9541
財団法人　近畿健康管理センター　KKCウエルネスなんば健診クリニック　*	556-0011	大阪府大阪市浪速区難波中1-10-4　南海野村ビル10階	06-6648-0260
医療法人 聖授会　OCAT予防医療センター　*	556-0017	大阪府大阪市浪速区湊町1-4-1　OCATビル地下3階・4階	0120-728-797
社会医療法人景岳会　南大阪総合健診センター　*	557-0063	大阪府大阪市西成木津守7-14-32	06-6654-2222
南大阪総合健診センター　*	559-0012	大阪府大阪市住之江区東加賀屋2-11-18	06-6682-3291
財団法人関西労働保健協会　千里LC健診センター　*	560-0082	大阪府豊中市新千里東町1-4-2　千里ライフサイエンスセンタービル12階	06-6873-2210
医療法人一翠会　一翠会千里中央健診センター　*	560-0082	大阪府豊中市新千里東町1-5-3　千里朝日阪急ビル3階	06-6872-5516
医療法人康生会　豊中平成病院　*	561-0807	大阪府豊中市原田中1-16-18	06-6841-3262
箕面市立医療保健センター	562-0014	大阪府箕面市萱野5-8-1	072-727-9555
医療法人蒼龍会　井上病院附属診療所　*	564-0053	大阪府吹田市江の木町14-11	06-6386-9370
医療法人甲聖会　甲聖会紀念病院　*	564-0053	大阪府吹田市江の木町7-1	06-6380-0666
財団法人　みどり健康管理センター　*	564-0062	大阪府吹田市垂水町3-22-5	06-6385-0265
大阪健康倶楽部関山診療所　*	564-0063	大阪府吹田市江坂町4-10-1	06-6386-1651
医療法人朋愛会　サンタマリア病院　*	567-0884	大阪府茨木市新庄町13-15	072-627-3459
高槻赤十字病院　*	569-1096	大阪府高槻市阿武野1-1-1	072-696-0571
みどりヶ丘病院　*	569-1121	大阪府高槻市真上町3-13-1	072-681-5998
学校法人　大阪医科大学　大阪医科大学健康科学クリニック　*	569-1123	大阪府高槻市芥川町1-1-1　JR高槻駅NKビル	072-684-6277
社会医療法人愛仁会　愛仁会総合健康センター　*	569-1143	大阪府高槻市幸町4-3	072-692-9291
医療法人仙養会　北摂総合病院　*	569-8585	大阪府高槻市北柳川町6-24	072-696-2121
パナソニック健康保険組合　健康管理センター　*	570-8540	大阪府守口市外島町5-55	06-6992-5131
医療法人愛成会　愛成クリニック　*	573-0048	大阪府枚方市山之上西町32-15	072-845-0888

施設名	郵便番号	住所	電話番号
畷生会　脳神経外科病院 ✻	575-8511	大阪府四条畷市中野本町28-1	072-876-7008
医療法人三知会　森本記念クリニック ✻	578-0954	大阪府東大阪市横枕1-7	072-966-8166
医療法人徳洲会　松原徳洲会病院 ✻	580-0032	大阪府松原市天美東7-13-26	072-334-3400
富田林病院　健診センター ✻	584-0082	大阪府富田林市日陽台1-3-36	0721-28-7060
寺元記念病院 ✻	586-0017	大阪府河内長野市古野町4-11	0721-53-3330
医療法人樫本会　樫本病院 ✻	589-0012	大阪府大阪狭山市東くみの木4-1151	0723-66-1818
特定医療法人三和会　永山病院 ✻	590-0406	大阪府泉南郡熊取町大久保東1-1-10	0724-53-1122
学校法人　関西医療学園　関西医療大学附属診療所 ✻	590-0482	大阪府泉南郡熊取町若葉2-11-1	072-453-8255
大阪府済生会　新泉南病院　健康管理センター ✻	590-0535	大阪府泉南市りんくう南浜3-7	072-480-5611
社会医療法人　生長会　ベルクリニック ✻	590-0985	大阪府堺市堺区戎島町4-45-1 リーガロイヤルホテル堺11階	072-224-1717
社会医療法人ペガサス　馬場記念病院 ✻	592-8555	大阪府堺市西区浜寺船尾町東4-244	072-265-6006
ヒキタ鳳健診クリニック　鳳総合健診センター ✻	593-8324	大阪府堺市西区鳳東町4-401-1	072-260-5555
医療法人盈進会　岸和田盈進会病院 健康管理センター ✻	596-0003	大阪府岸和田市中井町1-12-1	072-443-0081
医療法人徳洲会　岸和田徳洲会病院 ✻	596-0042	大阪府岸和田市加守町4-27-1	072-445-9908
医療法人財団医親会　りんくうタウンクリニック ✻	598-0048	大阪府泉佐野市りんくう往来北1 りんくうゲートタワービル8階	072-460-1100
特定・特別医療法人頌徳会　日野クリニック	599-8236	大阪府堺市中区深井沢町1628	072-276-5111
財団法人京都工場保健会　神戸健診クリニック ✻	650-0022	兵庫県神戸市中央区元町通2-8-14 オルタンシアビル3階	078-326-2430
兵庫県厚生農業協同組合連合会 ✻	650-0024	兵庫県神戸市中央区海岸通1	078-333-6260
医療法人社団　朝日ビル中院クリニック ✻	650-0035	兵庫県神戸市中央区浪花町59　朝日ビル8階	078-321-5588
社会保険神戸中央病院附属 ハーバーランド健康管理クリニック ✻	650-0044	兵庫県神戸市中央区東川崎町1-5-7 神戸情報文化ビル17階	078-351-5108
医療法人社団神鋼会　神鋼会病院健診センター ✻	651-0072	兵庫県神戸市中央区脇浜町1-4-47	078-261-6773
医療法人社団神鋼会 神鋼病院附属　新神戸ドック健診クリニック ✻	651-0072	兵庫県神戸市中央区熊内町7-6-1 ジークレフ新神戸タワー2階	078-261-4356
財団法人　近畿健康管理センター KKCウエルネス神戸健診クリニック ✻	651-0083	兵庫県神戸市中央区浜辺通5-1-14 神戸商工貿易センタービル15階	078-230-7530
社会保険神戸中央病院　健康管理センター ✻	651-1145	兵庫県神戸市北区惣山町2-1-1	078-594-8622
医療法人社団まほし会　真星病院 ✻	651-1242	兵庫県神戸市北区山田町上谷上字古古谷12-3	078-582-0111
佐野伊川谷病院 ✻	651-2111	兵庫県神戸市西区池上2-20-1	078-974-3511
財団法人兵庫県健康財団　保健検診センター ✻	652-0032	兵庫県神戸市兵庫区荒田町2-1-12	078-579-3400
医療法人　川崎病院 ✻	652-0042	兵庫県神戸市兵庫区東山町3-3-1	078-511-3621
医療法人社団顕鐘会　神戸百年記念病院 ✻	652-0855	兵庫県神戸市兵庫区御崎町1-9-1	078-681-6111
財団法人兵庫県予防医学協会　健康ライフプラザ ✻	652-0897	兵庫県神戸市兵庫区駅南通5-1-2-300	078-652-5207
医療法人社団十善会　野瀬病院 ✻	653-0041	兵庫県神戸市長田区久保町3-9-7	078-641-2424
丸山病院　健診部	653-0875	兵庫県神戸市長田区丸山町3-4-22	078-642-1131
佐野病院 ✻	655-0031	兵庫県神戸市垂水区清水が丘2-5-1	078-785-1000
社団法人あわじ市医師会 ✻	656-0511	兵庫県南あわじ市賀集八幡29-1	0799-52-3628
洲本市国民健康保険鮎原診療所	656-1313	兵庫県洲本市五色町鮎原西1-1	0799-32-0530
国家公務員等共済組合連合会　六甲病院 ✻	657-0022	兵庫県神戸市灘区土山町5-1	078-851-8558
医療法人康雄会　西病院 ✻	657-0037	兵庫県神戸市灘区備後町3-2-18	078-821-4151
吉田アーデント病院	657-0837	兵庫県神戸市灘区原田通1-3-17	078-861-0001
宮地病院 ✻	658-0016	兵庫県神戸市東灘区本山中町4-1-8	078-451-1221
財団法人兵庫県予防医学協会　健診センター ✻	658-0046	兵庫県神戸市東灘区御影本町6-5-2	078-856-7230
医療法人朗源会　大隈病院 ✻	660-0814	兵庫県尼崎市杭瀬本町2-17-13	06-6481-1667
医療法人中馬医療財団　中馬病院 ✻	660-0862	兵庫県尼崎市開明町3-29	06-6411-6081
財団法人尼崎健康・医療事業財団 市民健康開発センターハーティ21	661-0012	兵庫県尼崎市南塚口町4-4-8	06-6426-6124
特定医療法人社団兼誠会　杉安クリニック	661-0022	兵庫県尼崎市長洲西通り1-4-15	06-6489-0073
尼崎医療生活協同組合　尼崎医療生協病院 ✻	661-0033	兵庫県尼崎市南武庫之荘12-16-1	06-6436-1701
尼崎中央病院	661-0976	兵庫県尼崎市潮江1-12-1	06-6499-3045
西宮市医師会　西宮市医師会診療所 ✻	662-0913	兵庫県西宮市染殿町8-3	0798-26-9497
医療法人社団清和会　笹生病院 ✻	662-0964	兵庫県西宮市弓場町5-37	0798-22-3535
明和病院 ✻	663-8186	兵庫県西宮市上鳴尾町4-31	0798-47-1767
公立学校共済組合　近畿中央病院	664-8533	兵庫県伊丹市車塚3-1	072-781-3712
医療法人晋真会　ベリタス病院	666-0125	兵庫県川西市新田1-2-23	072-793-7890
市立川西病院	666-0195	兵庫県川西市東畦野5-21-1	072-794-2321
医療法人社団みどり会　にしき記念病院 ✻	669-2721	兵庫県篠山市西谷575-1	079-593-1352
社団法人　日本健康倶楽部和田山診療所 ✻	669-5203	兵庫県朝来市和田山町寺谷353-1	079-672-6100
医療法人五葉会　城南多胡病院 ✻	670-0012	兵庫県姫路市本町165	079-225-2211

施設名	郵便番号	住所	電話番号
医療法人三栄会　ツカザキ記念病院 ✽	670-0053	兵庫県姫路市南車崎1-5-5	079-294-8555
医療法人芙翔会　姫路愛和病院　健診センター ✽	670-0974	兵庫県姫路市飯田3-219-1	079-234-1391
医療法人社団汐咲会　井野病院 ✽	671-0102	兵庫県姫路市大塩町汐咲1-27	079-254-6852
医療法人社団健裕会　中谷病院 ✽	672-8064	兵庫県姫路市飾磨区細江458-1	079-235-3162
医療法人松藤会　入江病院　健診センター ✽	672-8092	兵庫県姫路市飾磨区英賀春日町2-25	079-230-6818
医療法人社団吉徳会　あさぎり病院 ✽	673-0852	兵庫県明石市朝霧台1120-2	078-912-7575
医療法人社団仁恵会　石井病院 ✽	673-0881	兵庫県明石市天文町1-5-11	078-918-1655
特定医療法人誠仁会　大久保病院　健康管理センター ✽	674-0051	兵庫県明石市大久保町大窪2095-1	078-935-2563
医療法人社団佳生会　野木病院 ✽	674-0072	兵庫県明石市魚住町長坂寺1003-1	078-947-7272
はりま病院　検診センター ✽	675-0023	兵庫県加古川市尾上町池田621-1	079-420-1900
財団法人　加古川総合保健センター ✽	675-0101	兵庫県加古川市平岡町新在家字鶴池ノ内1224-12	079-429-2560
赤穂市民病院 ✽	678-0232	兵庫県赤穂市中広1090	0791-43-3222
医療法人伯鳳会　赤穂中央病院 ✽	678-0241	兵庫県赤穂市惣門町52-6	0791-45-1111
春名病院 ✽	630-8141	奈良県奈良市南京終町1-176-1	0742-62-1621
医療法人松本快生会　西奈良中央病院 ✽	631-0024	奈良県奈良市百楽園5-2-6	0742-43-3333
財団法人　桜井市医療センター ✽	633-0002	奈良県桜井市大字金屋136-1	0744-45-2505
グランソール奈良	633-2221	奈良県宇陀市菟田野区松井8-1	0745-84-9333
医療法人果恵会　ヤマト健診クリニック ✽	636-0003	奈良県北葛城郡王寺町久度4-5-27	0745-32-8620
医療法人気象会　東朋香芝病院 ✽	639-0225	奈良県香芝市瓦口211-1	0745-76-0251
全国社会保険協会連合会　奈良社会保険病院 ✽	639-1013	奈良県大和郡山市朝日町1-62	0743-53-1111
医療法人鴻池会　秋津鴻池病院 ✽	639-2273	奈良県御所市大字池之内1064	0745-63-0601
財団法人白浜医療福祉財団　白浜はまゆう病院 ✽	649-2211	和歌山県西牟婁郡白浜町1447	0739-43-7877
医療法人厚生会　米子中海病院　健康管理センター ✽	683-0854	鳥取県米子市彦名町1250	0859-48-1509
独立行政法人労働者健康福祉機構　山陰労災病院 ✽	683-8601	鳥取県米子市皆生新田1-8-1	0859-33-8256
財団法人島根県環境保健公社　総合健診センター ✽	690-0012	島根県松江市古志原1-4-6	0852-32-5211
医療法人社団創健会　松江記念病院 ✽	690-0015	島根県松江市上乃木3-4-1	0852-27-8382
松江保健生活協同組合　ふれあい診療所　健診センター ✽	690-0017	島根県松江市西津田7-14-21	0852-22-0843
医療法人仁寿会　加藤病院 ✽	696-0001	島根県邑智郡川本町川本383-1	0855-72-0640
社会医療法人石州会　六日市病院 ✽	699-5513	島根県鹿足郡吉賀町六日市368-4	080-6323-6920
医療法人社団十全会　いしま病院 ✽	700-0016	岡山県岡山市北区伊島町2-1-32	086-255-0111
岡山済生会昭和町健康管理センター ✽	700-0032	岡山県岡山市北区昭和町12-15	086-252-2200
財団法人淳風会　旭ヶ丘病院 ✽	700-0072	岡山県岡山市万成東町3-1	086-252-1185
財団法人淳風会　柳川診療所 ✽	700-0818	岡山県岡山市蕃山町9-17	086-221-8484
岡山中央診療所　健康管理センター ✽	700-0904	岡山県岡山市北区柳町1-13-7	086-233-2222
財団法人　淳風会　健康管理センター ✽	700-0913	岡山県岡山市北区大供2-3-1	086-226-2666
日本赤十字社　岡山赤十字病院 ✽	700-0941	岡山県岡山市北区青江2-1-1	086-222-8811
岡山済生会総合病院健診センター ✽	700-8511	岡山県岡山市北区伊福町1-17-18	086-252-2231
社団法人岡山県労働基準協会　労働衛生会	701-0202	岡山県岡山市南区山田2315-4	086-281-4500
医療法人明芳会　佐藤病院	702-8053	岡山県岡山市築港栄町2-13	086-263-6622
総合病院　岡山協立病院　健診センター ✽	703-8511	岡山県岡山市中区赤坂本町8-10	086-271-7845
大ケ池診療所 ✽	705-0003	岡山県備前市大内571-1	0869-66-0101
財団法人江原積善会　ESクリニック ✽	708-0884	岡山県津山市津山口308	0868-23-3000
財団法人　倉敷中央病院　総合保健管理センター ✽	710-0056	岡山県倉敷市鶴形1-8-5	086-422-6800
財団法人　倉敷成人病健診センター ✽	710-0824	岡山県倉敷市白楽町282	086-427-3333
財団法人淳風会　倉敷第一病院健康管理センター ✽	710-0826	岡山県倉敷市老松町5-3-10	086-424-1006
社会医療法人全仁会　倉敷平成病院　平成脳ドックセンター ✽	710-0826	岡山県倉敷市老松町4-3-38	086-427-1115
医療法人社団清和会　笠岡第一病院附属診療所 ✽	714-0083	岡山県笠岡市二番町2-9	0865-62-5588
高梁市国民健康保険　成羽病院 ✽	716-0111	岡山県高梁市成羽町下原301	0866-42-3111
医療法人社団緑壮会　金田病院 ✽	719-3105	岡山県真庭市西原63	0867-52-1191
医療法人社団井口会　総合病院　落合病院 ✽	719-3197	岡山県真庭市落合垂水251	0867-52-1133
紅十字会　総合病院三愛 ✽	720-0031	広島県福山市三吉町4-1-15	084-922-0800
福山市医師会　総合健診センター ✽	720-0032	広島県福山市三吉町南2-11-25	084-921-0035
特定医療法人財団竹政会　セントラル病院 ✽	720-0809	広島県福山市住吉町7-3	084-924-8041
医療法人辰川会　山陽病院 ✽	720-0815	広島県福山市野上町2-8-2	084-923-1133
神原病院 ✽	720-0843	広島県福山市赤坂町大字赤坂1313	084-951-1007
医療法人社団玄同会　小畠病院 ✽	720-1142	広島県福山市駅家町上山守203	084-976-1351
公益財団法人中国労働衛生協会 ✽	721-0942	広島県福山市引野町5-14-2	084-941-8211
医療法人社団啓卯会　村上記念病院 ✽	722-0014	広島県尾道市新浜1-14-26	0848-22-3131

施設名	郵便番号	住所	電話番号
尾道市公立みつぎ総合病院 ✽	722-0393	広島県尾道市御調町市124	0848-76-1111
公立世羅中央病院 ✽	722-1112	広島県世羅郡世羅町大字本郷918-3	0847-22-2577
社会医療法人里仁会　興生総合病院 ✽	723-8686	広島県三原市円一町2-5-1	0848-63-5500
総合病院庄原赤十字病院 ✽	727-0013	広島県庄原市西本町2-7-10	0824-72-3111
特定医療法人里仁会　白龍湖病院 ✽	729-1321	広島県三原市大和町和木1504-1	0847-34-1218
府中市立府中北市民病院 ✽	729-3431	広島県府中市上下町上下2100	0847-62-2211
グランドタワー　メディカルコート ライフケアクリニック ✽	730-0012	広島県広島市中区上八丁堀4-1	082-227-3366
医療法人社団朋仁会　広島中央健診所 ✽	730-0013	広島県広島市中区八丁堀10-10	082-228-1177
医療法人健康倶楽部　健康倶楽部健診クリニック ✽	730-0051	広島県広島市中区大手町3-7-5 広島パークビル3階	082-249-7011
おおうち総合健診所　くにき内科 ✽	730-0051	広島県広島市中区大手町3-6-12	082-542-5810
財団法人広島県集団検診協会 メディックス広島健診センター ✽	730-0051	広島県広島市中区大手町1-5-17	082-248-4125
財団法人広島県集団検診協会　大手町診療所 ✽	730-0051	広島県広島市中区大手町1-6-2	082-248-4164
医療法人財団愛人会　河村内科消化器クリニック 健康管理センター	730-0051	広島県広島市中区大手町1-4-11	082-247-4881
日本赤十字社　広島赤十字・原爆病院 健康管理センター	730-0052	広島県広島市中区千田町1-9-6	082-241-3111
医療法人あかね会　中島土谷クリニック ✽	730-0811	広島県広島市中区中島町6-1	082-542-7272
国家公務員共済組合連合会　吉島病院	730-0822	広島県広島市中区吉島東3-2-33	082-241-2167
中国電力株式会社中電病院	730-8562	広島県広島市中区大手町3-4-27	082-241-8221
社団法人　広島市医師会臨床検査センター ✽	730-8611	広島県広島市中区千田町3-8-6	082-247-9601
財団法人広島県環境保健協会　健康クリニック ✽	730-8631	広島県広島市中区広瀬北町9-1	082-293-1513
野村病院	731-0135	広島県広島市安佐南区祇園2-42-14	082-875-1111
広島県厚生農業協同組合連合会　吉田総合病院 吉田健康管理センター ✽	731-0595	広島県安芸高田市吉田町吉田3666	0826-42-5372
医療法人明和会　北広島病院　北広島健診センター ✽	731-1515	広島県山県郡北広島町壬生433-4	0826-72-7016
医療法人社団慶寿会　千代田中央病院	731-1533	広島県山県郡北広島町有田1192	0826-72-6111
社会福祉法人　恩賜財団広島県済生会 済生会広島病院健康管理センター ✽	731-4311	広島県安芸郡坂町北新地2-3-10	082-820-1870
医療法人厚生堂　長崎病院成人病予防センター	733-0003	広島県広島市西区三篠町1-11-12	082-239-1600
広島健康会　アルパーク検診クリニック ✽	733-8624	広島県広島市西区草津新町2-26-1 アルパーク東棟	082-501-1115
財団法人　広島県地域保健医療推進機構 ✽	734-0007	広島県広島市南区皆実町1-6-29	082-254-7111
医療法人恒和会　東部健診センター ✽	736-0082	広島県広島市安芸区船越南3-24-27	082-823-3333
芸南健康クリニック ✽	737-0003	広島県呉市阿賀中央6-7-10	0823-73-7200
医療法人社団有信会　呉記念病院 ✽	737-0161	広島県呉市郷原町2379-42	0823-70-3200
社会福祉法人恩賜財団広島県済生会　済生会呉病院 ✽	737-0821	広島県呉市三条2-1-13	0823-21-1601
国家公務員共済組合連合会　呉共済病院	737-8505	広島県呉市西中央2-3-28	0823-22-2111
医療法人社団ヤマナ会　東広島記念病院	739-0002	広島県東広島市西条町吉行2214	082-423-6662
井野口病院 ✽	739-0007	広島県東広島市西条土与丸6-1-91	082-422-3711
医療法人社団うすい会　高陽ニュータウン病院 ✽	739-1742	広島県広島市安佐北区亀崎4-7-1	082-843-1211
防府胃腸病院　防府消化器病センター ✽	747-0801	山口県防府市駅南町14-33	0835-25-8708
三田尻病院	747-0819	山口県防府市お茶屋町3-27	0835-22-1173
医療法人其桃会　西尾病院	750-0025	山口県下関市竹崎町1-16-3	0832-23-8138
下関市医師会　下関市医師会病院 ✽	751-0831	山口県下関市大学町2-1-2	0832-52-2188
医療法人藤寿会　伊藤内科医院 ✽	751-0857	山口県下関市稗田北町13-36	0832-53-2040
医療法人樹一会　山口病院　総合健診センター ✽	753-0048	山口県山口市駅通り2-10-7	083-921-5088
医療法人社団曙会　佐々木外科病院 総合健診センター ✽	753-0076	山口県山口市泉都町9-13	083-923-8813
医療法人社団水生会　柴田病院 ✽	753-0215	山口県山口市大字大内矢田385	083-927-2800
社団法人　山口総合健診センター ✽	754-0002	山口県山口市小郡下郷1773-1	083-972-4325
医療法人清仁会　林病院 ✽	754-0002	山口県山口市小郡下郷751-4	083-972-0411
山口厚生連　小郡第一総合病院 ✽	754-0002	山口県山口市小郡下郷862-3	083-972-0333
阿知須共立病院	754-1231	山口県吉敷郡阿知須町4171-1	0836-65-2711
医療法人聖比留会　セントヒル病院 ✽	755-0155	山口県宇部市今村北3-7-18	0836-51-5111
医療法人三輝会　徳島検診クリニック ✽	770-0004	徳島県徳島市南田宮4-8-56	088-632-9111
財団法人　徳島県総合健診センター ✽	770-0042	徳島県徳島市蔵本町1-10-3	088-678-7128
医療法人三成会　水の都脳神経外科病院 ✽	770-0051	徳島県徳島市北島田町1-45-2	088-632-9299
医療法人なぎさ会　沖の洲病院併設健診センター ✽	770-0862	徳島県徳島市城東町1-8-8	088-622-7112
医療法人喜久寿会　木下病院 ✽	770-0865	徳島県徳島市南末広町4-70	088-622-7700
医療法人いちえ会　伊月健診クリニック ✽	770-0911	徳島県徳島市東船場町1-8	088-653-2315

施設名	郵便番号	住所	電話番号
医療法人小浜内科　徳島クリニック　＊	770-0942	徳島県徳島市昭和町1-16	088-653-6487
医療法人慈成会　寺沢病院　＊	770-8004	徳島県徳島市津田西町1-2-30	088-662-5311
医療法人若葉会　近藤内科病院　＊	770-8008	徳島県徳島市西新浜町1-6-25	088-663-0020
医療法人敬老会　森岡病院　＊	770-8070	徳島県徳島市八万町大野5-1	088-636-3737
医療法人弘誠会　浦田病院　＊	771-0220	徳島県板野郡松茂町広島字南ハリ13	088-699-2921
徳島県農村健康管理センター　＊	771-1701	徳島県阿波市阿波町平川原北59-1	0883-36-6611
医療法人青鳳会　美摩病院	776-0013	徳島県麻植郡鴨島町上下島497	0883-24-2957
医療法人明和会　たまき青空クリニック　＊	779-3125	徳島県徳島市国府早渕字北カシヤ56-1	088-643-3255
医療法人有誠会　手束病院　＊	779-3233	徳島県名西郡石井町石井字石井434-1	088-674-0024
医療法人芳越会　ホウエツ病院　＊	779-3602	徳島県美馬市脇町大字猪尻字八幡神社下南130-3	0883-52-1095
財団法人　三宅医学研究所 セントラルパーククリニック	760-0017	香川県高松市番町1-10-6	087-831-2101
高松病院　＊	760-0018	香川県高松市天神町4-18	087-861-3261
クワヤ病院	760-0047	香川県高松市塩屋町1-4	087-851-5208
NTT西日本高松診療所予防医療センタ	760-0076	香川県高松市観光町649-8	087-839-9620
香川県厚生農業協同組合連合会　屋島総合病院　＊	761-0186	香川県高松市屋島西町1857-1	087-844-4666
医療法人社団青冥会　ミタニ藤田病院　＊	761-0450	香川県高松市三谷町1680-1	087-864-8778
香川県厚生農業協同組合連合会 厚生連健康管理センターかがわ　＊	761-2393	香川県綾歌郡綾川町滝宮486	087-876-2245
香川県厚生農業協同組合連合会　滝宮総合病院	761-2393	香川県綾歌郡綾川町滝宮4	087-876-1145
医療法人財団博仁会　キナシ大林病院　＊	761-8024	香川県高松市鬼無町藤井435-1	087-881-3631
香川県立がん検診センター	761-8031	香川県高松市郷東町587-1	087-881-5601
財団法人香川県予防医学協会 予防協会健康管理センター　＊	761-8071	香川県高松市伏石町2129-2	087-868-5555
財団法人　香川成人医学研究所 ウェルチェックセンター　＊	762-0005	香川県坂出市横津町3-2-31	0877-45-2311
社会医療法人財団大樹会　総合病院 回生病院　総合健診センター　＊	762-0007	香川県坂出市横津町3-5-28	0877-46-1448
瀬戸健診クリニックペアーレ	763-0034	香川県丸亀市大手町3-3-21	0877-24-7800
特定医療法人財団　エム・アイ・ユー　麻田総合病院	763-8507	香川県丸亀市津森町219	0877-24-8300
医療法人社団純心会　善通寺前田病院　＊	765-0073	香川県善通寺市中村町894-1	0877-63-3131
特定医療法人深田記念会　松井病院	768-0013	香川県観音寺市村黒町739	0875-23-2111
医療法人社団豊南会　香川井下病院	769-1613	香川県観音寺市大野原町花稲818-1	0875-52-2215
医療法人和昌会　貞本病院　＊	790-0052	愛媛県松山市竹原町1-6-1	089-945-1471
財団法人永頼会　松山市民病院　＊	790-0067	愛媛県松山市大手町2-6-5	089-943-1151
佐藤実病院　＊	790-0811	愛媛県松山市本町6-3-1	089-925-5544
財団法人　愛媛県総合保健協会　＊	790-0814	愛媛県松山市味酒町1-10-5	089-987-8201
医療法人順風会　健診センター　＊	790-0822	愛媛県松山市高砂町2-3-1	089-911-2111
日本赤十字社　松山赤十字病院　健康管理センター　＊	790-0826	愛媛県松山市文京町1	089-926-9513
松山城東病院　＊	790-0915	愛媛県松山市松末2-19-36	089-934-2502
愛媛県厚生連健診センター　＊	790-0925	愛媛県松山市鷹子町533-1	089-970-2070
松山第一病院	791-8016	愛媛県松山市久万の台282-2	089-924-6878
十全総合病院	792-8586	愛媛県新居浜市北新町1-5	0897-33-1818
医療法人慈風会　白石病院　＊	794-0041	愛媛県今治市松本町1-5-9	0898-32-4135
医療法人平成会　山内病院　＊	794-0063	愛媛県今治市片山3-1-40	0898-32-3000
医療法人弘友会　加戸病院　＊	795-0052	愛媛県大州市若宮548	0893-24-5101
医療法人繁愛会　石川病院　＊	799-0121	愛媛県四国中央市上分町732-1	0896-58-2222
医療法人健会　高知検診クリニック　＊	780-0806	高知県高知市知寄町2-4-36	088-883-9711
医療法人恭愛会　田村外科胃腸科病院　＊	780-0815	高知県高知市二葉町10-10	088-883-1777
医療法人竹下会　竹下病院　＊	780-0870	高知県高知市本町2-4-3	088-822-2371
厚生年金高知リハビリテーション病院　＊	780-8040	高知県高知市神田317-12	088-843-8220
財団法人高知県総合保健協会　＊	780-8513	高知県高知市桟橋通6-7-43	088-831-4800
高知県厚生農業協同組合連合会 JA高知病院　JA高知健診センター　＊	783-8509	高知県南国市明見字中野526-1	088-863-2181
医療法人森下会　森下病院　＊	787-0025	高知県四万十市中村一条通2-44	0880-34-3370
医療法人聖真会　渭南病院　＊	787-0331	高知県土佐清水市越前町6-1	088-082-1151
社会医療法人財団池友会　新小文字病院　＊	800-0057	福岡県北九州市門司区大里新町2-5	093-391-8005
医療法人　北九州病院　北九州小倉病院	802-0022	福岡県北九州市小倉北区上富野3-19-1	093-511-7381
社団法人北九州市小倉医師会 小倉医師会健診センター　＊	802-0076	福岡県北九州市小倉北区中島1-19-17	093-551-3185
財団法人平成紫川会　社会保険小倉記念病院　＊	802-8555	福岡県北九州市小倉北区貴船町1-1	093-951-0998

施設名	〒	住所	電話番号
財団法人西日本産業衛生会　北九州健診診療所 ✽	803-0812	福岡県北九州市小倉北区室町3-1-2	093-561-0030
医療法人共愛会　戸畑診療所 ✽	804-0073	福岡県北九州市戸畑区沢見2-5-1	093-871-6025
財団法人西日本産業衛生会　北九州産業衛生診療所 ✽	805-0017	福岡県北九州市八幡東区山王1-11-1	093-671-8110
財団法人　九州健康総合センター ✽	805-0062	福岡県北九州市八幡東区平野3-2-1	093-672-6210
医療法人　有吉クリニック ✽	806-0027	福岡県北九州市八幡西区菅原町5-1	093-645-1310
社会医療法人財団池友会　福岡新水巻病院 ✽	807-0051	福岡県遠賀郡水巻町立屋敷1-2-1	093-203-2252
中間市立病院 ✽	809-0014	福岡県中間市蓮花寺3-1-7	093-245-0981
財団法人　福岡県すこやか健康事業団 福岡国際総合健診センター ✽	810-0001	福岡県福岡市中央区天神2-13-7 福岡平和ビル2階	092-712-7776
医療法人親愛　天神クリニック・ディア天神 ✽	810-0001	福岡県福岡市中央区天神2-12-1　天神ビル3階	092-721-3571
社会医療法人雪の聖母会 聖マリア福岡健診センター ✽	810-0001	福岡県福岡市中央区天神4-1-32 損保ジャパン福岡天神ビル	092-722-3621
医療法人財団博愛会　ウェルネス天神クリニック ✽	810-0001	福岡県福岡市中央区天神1-14-4 大和生命福岡ビル4階	092-738-3373
佐田病院 ✽	810-0004	福岡県福岡市中央区渡辺通2-4-28	092-781-6381
医療法人財団博愛会 人間ドックセンター ウェルネス笹丘 ✽	810-0034	福岡県福岡市中央区笹丘1-17-29	092-781-5656
財団法人結核予防会福岡県支部 福岡結核予防センター ✽	810-0041	福岡県福岡市中央区大名2-4-7	092-761-2544
医療法人財団博愛会 人間ドックセンター ウェルネス大濠 ✽	810-0045	福岡県福岡市中央区草香江2-11-30	092-781-5656
福岡中央総合健診センター ✽	810-0054	福岡県福岡市中央区今川2-16-16	092-739-0110
社会医療法人財団池友会 福岡和白総合健診クリニック ✽	811-0213	福岡県福岡市東区和白丘2-11-17	092-608-0138
福岡青洲会病院	811-2311	福岡県粕屋郡粕屋町長者原800-1	092-939-0010
医療法人井上会　篠栗病院 ✽	811-2413	福岡県粕屋郡篠栗町大字尾仲94	092-947-0711
社団法人宗像医師会　宗像医師会病院 健診センター ✽	811-3431	福岡県宗像市田熊5-5-3	0940-37-0007
医療法人光洋会　赤間病院 ✽	811-4147	福岡県宗像市石丸1-6-7	0940-32-2206
財団法人　日本予防医学協会　附属診療所 ウェルビーイング博多	812-0011	福岡県福岡市博多区博多駅前3-19-5 博多石川ビル2階	092-472-0222
財団法人西日本産業衛生会　福岡健診診療所 ✽	812-0011	福岡県福岡市博多区博多駅前2-20-1	092-471-1165
医療法人親愛　ステーションクリニック ✽	812-0012	福岡県福岡市博多区 博多駅中央街1-1 エキサイド博多3階	092-441-5446
博多駅東クリニック	812-0013	福岡県福岡市博多区博多駅東1-13-9 博多駅東113ビル2階	092-473-9177
一般財団法人医療情報健康財団 ✽	812-0025	福岡県福岡市博多区店屋町4-15　興新ビル	092-272-2391
原三信病院 ✽	812-0033	福岡県福岡市博多区大博町1-8	092-291-3132
八木病院 ✽	812-0054	福岡県福岡市東区馬出2-21-25	092-651-0022
船員保険　福岡健康管理センター ✽	812-0063	福岡県福岡市東区原田3-4-10	092-611-6317
医療法人社団杏林会　金隈病院 ✽	812-0863	福岡県福岡市博多区金隈3-24-16	092-503-6666
さく病院 ✽	812-0895	福岡県福岡市博多区竹下4-6-25	092-471-1139
原土井病院	813-8588	福岡県福岡市東区青葉6-40-8	092-691-3881
医療法人社団江頭会　さくら病院 ✽	814-0142	福岡県福岡市城南区片江4-16-15	092-864-1212
医療法人社団誠和会　牟田病院 ✽	814-0163	福岡県福岡市早良区千隈3-9-1	092-865-2211
財団法人　福岡労働衛生研究所 ✽	815-0081	福岡県福岡市南区那の川1-11-27	092-526-1033
医療法人杏竹会　二日市中町病院	818-0072	福岡県筑紫野市二日市中央3-6-12	092-922-2246
社会福祉法人恩賜財団済生会支部 福岡県済生会二日市病院	818-8516	福岡県筑紫野市湯町3-13-1	092-923-1551
船員保険　福岡健康管理センター 西部健診センター	819-0002	福岡県福岡市西区姪の浜5-1425-1	092-885-4114
糸島医師会病院 ✽	819-1112	福岡県糸島市浦志532-1	092-322-3677
西福岡病院 ✽	819-8555	福岡県福岡市西区生の松原3-18-8	092-881-1385
医療法人起生会　大原病院 ✽	824-0008	福岡県行橋市宮市町2-5	0930-23-2345
社会医療法人財団池友会　新行橋病院 ✽	824-0026	福岡県行橋市大字道場寺1411	0930-24-8899
医療法人森和会　行橋中央病院	824-0031	福岡県行橋市西宮市5-5-42	0930-26-7111
楠病院 ✽	830-0017	福岡県久留米市日吉町115	0942-35-2725
医療法人天神会　新古賀クリニック ✽	830-0033	福岡県久留米市天神町106-1	0942-35-3170
社会医療法人雪の聖母会　聖マリア病院 ✽	830-8543	福岡県久留米市津福本町422	0942-36-0721
医療法人社団高邦会　高木病院 ✽	831-0016	福岡県大川市大字酒見141-11	0944-87-0001
医療法人柳育会　新やなぎ健診クリニック ✽	834-0006	福岡県八女市吉田134-1	0943-23-6977
医療法人悠久会　大牟田共立病院 ✽	836-0012	福岡県大牟田市明治町3-7-5	0944-53-5461
社会保険大牟田天領病院　健診センター ✽	836-8566	福岡県大牟田市天領町1-113-1	0944-53-6220

施設名	郵便番号	住所	電話番号
医療法人社団俊聖会　甘木中央病院 ✻	838-0068	福岡県甘木市大字甘木667	0946-22-5550
ヨコクラ病院 ✻	839-0295	福岡県三池郡高田町大字濃施394	0944-22-5811
医療法人社団高野会　くるめ病院 ✻	839-0865	福岡県久留米市新合川2-2-18	0942-43-5199
田主丸中央病院　地域保健センター　サンライズ	839-1213	福岡県久留米市田主丸町益生田892	0943-72-2727
医療法人同愛会　副島病院 ✻	840-0811	佐賀県佐賀市大財1-6-60	0952-24-5251
医療法人　信愛整形外科医院	840-0843	佐賀県佐賀市川原町4-8	0952-22-1001
医療法人社団博文会　小柳記念病院 ✻	840-2195	佐賀県佐賀郡諸富町諸富津230-2	0952-47-3255
古賀病院 ✻	841-0033	佐賀県鳥栖市本通町1-855-10	0942-83-3771
医療法人社団如水会　今村病院 ✻	841-0061	佐賀県鳥栖市轟木町1523-6	0942-84-1238
うれしのふくだクリニック ✻	843-0301	佐賀県嬉野市嬉野町下宿甲4129-1	0954-42-1211
医療法人　ひらまつ病院 ✻	845-0001	佐賀県小城市小城町815-1	0952-72-2111
医療法人　ロコメディカル　江口病院	845-0032	佐賀県小城市三日月町金田1054-2	0952-73-3083
医療法人松籟会　河畔病院	847-0021	佐賀県唐津市松南2-55	0955-77-2611
社団法人唐津東松浦医師会 唐津東松浦医師会医療センター ✻	847-0041	佐賀県唐津市千代田町2566-11	0955-75-5171
医療法人社団敬愛会　佐賀記念病院 ✻	849-0917	佐賀県佐賀市高木瀬町大字長瀬1240-1	0952-31-7771
社団法人佐賀県医師会　成人病予防センター ✻	849-0924	佐賀県佐賀市新中町2-15	0952-33-1434
医療法人静便堂　白石共立病院 ✻	849-1112	佐賀県杵島郡白石町大字福田1296	0952-84-6060
特定医療法人祐愛会　織田病院 ✻	849-1311	佐賀県鹿島市大字高津原4306	0954-63-3275
医療法人陽明会　樋口病院 ✻	849-1411	佐賀県嬉野市塩田町大字馬場下甲1	0954-66-2022
長崎県病院企業団　長崎県上対馬病院	817-1701	長崎県対馬市上対馬町比田勝630	0920-86-4321
特別医療法人春回会　井上病院 ✻	850-0045	長崎県長崎市宝町6-12	095-843-3777
医療法人保生会　田上病院 ✻	851-0251	長崎県長崎市田上2-14-15	095-826-8186
医療法人慈恵会　小江原中央病院 ✻	851-1132	長崎県長崎市小江原2-1-20	095-846-1010
医療法人光善会　長崎百合野病院　健診センター 時津中央クリニック ✻	851-2102	長崎県西彼杵郡時津町浜田郷38-2	095-882-2500
長崎県離島医療圏組合　奈良尾病院	853-3101	長崎県南松浦郡新上五島町奈良尾郷712-3	0959-44-1010
医療法人宏善会　諫早記念病院 ✻	854-0006	長崎県諫早市天満町2-21	0957-22-0370
宮崎総合健診センター ✻	854-0067	長崎県諫早市久山台9-10	0957-25-6000
医療法人済家会　柴田長庚堂病院 ✻	855-0806	長崎県島原市中堀町68	0957-64-1111
秋櫻醫院 ✻	856-0024	長崎県大村市諏訪2-523-1	0957-53-9990
さくらクリニック ✻	856-0026	長崎県大村市池田1-50-1	0957-20-7700
医療法人社団佐世保同仁会　佐世保同仁会病院 ✻	857-0051	長崎県佐世保市浜田町1-6	0956-23-4181
社会医療法人財団白十字会　佐世保中央病院 健康増進センター	857-1195	長崎県佐世保市大和町15	0956-33-5335
医療法人青洲会　青洲会病院 ✻	859-4825	長崎県平戸市田平町山内免612-4	0950-57-2152
医療法人博愛会　博愛会病院 ✻	860-0012	熊本県熊本市紺屋今町4-3	096-325-2233
医療法人春水会　山鹿中央病院 ✻	861-0501	熊本県山鹿市大字山鹿1000	0968-43-6611
医療法人社団三森会　三森循環器科・呼吸器科病院 ✻	861-0517	熊本県山鹿市大橋通1204	0968-42-1234
菊池養生園保健組合	861-1201	熊本県菊池市泗水町吉富2193-1	0968-38-2820
社会福祉法人恩賜財団　済生会熊本病院 ✻	861-4101	熊本県熊本市近見5-3-1	096-351-1011
医療法人室原会　菊南病院 ✻	861-5513	熊本県熊本市鶴羽田町685	096-344-1711
足立・有馬小児科神経内科	861-8038	熊本県熊本市長嶺東4-2-1	096-349-1717
財団法人　熊本県総合保健センター ✻	862-0901	熊本県熊本市東町4-11-2	096-365-8800
高野病院総合健診センター ✻	862-0924	熊本県熊本市帯山4-2-88	096-385-5454
医療法人祐基会　帯山中央病院 ✻	862-0924	熊本県熊本市帯山4-5-18	096-382-6111
医療法人社団鶴友会　鶴田病院 ✻	862-0925	熊本県熊本市保田窪本町10-112	096-382-0500
日本赤十字社　熊本健康管理センター ✻	862-0939	熊本県熊本市長嶺南2-1-1	096-384-3100
医療法人社団岡山会　九州記念病院 ✻	862-0956	熊本県熊本市水前寺公園3-38	096-383-2121
医療法人社団永寿会　天草第一病院 ✻	863-0013	熊本県天草市今金新町3413-6	0969-24-3777
天草市立牛深市民病院	863-1901	熊本県天草市牛深町3050	0969-73-4171
医療法人社団稲穂会　天草慈恵病院 ✻	863-2502	熊本県天草郡苓北町上津深江278-10	0969-37-1111
球磨郡公立多良木病院組合　総合健診センター ✻	868-0501	熊本県球磨郡多良木町大字多良木4210	0966-42-2560
医療法人潤心会　熊本セントラル病院	869-1235	熊本県菊池郡大津町字室955	096-293-7939
医療法人畏敬会　府内健診センター ✻	870-0021	大分県大分市府内町1-3-23	097-533-0255
医療法人愛寿会　大分循環器病院 ✻	870-0036	大分県大分市寿町27-1	097-532-1111
財団法人　西日本産業衛生会 大分労働衛生管理センター ✻	870-0155	大分県大分市高城南町11-7	097-552-7788
公益財団法人大分県地域成人病検診協会 大分県地域成人病検診センター ✻	870-1133	大分県大分市大字宮崎1415	097-569-2211
医療法人　梶原病院 ✻	871-0031	大分県中津市中殿町3-29-8	0979-22-2535
財団法人大分健康管理協会　大分総合健診センター ✻	874-0023	大分県別府市北石垣深町851	0977-66-4113

施設名	郵便番号	住所	電話番号
大分県厚生連　健康管理センター　✽	874-8585	大分県別府市大字鶴見4333	0977-23-7112
臼杵市医師会　市民健康管理センター　✽	875-0051	大分県臼杵市大字戸室字長谷1131	0972-62-2526
社団法人全国社団保険協会連合会　健康保険南海病院健康管理センター	876-0857	大分県佐伯市常盤西町11-20	0972-22-0548
社会医療法人財団天心堂　健診・健康増進センター・フレスコ　✽	879-7761	大分県大分市大字中戸次二本木5956	097-597-5254
医療法人同心会　古賀駅前クリニック　古賀健診センター　✽	880-0812	宮崎県宮崎市高千穂通2-7-14	0985-22-2112
医療法人社団尚成会　近間病院　✽	880-0836	宮崎県宮崎市山崎町965-6	0985-24-2418
財団法人弘潤会　野崎病院　✽	880-0916	宮崎県宮崎市恒久5567	0985-54-8053
山内ファミリークリニック　✽	880-0921	宮崎県宮崎市本郷南方3988	0985-55-2288
社団法人八日会　藤本中央病院健診センター　✽	880-0941	宮崎県宮崎市北川内町乱橋3584-1	0985-53-1101
国民健康保険　高原病院	889-4412	宮崎県西諸県郡高原町大字西麓871	0984-42-1022
財団法人児玉報謝会　成人病院　✽	890-0055	鹿児島県鹿児島市上荒田町16-30	099-254-3332
鹿児島県厚生農協連　健康管理センター　✽	890-0062	鹿児島県鹿児島市与次郎1-13-1	099-256-1133
財団法人慈愛会　今村病院分院　✽	890-0064	鹿児島県鹿児島市鴨池新町11-23	099-251-2221
医療法人秀和会　清風病院　✽	890-0066	鹿児島県鹿児島市真砂町73-20	099-257-1010
医療法人恵山会　共立病院　✽	890-0069	鹿児島県鹿児島市南郡元町11-11	099-255-3151
医療法人一誠会　三宅病院　✽	891-0141	鹿児島県鹿児島市谷山中央7-3-1	099-268-3512
医療法人徳洲会　沖永良部徳洲会病院　✽	891-9296	鹿児島県大島郡知名町瀬利覚2208	0997-93-3000
医療法人杏溪会　吉村病院	892-0805	鹿児島県鹿児島市大竜町5-31	099-248-0700
今村病院健康管理センター　✽	892-0824	鹿児島県鹿児島市堀江町17-1	099-226-5066
特別医療法人博愛会　さがらパース通りクリニック　人間ドックウエルライフ	892-0838	鹿児島県鹿児島市新屋敷町26-13	099-239-5366
医療法人聖心会　高岡病院	892-0841	鹿児島県鹿児島市照国町7-17	099-226-1370
医療法人尚愛会　小田原病院　✽	892-0844	鹿児島県鹿児島市山之口町8-1	099-223-7531
医療法人明輝会　内村川上内科　✽	892-0875	鹿児島県鹿児島市川上町2750-18	099-244-1500
医療法人碧仁会　井ノ上病院　✽	893-0012	鹿児島県鹿屋市王子町3980-1	0994-42-5275
医療法人杏林会　丸田病院	896-0015	鹿児島県串木野市旭町83	0996-32-2263
医療法人菊野会　菊野病院　✽	897-0215	鹿児島県川辺郡川辺町平山3815	0993-56-1135
特別医療法人聖医会　サザン・リージョン病院	898-0011	鹿児島県枕崎市緑町220	0993-72-1351
医療法人孝徳会　楠元内科医院　✽	899-0217	鹿児島県出水市平和町224	0996-62-8600
医療法人玉昌会　加治木温泉病院　✽	899-5241	鹿児島県姶良郡加治木町木田4714	0995-62-0001
社団法人那覇市医師会　生活習慣病検診センター　✽	900-0034	沖縄県那覇市東町26-1	098-868-9331
医療法人新西会　西武門病院　✽	900-0034	沖縄県那覇市東町5-22	098-868-2468
医療法人祥杏会　おもろまちメディカルセンター	900-8556	沖縄県那覇市上之屋1-3-1	098-867-2116
医療法人友愛会　健康管理センター　✽	901-0225	沖縄県豊見城市字豊崎3-49	098-852-2000
特定医療法人沖縄徳洲会　南部徳洲会病院　✽	901-0417	沖縄県島尻郡八重瀬町字外間80	098-998-0309
財団法人　沖縄県総合保健協会　✽	901-1192	沖縄県島尻郡南風原町字宮平212	098-889-6474
社会医療法人仁愛会　浦添総合病院　健診センター　✽	901-2132	沖縄県浦添市伊祖3-42-15	098-876-8582
医療法人八重瀬会　同仁病院　✽	901-2133	沖縄県浦添市城間1-37-12	098-876-2212
医療法人かりゆし会　ハートライフ病院　✽	901-2492	沖縄県中頭郡中城村字伊集208	098-870-3730
財団法人琉球生命済生会　琉生病院　✽	902-0066	沖縄県那覇市大道56	098-885-5131
医療法人おもと会　大浜第一病院　✽	902-8571	沖縄県那覇市天久1000	098-866-5182
日本赤十字社　沖縄赤十字病院　✽	902-8588	沖縄県那覇市与儀1-3-1	098-853-3134
宗教法人セブンデーアドベンチスト教団　アドベンチスト　メディカルセンター　✽	903-0201	沖縄中頭郡西原町字幸地868	098-946-2844
社会医療法人敬愛会　ちばなクリニック　健康管理センター	904-2143	沖縄県沖縄市知花6-25-15	098-939-5477
沖縄医療生活協同組合　中部協同病院　✽	904-2153	沖縄県沖縄市美里1-31-15	098-938-8828
医療法人中部徳洲会　中部徳洲会病院　✽	904-8585	沖縄県沖縄市照屋3-20-1	098-939-7555

スポーツ施設

施設名	郵便番号	住所	電話番号
スポーツクラブZip麻生	001-0045	北海道札幌市北区麻生町5-9-15	011-728-1212
テーオーアスレティッククラブ	040-0061	北海道函館市海岸町10-17	0138-41-4100
スポーツクラブ　ルネサンス　函館	041-0852	北海道函館市鍛治2-6-15	0138-30-1311
財団法人さっぽろ健康スポーツ財団　札幌市中央健康づくりセンター	060-0063	北海道札幌市中央区南3条西11-331	011-562-8700
スポーツクラブ　ルネサンス　札幌平岸	062-0932	北海道札幌市豊平区平岸2-11-3-7	011-815-6060
スポーツクラブZip平岸	062-0933	北海道札幌市豊平区平岸3条8-2-1	011-821-1212
スポーツプラザIB	065-0011	北海道札幌市東区北11条東6	011-753-7071
スパ＆フィットネス　ルネサンス・アリオ札幌	065-8518	北海道札幌市東区北7条東9-2-20 アリオ札幌別館1階（旧スパ＆レジャー館）	011-748-1611
株式会社サカイ　スポーツミットワーク　ブリック	067-0034	北海道江別市いずみ野1-2	011-385-5655
フィットネスクラブBIO	080-0023	北海道帯広市西13条南10	0155-23-1310
稚内市温水プール水夢館	097-0023	北海道稚内市開運町1-2-3	0162-23-8100
財団法人岩手県予防医学協会	020-8585	岩手県盛岡市永井14-42	019-638-7185
コナミスポーツクラブ北上	024-0092	岩手県北上市新穀町1-4-1	0197-61-4700
金ケ崎町森山総合公園　生涯スポーツセンター	029-4503	岩手県胆沢郡金ヶ崎町西根森山31-2	0197-44-5600
スポーツクラブ　ルネサンス　仙台泉中央	981-3133	宮城県仙台市泉区泉中央4-4-3	022-772-3001
スポーツクラブ＆スパ　ルネサンス　仙台南光台	981-8003	宮城県仙台市泉区南光台7-1-86	022-388-3455
長町病院付属クリニック　メディカルフィットネスのびのびながまち	982-0011	宮城県仙台市太白区長町3-2-6	022-746-1110
スポーツクラブ　ルネサンス　仙台長町南	982-0011	宮城県仙台市太白区長町8-22-5	022-246-2671
キッズスポーツスクエアせんだい	983-0803	宮城県仙台市宮城野区小田原1-10-1	022-297-0651
健康増進運動施設　まほうの学校	015-8567	秋田県本荘市出戸町字岩渕下110	0184-22-0111
スポーツクラブ＆スパ　ルネサンス　山形	990-0038	山形県山形市幸町18-33	023-615-7123
クナンユナイツ株式会社　山形カルチャー＆健康スポーツセンター	990-2413	山形県山形市南原町1-6-1	023-622-1418
株式会社庄交コーポレーション　プラスワン事業部プラスワン	997-0031	山形県鶴岡市錦町3-18	0235-25-1355
医療法人社団公徳会　メディカルフィットネス　スマイル	999-2221	山形県南陽市椚塚1180-5	0238-40-3686
株式会社スポーツメイト・ウィン　スポーツメイト・ウイン福島	960-8072	福島県福島市北中央1-33	024-533-4111
医療法人桜樹会　YAGOメディカルフィットネスクラブ	960-8133	福島県福島市桜木町1-27	024-534-4850
健康創造館　ホリスティカ	960-0102	福島県福島市鎌田字門丈壇4-1	024-552-5365
スポーツクラブ　ルネサンス　郡山	963-8025	福島県郡山市桑野3-12-30	024-991-5411
マイティ　アクアクラブ宝沢	963-8051	福島県郡山市富久町八山田字八蒔山1-7	024-935-3565
医療法人健仁会　健康増進館きらら	966-0000	福島県喜多方市字下川原8290-12	0241-21-1571
スポーツクラブ　ルネサンス　いわき	970-8036	福島県いわき市平谷川瀬泉町45	0246-21-1333
スポーツアカデミー土浦	300-0033	茨城県土浦市川口1-11-5	029-822-7530
土浦カルチャー＆健康スポーツセンター	300-0803	茨城県土浦市大字佐野子字天神165-4	029-825-2600
株式会社ジョイフルアスレティッククラブ　土浦	300-0843	茨城県土浦市中村南4-11-7	029-842-8833
スポーツリラックス	300-1296	茨城県牛久市猪子町896 牛久愛和総合病院A館7階	029-874-8791
医療法人社団筑波記念会　筑波記念病院　つくばトータルヘルスプラザ　フェニックス	300-2622	茨城県つくば市要1187-299	029-864-7080
スポーツクラブ　ルネサンス　竜ヶ崎	301-0004	茨城県竜ヶ崎市馴馬町字上米754	0297-64-1515
スポーツクラブ　ルネサンス　水戸	310-0802	茨城県水戸市柵町1-9-2	029-224-6969
ユーフォリア	310-0903	茨城県水戸市堀町520-10	029-300-2585
株式会社アトラス　ATLAS　fitness＆Hotspring	310-0911	茨城県水戸市見和2-242-1	029-255-2200
株式会社スポーツプラザ山新	315-0001	茨城県石岡市石岡1847-1	0229-23-4112
財団法人栃木県健康倶楽部	321-0941	栃木県宇都宮市東今泉2-3-5	028-660-2525
イーグルスポーツプラザ小山	323-0022	栃木県小山市駅東通り2-4-1	0285-23-8011
メディカルフィットネスH&M	326-0141	栃木県足利市小俣町1788-7	0284-64-1122
アンタレススポーツクラブ	326-0822	栃木県足利市田中町260-1	0284-72-8739
那須塩原クリニック・健康増進センター	329-3135	栃木県那須塩原市前弥六51-1	0287-67-1530
前橋テルサフィットネスクラブ	371-0022	群馬県前橋市千代田町2-5-1	027-231-3211
フレンドスポーツクラブ株式会社	374-0007	群馬県館林市若宮町2465	0276-72-4173
株式会社サッポロスポーツプラザPAL川口	332-0033	埼玉県川口市並木元町1-7	048-257-5151
メガロス草加	340-0014	埼玉県草加市住吉1-7-7　オーク第一ビル	048-924-7700
スポーツクラブNAS川越	350-0046	埼玉県川越市菅原町23	049-226-3100

施設名	〒	住所	電話
トータルフィットネスクラブ　わらわらふじみ野	356-0056	埼玉県ふじみ野市うれし野2-10-35 アウトレットモールリズムE-2F	049-261-9958
狭山ヶ丘学園スポーツスクール	358-0012	埼玉県入間市東藤沢2-1-26	04-2963-6373
埼玉県総合リハビリテーションセンター 健康増進課	362-0057	埼玉県上尾市西貝塚148-1	048-781-2222
クリスタルスポーツクラブ八柱	270-2265	千葉県松戸市常盤平陣屋前8-2	047-386-0058
スポーツクラブNAS勝田台	276-0024	千葉県八千代市勝田1354-1	047-487-3691
メガロス柏	277-0005	千葉県柏市柏7-6-30	04-7168-2100
株式会社オークススポーツ科学研究所 オークスベストコンディションクラブ柏	277-0836	千葉県柏市大山台2-3-1	04-7134-1112
サッポロスポーツプラザPAL浦安	279-0022	千葉県浦安市今川4-1-37	0473-54-7552
日本エアロビクスセンター	297-0102	千葉県長生郡長柄町上野521-4	0475-35-3333
袖ヶ浦健康づくり支援センター	299-0254	千葉県袖ヶ浦市三ツ作1862-12	0438-64-3200
勝浦スポーツクラブ	299-5225	千葉県勝浦市墨名485-246	0470-73-5956
大島けんこうセンター	100-0102	東京都大島町岡田字沢立111-1（旧北部診療所）	04992-2-8141
エスフォルタ水道橋	101-0064	東京都千代田区猿楽町2-8-8	03-3292-0911
リビエラスポーツクラブ	107-0062	東京都港区南青山3-3-3	03-5474-8000
白うめフィットネスクラブ・エスフィック	120-0004	東京都足立区東綾瀬1-9-4	03-3628-1122
KSC wellness金町スイミングクラブ	125-0041	東京都葛飾区東金町1-9-5	03-3600-3811
岡田興業株式会社 リリオセントラルフィットネスクラブ	125-0061	東京都葛飾区亀有3-26-1	03-3629-0002
山口シヅエガーデン	131-0045	東京都墨田区押上3-7-9	03-3617-4171
スポーツクラブ＆スパ　ルネサンス　曳舟	131-0046	東京都墨田区京島1-46-2	03-5655-3676
医療法人社団　順公会　ウエルネス　葛西	134-0083	東京都江戸川区中葛西5-41-16 フローラル中葛西5	03-5659-2116
スポーツクラブ＆スパ　ルネサンス　亀戸	136-0071	東京都江東区亀戸 2-1-1　2-4階	03-5836-1301
スポーツクラブ　オッソ	136-0076	東京都江東区南砂6-7-15	03-5634-5403
ドゥ・スポーツプラザ豊洲	136-8514	東京都江東区豊洲2-1-14	03-6303-6700
コナミスポーツクラブ	140-0002	東京都品川区東品川4-10-1	03-3450-5830
涓泉会　山王リハビリ・クリニック メディカルフィットネス	145-0065	東京都大田区東雪谷3-4-2	03-5754-2672
コナミスポーツクラブ恵比寿	150-0012	東京都渋谷区広尾1-1-40	03-5469-1441
東急スポーツシステム株式会社　アトリオあざみ野	150-0044	東京都渋谷区円山町5-5　渋谷橋本ビル2階	03-3477-8622
コナミスポーツクラブ自由が丘駅前	152-0035	東京都目黒区自由ヶ丘2-12-17	03-5701-3111
コナミスポーツクラブ目黒	153-0064	東京都目黒区下目黒1-8-1　ARCOTOWER3階	03-5719-9570
クリスタルスポーツクラブ世田谷	154-0002	東京都世田谷区下馬1-55-22	03-5481-7123
DIVAスポーツクラブ	154-0016	東京都世田谷区弦巻4-30-5	03-3420-3355
スポーツクラブ＆スパ　ルネサンス　経堂	156-0051	東京都世田谷区宮坂 3-1-45	03-5426-5080
ザ・スポーツコネクション	158-0095	東京都世田谷区瀬田4-15-30 瀬田パークアベニュー	03-3707-8282
エアロスポーツ株式会社　エアロスポーツクラブ	160-0022	東京都新宿区新宿1-12-5	03-3352-2800
株式会社東京アスレティッククラブ　TAC	164-0001	東京都中野区中野2-14-16	03-3384-2131
アリススポーツクラブ	165-0024	東京都中野区松が丘1-33-15	03-3385-6231
コナミスポーツクラブ荻窪南口	167-0051	東京都杉並区荻窪5-30-17	03-5335-2811
シグマスポーツクラブ	168-0063	東京都杉並区和泉4-1-1	03-3325-6181
スポーツ会館	169-0073	東京都新宿区百人町2-23-25	03-3364-0101
豊島区池袋スポーツセンター	170-0012	東京都豊島区上池袋2-5-1 健康プラザとしま内	03-5974-7262
株式会社ジェイアール東日本スポーツ ジェクサーフィットネスクラブ	171-0021	東京都豊島区西池袋1-11-1 メトロポリタンプラザ 17階	03-3980-8671
ピーウォッシュ	171-0051	東京都豊島区長崎5-1-23	03-3957-6543
スポーツクラブ　ルネサンス　富士見台	176-0021	東京都練馬区貫井3-12-33	03-5987-2433
アスレティッククラブNAS光が丘	179-0072	東京都練馬区光が丘5-1 ライフステーションIMA中央館5階	03-3976-2811
メガロス吉祥寺	180-0004	東京都武蔵野市吉祥寺本町1-37-8	0422-21-8300
株式会社ヴァリュウ メディカルフィットネスクラブ武蔵境	180-0023	東京都武蔵野市境南町2-8-19 小田急バス武蔵境ビル2階	0422-33-1005
コナミスポーツクラブ武蔵境	180-0023	東京都武蔵野市境南町2-1-6	0422-34-2113
緑ヶ丘テニスガーデンフィットネス	181-0003	東京都三鷹市北野4-5-38	03-3307-2101
セサミスポーツクラブ三鷹	181-0013	東京都三鷹市下連雀8-4-29	0422-71-0321
サトウスポーツプラザ	183-0016	東京都府中市八幡町2-4-1	042-362-5175
Bライン府中寿町店	183-0056	東京都府中市寿町1-3-10　藤和府中コープ205	042-352-7087
メガロス武蔵小金井	184-0003	東京都小金井市緑町5-3-24	042-380-9100

名称	〒	住所	電話
スポーツクラブ＆スパ　ルネサンス　国立　✽	186-0002	東京都国立市東1-7-1	042-580-4100
メガロス立川　✽	190-0012	東京都立川市曙町2-92-43 パークアベニュー9階・10階	042-540-3535
メガロス八王子　✽	192-0904	東京都八王子市子安町1-16-11	042-644-5500
メガロス町田　✽	194-0022	東京都町田市森野2-2-45	042-710-6500
株式会社メガロス　メガロス緑山倶楽部　✽	195-0055	東京都町田市三輪緑山1-3-1	044-987-9024
疾病予防施設メディカルフィットネスセンタープラム　✽	198-0052	東京都青梅市長淵9-1412-4	0428-24-3798
医療法人社団伸和会　アイ・メディカルフィットネス　✽	214-0014	神奈川県川崎市多摩区登戸1780	044-932-0120
イトマンフィットネスプラザ多摩　✽	214-0037	神奈川県川崎市多摩区西生田2-14-7	044-954-8033
アスリエ　ウエストヒルズ　スポーツクラブ　✽	216-0004	神奈川県川崎市宮前区鷺沼3-3-8	044-853-0001
田園アスレチッククラブ　✽	216-0033	神奈川県川崎市宮前区宮崎2-3-5	044-854-3771
メガロス神奈川　✽	221-0014	神奈川県横浜市神奈川区入江1-31-11	045-430-4300
Kメディカルトレーニングセンター　✽	222-0032	神奈川県横浜市港北区大豆戸町639-2 KMMビル3階	045-439-5500
横浜市市民局スポーツ振興課 横浜国際プール　✽	224-0021	神奈川県横浜市都筑区北山田7-3-1	045-592-0453
コナミスポーツクラブたまプラーザ　✽	225-0002	神奈川県横浜市青葉区美しが丘1-13-1	045-905-1225
グランデリアスポーツ鴨居　✽	225-0003	神奈川県横浜市緑区鴨居6-27-1	045-935-0369
メディカル＆ウェルネスクラブ ム・ウ21　あざみ野　✽	225-0011	神奈川県横浜市青葉区あざみ野4-2-4	045-902-2136
総合スポーツクラブ　アクア鶴見　✽	230-0062	神奈川県横浜市豊岡町9-11	045-574-2074
サンウェイ横浜スポーツセンター　✽	232-0063	神奈川県横浜市南区中里1-8-1	045-712-1100
大津スイミングエルグフィットネス　✽	233-0016	神奈川県横浜市港南区下永谷6-1-1	045-822-0480
横須賀市健康増進センター　すこやかん　✽	238-0046	神奈川県横須賀市西逸見町1-38-11 ウェルシティ市民プラザ6階	0468-22-4537
パシフィック・メディカルフィットネスクラブ　✽	239-0841	神奈川県横須賀市野比5-7-2	0468-49-0497
メガロス横濱　✽	240-0005	神奈川県横浜市保土ヶ谷区神戸町134	045-340-2600
スポーツ倶楽部　エイモス　✽	240-0035	神奈川県横浜市保土ヶ谷区今井町1100	045-351-2288
メガロス大和　✽	242-0021	神奈川県大和市中央5-14-4	046-262-7700
ハワイアンフィットネス＆スパレアレア　✽	244-0805	神奈川県横浜市戸塚区川上町90-1	045-829-0808
宗教法人大巧寺　鎌倉スポーツクラブ　✽	248-0006	神奈川県鎌倉市小町1-8-11	0467-22-1373
公益財団法人藤沢市保健医療財団 藤沢市保健医療センター	251-0861	神奈川県藤沢市大庭5527-1	0466-88-7300
株式会社クリエイトL＆S　ライフフィック平塚　✽	254-0807	神奈川県平塚市代官町3-18	0463-24-5151
スポーツバンクフレックス　✽	259-1117	神奈川県伊勢原市東成瀬29-7	0463-91-3200
スポーツクラブ　ルネサンス　長岡　✽	940-2108	新潟県長岡市千秋2-221-1	0258-29-5529
新潟県市町村教員共済組合　保健施設 アクアーレ長岡	940-2147	新潟県長岡市新陽2-5-1	0258-47-5656
新潟日報カルチャースクール上越教室　✽	943-0833	新潟県上越市大町5-5-12	025-523-3222
メディカルフィットネスCUORE　✽	950-1151	新潟県新潟市中央区湖南14-7	025-282-2370
ACTIS　三条スイミングスクールコンビニフィットネス　✽	955-0056	新潟県三条市嘉坪川1-31-15	0256-35-7551
アクティスらんなん　✽	955-0823	新潟県三条市東本成寺21-28	0256-34-3045
株式会社アピアスポーツクラブ　✽	930-0010	富山県富山市稲荷元町2-11-1 アピア シティ3階・4階	076-431-3321
スポーツアカデミー小矢部　✽	932-0836	富山県小矢部市埴生2-1	0766-68-0558
加越能鉄道株式会社　スポーツドームエアーズ　✽	933-0902	富山県高岡市向野町3-43-19	0766-26-0123
アンチエイジングメディカルスパスコール　✽	937-0805	富山県魚津市本江1-26	0765-23-5080
富山県国際健康プラザ（愛称：とやま健康パーク）　✽	939-8224	富山県富山市友杉151	076-428-0809
フィットネスクラブ　エイム　スカイシップ　✽	920-1511	石川県金沢市田上町49街区5	076-232-8000
フィットネスクラブ　エイム　ムーンフォート　✽	920-8204	石川県金沢市戸水2-140	076-268-6000
スポーツ＆メディカルクラブ　エイム21　✽	921-8801	石川県石川郡野々市町御経塚4-10	076-240-0210
財団法人　北陸体力科学研究所 スポーツコミュニティ　ダイナミック　✽	923-8601	石川県小松市八幡イ13-1	0761-47-1214
さはら健康管理センター　✽	926-0171	石川県七尾市石崎町夕28-7	0767-62-0771
医療法人慈豊会 三の丸メディカルフィットネスクラブ　✽	910-0005	福井県福井市大手2-3-1	0776-22-3211
財団法人　福井県労働衛生センター附属診療所 ふくい総合健康プラザ	910-0029	福井県福井市日光1-3-10	0776-25-2206
株式会社福井コミュニティスポーツセンター 新田塚スポーツクラブアーク	910-0067	福井県福井市新田塚1-1-1	0776-28-0800
コミュニティリゾート　リライム　フィットネス　✽	910-0841	福井県福井市開発町6-6-1	0776-52-5400
ふくい健康の森けんこうスポーツセンター　✽	910-3616	福井県福井市真栗町47-47	0776-98-8020
ルネッス越前　✽	915-0883	福井県越前市新町5-4-4	0778-21-0001

施設名	郵便番号	住所	電話番号
宮崎整形外科　メディカルフィットネス　アクティヴ・アイ ✽	918-8057	福井県福井市加茂河原3-8-6	0776-33-1111
フィッツスポーツクラブ ✽	400-0116	山梨県甲斐市玉川181	0552-79-3045
フジヤマ　フィットネス　ヴィーナス　ライフ ✽	403-0005	山梨県富士吉田市上吉田2-5-1	0555-23-8995
フィットネスクラブFXA（エフバイエー）長野 ✽	380-0803	長野県長野市三輪7-6-31	026-234-1514
株式会社長電スイミングスクール　フィットネスクラブFXA（エフバイエー）若里	380-0928	長野県長野市若里6-5-12	026-227-1234
長野健康センター ✽	381-2298	長野県長野市稲里町田牧206-1	026-286-6409
小川村　さわやかふれあいスポーツセンター ✽	381-3302	長野県上水内郡小川村大字高府9447	026-269-1011
株式会社長電スイミングスクール　長電スイミングスクール須坂	382-0077	長野県須坂市大字須坂八幡裏1607-7	026-248-0088
フィットネスクラブFXA（エフバイエー）中野	383-0021	長野県中野市西1-1-7	0269-26-0587
健康センター 'S' ウェルネスクラブ ✽	390-8648	長野県松本市城西1-5-16	0263-32-4624
諏訪市　すわっこランド ✽	392-0016	長野県諏訪市大字豊田732	0266-54-2626
株式会社スワスイミングセンター　AFAS　スワスイミングセンター ✽	393-0032	長野県諏訪郡下諏訪町西浜6306-2	0266-28-1395
やまびこスケートの森トレーニングセンター ✽	394-0055	長野県岡谷市字内山4769-14	0266-24-5210
株式会社アイスク　FLEX（ISC飯田スイミングクラブ）✽	395-0026	長野県飯田市鼎西鼎618-1	0265-24-7727
アクアスポーツプラザ ✽	398-0002	長野県大町市大町大原町5893	0261-22-0664
株式会社松本スイミングセンター　スポーツスクエア　サム ✽	399-0007	長野県松本市石芝4-1-1	0263-27-5210
神城醫院 'S' ウェルネスクラブ神城 ✽	399-9211	長野県北安曇郡白馬村神城22844	0261-75-7100
スポートピアドルフィン株式会社　トータルフィットネスクラブ　フラッグセブン ✽	501-0454	岐阜県本巣郡北方町高屋白木2-52	058-324-8888
フレックススポーツプラザ ✽	501-0455	岐阜県本巣郡北方町高屋伊勢田2-21	058-323-5353
ジェイ・スクエア ✽	501-3107	岐阜県岐阜市加野大蔵1778	058-241-0003
郡上市総合スポーツセンター ✽	501-4204	岐阜県郡上市八幡町旭1130-1	0575-66-1100
スポートピア　ドルフィン株式会社　アクアポリス ✽	501-6001	岐阜県羽島市岐南町上印食5-123	058-240-3535
コスモスポーツクラブ羽島 ✽	501-6293	岐阜県羽島市福寿町間島1518	058-394-0255
羽島市民プール　ザ・スポーツクラブ　ハートビート ✽	501-6335	岐阜県羽島市堀津町須賀南1-72	058-398-1525
株式会社アクトス ✽	507-0008	岐阜県多治見市希望ヶ丘4-75-3	0572-21-2277
健康増進施設　クラブエム ✽	509-0203	岐阜県可児市下恵土845	0574-63-6380
下呂市　金山町リバーサイドスポーツセンター ✽	509-1622	岐阜県下呂市金山町金山911-1	0576-32-3300
すいめいヘルスクラブ ✽	509-2206	岐阜県下呂市幸田1268	0576-25-2800
株式会社ルネサンス　スポーツクラブルネサンス・トーア沼津	410-0022	静岡県沼津市大岡1431	055-952-2233
三島市民温水プール　三島市民体育館 ✽	411-0033	静岡県三島市文教町2-10-57	055-980-5757
株式会社エルムジャパン　フィットネスプラザ・スプラッシュ	411-0903	静岡県駿東郡清水町堂庭262	055-976-9300
有酸素運動施設プラーナ ✽	412-0045	静岡県御殿場市川島田字中原1076-2	0550-88-0555
予防医学センター　ソラリオ ✽	414-0051	静岡県伊東市吉田101	0557-45-6383
A-1スポーツクラブ富士 ✽	416-0908	静岡県富士市柚木370-3	0545-63-9800
スポーツクラブセイシン葵の森 ✽	420-0007	静岡県静岡市葵区柳町207	054-275-1010
株式会社鈴良スポーツクラブセイシン　スポーツクラブ　セイシン	420-0810	静岡県静岡市葵区上土2-20-25	054-264-6330
駿河健康ランド（フィットネスクラブアオコーナー）✽	424-0203	静岡県静岡市清水区興津東町1234	054-369-6111
健康増進施設　サルーテ・アリス ✽	424-0886	静岡県静岡市清水区草薙2-4-15	054-345-5550
株式会社遠鉄自動車学校　遠鉄スポーツクラブ・エスポ	430-0903	静岡県浜松市中区助信町51-5	053-462-4411
医療法人社団しずや会　ウエルビーイング・ポチ ✽	431-3114	静岡県浜松市東区積志町1651-2	053-434-1599
スポーツクラブ　サムシィン ✽	433-8105	静岡県浜松市北区三方原町912	053-437-8006
株式会社パサージュ　スポーツクラブパサージュ ✽	435-0055	静岡県浜松市中区十軒町47	053-472-4641
掛川スイミングスクール　スポーツクラブK-FIT ✽	436-0043	静岡県掛川市大池958-2	0537-24-7380
豊橋メイツアクティブライフクラブ ✽	440-0035	愛知県豊橋市平川南町70	0532-66-3332
太田整形外科フィットネスクラブ ✽	441-3141	愛知県豊橋市大岩町字北山350	0532-65-5060
明陽会　成田記念病院　フィットネスセンター ✽	441-8021	愛知県豊橋市白河町84-1	0532-31-2167
ロイヤルスポーツプラザ ✽	444-0007	愛知県岡崎市大平町字森下15-1	0564-26-0004
ロイヤルスポーツクラブ2 ✽	444-0201	愛知県岡崎市上和田町字森崎45	0120-260-193
コパンスポーツクラブ高浜 ✽	444-1324	愛知県高浜市碧海町5-1-18	0566-52-0277
株式会社豊和　PALスポーツクラブ63 ✽	445-0803	愛知県西尾市桜町奥新田2	0563-57-8063
清須市清洲勤労福祉会館ARCO清洲 ✽	452-0942	愛知県清須市大字清洲字内堀2537	052-409-8181
株式会社あいち社労保険センター　あいち社労士センター ✽	456-0032	愛知県名古屋市熱田区三本松町3-1	052-871-4341

施設名	〒	住所	電話
医療法人 なるみ会 メディカルフィットネスNARUMI AIR STUDIO	458-0801	愛知県名古屋市緑区鳴海町字矢切37	052-891-1755
アスティ・スポーツ株式会社 ✤	464-0004	愛知県名古屋市千種区京命1-1-35 アスティ猪子石ライフタウン3・RF	052-772-2191
K&E 上社スイミングスクール ✤	465-0025	愛知県名古屋市名東区上社1-111	052-772-7373
YYY スポーツクラブ ✤	466-0815	愛知県名古屋市昭和区山手通り3-21	052-833-0202
株式会社ショーエイスポーツクラブオクスポート ✤	470-0125	愛知県日進市赤池1-1401	052-805-5011
あいち健康の森健康科学総合センター ✤	470-2101	愛知県知多郡東浦町大字森岡字源吾山1-1	0562-82-0211
メディカルフィットネスSHIN-SHINとよた ✤	471-0035	愛知県豊田市小坂町7-80	0565-34-6272
有限会社スポルト デイ・フィットネス すぽると ✤	486-0918	愛知県春日井市如意申町1-3-1	0568-29-6172
KLスポーツケルン ✤	486-0941	愛知県春日井市勝川新町1-27	0568-34-1222
森欽窯業株式会社 オリンピアスポーツクラブ ✤	510-0807	三重県四日市市末永町8-33	059-332-4848
株式会社スポーツ・インフォメーション 総合フィットネスクラブ シティスポーツ四日市	510-0885	三重県四日市市日永1-3-12	059-347-0001
フィットネスブルバード	510-8007	三重県四日市市富田浜元町11-10	059-365-3336
朝日スポーツ株式会社 ウェルネスAZ21 ✤	514-0817	三重県津市高茶屋小森町4128	059-234-1666
MAXスポーツクラブ（平岡健康開発研究所） ✤	515-2104	三重県松阪市小舟江100-1	0598-56-4441
ベスパスポーツクラブ	516-0052	三重県伊勢市川端町字川柳202-9	0596-25-9911
タラサ志摩 フィットネス	517-0025	三重県鳥羽市浦村町白浜1826-1	0599-32-1111
株式会社西條 ウエストスポーツクラブ上野 ✤	518-0816	三重県伊賀市中友生12400	0595-23-8000
ウエストスポーツクラブ佐那具	518-0833	三重県伊賀市佐那具字大多田23-1	0595-23-8002
甲原医院 メディカルフィットネス	520-2331	滋賀県野洲市小篠原2057-1	077-587-0070
株式会社ラック フィットネスクラブ ラック栗東 ✤	520-3015	滋賀県栗東市安養寺7-2-9	077-554-3800
株式会社スポーツアカデミー ビバシティ彦根 スポーツプラザ810	522-0044	滋賀県彦根市竹ノ鼻43-1	0749-27-5588
エル・スポーツ彦根 ✤	522-0052	滋賀県彦根市長曽根南町478	0749-24-8055
フジテック株式会社 フィットウィル彦根	522-0056	滋賀県彦根市開出今町1351-3	0749-27-2155
ビバスポーツアカデミー南草津	525-0059	滋賀県草津市野路1-17-2 フェリエ6階	077-566-8700
スポーツフォーラムシーマックス長浜 ✤	526-0031	滋賀県長浜市八幡東町131-1	0749-63-2121
ラポール秦荘けんこうプール	529-1206	滋賀県愛知郡秦荘町蚊野2978-1	0749-37-4777
ウェルネスクラブ ベルサンテ ✤	600-8216	京都府京都市下京区烏丸通塩小路下ル東塩小路町901京都駅ビル ホテルグランヴィア京都3階	075-365-3332
京都市健康増進センター ヘルスピア21 ✤	601-8441	京都府京都市南区西九条南田町1-2	075-662-1300
健康スポーツクラブがくさいウェルネス ✤	603-8214	京都府京都市北区紫野雲林院町17	075-431-6407
ウェルネスクラブオーク21 ✤	604-8146	京都府京都市中京区 蛸薬師通烏丸東入一連社町293	075-255-1361
エル・スポーツ京都 ✤	606-8185	京都府京都市左京区一乗寺高槻町16	075-723-2211
株式会社ユニチカ京都ファミリーセンター ユニチカフィットネスクラブ宇治 ✤	612-8006	京都府京都市伏見区桃山町大島38-2	075-621-7051
株式会社ビバ 京都アクアリーナ ✤	615-0846	京都府京都市右京区西京極徳大寺団子田町64	075-315-4800
フィットネスクラブ ピノス ✤	617-0002	京都府向日市寺戸町石田9-1	075-932-5161
フィットネスクラブ ピノス けいはんな ✤	619-0238	京都府相楽郡精華町精華台9-2-4 国会図書館前ユータウン内	0774-95-6000
コナミスポーツクラブ梅田inヒルトンプラザ ✤	530-0001	大阪府大阪市北区梅田1-8-16 梅田ヒルトンプラザ8階	06-6347-7051
株式会社スペック スペックフィットネスクラブ ✤	533-0004	大阪府大阪市東淀川区小松1-5-3	06-6326-0077
医療法人 今村クリニック OBP今村クリニック内科 メディカルフィットネスMIC	540-0001	大阪市中央区城見2-2-22 マルイトOBPビル1階	06-4791-9910
タック桃山 ✤	543-0027	大阪府大阪市天王寺区筆ヶ崎町2-33	0120-26-0454
土佐堀YMCAウエルネスセンター ✤	550-0001	大阪府大阪市西区土佐堀1-5-6	06-6441-0895
みなとYMCAウエルネスセンター ✤	552-0007	大阪府大阪市港区弁天1-2-2-800	06-4395-1001
ドゥヘルス・アスレチッククラブ ✤	558-0031	大阪府大阪市生野区鶴橋2-16-7	06-6715-0500
セントラルフィットネスクラブ住之江店 ✤	559-0005	大阪府大阪市住之江区西住之江1-1-21	06-6671-1051
ジオ1300スポーツ	560-0021	大阪府豊中市本町1-11-40	06-6845-1300
医療法人南谷継風会 南谷クリニック メディカルフィットネス エムズ	561-0884	大阪府豊中市岡町北1-2-4	06-6841-5720
トータルヘルスコンディショニング ✤	564-0034	大阪府吹田市西御旅町4897-7	06-6381-1199
社会医療法人愛仁会 愛仁会総合健康センター ✤	569-1143	大阪府高槻市幸町4-3	072-692-9281
株式会社ザ・ビッグスポーツ ✤	570-0003	大阪府守口市大日町2-1-18	06-6903-3021
SHISEI&SPORTS CLUB ビッグ・エスくずは ✤	573-1118	大阪府枚方市楠葉並木2-30-1-101	072-836-1000
八尾アスレチックセンター ✤	581-0032	大阪府八尾市弓削町南2-41	0729-49-2601
パンジョクラブ イズ	590-0115	大阪府堺市茶山台1-3-1	072-294-3178
南大阪スポーツメディカル&ヘルスケアセンター ✤	596-0003	大阪府岸和田市中井町1-12-1	072-443-0081

施設名	〒	住所	電話
フィットネスクラブ　ブラーブ	596-0006	大阪府岸和田市春木若松町1-53	072-437-2001
Ｎ＆Ｃ鍼灸整骨院・FitnessGym	596-0078	大阪府岸和田市南上町1-50-23	072-432-8888
神戸YMCA　ウエルネスセンター三宮	650-0001	兵庫県神戸市中央区加納町2-7-15	078-241-7202
神戸YMCA　ウエルネスセンター学園都市	651-2102	兵庫県神戸市西区学園東町2-1-3	078-793-7401
グンゼスポーツつかしん	661-0001	兵庫県尼崎市塚口本町4-8-1	06-6422-3911
財団法人尼崎健康・医療事業財団 市民健康開発センターハーティ21	661-0012	兵庫県尼崎市南塚口町4-4-8	06-6426-6102
リゾ鳴尾浜　フィットネスクラブ　エフィ	663-8142	兵庫県西宮市鳴尾浜3-13	0798-46-1555
グンゼスポーツ　ウェル川西	666-0016	兵庫県川西市中央町7-18　ラ・ラ・グランデ5階	0727-55-3119
高砂フィットネスクラブ	676-0078	兵庫県高砂市伊保1-1646-1	0794-48-3222
生活習慣病管理センター　パワーハウス赤穂	678-0239	兵庫県赤穂市加里屋字新町99	0791-45-1116
岡谷会　メディカルフィットネスあおがき	630-8141	奈良県奈良市南京終町1-183-25	0742-50-1662
奈良ウェルネス倶楽部	631-0823	奈良県奈良市西大寺国見1-7-22	0742-49-0123
ウェルネスクラブ　ニッセイ・アーク西大和	636-0071	奈良県北葛城郡河合町高塚台1-8-1	0745-33-2501
アスティックアカデミーセッサ	640-8342	和歌山県和歌山市友田町2-153　セッサビル5階	073-433-8446
ジストスポーツクラブ和歌山	640-8433	和歌山県和歌山市中野30　バームシティ3階	073-454-2080
財団法人 和歌山健康センター フィットネスセンター　フェリアス	640-8555	和歌山県和歌山市湊1850	073-451-3398
社会医療法人黎明会 メディカルフィットネス　アクオTOP	644-0011	和歌山県御坊市湯川町財部733-1	0738-22-3333
タナベスポーツプラザ	646-0026	和歌山県田辺市宝来町26-23	0739-25-3188
トータルスポーツクラブ　クオーレ	680-0903	鳥取県鳥取市古隈252　ジャスコ鳥取北店南側	0857-38-3161
倉吉スイミング　アロエクラブ	682-0034	鳥取県倉吉市大原569	0858-22-6699
株式会社ホープタウン　コナミスポーツクラブ米子	683-0043	鳥取県米子市末広町311　米子駅前サティ4階	0859-22-1271
天満屋フィットネスクラブ　パジャ	683-0805	鳥取県米子市西福原2-1-10 米子しんまち天満屋5階	0859-35-1500
株式会社さんびる　SKプラザ	690-0852	島根県松江市千鳥町72	0852-23-4959
株式会社太陽コミュニケーションズ 太陽フィットネスクラブ石見	698-0024	島根県益田市駅前町37-13	0856-23-5581
株式会社岡山スポーツ会館	700-0028	岡山県岡山市北区絵図町1-50	086-252-3111
済生会フィットネス＆カルチャークラブ	700-0032	岡山県岡山市北区昭和町12-15	086-252-1101
OSKメディカルフィットネスクラブ榊原	700-0823	岡山県岡山市北区丸の内2-1-10	086-801-7345
レイスポーツクラブ岡山	700-0944	岡山県岡山市南区泉田25-3	086-233-2626
OSKスポーツクラブ吉備	701-0151	岡山県岡山市北区平野533-1	086-293-2425
株式会社岡山スポーツ会館 OSKスポーツクラブ藤原	703-8248	岡山県岡山市撮84-1	086-271-1711
健幸プラザ西大寺	704-8125	岡山県岡山市東区西大寺川口327-1	086-944-6000
メディカルフィットネスクラブ　みもこころ	708-0332	岡山県苫田郡鏡野町吉原325	0868-54-0101
株式会社はぁもにぃ倉敷　はぁもにぃ倉敷	710-0043	岡山県倉敷市羽島666-1	086-434-9111
社会福祉法人倉敷市総合福祉事業団 くらしき健康福祉プラザ 健康づくり事業	710-0834	岡山県倉敷市笹沖180	086-434-9875
OSKスポーツクラブ児島	711-0937	岡山県倉敷市児島稗田町1680	086-474-2110
笠岡第一病院附属診療所　健康管理センター 健康増進クラブONE	714-0083	岡山県笠岡市二番町2-9	0865-62-5588
真庭市勝山健康増進施設　水夢	717-0013	岡山県真庭市勝山1024	0867-44-7171
新見市健康増進施設　げんき広場にいみ	718-0005	岡山県新見市上市15-1	0867-71-2168
オーバルスポーツコム総社	719-1126	岡山県総社市総社1008	0866-93-1300
OSKスポーツクラブ総社	719-1156	岡山県総社市門田381	0866-94-0888
蔵王スイミングスクール	721-0973	広島県福山市南蔵王町5-7-20	0849-43-5530
疾病予防運動施設　クアリウムシャレー	731-0154	広島県広島市安佐南区上安6-31-1	082-830-3330
財団法人とよひらふれあい公園協会 豊平町総合体育館とよひらウイング	731-1712	広島県山県郡豊平町都志見2609	0826-84-1414
西広島リハビリテーション病院 健康開発センター　ウイル	731-5143	広島県広島市佐伯区三宅6-265	082-924-1116
フィットネスコート・アルフェ	732-0822	広島県広島市南区松原町1-2	082-263-3455
メディカルフィットネスクラブ　ウイング広島	732-0827	広島県広島市南区稲荷町3-20　トーレ稲荷3階	082-263-5133
トータルヘルスセンターHOPE	733-0003	広島県広島市西区三篠町1-8-21	082-238-1756
昌明産業株式会社 メディカルフィットネス　ブランカ	736-0081	広島県広島市安芸区船越3-23-2	082-820-0777
メディカルフィットネスクラブ　ウイング呉	737-0029	広島県呉市宝町2-50　レクレ4階	0823-32-3305
クアハウス湯の山	738-0601	広島県佐伯郡湯来町和田443	0829-83-1198
メディカル・エクササイズ・ トータル・サポートMETS・やまと	739-0615	広島県大竹市元町1-1-5	0827-52-8601

施設名	〒	住所	電話
株式会社周南スイミングクラブ　アクス周南	745-0862	山口県江口周南市1-1-26	0834-31-8819
株式会社周南スイミングクラブ　アクス防府	747-0849	山口県防府市西仁井令1-12-7	0835-38-7000
スポーツクラブ　ウイング	751-0885	山口県下関市形山みどり町8-1	0832-57-0020
山口スイムサービス株式会社 SSSスポーツプラザ大内	753-0211	山口県山口市大内長野460	083-927-5665
株式会社宇部スイミングスクール SSSスポーツプラザ宇部	755-0008	山口県宇部市明神町3-1-1	0836-33-1000
株式会社太陽コミュニケーションズ 太陽フィットネスクラブ萩	758-0063	山口県萩市大字山田字東沖田4286	0838-25-5656
株式会社太陽コミュニケーションズ 太陽フィットネスクラブ長門	759-4101	山口県長門市東深川1394	0837-22-1600
ハッピー	770-0871	徳島県徳島市金沢1-2-18	0886-64-2336
医療法人社団研宣会　Azzurri	760-0079	香川県高松市松縄町35-3	087-867-9933
財団法人　香川成人医学研究所 メディカルフィットネス　ウェルフィットネス	762-0005	香川県坂出市横津町3-2-31	0877-45-2313
石原スポーツクラブ	790-0031	愛媛県松山市雄郡2-9-33	089-941-5515
メディカルフィットネス・ハーツ本町	790-0811	愛媛県松山市本町6-6-7 ロータリー本町1階・2階	089-924-5588
えひめ社会保険センター	790-0866	愛媛県松山市永木町2-1-48	089-941-3301
株式会社南海スポーツ企画　南海ドルフィングクラブ ザ・ココナツウエルネスクラブ	791-8067	愛媛県松山市古三津6-5-23	089-953-5010
龍馬学園生涯学習健康センター	780-0915	高知県高知市小津町3-19	088-822-5100
アクアメディカルフィットネスクラブ	781-1105	高知県土佐市蓮池1004-1	088-828-5015
メディカルフィットネスセンターさくら	800-0233	福岡県北九州市小倉南区朽網西1-6-6	093-475-3311
戸畑リハビリテーション病院 メディカルフィットネス戸畑	804-0092	福岡県北九州市戸畑区小芝2-4-31	093-861-1500
快適倶楽部リフレ	808-0103	福岡県北九州市若松区二島2-2-14	093-791-3370
フィットネスクラブ　JASS	811-2202	福岡県粕屋郡志免町大字志免3-13-1	092-936-2223
水光会 総合リハ・フィットネスセンター	811-3207	福岡県福津市上西郷488-1	0940-34-3135
水光会 メディカルフィットネス	811-3298	福岡県福津市上西郷341-1	0940-34-3111
宗像ユリックス　アクアドーム	811-3437	福岡県宗像市大字久原400	0940-37-1377
ヘルスデザインラボラトリー	812-0013	福岡県福岡市博多区博多駅東1-13-31 スワン博多ビル7階	092-473-6118
合同会社　カルナヘルスサポート	812-0024	福岡県福岡市博多区綱場町1-16　多田ビル5階	092-263-4381
株式会社レッツコンサルティング ゴールドジム山口中央	812-0053	福岡県福岡市東区箱崎3-36-31-102	092-633-3458
スポーツクラブエスタ香椎	813-0044	福岡県福岡市東区千早3-6-37	092-661-6110
メディカルフィットネスあおば	813-8588	福岡県福岡市東区青葉6-40-8	092-691-3881
オアシスマキ春日	816-0807	福岡県春日市宝町2-6	092-537-0077
スポーツクラブ・フェニックス	816-0954	福岡県大野城市紫台2-8	092-596-8338
メディカルフィットネスセンター三幸	819-0055	福岡県福岡市西区生の松原1-33-1	092-895-3105
メディカルフィットネスラボ・ フィービー九州体力医学研究	819-1104	福岡県前原市大字波多江字沼266-2	092-321-3379
ワン・ツウ・スポーツクラブ中央	819-1118	福岡県前原市前原北2-1-55	092-323-1212
福岡カホスイミングスクール	820-0111	福岡県嘉穂郡庄内町大字有安1025-3	0948-82-3166
ブリヂストンスポーツアリーナ株式会社 ブリヂストンスポーツクラブ久留米	830-0011	福岡県久留米市旭町25-3	0942-33-6155
ノヴァ・スポーツプラザ	830-0033	福岡県久留米市天神町154-3	0942-35-8282
スポーツクラブエスタ諏訪野	830-0037	福岡県久留米市諏訪野町1830	0942-37-2541
保健予防活動センター　トータス	830-0038	福岡県久留米市西町1164-1	0942-32-1212
健康増進センターくましろ	830-1102	福岡県久留米市北野町八重垣382-1	0942-78-3177
アクセス・ジャパンスポーツクラブ	832-0081	福岡県柳川市西浜武字吉田992-3	0944-73-3888
トリムパークフィットネスクラブ	836-0074	福岡県大牟田市藤田町266-7	0944-53-7891
ブリヂストンスポーツクラブ久留米東	839-0862	福岡県久留米市野中町舟塚380-1	0942-43-8988
ブリヂストンスポーツアリーナ株式会社 健康科学センター　サンヘルス聖峰	839-1233	福岡県浮羽郡田主丸町大字田主丸 字白栗毛1001-1	0943-73-3498
株式会社リョーユースポーツプラザ	840-0032	佐賀県佐賀市末広1-9-38	0952-23-6161
疾病予防運動施設　メディカルフィットネス信愛	840-0843	佐賀県佐賀市川原町4-8	0952-22-1007
健康増進施設　カーサ・デラ・ヴィータ	841-0044	佐賀県鳥栖市高田町203-1	0942-84-7611
メディカルフィットネス　VIVO　studio	845-0001	佐賀県小城市小城町786-1	0952-72-2233
メディカルフィットネス　ハーモニー	860-0073	熊本県熊本市島崎1-32-1	096-356-8223
医療法人社団 寿量会　指定運動療法施設 熊本健康・体力づくりセンター	860-8518	熊本県熊本市山室6-8-1	096-345-8113
クアーオルトスイミングクラブ	863-0043	熊本県天草市亀場町大字亀川1498-1	0969-22-2288

名称	〒	住所	電話
スーパードリーム　フィットネスセンター ※	864-0023	熊本県荒尾市水野1534-1	0968-68-7773
スポーツクラブ　アメックス ※	866-0055	熊本県八代市迎町2-9-10	0965-35-0103
大分スポーツリハビリテーションセンター ※	870-0165	大分県大分市明野北1-1-11	097-565-0750
スポーツクラブ　ルネサンス　宮崎 ※	880-0052	宮崎県宮崎市丸山2-92	0985-26-1110
メディカルフィット市民の森 ※	880-0122	宮崎県宮崎市大字塩路2783-37	0985-62-5351
メディカルフィットネスフィオーレ ※	880-0812	宮崎県宮崎市高千穂通2-7-14 フィオーレ古賀3階	0985-22-2113
メディカルフィットスパわくわく ※	880-2112	宮崎県宮崎市小松1158-8	0985-62-3150
フィットネスーツ葉 ※	880-8545	宮崎県宮崎市山崎町字浜山ラグゼーツ葉2階	0985-21-1342
メディカルフィットネスのべおか ※	882-0041	宮崎県延岡市北小路14-1　黒木病院5階	0982-42-3838
株式会社フィットネスアカデミー ※	882-0862	宮崎県延岡市浜町364	0982-22-1133
原田学園スイミングスクール ※	891-0114	鹿児島県鹿児島市小松原2-10-10	099-269-5858
ケイユウスポーツクラブ ※	891-0401	鹿児島県指宿市大牟礼3-24-19	0993-23-3000
アーバンウェルネスクラブ　エルグ ※	892-0835	鹿児島県鹿児島市城南町7-8	099-227-0202
メディカルフィットネスクラブ　フォレスト ※	892-0873	鹿児島県鹿児島市下田町1764	099-244-0022
アマミメディカルフィットネスアクアクラブ ※	894-0004	鹿児島県名瀬市鳩浜町8	0997-56-8139
エクササイズプラザ　メッツ ※	894-0017	鹿児島県名瀬市石橋町4-18	0997-54-3733
メディカルフィットネスクラブ　サザン・ヒルズ ※	898-0011	鹿児島県枕崎市住吉町14	0993-72-3335
アーバンスポーツクラブ ※	899-0215	鹿児島県出水市武本4709-3	0996-63-0202
温水利用型運動健康施設 浦添市温水プールまじゅんらんど ※	901-2103	沖縄県浦添市仲間1-13-1	098-942-4132
有限会社沖縄スイミング・スクール ※	901-2134	沖縄県浦添市港川2-11-8	098-879-0079
株式会社十雨商事　ウエル・カルチャースクール ※	902-0072	沖縄県那覇市真地329-1	098-832-5588
医療法人寿仁会　沖縄セントラル病院 メディカルフィットネスセンター　フローゲン ※	902-0076	沖縄県那覇市与儀1-26-6	098-854-5511
沖縄文化健康センター　ペアーレ沖縄・タピック ※	904-2151	沖縄県沖縄市松本1-8-1	098-934-6110

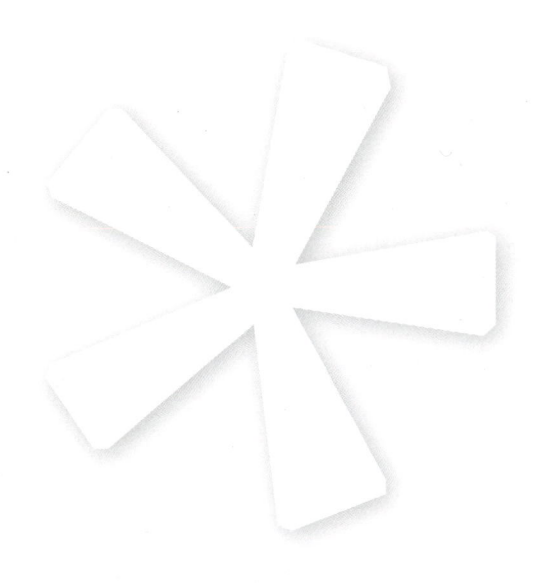

健診センター
人間ドック
スポーツ施設
GUIDE
2011-12

2011年11月25日　初版第1刷発行

［編集］　　一般社団法人 健康評価施設査定機構
［発行人］　赤土正幸
［発行所］　株式会社インターメディカ
　　　　　　〒102-0072　東京都千代田区飯田橋2-14-2
　　　　　　TEL. 03-3234-9559　FAX. 03-3239-3066
　　　　　　URL.http://www.intermedica.co.jp

［印刷］　　三報社印刷株式会社
［デザイン］株式会社デザインコンビビア（AD：岡野祐三）

ISBN978-4-89996-287-8
定価はカバーに表示してあります。